KB174680

자 살 위 험

임상평가와 위기개입

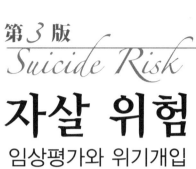

第 3 版

Suicide Risk

자살 위험
임상평가와 위기개입

저자 다카하시 요시토모
역자 조기호

군자출판사

자살 위험
임상평가와 위기개입

첫째판 1쇄 인쇄   2016년   1월   4일
첫째판 1쇄 발행   2016년   1월 17일

지 은 이	다카하시 요시토모(高橋祥友)
옮 긴 이	조기호
발 행 인	장주연
출 판 기 획	조은희
내 지 디 자 인	심현정
표 지 디 자 인	전선아
발 행 처	군자출판사

등록 제4-139호(1991.6.24)
본사 (110-717) 서울시 종로구 창경궁로 117(인의동 112-1) 동원회관 BD 6층
전화 (02)762-9194/9197   팩스 (02)764-0209
홈페이지 | www.koonja.co.kr

JISATSU NO KIKEN 3rd Edition-Rinsyouteki Hyouka to Kiki Kainyu
by Yoshitomo TAKAHASHI
Copyrightⓒ2014 by Yoshitomo TAKAHASHI, All rights Reserved.
Originally published in Japan by KONGOSHUPPAN Co.,Ltd. Tokyo
Korean translation rights arranged with KONGOSHUPPAN Co., Ltd.
through A.F.C. Literary Agency.

· 파본은 교환하여 드립니다.
· 검인은 저자와 합의 하에 생략합니다.

ISBN 978-89-6278-422-0
정가 35,000원

제3판을 펴내면서

「자살 위험: 임상 평가와 위기 개입」 제1판이 1992년에 출판되었으니, 벌써 20년 이상의 세월이 흘렀다. 본 졸저를 이렇게 오래 동안 애독해 주신 독자 분들께 감사드리며, 한편 내 자신도 가슴 뿌듯하다.

제1판이 출판될 당시, 나는 도쿄 도 정신의학종합연구소에 몸담고 있었다. 이다음 개정증보판이 나올 때는 방위의과대학교에 있었으며, 이번 제3판 때는 츠쿠바대학에 재직 중이다. 지금까지 걸어온 자취를 뒤돌아보면 한마디로 그저 감개무량할 따름이다.

초판이 출판된 무렵에는 자살 예방이라고 해도 관심을 보인 사람들은 극히 일부에 지나지 않았던, 그런 기억이 새삼 난다. 그리고 개정증보판은 2006년에 출판되었는데, 이때는 일본에서 자살 예방에 대한 커다란 전환점을 이루는 시기였다. 2006년에 자살대책기본법(이하, 기본법)이 성립되면서 자살 예방은 사회 전체에서 다루어야 할 과제라고 선언하게 되었다. 2007년에는 자살종합대책에 대한 줄거리(이하, 줄거리)가 발표되고, 구체적 지침이 제시되었다. 이 줄거리는 5년마다 재평가를 하도록 되었으며, 2012년에 처음으로 재심 작업이 이루어졌다. 기본법이 성립된 이후 전국에서 다양한 활동이 시작되었다(이러는 동안 이 책에서도 가끔 등장하는 나의 은사, 에드윈 슈나이드먼 교수가 2009년 5월 16일 92세로 돌아가신 것도 개인사에서는 커다란 사건이었다).

개정증보판이 출판되면서 자살 예방 영역에서도 새로운 움직임이 일어났다. 예를 들면 정신증상 완화만으로는 충분한 예방 효과를 기대할 수 없으므로, 자살 위험이 높은 환자에게 지금까지의 인생에서 획득하지 못한 기술을 익힐 수 있도록 배려하였다. 또한 환자와 함께 긴급사태가 발생했을 때, 이에 대한 대응 방법과 위기 대처 계획을 세우는 접근이 임상 현장에서 시도되었다.

자살 예방에 온 힘을 쏟아야 하는 것은 당연하지만, 아무리 애를 써도 발생하는 자살 그 자체가 존재한다는 것 또한 현실적으로 피할 수 없는 일이다. 최근에는 안타까운 자살이 일어났을 때, 그 뒤 남은 사람을 보살피는 사후 대응에도 관심이 높아지고 있다. 기본법이 성립되기 전, 후생노동성의 관계자회의에서 내가 사후 대응의 필요성에 대해 발언했을 때, 산업의학 분야에서 저명한 의사 중 한 사람이 「자살 예방까지는 기업의 책임일지 모르겠지만, 자살이 발생한 후의 치료(보살핌)는 기업의 책임이 아니다」고 반론하였다. 이 일은 나에게 아주 강한 인상을 남겼다. 10년 정도 전에는 이런 생각이 지배적이었다.

아무리 심한 스트레스를 받아도 병적 증상을 띠는 사람만 있는 것이 아니고, 인간 본래의 강인함을 발휘하는 사람도 있다는 인식이 높아지게 되었다. 특히 미국 9·11 테러 이후 회복력에 관심이 모아졌다. 사랑하는 가족을 테러 공격으로 잃었지만 바로 업무에 복귀하고 가정생활도 이전과 마찬가지로 보내는 유족 관련 보고도 꽤 접할 수 있게 되었다. 일본에서도 2011년 3월 11일 발생한 동일본대지진에서 사망자와 실종자를 합해 2만 명에 가까운 희생자가 발생한 대참사를 겪었다. 이 과정에서 피해자의 건강에 크나큰 관심이 쏠리게 되는 계기가 된 것은 아직도 기억에 생생하다. 동일본대지진의 피해자 중에서도 높은 회복력을 나타낸 사람들이 있다는 보고도 있다.

이들은 극히 대표적인 몇몇 경우에 지나지 않지만, 개정증보판 이후 일본의 자살 예방 영역에서는 지금까지는 없었던 다양한 시도가 이루어지고 있다. 그래서 제3판에서는 이러한 지견을 담아 날마다 자살 위험이 높은 사람들을 상대하는 정신보건 전문가에만 국한될 것이 아니라, 앞으로 정신의학이나 심리학을 전공으로 하는 학생, 주변에 자살 위험이 높은 사람이 있어 이들을 이해하려는 일반인, 그리고 자살 후의 유족이나 지인들을 위해 새롭게 정리를 하였다.

마지막으로 애초 나의 첫 졸저 「자살 위험: 임상 평가와 위기 개입」(1992)을 출판해 주시고, 이번 제3판까지 정리할 수 있도록 끊임없이 격려해 주신 콘고 출판사 대표이사 겸 사장인 타테이시 마나노부 씨에게 깊이 감사를 드린다.

개정 작업은 내가 제2판부터 지금까지 실시한 작업이나 생각해 온 것을 되돌아보는 절호의 기회가 되었다. 이 책은 타테이시 씨의 도움과 격려가 없었더라면 이 세상에 나오지 못하였을 것이다. 또한 임상 현장에서 환자와 환자 가족 분들과의 깊은 교류가 없었다면 절대로 완성되지 못하였다. 이 자리를 빌려 모든 분들께 깊은 감사의 마음을 전하는 바이다. 지금 몸담고 있는 츠쿠바대학교의 정신과 교수인 아사다 타카시, 재해정신지원학 다카하시 아키라 선생, 야마시타 리라 선생, 이바라기 현립 마음 의료센터원장 도이 나가후미 선생을 비롯한 수많은 분들에게 깊은 통찰과 귀중한 의견을 주신 데 대해 깊이 감사드린다. 그리고 바로 얼마 전까지 10년 동안 함께 일을 해 온 보에이(방위)의과대학교 방위의학연구센터 행동과학연구부문의 모든 선생들에게도 감사의 마음을 전한다.

2013년 12월
다카하시 요시토모

제2판을 내면서

「자살 위험: 임상 평가와 위기 개입」이 간행된 지 벌써 10년이 지났다. 그 당시에는 이와 관련된 서적이 드물었던 점도 있었지만, 다행히 이 책은 널리 소개되었다.

초판을 간행한 1992년도 경찰청 통계에 따르면 연간 자살자 수는 22,101명이었고, 교통사고자 수의 11,451명에 비해 약 2배였다. 질병으로 사망한 사람이 교통사고자 수를 웃돌면 공중위생 문제가 심각하게 다루어지고, 대책이 시급하게 마련된다. 그러나 자살이 교통사고 사망자의 2배 가까이 발생하여도 사회적 관심이 그렇게 높았다고 할 수 없다.

그 당시에는 장기화되는 불황의 초입에 있었다. 불황, 사회가치 변동, 가족 붕괴, 범죄율 증가, 저연령화 등 자살이 급증하는 사회적 요인은 여러 가지 지적되었지만, 이런 상황이 현실로 다가온 것은 수년 후의 일이었다.

1988년부터 1997년까지 10년 사이 연간 평균 자살자 총수는 22,418명이었다. 그런데 1998년이 되자 32,863명으로 급증하였다. 이후, 연간 자살자 3만 명대라는 사태가 이어지게 되었다(개정증보판 집필 당시 자살에 관한 최신 자료는 2004년 내용을 참고하였다).

2004년 연간 자살자 수는 32,325명이었다. 특히 한창 일할 나이의 남성 자살이 증가한 것이 심각한 사회문제로 대두되었다. 교통사고는 여러 대책이 효과를 나타내 교통사고자 수는 서서히 그리고 확실하게 줄어들었다. 2004년에는 7,358명으로 낮아졌기 때문에 자살자수는 교통사고 사망자 수의 4.4배나 되었다.

이처럼 1990년대 후반부터 자살이 급증하고 일본은 세계에서도 자살률이 높은 나라의 한 일각을 차지하게 되었다. 1990년대에는 이른바 일련의 과로자살소송이 일어나게 되고, 법정에서도 안전 배려 의무에 관한 판결이 내려졌다. 이런 사회적 배경도 뒷받침 되어 관련행정부서에서도 서서히 움직이기 시작하여 몇 가지 시책을 실행에 옮기게 되었다. 그러나 자살 예방은 장기적 시점에서 실시해야 하는 것으로 결코 단기간의 정책만으로는 성과를 기대하기 힘들다. 「자살 위험」의 초판이 간행되고 나서 십 몇 년 사이에 일본은 자살에 관한 사회적 상황이 크게 변하게 되었고, 여러 새로운 지견이나 정책이 시행되었다. 「자살 위험」의 원래의 특색을 남긴다고는 해도 새로운 지견과 정책을 추가하면 완전히 다른 새로운 책이 될 가능성도 크다.

이번 「개정증보판 자살 위험」에서 새롭게 다루는 내용은 다음과 같다. 과로자살소송에서 기업 안전 배려 의무가 지적되고, 직장에서 건강관리나 자살 예방이 중요한 과제가 되었다.

자살 예방에 최선을 다하는 것은 당연하지만, 연간 3만 건이 넘는 자살을 당장 제로 상태로 한다는 것 또한 비현실적 목표이다. 아무리 노력해도 어쩔 수 없이 일어나는 자살도 있다는 현실을 직시하여야 하고, 남은 사람들을 잘 보살피는 것도 중요한 과제이다. 병사나 사고사 이상으로 자살은 끈끈한 유대 관계를 맺어온 유족과 지인들에게 깊은 상처를 남긴다. 이런 사람들을 보살피는 것을 사후 대응이라고 하는데, 이 사후 대응은 차세대 사람들을 위한 예방 측면에서도 중요하다.

국제 사회에서도 자살 예방은 중요한 과제이며 세계보건기구(WHO) 등이 중심이 되어 국가 차원에서의 자살 예방 대책 가이드라인이 발표되고 있다. 기아나 단순 감염증으로 많은 사람이 사망하는 나라에서는 도저히 자살 예방까지 사회적인 관심을 가질 여유가 없다. 그러나 적어도 이제 아시아에서는 사회, 경제적 안정을 이루고 있기 때문에, 일본만이 아니고 이 지역 전체에서 자살예방은 최우선 과제 중 하나가 되어야 할 것이다.

매스컴은 보도내용과 형식에 따라서 자살 예방에 크게 공헌할 가능성이 있다. 한편, 매스컴의 자극적 보도는 다수의 자살을 일으키는 연쇄 자살 현상에 영향을 미친다는 사실도 꽤 알려지고 있다. 그러므로 자살 보도의 가이드라인도 최근 자살학의 중요한 관심 내용 중 하나이다.

자살 위험을 조기에 발견하여 적절한 치료를 실시하는 것이 자살 예방으로 이어진다는 원칙적 메시지는 초판과 변함이 없다. 그러나 앞서 지적한 것처럼 개정증보판을 준비하는 데는 초판에 추가할 내용이 너무 많아지게 되었다.

하지만 이번에도 초판과 마찬가지로 어디까지나 임상에서 자살 위험이 높은 사람들의 치료나 간호를 담당하는 사람들, 주변에 그런 가능성이 있어 어떻게 대응하면 좋을지 고민하는 가족을 대상으로 정리하였다. 따라서 처음부터 철학적 이론 등을 깊이 파헤쳐 들어갈 생각은 없었다.

이번 개정증보판에서도 나의 임상 경험이나 여러 동료의 귀중한 경험에서 얻은 정보를 바탕으로 증례를 제시하였다. 증례 속에서 개인 정보를 보호하기 위해 어느 한 개인으로 단정할 수 있는 내용은 의도적으로 변경하였다.

나는 약 4반세기에 걸쳐 정신과 의사로 일하면서 임상 현장에서 만난 환자분들과 그 가족 분들로부터 헤아릴 수 없이 많은 가르침을 받아왔다. 이 자리를 빌려 진심어린 감사의 마음을 전한다. 그리고 자살학에 관해 직접 지도를 해 주신 UCLA의 에드윈 슈나이드먼 명예 교수께도 감사드린다.

대단한 업적도 없는 나에게 1992년에 첫 졸저를 쓸 기회를 주신 콘고 출판사 타테이시 마사노부 씨에게 감사의 말을 전하고 싶다. 그리고 이번에도 개정증보판을 정리하도록 시종일관 격려해 주셨다. 분명한 사실은 타테이시 씨의 노력과 격려가 없었다면 처음부터 이 책은 이 세상의 빛을 보지 못하였을 것이다.

2005년 12월
다카하시 요시토모

제1판을 내면서

내가 이전에 근무한 대학은 야마나시 현에 있었는데, 거기에는 후지산 기슭의 아오키가하라쥬카이라는 광대한 원시림이 펼쳐져 있다. 이 숲은 자살 명소로도 널리 알려져 있는데, 한 번 발을 내디디면 두 번 다시 나오지 못한다는 속설이 있을 정도이다. 실제로 매년 많은 사람들이 그 곳에서 스스로 목숨을 끊고 있다.

오래전부터 아오키가하라쥬카이의 자살이야기는 듣고는 알고 있었지만, 그렇다고 남다른 관심을 가지고 있었던 것은 아니었다. 그러다가 야마나시 의과대학에 부임한 지 얼마 안 되었을 때, 흥미로운 환자 한 사람을 만나게 되었다. 이 환자는 죽으려고 그곳을 찾아가서 자살을 시도하였는데 다행히 목숨을 건졌다. 그런데 문제는 자신의 생활사에 관한 기억을 상실하였다는 것이다. 이름은 말할 것도 없고 주소, 연령, 가족, 직업 등에 관한 모든 기억을 잃어버린 것이다. 우연하게도 나는 짧은 기간에 연이어 전생활사건망 증례를 몇 건 치료할 기회를 가지게 되었다. 이런 해리증상은 몹시 드문데다가, 이런 현상이 일어난 장소가 일본에서도 유수의 자살 명소였다는 사실이 조금은 충격적이었다.

물론 정신과 의사로서 자살 위험에 관해 남들만큼의 관심은 있었지만, 이런 임상 경험이 없었더라면 더 이상 자살 예방에 관해 깊이 관여하지 않았을지도 모르겠다.

일상 임상에서 자살 위험이 높은 환자를 치료하는데도 불구하고, 자살 위험에 관한 정신과 의사의 지식이나 인식은 현실적으로 상당히 낮다. 그렇지만 이것은 자살 위험이 매우 높은 환자의 치료를 선호하는가 하지 않는가의 문제가 아니라, 받아들일 수밖에 없는 정신과 의사의 심리적 방어기제라는 측면도 있을 수 있다.

어느 저명한 정신과 의사가 「요컨대 자살은 정신과에서 병사와 같다」고 말한 것은 지금도 기억에 선명하다. 또 다른 정신과 의사는 「결국 자살을 하는 사람은 본인이 나쁘다. 의사가 나쁜 것도 가족이 나쁜 것도 아니다. 자살한 사람 자신에게 책임이 있다」고 설명하였다. 물론, 오랜 임상 경험을 바탕으로 이렇게 말씀하신 것이라고 이해는 하지만, 얼핏 지나가는 이야기 분위기속에서 깊은 의미까지 판단할 수 는 없었다. 그러나 이런 말을 들었을 때 왠지 꺼림칙한, 아주 석연치 않은 기분이 든 것도 사실이었다. 나 자신은 아직 크게 깨달은, 뭔가 코멘트할 실력을 갖춘 처지는 아니었지만, 어쨌든 위험이 높은 환자의 「절망적으로 살려 달라는 외침」을 좀 더 적확하게 알 수 는 없을까 하는 의구심이 들었다.

대학을 졸업한 후 초기 연수를 받은 의국은 연구 내용이나 스태프 구성을 봐서도 전국적으로 높은 수준임을 자타가 공인하였다. 그러나 연수 기간 중에 구체적으로 자살 위험 평가에 관해 강의나 교육을 받은 적은 없었다. 한 번은 같은 의국 출신자가 중심이 되어 심포지엄이 열려 자살에 관해 논의를 하였지만, 역시 「정신과 환자의 자살은 예측할 수 없다」는 결론만 내렸을 뿐이었다.

당시 나는 초기연수를 막 마친 후로 심리요법이나 약물요법의 기초에 관해서는 다소나마 지식을 가지고 있었는데, 환자의 자살 위험 평가는 여전히 안개 속을 헤매는 단계였다. 환자가 「죽고 싶다」고 내비치면 그 말만 듣고도 담당의인 내가 불안해졌다. 또 지도 담당 의사가 아무런 근거도 없이 「걱정하지 마, 저 환자는 안 죽어」라고 하면 안심이 되어 실제로 위험에 충분히 주의를 기울이지 않게 되는 경우도 드물지 않았다.

지금 돌이켜보면 잘못된 생각도 타산지석으로 꽤 많이 배웠던 것은 아닐까 생각해본다. 「신경증이니까 자살하지 않는다」「저런 방법으로는 안 죽는다. 죽을 생각 같은 것은 애초에 없었다」「저 환자는 자살했는데 결국 우울증이었다」등이 그 대표적인 교훈이다.

「올바른 심리요법을 실시하면 자살은 예방할 수 있다」고 어느 정신분석의가 지적하였다. 이 의견에 100% 동감하고, 자살 예방은 다름 아닌 적절한 치료라는 원점으로 돌아온다. 그러나 덧붙이고 싶은 것은 자살 위험 평가에 관해 올바른 지식을 습득할 수 있으면 이로 인해 심리요법의 기량을 더욱 증강하는 것도 가능하다는 사실이다.

이 책에서는 철학적 논의나 통계학적 논의를 진행할 생각은 없었다. 오히려 이런 자세는 최대한 배제하고 임상현장에 가능한 밀착하여 생각을 정리하고 싶었다. 최근 자살학 주제에 관해서도 지면이 허락하는 한 언급하고자 하였다. 예를 들면 어떤 인물의 자살 행동이 타자의 자살 행동을 유발하는 이른바 연쇄 자살이나 자살에 관한 생물학적 연구, 해외에서 실시되는 자살 예방 교육 등에 관해서이다. 이 책은 일상 임상에서 환자의 자살 위험에 관해 좀 더 심층적으로 이해를 도모하는 정신과 의사, 임상심리사, 간호사 등 의료 관계자를 대상으로 구상하였다. 자살 위험이 높은 사람을 한층 깊이 있게 이해하고자 하는 일반인(가족이나 친구)에게도 조그마한 보탬이 되기를 바란다.

나의 임상 경험이나 여러 동료의 귀중한 경험에서 수집한 자료를 바탕으로 이 책의 각 부분에 증례로서 제시하였다. 어디까지나 개인 정보를 보호하기 위해 개인을 특정할 수 있는 내용은 의도적으로 변경하였다는 점을 미리 말씀드린다. 이 책의 일부는 이미 논문으로 발표된 것도 있는데 이번에 다시 전면 수정하여 실었다.

마지막으로 자살학에 대한 흥미를 키워주신 야마나시 의과대학 의학부 정신신경의학교실 카리야 테츠히코 교수, 자살학에 관해 직접 지도를 해 주신 캘리포니아대학 로스앤젤레스교(UCLA) 신경정신연구소의 에드윈 슈나이드먼 명예 교수, 도쿄도 정신의학종합연구소 부소장 우노 마사토 선생, 동 연구소 정신병리연구부문주임 이시카와 요시히로 선생의 지도편달에 감사의 말씀을 드리고자 한다.

역시 임상 현장에서 만난 수많은 환자분들과 그 가족 분들로부터 아낌없는 가르침을 받았다. 그 분들에게도 감사의 말씀을 드리고 싶다. 그리고 콘고 출판사 이시타테 마사노부 씨의 격려가 없었더라면 처음부터 출판은 생각도 못한 일이었다. 진심으로 감사를 드리는 바이다.

1992년 1월
다카하시 요시토모

【지은이】　　**다카하시 요시토모(高橋祥友)**

1953년에 도쿄 태생. 1979년 카나자와대학 의학부 졸업. 도쿄 의과치과대학 (수련의, 펠로우), 야마나시의과대학(강사, 조교수), 캘리포니아대학 로스앤젤레스 캠퍼스(풀브라이트연구원), 도쿄 도 정신의학종합연구소(부참사연구원), 보에이(防衛)의과대학교(교수)를 거쳐, 2012년 4월부터 국립대학법인 츠쿠바대학 의학의료계 재해정신지원학 교수. 의학 박사. 정신과전문의.

전문 : 정신의학, Mental Health(정신 건강), 자살예방, 비교정신의학, 생명윤리

저서 :「청소년을 위한 자살예방 매뉴얼」「치료사를 위한 자살 예방 가이드」(이상, 콘고출판),「의료인이 알아 두어야 할 자살 위험 관리」「자살의 사후 대응 : 유가족들의 마음 치료」(이상, 이가쿠쇼인),「노년기 우울증」「생과 사의 시계추(pendulum) : 생명윤리란 무엇인가」(이상, 니혼효론샤),「자살 신호를 간파하다」「자살 심리학」「중년의 달인 : 자신을 있는 그대로 받아들이기 위하여」「일에만 빠져 사는 중년들의 마음의 병」「자! 가벼운 마음으로 정신과에」「자살미수」「노년기 우울 : 놓치기 쉬운 노인의 마음」「당신의 『죽고 싶다, 그래도 살고 싶다』하는 심정을 돕고 싶다」「영어 실력을 익히자」(이상, 코단샤),「자살 예방」(이와나미신쇼),「중장년의 자살을 막는 책」(호켄),「중년기와 마음의 위기」(NHK출판),「집단자살」(추오코론신샤),「중장년자살 : 그 실태와 예방을 위하여」(치쿠마쇼보),「자살, 그리고 유족들」(신코의학출판사),「우울」(신수이샤),「시네마 처방전」(고토쇼인),「정신과 의사가 추천하는 '마음'에 효과가 있는 영화」(닛케이출판),「『죽고 싶다』는 기분을 완화시켜주는 시네마 세라피 - 상영중」(쇼분샤)

역서 : Mitchell, J. T. & Everly, G, S, Jr.「응급사태 스트레스·PTSD대응 매뉴얼 : 위기개입기법으로서 디브리핑」, Weinberg, G.「치료사의 일 : 심리면접기술」, Richman, J.「자살과 가족」, Freeman, A.「인지요법 임상핸드북」, Schuyler, D.「인지요법입문」, Shneidman, E.S.『Shneidman의 자살학』, Miller, A. L., et al.「변증법적 행동요법 : 사춘기환자를 위한 자살예방 매뉴얼」, Shneidman, E. S.「생과 사의 상식 : 90세 슈나이드먼의 회고」, Weiner, K, M.(Eds.)「환자의 자살 : 치료사는 어떻게 대응하여야 하는가」, Bonanno, G. A.「회복탄력성 : 비탄에 관한 새로운 관점」, Abramowitz, J. S.「스트레스경감 워커 북」(이상, 콘고출

판), Brent, D. A. et al. 「사춘기·청년기의 우울증치료와 자살예방」(이가쿠쇼인),
Pfeffer, C, R. 「죽음을 서두르는 아이들 : 소아자살의 임상정신의학적 연구」,
Weisman, A. D. 「죽음을 어떻게 받아들일 것인가 : 말기환자의 부인과 수용심
리」(이상, 츄오쿄쇼), Shneidman, E. S. 「아더는 왜 자살을 하였는가」(세이신쇼
보), Maltsberger, J. T. 「자살의 정신분석 : 임상적 판단의 정신역동적 정식화」,
Chiles, J. A. & Strosahl, K. D. 「자살예방 임상매뉴얼」(이상, 세이와쇼텐), Ellis,
T. E. & Newman, C. F. 「자살예방의 인지요법」(니혼효론샤), Hendin, H. 「미
국의 자살 : 예방을 위한 심리사회적 접근」(아카시쇼텐)

【옮긴이】　　　**조기호**

경희대학교 부속한방병원 한방내과(순환·신경전공) 교수로 재직중이다. 일본
토야마의약대학(현재 : 토야마대학)에 유학다녀온 이후 일본의학서를 번역하
는 일을 겸하고 있다. 주로 일본한방의학 관련이지만, 신경계를 포함한 일반의
학서도 있으며, 그 수는 30여권을 넘고 있다. 대표역서는 「파킨슨병 이렇게 하
면 낫는다」와 「한방진료 레슨」이다.

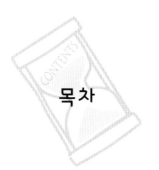

목차

제 1 장

자살의 정의와 이론

I. 자살의 정의

자살(suicide)이라는 단어는 일상적으로 흔히 쓰이는 말이지만, 한편으로 이것만큼 애매모호하게 사용되는 말도 없을 것이다. 자살을 논하는 데 제일 먼저 생각해야 할 어려운 문제는 자살이란 무엇인가 하는 자살의 정의에 관한 것이다. 저명한 자살학자인 슈나이드먼은 「Definition of Suicide(자살의 정의)」라는 제목으로 책을 한 권 쓸 정도였는데, 이것만 보더라도 자살을 정의한다는 것이 얼마나 어려운 문제인지 짐작할 수 있을 것이다(Shneidman, 1985 ; 다카하시, 2011i). 먼저 자살에 관한 대표적 정의를 몇 가지 살펴보자. 근대 자살연구의 선구자인 사회학자 에밀 뒤르켐은 19세기 말에 발표한 「자살론」에서 「희생자 자신이 행한 적극적 또는 소극적 행위로 인하여 직접, 간접으로 발생하는 모든 경우의 죽음」을 자살이라고 정의했다(Durkheim, 1897). 이 정의는 비교적 포괄적으로 다루어졌기 때문에 후세 연구자들에 의해 다양하게 수정되고 세분화되었다.

슈나이드먼은 자살이란 「인간이 직접 행하고 스스로 의도하여 생명을 끝마치는 행위」이며, 이 행위는 「의식적이면서도 무의식적인 수많은 동기」를 내포한다고 하였다(Shneidman, 1975). 그러면서 「한 개인의 전체이자 통합된 심리적 표출로서 만성적, 잠재적, 습관적, 그리고 특징적 자살로 나아가는 지향성이 존재한다. 자살 동기에는 인생관, 심리적 욕구, 포부, 동일화, 무의식의 여러 요소 등과 관계가 있다. 누구나 갑자기 단기간에 상태가 악화되고, 자살 충동에 휩싸일 위험성이 있다」고도 지적한다. 또한 「자살이란 의식적으로 본인 스스로 초래한 죽음의 행위이며, 어떤 문제에 대해 최선의 해결책이라고 여길 수밖에 없는 필요성에 몰린 사람의 다차원적 병으로서 가장 잘 이해된다」고 한다(Shneidman, 1985).

　가토는 「진정한 의미의 자살이란, 어느 정도 성숙된 인격을 갖춘 인간이 『본인의 의지로』 죽음을 추구하여 스스로 자기 목숨을 끊을 목적으로 행동을 취하는 것에 한정시켜야 한다」고 정의한다. 또한 자살을 시도하는 사람이 직접 자살 행위에 가담하고, 그 행위가 죽음을 초래한다는 현실을 예측할 수 있는 능력이 있다고 본다(가토, 1954). 한편으로 가토는 다음과 같이 설명한다. 「본인 스스로의 의지가 아닌 제도적 자살, 일종의 정신병으로 인한 자살, 미숙한 아동이나 동물의 자살과 엄밀한 의미에서의 자살과의 차이는 이행하는 단계적 차이에 불과하다. 그 중에는 어느 쪽으로도 규정하기 어려운 경계선에 있는 사례도 적지 않다」고 한다. 그리고 오하라도 자살을 「자기 자신을 살해하는 행위이며, 죽고 싶다는 의도를 인지하고 그 결과를 예측할 수 있는 죽음」이라고 정의한다(오하라 켄타로, 1965).

　이처럼 자살을 정의할 때 중요한 문제는 자살을 하려는 당사자가 자신의 죽음에 대한 의도와 본인의 행위가 초래할 결과를 어떻게 예측하고 있는가 하는 두 가지 점이다. 즉, 「당사자의 죽음에 대한 의도」와 「결과 예측성」이 자살을 정의할 때 고려할 문제이다.

　예를 들면 의식이 청명하고 스스로 죽을 의지가 확고하고 판단능력이 있으며 결과를 충분히 이해하고 있다면 자살을 정의하는 문제는 그리 어렵지 않을 것이다. 하지만 압도적으로 어느 한 쪽이 또는 양 쪽 모두 뭔가가 빠져있고 완벽하지 않은 경우가 많다. 철학적 측면에서 엄밀한 정의를 내릴 것인가, 일상적으로 임상에서 사용하는 데 지장이 없을만한 정의를 내릴 것인가 하는 것도 여기에서는 큰 문제이다. 엄밀한 정의를 쫓다보면 일반 임상과는 멀어지게 될 것이고, 그렇다고 해서 관용적 정의에 그친다면 수많은 현상을 자살이라는 범주에 포함시킬 위험이 있다.

　이나무라는 이 점을 경계하면서 자살을 다음과 같이 정의한다. 「일반적으로 자살 의도가 분명한 사람은 자살자 중에서도 의외로 많지 않은데, 오히려 의지 통제의 혼란이 그들의 특징이기도 하다. 이런 점을 고려한다면 객관적인 규정을 원칙으로 하는 것이 바람직하고, 그 범위에서 특징별로 다시 분류하는 것이 타당하다고 생각한다. (중략) 스스로 자기 목숨을 끊는 행위를 자살 행위(또는 자살기도)라고 하고, 결과적으로 죽음에 이르는 것을 자살완수(또는 자살), 죽음에 이르지 않은 경우를 자살 미수라고 부르기로 한다」는 의견이다(이나무라, 1977).

이쯤에서 Pfeffer의 주장을 검토할 가치가 있을 것 같다(Pfeffer, 1986). 소아정신과 의사인 Pfeffer는 엄밀한 정의에 너무 치우친 나머지, 실제로 일어날지도 모를 위험을 미연에 방지하는 것을 등한시하는 것은 주객전도라고 주장한다. Pfeffer는 자살에 대한 정의가 지나치게 관념적으로 흘러 임상에서의 실용성을 소홀히 해서는 안 된다고 경고한다.

예를 들면 아이들은 스스로 목숨을 끊는다는 것이 생명의 끝이며, 두 번 다시 살아 돌아올 수 없다는 사실을 충분히 이해하지 못하는 경우도 있다. 자신이 죽어 장례식에서 슬퍼하는 가족이나 친구들을 저 세상에서 내려다보며 더 이상 이 사람들이 자신을 괴롭히는 일은 없을 것이라는 몽상을 한다. 심지어 다음날이 되면 다시 살아나서 모두 같이 즐겁게 생활할 것이라고 믿는 아이들조차도 있다. Pfeffer는 이런 아이들이 죽음으로 인해 생명이 끝난다는 사실을 이해하지 못한다고 해서 이들이 취한 행동을 자살이 아니라고 단언해서는 안 된다고 주장한다. 반대로 절망에 빠져 도와 달라는 아이들의 외침을 정확하게 파악하여 죽음에 이르는 상황을 사전에 막는 것이 무엇보다 중요하다고 한다.

즉, 죽음을 완수하려는 목표가 바로 아이가 자살하려는 의미라는 것이다. 「아이들이 실제로 죽음에 대해 충분히 이해하고 있는지 아닌지는 별 문제가 아니다. 어린아이들의 자살행동을 정의할 때 중요한 점은 죽음이 초래하는 최종성(finality)에 관한 아이들의 이해 여부가 아니라, 아이들이 절망의 늪에 빠져 결국에는 죽고 싶어 하는가 하는 점이다」고 주장한다.

Pfeffer의 시점은 임상가들에게 설득력이 있다. 예를 들면 일상적 임상 현장에서 접하는 조현병 환자의 자기 파괴적 행동을 생각해 보자. 「옥상에서 뛰어내려」 「전차에 뛰어들어」 같은 환청에 이끌려 실제로 행동으로 옮겨 죽는 경우가 있다. 엄밀한 정의에서 보면 환자는 자기의 행동이 죽음을 초래할 위험성이 있다고 이해하고 있을지 모르지만, 행동을 불러일으키는 동기는 자기 자신이 의도했다고만은 할 수 없다. 환청은 환자에게 병적 체험으로 인식되지 않고 전혀 다른 제3자의 명령이라고 받아들여

질 수 있다. 이런 경우는「스스로 의도한 행동」이라는 정의에서 분명히 벗어난다.

　죽음에 대한 개념이 어른들과는 다른 아이들의 경우는「결과 예측성」이라는 정의에서도 벗어나게 된다. 그러나 이 때 주의할 점은 엄밀한 정의에 관한 논의보다도 환자가 어떤 상황에서 일으키는 행동이 현실적으로 죽음을 초래할 위험성이 높다고 판단되면 이를 미연에 방지하는 것이다. 이 책에서도 이 점을 출발점으로 하고자 한다.「죽음에 대한 본인의 의도」와「결과 예측성, 예측 능력」등의 사항은 자살에 대한 엄밀한 정의에 필요불가결할지 모르겠지만, 임상가가 여기에 지나치게 얽매이면 실수를 할 여지가 있다. 환자가 스스로 목숨을 끊었을 때 혹은 자살미수로 그쳤을 때에「저 환자는 죽을 생각은 없었어. 단순한 사고에 지나지 않아」「환자 자신도 죽을 거라고는 생각하지 않았겠지」라고 담당 의료진이 말하는 경우가 종종 있다. 이런 설명은 임상가가 본인 입장에서 저지른 잘못을 정당화시키는 데는 도움이 될지 모르지만, 철저히 추구해야 될 부분은 환자가 스스로 목숨을 끊으려고 한 현실 그 자체이다. 그것이 자살이든 사고사이든 위험을 예측했다면 사전에 방지하기 위해 전력투구해야만 한다.

　자살기도(자살미수)(attempted suicide)에 대한 정의도 역시 중요하고 어려운 문제이다. 자살과 자살기도 사이에는 여러 공통점이 인정되지만 완전히 일치하는 것은 아니다. 자살완수군과 자살기도군은 전혀 다른 인구에 속한다는 의견이 적지 않다. 실제로 죽을 확률이 상당히 높은 위험한 수단을 통해 자살을 시도했지만, 우연찮게 목숨을 건진 경우만을 자살기도라고 해야 한다는 의견도 있다. 죽을 각오로 전차에 뛰어들었는데 양쪽 다리를 절단은 했어도 목숨을 건진 경우도 있다. 이처럼 치사성이 아주 높은 방법을 선택했지만 목숨을 구한 사례를 자살기도라고 하고, 손목에 면도칼로 몇 군데 가볍게 상처를 내거나 수면제를 몇 알 복용하는 것은 자살기도에 포함시켜서는 안 된다는 의견도 있다.

　물론 때로는 장난처럼 보이는 자살기도도 있을 수 있지만, 죽지 않은 경우를 모두 진정한 죽음의 의도가 결여된 사례라고 판단하는 일은 큰 위험을 초래할 가능성도 있다.「parasuicide」라는 용어가 있다. 접두어「para」는「비슷하기는 하지만 완전히 똑같지는 않은」상태를 가리킨다. 의학용어로는「의사(疑似)」「부(副)」「방(傍)」「병적이상(病的異常)」으로 번역된다. 일본에서는「허위 자살(para-suicide)」「유사자살」「類自

殺 등으로 설명되는데 아직까지 표준 번역은 없다. 이 책에서는 비교적 많이 사용되는 「허위 자살(para-suicide)」이라는 용어를 사용한다(다카하시, 1993b).

자살을 시도는 했지만 목숨을 건진 경우를 일반적으로 자살기도라고 한다. 그러나 자살기도라는 용어는 오해를 불러일으킬 수 있으므로 Kreitman은 「허위 자살(para-suicide)」이라는 용어를 만들었다(Kreitman, 1976). 「허위 자살」이란 순수한 죽음의 의도가 엿보이지 않은 자해행위라고 보았다. 따라서 당시에는 확고한 죽음에 대한 의도가 있어 행동으로 옮겼지만 결국 목숨을 구한 자살기도와는 다른 의미로 사용되었다.

분명 자살기도 중에는 죽을 의도가 명백하지 않고 오히려 죽기보다는 구제받기를 강렬히 원하는 경우도 있다. 또한 자신의 이익을 위해 타인에게 어떤 행동을 취해 조종하려고 하는 증례도 있다. 젊은 사람에게 특징적으로 나타나는데 죽을 의도가 불분명하고 실제로 죽을 위험도 낮고 타인을 자신의 이익을 위해 이용할 목적으로 한 자해행위가 허위 자살이라고 하였다. 주로 약물과다 복용이나 손목 자해 등이 허위 자살의 예로 거론된다.

처음부터 Kreitman은 허위 자살을 시도한 자들의 역학적 특징은 현실적으로 이미 자살을 한 경우의 특징과는 다르다고 한다. 따라서 이런 종류의 증례를 단순히 자살에 실패한 예로 다루면 임상에서 크나큰 문제를 초래할 수도 있다고 주장하였다.

그러나 임상에서 매우 곤란한 문제는 허위 자살과 앞으로 실제 자살이 이루어질 위험 사이에 관계가 있다는 점이다. 사실 죽음에 대한 의도가 분명하지 않다는 판단 자체가 어려운 일이다. 어느 시점에서 허위 자살 증상을 보였던 증례가 장래 자살로 죽지 말라는 법은 없다는 사실이 밝혀졌기 때문이다.

그리고 Kreitman 자신도 장기간 추적조사를 한 끝에, 허위 자살의 증례 중에는 서서히 죽음을 의도한 욕구에 강하게 지배당해 행동으로 옮길 위험한 증례가 존재한다는 사실을 밝혔다. 추적조사 결과에서 허위 자살을 시도한 증례가 나중에 자살로 인해 목숨을 잃는 비율은 그렇지 않은 일반인보다 훨씬 높다는 결론에 이르렀다(Kreitman, 1986;다카하시, 2006k, 2006n). 따라서 직접 손목에 상처를 내거나 약을 몇 알 더 먹는다고 해서 지금 당장 죽음에 이르는 것은 아닐 것이다. 하지만 주목할 점은 이런 행동을 보인 환자도 그 후 적절한 개입을 하지 않으면 장기적으로는 자살로 죽을 위험이 일반인보다도 훨씬 높다는 것이다(Kerkhof, 2000). 지금은 허위 자살이라는 용어는 거의 사용되지 않는다. 최근에는 의도적 자해(deliberate self-harm:이하 DSH로 표기)라는 용어가 유럽, 특히 영국을 중심으로 사용되고 있다. Hawton들에 의하면 자살자의 40~60%가 생전에 DSH 증상을 보였다. 1978년부터 1997년 사이에 DSH로 종합병원 정신과 진료를 받은 환자 12,666명 중 장기 추적조사가 가능하였던 환자는 11,583명이었다. DSH가 원인으로 진찰을 받은 환자 중 1년 이내에 자살한 확률은 일반인의 60배 이상이었다. 더 오랜 기간 추적조사를 했더니 자살률은 더 높아졌다. 또한 자살률만이 아니라 병사, 사고사, 타살의 비율도 높아진다고 지적하였다.

이처럼 언뜻 보기에는 죽을 위험이 낮은 자해행위를 한 환자라도 같은 행동을 반복하는 동안 실제로 죽음에 이를 위험이 높아져 결국에는 자살을 하게 되는 증례가 적지 않다. 설령 한 때 죽을 위험이 꼭 높다고 할 수 없는 손목 자해 등의 자살기도를 한 환자라도 오랜 시간동안 경과를 관찰하면 일반인들보다도 자살률은 유의하게 높다. 자살 위험이 높지 않다고 성급히 판단하는 데는 치료자 자신에게 환자의 자기 파괴적 행동을「자살로 이어지지 않기를 바라는」일종의 무의식의 기제가 존재한다는 점도 주의할 필요가 있다. 자살기도는 과대평가로 초래할 위험보다도 과소평가로 인해 발생하는 위험률이 높다는 사실도 머리에 새겨두어야 한다. 사고처럼 보여 자살과는 전혀 관계가 없을 것 같아도 이런 무의식의 자기 파괴에 대한 의도를 검토할 필요가 있다. 이상의 이유로 모든 자해행위는 그 가능성이 말끔히 부정되기 전까지는 죽을 생각을 품고 있는 자기 파괴적 행동일 가능성을 마땅히 염두에 두어야 한다.

II. 자살 예방의 3단계

이 책에서는 자살 예방의 각 단계에 관련된 용어가 나오는데 먼저 각 용어에 대한 설명은 다음과 같다(다카하시, 2011c, 2011d).
질병 예방은 보통 1차 예방(primary prevention), 2차 예방(secondary prevention), 3

차 예방(tertiary prevention)으로 분류된다.

1차 예방 : 질병에 관한 올바른 지식을 보급하고 원인을 제거함으로써 질병 발생 자체를 예방한다.

2차 예방 : 질병에 걸렸을 때 이를 조기 진단하여 적절한 치료를 실시함으로써 질병이 초래할 장애 기간을 가능한 한 단축하려고 노력한다.

3차 예방 : 질병에 걸렸다 하더라도 여기에 수반되는 후유증을 최소화하고 사회생활에 미치는 장애를 줄여 일상생활로 빨리 복귀할 수 있도록 촉구한다. 재활치료도 이에 해당한다.

자살 배후에는 일반적으로 정신장애가 존재한다고는 하지만 자살 그 자체를 질병으로 다룰 수 없으므로 자살 예방에서는 다른 용어로 3단계를 제시한다. 기본 생각은 크게 다르지 않다.

다시 말해 자살 예방은 사전 예방(prevention), 위기 대응(intervention), 사후 대응(postvention)으로 나뉜다.

사전 예방 : 현시점에서 눈앞에 위험이 닥친 것은 아니지만, 원인을 사전에 제거해 자살을 예방한다. 자살 예방 교육 등도 넓은 의미에서의 사전 예방에 포함된다.

위기 대응 : 지금 바로 일어나고 있는 자살 위험에 개입하여 자살을 막는다. 어떤 사람이 약을 다량으로 복용하여 자살을 시도했다고 하자. 이 때 위세척을 하여 목숨을 구하고, 나아가 자살을 막는 조치 등이 여기에 포함된다.

사후 대응 : 자살 예방에 온 힘을 기울여야 하겠지만 아무리 노력해도 발생하는 자살이 있다. 따라서 사후 대응이란 불행히도 자살을 한 경우에 타인에게 미칠 심리적 영향을 최소화하기 위한 전반적인 보살핌을 의미한다.

일본에서 실제로 이루어지는 예방 대책은 대부분이 위기 대응이다. 사전 예방과 사후 대응은 현실적으로 매우 한정된 범위에서 실시되고 있다.

III. 자살 이론

자살에 관해서는 동서고금에 수많은 중요한 이론이 있지만 그 역사를 확인하는 작업이 이 책의 목적은 아니다. 그 중에서도 임상에서 중요시되는 Maltsberger 이론을 중심으로 소개하려고 한다(Maltsberger, 1986).

예를 들어 중증 우울증이면 자살 위험이 높아지는 것은 확실하지만, 그렇다고 해서 우울증에 걸린 사람 모두가 자살을 하는 것은 아니다. 우울증보다도 절망감이 자살 행동에 깊이 관련된다는 연구도 있다. 지속적으로 희망을 가질 수 있는 능력은 실로 다양한데 아주 쉽게 실망감을 느끼는 사람도 있는 반면, 심한 타격을 받더라도 희망의 끈을 놓지 않는 사람도 있다.

Maltsberger는 먼저 자살 위험이 높은 사람이 겪는 절망감에 관해 언급한다. 이런 사람은 강렬하고 매몰찬 정신적 고통에 압도당해 더 이상 견뎌내지 못한다고 생각한다. 건강한 사람들 눈에는 여러 해결책이 보이는 상황에서도 자신이 처한 상태에서 해결책을 찾아내지 못하고 포기하고 만다. 자신은 누구한테서도 심지어 자기 자신한테서도 관심을 받을 가치가 없다고 여겨 스스로를 체념시키는 무의식의 과정이 시작된다. 그리고 보통 자살로 이어지는 견디기 힘든 세 가지 감정 상태가 출현한다. 바로 **극도의 고립감, 무가치감, 살해에 이를 정도의 심한 분노**이다.

1. 극도의 고립감

Maltsberger은 먼저 발달 초기의 공포와 불안 체험을 어떻게 극복해 가는지를 분석하고 심한 고립감에 대해서 논한다. 성장 과정에서 자신에게 연속적으로 쏟아지는 위험한 상황을 하나하나 확실하게 극복해 가는 경험을 쌓아감으로써 정신적으로 건전한 강인함을 습득한다. 추위, 갈증, 공복과 같은 생존과 직결되는 신체적 위험에 처하면 유아들은 주변으로 경계 사인을 보내고 엄마는 여기에 반응한다. 이러한 과정을 통해 유아는 안도감을 얻는다.

성장해 가면서 아이는 어머니가 자신과는 전혀 다른 별개의 독립된 존재이며 자신이 전지전능하지 않다는 것을 인식하게 된다. 그러면서 아이는 분리불안을 경험하고 어머니로부터 벗어나는 것은 본인의 연약함의 표출이라고 생각한다. 자기 자신의 중요한 일부분을 잃지는 않을까 하는 공포가 생기며, 아이는 고통스러운 외상과 상실감이 발생할 수 있다는 사실을 알게 된다. 이것은 일종의 거세불안이라고도 할 수 있다. **거세불안**은 단순히 성기 상실이나 성기 손상만이 아니라 본인의 신체 한 부분을 잃거나 상처를 입을 수 있다는 공포감까지 포함한다.

발달 단계가 진행될수록 아이는 위로해 주고 보호해 주는 어머니라는 존재 자체를 잃게 된다는 사실을 두려워한다. 그뿐만이 아니라 어머니의 애정을 받지 못하는 것은 아닌가 하는 추상적 두려움도 느낀다. 최종적으로는 가치와 승인을 부여하는 부모의 기능이 내재화되면서 아이는 자아의 일부분을 형성해 간다. 이 단계에까지 이르면 위험은 내부에 존재하고 부모로부터 정신적으로 물려받은 초자아의 승인을 상실하게 되는 것이 아닌가 하는 불안이 싹트기 시작한다. 이런 의미에서 건강한 성인의 조건에는 자기 자신에게 스스로 승인과 자신감을 줄 수 있는 능력이 문제가 된다.

프로이드는 잠재적 절망감에 대해 설명한다(Freud, 1923). 적절한 형태로 어머니가 불안을 완화시켜 주지 못한 유아는 본인의 요구가 받아들여지지 않으면, 자신의 신체에 대한 위험과 여기에 수반되는 고통스러운 감정을 회피하지 못하고, 오히려 그런 감정 상태로 **빠져든다고** 주장한다. 혼자 방치되었을 때의 괴로움을 견딜 능력이 부족하면 나중에 정서장애를 일으킬 위험이 높다. 신체 손상을 본인의 힘으로 피하지 못하거나 지금 막 눈앞에서 벌어지는데도 막지 못하고, 상처를 입을 것이라는 위험을 감지한 아이는 강한 불안을 수반하는 정서에 압도된다. 이런 상황은 부모의 사랑을 상실하여 더 이상 손을 쓸 수 없다고 생각하는 아이나, 본인은 타인에게 사랑받을 가치가 전혀 없다고 일방적으로 단정해 버리는 어른도 이에 해당된다.

대조적으로 주변의 어른들이 적절하게 공감을 가지고 반응을 보여 과도한 **분리불안**으로부터 보호받은 아이는 만약에 작은 분리불안이 나타나더라도 낙관적으로 대처한다. 일관된 태도로 위로받음으로써 아이는 희망적 경험을 쌓아간다. 그리고 이것이 분리불안에 대한 일종의 낙관적 태도를 형성한다. 아이는 서서히 분리불안에 오랫동안 견딜 수 있게 되며 극단적 슬픔을 느끼는 일도 없이 고독을 버티는 기술을 익혀 간다.

반면 이런 환경의 혜택을 받지 못한 아이들에게는 도대체 무슨 일이 일어나는 것일까. 심한 분리불안에 압도당하여 믿고 의지하던 어른들로부터 희망적 위로를 받지 못하면서 심한 비탄을 경험한다. 프로이드는 압박하는 비탄과 절망감에서 오는 고통을 **자생적 불안**이라고 한다(Freud, 1926). 다시 말해 스스로는 도저히 컨트롤이 힘든 압도적 자극을 받았을 때 일어나는 패닉 상태에 대한 반응이다. 격렬한 불안에 싸인 아이는 위험한 상황에서 낙관적 태도를 습득하지 못한다. 유아기, 조기 소아기에 장기간 절망 또는 공포를 경험하면 성인이 되어서도 고통스러운 상황에 반응하는 조정된 형태의 **불안 신호**라는 능력을 획득하지 못한다.

불안 신호란 위험한 상황에 직면했을 때 극도의 흥분 상태가 되는 것을 피하기 위한 자아 기능이다. 과거의 외상 상황에서 체험한 반응을 좀 더 적응적 형태로 재현하는 것이다. 불안 신호는 장래에 대한 희망을 의미하고 적절히 수정된 행동을 취하도록 작용한다. 그러나 이 작용이 원활하지 못하면 심한 원시적 불안으로 반응한다. 결국에 외부의 누군가로부터 적절한 도움의 손길을 받지 못하면 모든 행위가 마비되고 극도의 절망감으로 인해 부적응 행동을 할 수 있다. 발달 초기의 불안에 수반되는 절망감, 분리불안의 경험 변천에 관해 Klein과 Mahler들이 논쟁을 벌이기도 하였다(Klein, 1975 ; Mahler et al., 1975).

Bilbring은 우울증을 「자기 평가 저하, 심한 절망감, 격렬하고 광범위한 기능 억제, 특수하며 통렬한 경험에 따른 감정」으로 특징지어지는 자아 상태라고 한다(Bilbring, 1953). 자신에게는 가치가 있다, 사랑받고 있다, 타인으로부터 고마워한다, 능력이 있다, 선량하다 등의 자아 이상에 근거한 희망이 달성되지 못하면 우울증에 걸린다는 것이다. 「우울증에서는 정반대의 일이 발생한다. 자아는 『위험』에 대항할 수 없기 때문에 완전히 마비되어 버린다. 극단적 경우에는 죽음에 대한 갈망이 삶에 대한 희망을 대신하기 조차 한다」고 설명한다. 위험한 상황에서 계속 적응하며 살아갈 희망을 가지고 있는 사람이 불안 신호에서 반응하는 것과는 대조적으로 절망감에 빠져 희망을 포기한 사람은 우울증에 걸린다.

어머니의 도움에 의존하지 않는 아이는 어떻게 분리불안에 나타나는 고뇌를 극복하는 것일까. 유아와 어머니와의 관계에서 점차적으로 일종의 정신구조가 발달하는

데 이는 어머니가 아이를 위해 했던 일을 대신한다. 이 정신구조란 감정 충동과 그 반응을 중개함으로써 성립하는 자기제어 같은 능력을 가리킨다.

어머니는 아이에게 외부로부터 안전이 확보됨과 동시에 스스로 안전을 확보하는 시스템을 구축하도록 자연스럽게 반응한다. 정상적 발달 과정에서 아이는 어머니와 함께 무수한 행동을 경험한다. 아이는 어머니에게 위험에 대한 경계 사인을 보내고 어머니는 적절한 형태로 감싸줌으로써 반응을 보인다. 이런 행동을 통해 아이의 불안은 완화된다. 불안 신호는 긴장을 경감시켜 주고 불안을 경험하여도 이를 완화시켜 줄 수 있을 것이라는 기대감으로 이어진다. 극히 평균적 어머니는 아이가 심각한 외상적 체험을 반복하지 않도록 보호하고 아이가 불안에 대처할 능력을 획득할 수 있도록 도와주면서 조금씩 분리를 경험하도록 한다.

어머니가 아이를 위해 해왔던 기능을 발달 단계에 맞추어 아이가 받아들일 수 있는 범위 내에서 줄여 가면 아이의 마음은 상실감에 빠지지 않고 점차적으로 어머니가 해 주던 기능을 획득해 간다. 셀 수 없을 만큼 작은 분리 경험을 체험함으로써 불안 신호 기능은 아이의 성숙된 자아의 일부가 되어 장기적으로 유지된다(Tolpin, 1971). 결국 아이는 자신의 행위를 컨트롤하는 힘을 얻게 된다. 그리고 자신의 능력에 의지하는 한편 도움을 줄 것이라고 예상되는 타인에게 적절한 행동을 취하여 긴장을 완화시켜 간다. 아이는 어머니의 위로 기능의 한 부분을 받아들여 고립되었을 때는 자연스럽게 본인의 능력과 더불어 적절하게 타인의 도움을 받아 감정을 평온하게 유지해 갈 수 있다.

그런데 자살 위험이 높은 사람은 종종 이런 능력을 획득하지 못한 채 놓여 있는데 이는 극도의 공허감과 밀접하게 관련이 있다. 인생 초기에 어머니와의 관계에서 자신의 능력을 인정받지 못하고 애정이 넘치는 평온한 상태를 경험하지 못한 사람은 자기 만족감, 능력에 대한 신뢰감, 안정된 감정, 자기 가치의 승인 등의 능력을 충분히 발달시키지 못한다. 이렇게 자신을 다루고 제어하는 능력을 키우지 못하면 이후의 인생은 견디기 힘들어진다. Maltsberger는 본인 스스로 그럴 능력이 없으면 예전에 어머니가 자신을 위해 해 주던 일을 자기 이외의 타인이나 약물에 의존하거나, 정신병, 성도착, 혹은 심리적 고통에서 벗어나기 위해 자살과 같은 극단적 결과를 초래할지 모른다고 주장한다.

위험한 상황에서는 언제나 본인 말고 도움을 받을 수 있는 대상과의 분리에 대해 과도하게 불안해하는 문제를 안고 있다. 도움을 받는 대상이 사람인 경우도 있지만 인간관계에서 파생된 어떤 시스템일 때도 있다. 고통으로 일그러진 자생적 불안을 피하고자 한다면 위로해 줄 어떤 내재화된 존재나 위로를 받을 존재와의 사이에 정신적 유대가 필요하다.

자살 위험이 높은 사람이 느끼는 압도적 절망감이란 근원적이며 자생적 불안이라는 시점에서 이해할 수 있다. 공포로 인한 긴장감에서 바로 구해주고 공감할 만한 도움의 대상이 가까이에 없으면 불안, 공포, 절망감이 생긴다. 고독한 체험은 어느 측면에서는 유아 초기 상황과 관련이 있다. 고독감이란 위로 받을 대상으로부터의 분리를 뜻하지만, 극히 일반적이며 평범한 외로움과는 전혀 다르다. 이것은 타인으로부터 분리된 상태에서 절대로 구제받을 수 있는 것이 아니며 희망을 찾지 못하고 지금까지도 계속되어 왔고 앞으로도 영원할 것만 같은 경험을 한다(Adler et al., 1979 ; Winnicott, 1965).

2. 무가치감

자살 위험이 높은 사람에게 자주 나타나는 제2의 견디기 어려운 특징적 감정은 극도의 **무가치감**과 자기비하이다. 앞에서 지적한 극심한 고립감과도 밀접하게 관련되어 있다. 양쪽 다 자신은 모든 사람에게 완전히 버림받았다는 더 이상 회복이 불가능한 절망감을 초래할 위험이 있다. 한창 고독감에 빠져 있어 자살 위험이 높은 사람은 타인과의 유대 관계에서 자신만이 영원히 분리되었다고 확신한다. 그리고 무가치감에 압도당하면 자살 위험이 높은 사람은 다른 사람들에게도 또한 자기 자신에게도 두 번 다시 자신이 소중히 여겨질 리가 없다고 굳게 믿어버린다. 사랑받지 못한다는 것은 절망적 고독을 의미한다.

사랑받지 못하고 가치가 없다고 자각하는 것 외에도 무가치감에는 또 다른 측면이 있다. 바로 심한 자기혐오와 자기비하 느낌이다. 이런 종류의 감정을 더욱 깊이 있게 이해하기 위해서는 자존심을 컨트롤하는 초자아의 기능에 대해 생각할 필요가 있다.

불안을 컨트롤하는 데 필요한 메커니즘으로서 자아가 어떤 역할을 하는 것일까. 자아에 형성되는 메커니즘은 아이의 감정을 평온하게 유지하는 어머니의 기능이 변하여 응집된 것이라고도 할 수 있다.

그런데 형성된 초자아가 과도하게 엄격한 경우 여러 문제가 발생하기도 한다. 지나치게 엄격한 초자아에 항상 감시당한다는 느낌은 자기비하가 몹시 공격적이고 인정사정없는 형태로 나타난다. 이는 자살 위험이 높은 사람에게는 극심한 고통으로 작용한다. 아이가 자기 자신과는 별개의 존재로서 부모의 정신적 대리를 자기 내부에 형성하게 되면 초자아로서 받아들일 수 있는 구조 방식을 조금씩 통합하기 시작한다. 다시 말해 이것은 자기평가의 주된 원천이 되며 부모를 대신하게 된다. Sandler는 오이디푸스 기 이후 자기를 평가하는 데 초자아가 이전에는 부모에게 속해 있던 기능을 대신한다고 주장한다(Sandler, 1960). 이렇게 예전에는 외부 비판으로 받아들여졌던 것이 내부 비판으로 변해간다.

아이가 자신과 타인을 별개의 존재로 인식하는 능력을 획득한 후에 드디어 초자아를 형성하는 단계가 시작된다. 또한 수용된 내용은 전체 대상이 대리하는 것으로 이루어지고 마치 부모가 그랬던 것이 아닌가 하는 형상으로 자각된다. 원래 부모에게 받은 강력하고도 공격적인 충동이 억제되어 자기 내부에 자립 잡고, 부모를 대표하는 내재된 구조를 초자아가 대신하기 시작한다.

자살 위험이 높은 사람의 초자아는 몹시 자극적이다. 이런 사람은 유아기에 애정 어린 적절한 양육을 받지 못하고 무시당하며 일관되게 충만한 공감 관계를 박탈당했다. 또한 자주 신체적으로, 정신적으로 학대받은 경우가 많다. 정서적 요구가 평소에 충족되지 않으면 강한 적의가 몰리며 고뇌에 찬 아이는 이를 부모에게 투영시킨다. 이런 부모는 때로는 지나치게 비판적이며 적대적이기 때문에 강한 공격성은 아이가 부모에게 형성하는 대리 구조 속에 생겨난다. 이렇게 형성된 구조는 투영 기제로 인해 냉혹한 면이 강조되고 심각한 비인간적 성향으로 발전할 가능성이 있다. 그러면서 엄격하고 극히 가학적 초자아가 형성된다.

따라서 자살 위험이 높은 사람의 초자아는 매몰차고 비판적이다. 초자아는 무자비하고 지극히 엄격하여 쉽게 자기혐오에 빠지며 모든 실패에 대해 보상을 요구한다. 안 좋은 일이 일어나면 범인을 반드시 찾아내는데 때로는 범인이 다름 아닌 자살 위험이 높은 자기 자신이기도 하다.

3. 살해까지 이르는 분노

자살 위험이 높은 사람을 괴롭히는 제3의 감정 상태는 **살해를 일으킬 정도의 분노**다. 고독감과 심한 자기혐오로 힘들어 하는 사람은 거기에서 도망칠 수 없다. 뿐만 아니라 피할 수 없는 과도한 비판적 초자아에 포위되어 스스로는 어쩔 도리가 없는 압도적 불안에 휩싸인다.

분리불안 상태에 있는 아이는 어머니가 없어진다는 사실에 단지 겁만 내는 것이 아니라 분노를 담아 반응한다고 볼 수 있다. 자살 위험이 높은 사람에게도 이와 같은 측면이 나타난다. 분리라는 발달상의 과제를 마치지 않았기 때문에 성인이 되어서도 상실에 대한 두려움이 덮치면 살해도 가능한 적의에 찬 퇴행된 반응을 조절하기가 상당히 어려워진다. 이런 상황에서 분노는 장기간 지속되며 타살의 위험조차 있게 된다. 사실 견디기 힘든 상실감이 몰려오는 상황에서 단단한 유대 관계에 있는 사람을 살해한 후에 자살하는 경우가 있다. 예를 들면 정신적으로 중요한 역할을 하고 있던 인물과의 관계가 파탄하면서 타살과 자살의 복합체인 동반자살이 일어나는 경우가 좋은 예이다.

또한 타자를 살해하지 않기 위해 자살하는 사람도 있다. 자기 행동을 조절하는 힘이 약해지는 것을 막연히 자각하고 공격 대상의 타자를 지키기 위해 자기를 말살하는 일도 있다. 살해 충동을 느낀다는 사실만으로도 심한 자책감을 가지게 되고, 그러다보면 지나치게 엄격한 초자아의 영향으로 그에 대한 벌로서 자살이 요구된다.

Erwin Ringel도 이 같은 사실을 자살 전 증후군이라는 개념으로 설명한다. 즉 외부로 향한 공격성이 본인을 향하게 되는 것은 다음과 같은 상황이라고 한다(Kasler-Heide, 2001). ①자기를 압박하는 존재의 힘이 너무 크고 강해 대항할 수 없는 경우, ②애정의 대상이나 존경의 대상을 공격한다는 사실에 자책감을 느끼는 경우, ③가까운 장래 자기 자신을 컨트롤하는 힘을 상실할 것이라며 두려워하는 경우(그것을 회피하기 위해 본인 스스로를 말살하려는 생각이 점점 강해진다).

물론 초자아에는 다른 기능도 있다. 다름 아닌 자기를 사랑하고 보호하는 기능이다. 초자아에 관한 프로이드 이론은 이 기능에 집중되어 있다. 프로이드는 결과적으로 오이디푸스 기의 아이와 부모의 관계가 형성하는 파괴적 에너지는 초자아 안에, 리비도는 자아 안에 수용되어 개별화가 이루어진다고 지적한다(Freud, 1923). 이와 같은 에너지 분할을 프로이드는 절대적 존재로는 간주하지 않았지만, 결과적으로 사랑하고 보호하는 태도도 초자아에 속하는 것이라고 결론을 맺는다. Schafer(1960)도 때로는 못 보고 지나치는 초자아에 관해 정리하였다.

흥미로운 점은 자살 위험이 높은 사람은 자기 몸을 관리하는 데 전혀 무관심한 경우가 많다는 것이다. 살아가는 데에 있어서 극히 기본적 욕구, 예를 들면 갈증, 공복, 추위 같은 것을 무시하는 경향이 자주 나타난다. 이런 사람들도 아주 평범하게 이런 감각을 느끼고 괴로워하면서도 고통을 완화시키는 수단을 강구할 필요조차 느끼지 않는 듯이 보일 때가 있다. 자신은 가치가 없는 존재이기 때문에 고통을 제거할 필요도 없다고 굳건히 믿고 있는 듯하다. 자기를 적절히 관리할 능력을 상실하고 있다(처음부터 획득되지 않았다)고도 할 수 있다.

초자아 형성에 이루어진 부모의 대리가 아이에 대해 비열하고 애정이 없거나 혹은 애정이 넘치는 초자아가 충분히 형성되지 않은 경우에 아이는 자기 자신을 사랑하고 인정하며 칭찬해 주는 초자아를 형성하지 못한다. 이런 사태가 발생하는 원인은 부모가 아이에게 흥미를 보이지 않는 경우, 중요한 발달 시기에 부모자식 간의 관계가 결정적으로 파탄했을 경우, 실제로는 애정이 많은 부모였는데 아이가 오해를 해 애정이 결핍된 부모의 대리가 발전한 경우, 혹은 애정이 넘치는 초자아를 받아들이는 과제를 달성하지 못한 경우 등이다.

애초부터 실현이 불가능한 일을 계속해서 요구하는 가혹한 초자아에 붙잡혀 있는 사람은 따스한 자기애를 박탈당하고 옴짝달싹도 못하게 된다. 전지전능하고 완전한 자기 이상을 추구하지만 완전함을 추구하는 자신의 시도 자체가 처음부터 실현되기 매우 어렵다는 사실을 이해하지 못하고 있다. 따라서 자신에게는 의미도 가치도 없고, 자기 자신을 소중히 여길 필요성도 못 느끼며 실제로 자신을 돌보려고도 하지 않는다. 자신에 대해 체념하고 있기 때문에 정신적으로 완전히 소진될 위험도 있고 누군가가 외부에서 구원의 손길을 내밀지 않으면 실제 이런 사태에 빠질 위험도 높다.

자살 위험이 높은 사람의 초자아는 매우 비판적이며 애정이 결핍되어 있다. 자기 자신을 혐오하고 경멸할 뿐만 아니라 그러면서 무관심을 보이기도 한다. 이처럼 자기 내부의 적에 대해 외부 도움 없이 살아갈 것을 강요받는다. 만약에 자살 위험이 높은 사람의 자아 통합이 불완전하고 스트레스로 인해 쉽게 퇴행하며 초자아가 냉혹하고 애정 결핍이면 당사자의 또 다른 본능적 반응의 전형으로서 공격 형태가 나타난다. 자기 자신에게도 타자에게도 냉혹하고 정신적으로 깊은 유대 관계를 맺고 있는 사람들로부터 악의에 찬 반응을 끌어내기 쉽다. 발달 초기에 겪은 부모와의 행동을 나중에 타자와의 관계에서도 반복하게 된다. 물론 이런 속성 때문에 지속적이고 안정된 대인관계를 성립시키기 힘들어진다.

4. 외부 도우미

이상 설명한 것처럼 자살 위험이 높은 사람은 심한 고립감, 무가치감, 살해를 일으킬 정도의 분노 같은 독특한 감정 상태가 종종 나타난다. 정신 상태를 안정시키고 컨트롤하는 능력을 키우지 못한 채 성인이 된 사람은 이런 감정 상태에 매우 취약하다. 압박해 오는 고뇌를 완화시키기 위해서는 본인 이외의 다른 무언가에 의존할 필요가 있다. 이런 외부 도우미에는 세 가지 범주가 있다. ①타자와의 관계, ②일과의 관계, ③본인의 일부분과의 관계이다. 위로와 가치를 부여하는 외부 도우미는 일반적으로 생각하는 것보다 훨씬 의의가 있다. 외부에서 얻는 도우미가 자살로 치닫게 만드는 조절하기 힘든 감정으로부터 지켜주어 불안정할지라도 정신 균형을 유지하고 있다고 할 수 있기 때문이다.

Maltsberger는 이를 「성숙된 자아이면 자연스럽게 혼자 힘으로 본인의 감정이나 행동을 조절하지만, 그것이 불가능할 때 이 역할을 대신해 줄 사람 혹은 다른 외부 도우미」라고 하였다. 믿고 지켜봐주며 도와주는 존재는 다른 사람(사물)만이 아니라 추상적 내용일 때도 있다.

고독을 견디지 못하고 자신의 불안정한 감정을 컨트롤하는 데 외부 도움을 필요로 하는 사람은 갈수록 심히 누군가에게 의존하게 되고 이런 타자를 이상화하고 고집하게 된다. 자신을 지켜주는 타자와의 관계에 지나치게 집착하는 모습을 보인다. 그래서 어떤 관계가 시작되더라도 버려짐을 위한 시작은 아닌가 하여 무의식적으로 불안해한다. 병적으로 심한 질투, 지나친 의존 그리고 이런저런 요구가 많기 때문에 도리어 미움을 사서 본인이 두려워했던 상실감을 스스로 초래하는 일이 종종 발생한다. 또는 상실감이 실제로 밀려오기까지는 지지적 관계 속에 안주하며 기능을 충실히 이행하여 자살 위험 징후는 최종 단계까지 나타나지 않는 사람도 있다.

역설적이기는 하지만, 자살 위험이 높은 사람이 의존하는 친구나 연인이 간단히 다른 사람으로 바뀌는 경우도 많다. 자살 위험이 높은 사람이 대상을 선택하는 데 특정 타자의 전인격을 사랑하는 것이 아니라 타자가 부여하는 어떤 무언가가 바로 문제가 되기 때문이다. 본인 스스로 위로를 하거나 자존심을 높일 수가 없기 때문에 자살 위험이 높은 사람은 자신에게 위로와 사랑을 주는 사람만을 필요로 하는 경우가 있다. 자신에게 필요한 것이 일단 손에 들어오면 다른 일에 관심을 빼앗겨 의존하고 있던 상대에게는 거의 흥미를 잃기도 한다.

이런 특징이 현저한 사람은 잠깐잠깐 스쳐지나가는 사람들과 일시적으로 육체적 만족을 얻으면 이로써 충분하다고 생각하는 경우도 많다. 이 때 나타나는 현상은 완전한 대상과의 관계가 아니고 부분적 대상에 대한 관계일 뿐이다(Abraham, 1924). 이는 어머니가 완전히 자신과는 별개의 존재라고 인식되기 전 단계이다. 아이와 어머니의 육체 일부가 만족과 위로를 부여하는 존재로서 관계를 맺고 있던 것이 성인이 되어서도 병적으로 지속되고 있음을 의미한다. 자살 위험이 높은 사람 중에는 잠깐 만나는 수많은 사람들과 성적 관계를 가짐으로써 일종의 심적 평형을 유지하는 사람도 있다.

어린 아이는 어머니가 자신과는 별개의 존재라는 사실을 충분히 이해하지 못하기 때문에 전혀 다른 인격으로 어머니와의 관계를 형성하지 못한다. 이 단계에 있는 아이는 부분애(部分愛) 능력은 있지만 성숙된 대상애(對象愛) 능력은 없다. 아이의 정서면에서 관심의 대상은 바로 부분 대상이다.

불안을 극복하는 능력 발달과 관련하여 부분 대상을 수용하는 역할은 자생적 불안을 제어하고 시간이 지나 정신병적 퇴행을 예방하기 위한 정신적 중핵 구조를 형성하는 것이다. 연인을 실존하는 완전한 인격이라고 여기지 않고 단지 하나 혹은 두 개의 아주 자극적인 부분과 전혀 흥미를 끌지 못하는 다른 부분의 조합 정도로밖에 생각하지 못하는 사람도 있다. 신체의 일부가 지나치게 이상화되고 흥미를 보이는 것은 상대의 인격이 아니라 그 사람의 신체 일부에 지나지 않는다. 소아기 초기에 형성된 부분 대상이 시간이 흘러 다른 어른의 신체에 상응하는 부분에 투영된다. 부분 대상은 긴장을 완화시키고 환상 속에서 형성되며 현실 검토나 타인과의 관계에서 고도의 자아 퇴행이 빗겨나간 경우도 있다. Maltsberger는 이와 같은 일종의 도착 행위가 없으면 이런 부류의 사람은 심한 분노에 압도당해 현실 검토의 능력을 상실할지도 모른다고 지적한다.

정신적 평형을 유지하기 위해 지도자를 이상화하는 사람, 또는 이상화된 공통 목적으로 따르는 어떤 이데올로기나 단체를 숭배하는 사람도 있다. 지도자나 그룹이 이상적으로 형태를 유지할 수 있으며 공통된 이데올로기에 헌신하는 지도자나 다른 멤버에게 자신의 가치를 인정받고 승인받아 보호받고 있다고 느끼는 동안은 모든 것이 잘 되고 있는 것처럼 생각된다. 그런데 이 이상화가 뭔가로 인해 깨지거나 단체나 지도자가 자신을 혐오한다는 생각이 들면 갑자기 자살 위험으로 나타날 가능성도 있다.

충분하지는 않지만 어느 정도 평형 상태를 유지하는 데 도움이 되는 다른 도우미에는 일의 존재가 크게 차지하기도 한다. 자신이 중요하게 가치를 두고 있는 일을 잃게 되면 위기적 상황이 일어난다. 말 그대로 일만 바라보고 살아온 사람 대부분은 타인에게 거의 흥미가 없고 친밀한 대인 관계가 실제로 존재하지 않는다. 일이 유일한 가치이면서 편안함을 주는 것인지, 아니면 업적에 대해 타인들에게 받는 칭찬과 상이 중요한 것인지, 어느 한쪽으로만 단정 짓기 힘든 경우가 있다. 일 말고는 아무것도 필요로 하지 않는 고독한 활동에 전념하는 사람도 있다. 대부분 이런 사람은 타인이 해주는 칭찬 이외에는 다른 사람에 대해 전혀 흥미가 없다고 해도 지나치지 않을 것이다. 에너지를 쏟아 부을 대상이 여럿 있는 사람이 적응도가 높고 곤란한 상황에 처하더라도 해결책을 모색할 능력이 높다는 점도 이런 관점에서 이해할 수 있다.

물론 타인에게 관심이 없고 일도 별로 열심히 하지 않는데 자신의 신체나 정신의 특정 부분에 지나치게 몰입함으로써 자살로부터 보호받고 있는 사람도 있다. 자기 자신에게 아주 무관심하고 때로는 자기 비판적이기 조차 하는데 자신의 일부분이 자기혐오 전체를 방해하고 그 부분만이 과도하게 평가된다. 이 부분이 계속해서 지켜지는 한 정신적 평형은 유지할 수 있지만 이를 상실하게 되면 위기적 상황이 발생한다. 이것은 육체적 아름다움이나 특정 스포츠 능력이기도 하다.

이런 유형은 육체의 일부를 과대평가하며 자신에게 아주 가치가 높은 부속품처럼 생각하여 마치 보석이라도 되는 양 소중히 여긴다. 정확히 말하자면 자기 자신을 사랑하는 것이 아니고 자기가 자랑스럽게 생각하는 신체 일부만을 사랑한다.

이는 Winnicott가 언급한 일과성 대상 현상이 성인기까지 계속되고 있다고도 할 수 있다(Winnicott, 1965). 예를 들면 모포를 한시도 놓지 않음으로써 안도감을 얻는 아이들이 있다. 또는 엄지손가락이나 귓불 같은 신체 일부를 이용하는 아이도 있다. 그러나 차츰 어머니의 상(像)을 자신의 내면에 형성화시킴으로써 위로를 받고 자신에게 가치를 인정하는 내적 구조를 구축해 간다. 이런 수용 과정에 실패하면 일과성 대상 현상이 성인기까지도 계속 이어질 수도 있다. 페티시즘은 소중히 간직하고 있던 일과성 대상이 소아기부터 성인기까지 지속되고 있다는 사실을 시사한다. 이것은 모습이 바뀐 경우도 있지만 대부분 원래 그대로인 경우도 있다.

앞에서 언급한 것처럼 자살 위험이 높은 사람이 정신적 평형을 유지하는 데 필요한 도우미(물건)를 박탈당했을 때 자살 위험으로 발전한다. 상실한 도우미가 회복되지 못하거나 다른 사람(물건)이 그 역할을 대신하지 못하면 자살 행동으로 일어난다.

자살 위협, 자살기도로 나타나는「도와달라는 외침」은 대신할 사람이나 대상을 찾는 신호로도 이해된다. 대부분의 경우 타사를 찾는데 자살 위험이 높은 사람이 대타를 받아들이기는 그리 간단하지 않다. 관계를 상실한 사람이 아닌 다른 사람과의 신뢰관계를 거절하거나 특히 일에만, 또는 자기 몸의 일부에만 의지해 온 사람은 어쩌면 모든 관계를 거절할지도 모른다.

부인(否認)과 왜곡, 또는 해리를 통한 고독, 자기혐오, 분노 같은 위기를 피하는 사람도 있다. 극단적 경우에는 망상이 나타나고 상실을 인정함으로써 고통스러운 정서를 경감시키는 방위 역할을 수행하기도 한다. 위기를 피하기 위해 실제로는 거의 관계가 없는데도 다른 사람들에게 사랑받고 있다는 망상을 하는 사람도 있다. 아주 사소한 친절 행위를 오인해서 영원한 애정이라도 되는 듯이 비밀의 사인이라고 믿을 지도 모른다. 대부분 이런 사람은 상실한 외부 도우미를 대신할 타자를 찾지 못하고 정신증상 속에서 공상의 타자를 만드는 수밖에 없다.

다른 방법으로는 가끔 정신병이 도우미를 찾지 못한 자살 위험이 높은 사람에게 견디기 힘든 정신적 고통이나 자살로부터 보호해 주는 역할을 할 때도 있다. 다른 사람들과의 신뢰 관계를 쌓아 그 관계를 지속적으로 유지하기 힘들기 때문에 정신적 평형을 지키기 위해 공상에 의존하고 부인과 왜곡을 통해 유쾌한 망상을 구축하는 조현병 환자도 있다. 물론 모든 사람이 확고한 망상을 구축할 수는 없으며 그 중 대부분은 매우 약하고 위험한 망상 속에 살아간다. 자기 내부에 있는 도우미의 힘을 빌려 최소한의 자존심도 유지하지 못하는 사람일지라도 계속해서 망상을 하는 한 불안정한 평형 상태를 유지할 수 있다. 그러나 희망을 지탱하는 꿈이 현실적으로 깨지는 사건이 발생하면 자신이 바라는 사랑과 성공이 언젠가는 실현될 것이라는 희망으로 간신히 억누르고 있던 자살 위기가 갑자기 돌출된다(뒤에서 자세히 설명하겠지만 급성 환각망상이 치유되면서 자살 위험이 분출한 조현병 환자도 있기 때문에 세심한 주의를 필요로 한다).

자살 위험이 높은 사람이 필요로 하는 도우미가 없는 상태에서 위기적 상황을 피하고자 할 때 정신병 말고 다른 방법으로는 약물에 의존하는 경우도 있다. 남용되는 약물은 의사가 처방한 향정신약, 알코올, 다른 위법 약물 등이다.

이처럼 자살에 대한 취약성은 발달 과정에서 충분한 자기통제 메커니즘을 발전시키지 못해 발생한다. 따라서 어떤 사람은 견디기 힘든 감정에 압도당하여 타인, 신앙, 일에 지나치게 매달린다. 또는 자기 신체 일부분에 극단적 애착을 보이는 등의 도우미에 의존하지 않으면 별다른 대체보상을 받지 못한다. 외부 도우미가 주어지지 않거나 또는 갑자기 잃게 되면 급성 정신병에 걸리거나 약물, 알코올에 구원을 요청하기도 한다. 이것도 실패하면 마지막 남은 유일한 가능성으로 자살 위기가 나타날 수도 있다.

보다시피 자살 위기는 결코 갑자기 생겨나는 것이 아니다. 이런 위기 상황이 갑자기 나타난 것처럼 보여도 자살 위험이 높은 사람의 생활사를 검토하면 자기 파괴적 경향은 발달 초기부터 보이며 자살 위기까지는 아니더라도 자잘한 위기적 상황은 여러 형태로 존재한다. 이런 작은 위기적 상황을 외부 도우미를 통해 어떻게 극복해 왔는지를 검토함으로써 자살 위기에 개입하는 중요한 열쇠를 찾아낼 수 있을 것이다.

Ⅳ. 자살에 쫓기는 사람들의 공통 심리

여기에서는 자살에 쫓기는 사람들의 공통된 심리에 관해 정리하고자 한다(다카하시, 2001a, 2006a). 우울증에 걸려 자살로 목숨을 잃는 사람이 있는 반면, 아무리 중병에 걸렸어도 절대로 자기 자신을 상처 입히는 일은 하지 않는 사람도 있다. 또한 우울증 말고도 조현병, 약물남용, 알코올 의존증, 성격장애 등 여러 정신장애가 자살과 관련이 있다. 어떤 병이든 자살 위험이 높은 사람에게는 공통된 심리가 있다(**표 1**). 여기에는 어떤 특징이 있을까. ①부터 ③은 이미 설명한 내용이지만 ④ 이후 내용과도 관계가 깊기 때문에 간단히 정리한다(다카하시, 2007b).

① **극도의 고립감** : 최근에 발병한 우울증을 비롯해 정신장애의 영향으로 고립감이 드는 경우도 있지만, 어렸을 때부터 오랜 세월에 걸쳐 품어온 감정인 경우도 적지 않다. 실제로는 가족도 있고 친구나 지인들도 많지만, 그 속에서 절망감을 수반한 깊은 고독감을 느껴왔다는 것이다. 현실은 주변에서 수많은 도움의 손길을 내밀더라도 이 세상에는 나 혼자뿐이고, 아무도 도와줄 사람이 없다는 식의 극심한 고독감을 느끼며 결국에는 견뎌내지 못하게 된다.

② **무가치감** :「나는 살 가치가 없는 존재다」「살아있는 것조차 용서받지 못할 일이다」「나 같은 것은 없는 게 모두가 행복하다」같은 감정도 우울증을 비롯한 정신장애로 인해 최근에 생겨난 경우도 있다. 하지만 끈끈한 유대 관계에 있는 사람들이 자기를 그렇게 생각한다는 메시지로서 유소년기부터 오랜 세월에 걸쳐 형

표 1. 자살을 일으키는 사람의 공통 심리

1. 극도의 고립감
2. 무가치감
3. 극심한 분노
4. 어렵고 궁한 상황이 영원할 것이라는 확신
5. 심리적 시야협착
6. 체념
7. 전지전능한 환상

성된 경우가 있다. 그렇지만 불행한 예는 소아기에 신체적으로, 심리적으로, 성적으로 학대를 경험한 사람이다. 「살아갈 의미가 없다」「살아있는 것조차 용서받지 못한다」「이미 삶에 대한 의미를 완전히 잃었다」는 절망감에 빠진다. 그리고 본인도 무의식적으로 주변 사람들을 일부러 자극하고, 도발함으로써 본인 자신을 돌보지 않고 행동하는 일도 드물지 않다. 설령 이런 사람이 소아기 학대를 받으면서도 어떻게든 살아남았다 할지라도 그에게는 의존·적대적 성격이 남아 있게 마련이며, 이것이 미래 자살 위기의 바탕을 형성하기도 한다(Farberow, 1961).

③ **극심한 분노** : 자살 위험이 높은 사람은 절망감과 심한 분노를 느낀다. 이것은 끈끈한 유대 관계에 있는 사람, 또는 사회를 향하는 경우도 있지만 타자에 대해 분노를 느끼는 자기 자신을 의식함으로써 오히려 자기 자신을 질책하는 결과를 초래할 수도 있다.

④ **어렵고 궁한 상황이 영원히 계속되리라는 확신** : 지금 자신이 처해 있는 절망적 상황에 대해 아무런 해결책도 없고 아무리 노력을 해도 보상받지 못하는 힘든 상황이 언제까지나 계속 이어질 것이라고 굳게 믿고 있다. 때로는 망상에 가까운 확신을 한다. 타자로부터의 조언이나 해결책은 힘겨운 상황에서 벗어나는 데 전혀 도움이 안 된다면서 거절한다.

⑤ **심리적 시야협착** : 자살 위험에 몰려 있는 사람의 사고를 터널 속에 있는 상태라고 비유한 심리요법가가 있다. 터널 속에서는 주위가 깜깜하다. 멀리 한줄기 빛이 비치는데 이것이 어둠에서 빠져나갈 유일한 방법으로 바로 자살이라는 것이다. 자살 외에 다른 해결책은 전혀 찾지 못하는 독특한 심리적 시야협착 상태에 빠진다.

⑥ **체념** : 자살 위험이 높은 사람은 한꺼번에 여러 감정이 복잡하게 얽혀 있는데 하나씩 필사적으로 모든 투쟁을 시도한 후에 독특한 체념이 생기기 시작한다. 평온한 체념보다는 「폭풍 전야의 고요」「태풍의 눈」같은 섬뜩한 느낌을 수반한 체념이라고 할 수 있다. 「완전 녹초가 되었다」「더 이상 아무것도 남아 있지 않다」「아무래도 상관없다」「무슨 일이 생겨도 신경 안 쓴다」는 식이다. 이 단계에 이르면 분노도 그렇지만, 우울, 불안 심지어 고독감조차도 약해진다. 이제는 투쟁은 끝나고 싸움에 패배했다는 감각이다. 이런 체념에 빠지면 주변에서는 지금까지의 불안 초조

감이 감소되고 평온해졌다고 생각하기도 한다. 민감하지 않은 사람의 눈에는 지금까지의 불안과 초조감이 줄어들고 안정을 되찾은 듯이 비쳐질 수도 있다(실제로 자살을 한 다음에 주변 사람들이 「요 며칠간 아주 침착하게 보였는데」라고 하는 것은 바로 이 상태를 가리킨다).

⑦ **전지전능한 환상** : 아무리 좋은 환경이나 능력을 갖춘 사람일지라도 자신이 처한 상황을 즉각 변화시키는 것은 불가능하다. 변화를 가져오기 위해서는 시간도 노력도 요구되고 타자의 도움도 필요할 것이다. 그러나 자살 위험이 높은 사람은 어느 시점을 지나면 단지 지금 자기 자신의 힘으로도 변화를 가져올 수 있다는 생각이 들기 시작한다. 그리고 「자살만이 지금 내가 할 수 있다」「자살은 내게 남은 유일한 행위다」와 같은 전지전능한 환상을 갖게 된다. 이 환상은 절망감, 고립감, 무가치감, 분노, 체념과 같은 다양한 고통을 수반하는 감정에 싸여 있는 사람에게는 달콤한 속삭임으로 다가온다. 환자를 대할 때 이런 전지전능한 환상을 느끼면 자살 위험이 목전으로 다가왔다고 판단해 즉시 환자 보호를 위한 필요한 대책을 세워야 한다.

자살에 이르는 문제가 뭐든지 간에 자살 위기 직전에 놓인 사람은 이런 복잡한 감정에 싸여 있다.

맺는말

이 책 첫 장에서 자살에 대한 정의를 다루었다. 어디까지나 임상 현장에서 충분히 활용할 수 있는 정의를 사용해야 한다고 생각한다. 정의가 너무 철학적이거나 지나치게 엄밀해서 임상에서 발생 가능한 죽음을 예방할 수 없다면 이것은 본말전도가 아닌가하고 생각한다.

그리고 자살로 내몰리는 사람의 심리가 어떻게 발전해 가는지에 관해서도 살펴보았다. 자살 위험이 높은 사람의 심리를 이해할 수 없으면 애초부터 자살 예방에서 충분히 효과를 발휘할 수 없을 것이다. 자살이라는 최종적 비극이 일어나기 전에는 대부분 나름대로의 정신장애가 발생한다. 따라서 이를 초기에 진단하여 적절한 치료를 해야 하는 것은 말할 것도 없다. 자살 위기가 장기간에 걸쳐 서서히 심각해지는 예도 있는데, 이런 경우 그 근원에는 인생 초기에 부모와 어떤 관계였는지까지 거슬러 올라가 생각해 볼 필요가 있다.

— 제 2 장 —

자살 현상

I. 자살자수 추이

일본 경찰청에서 발표한 일본 자살 관련 전국 통계를 근거로 자살자수 추이를 **그림 1**에 정리하였다(다카하시, 2002a ; 다카하시 등, 2005 ; 경찰청, 2013). 이 책 집필 당시의 최신 통계는 2012년 자료이다. 1988년부터 1977년까지의 10년간을 살펴보면 연간 평균 자살자수는 22,418명이다. 그런데 1998년에는 그 수가 32,863명으로 급증하였다. 그 이후 연간 자살자 수 3만 명대라는 심각한 사태가 계속되었지만, 2012년에는 십 몇 년 만에 연간 자살자 수가 2만 명대로 떨어졌다. 2003년에는 연간

그림 1. 일본에서 연간 총 자살자 추이

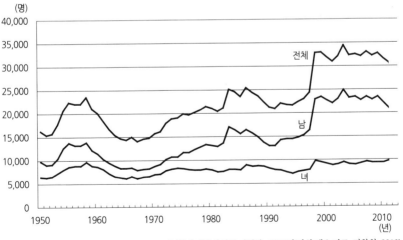

(경찰청 생활안전국 지역과 : 2011년 자살 개요 자료. 경찰청, 2013)

자살자 수가 34,427명으로 과거 최악이었다. 전국에서 하루에 약 90명이 1시간 당 4명 비율로 스스로 목숨을 끊은 셈이다(다카하시, 2008k, 2009g).

자살 현상이 얼마나 심각한지는 교통사고 사망자 수와 비교하면 한 눈에 알 수 있다(경찰청 교통국 교통 기획과, 2013)(**그림 2**). 예전에는 교통 전쟁이라 할 만큼 연간 교통사고 사망자 수가 많았고, 1970년대에 최악일 때는 16,765명에까지 이르렀다. 그러나 장기간 대책을 강구한 결과 2012년에는 교통사고 사망자 수가 4,411명으로 줄었다. 교통사고 사망자란 사고 후 24시간 이내에 사망한 경우를 가리키며, 단지 그 숫자만을 단순 비교하는 것은 문제가 있다. 이에 비해 2012년의 일본 자살자수는 27,858명으로 교통사고 사망자 수 4,411명의 약 6.3배에 이르고 있다.

또한 후생노동성(한국의 보건복지부에 해당 – 옮긴이)에 의하면 2011년의 일본인 평균 수명은 남성이 79.44세(세계 제8위), 여성이 85.90세(세계 제2위)로 일본은 세계에서도 유수의 장수 국가라고 할 수 있다. 그러나 아무리 평균 수명이 높다 할지라도 자살률 또한 높아서는 떳떳하게 자랑만하고 있을 수는 없다.

자살에 관한 전국 통계는 경찰청과 후생노동성에서 발표하고 있다. 후생노동성이 정리한 인구동태통계조사에 따르면 전국 자살자수는 2011년에 30,370명이었다(후

그림 2. 연간 자살자 수와 교통사고 사망자 수 비교

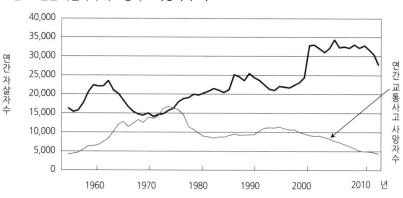

(경찰청 생활안전국 지역과 : 2012년 자살 개요 자료. 경찰청, 2013)
(경찰청 교통국 교통기획과 : 2012년 교통사고 사망자 수. 경찰청, 2013)

생노동성, 2012). 이는 경찰청 발표와는 143명 차이가 있다. 양쪽의 통계 차이가 이 해에는 비교적 적었지만, 예년 후생노동성이 발표한 숫자는 경찰청이 발표하는 결과보다 1,000~2,000명 적게 나타난다. 이는 가족들을 잘 알고 있는 주치의가 사망진단서에 사인으로 「자살」이라고 기록하는 것을 회피하는 경향이 이런 통계로 나타날 가능성도 부정할 수 없다(다카하시, 2008b). 이밖에도 경찰청 통계는 시체가 발견된 장소에 따라서도 다르고 외국인도 포함되어 있는 반면, 후생노동성의 통계는 자살자의 주거지를 바탕으로 이루어진다는 점도 양쪽 통계에 반영되어 차이가 생겨날 가능성이 있다.

II. 남녀별 차이

2012년에는 남성 자살자가 19,273명, 여성 자살자가 8,585명으로 자살완수자의 남녀 비율은 2.2대 1이었다. 약간의 예외는 있지만 세계적으로도 자살완수자는 압도적으로 남성이 많다(중국에서는 치사성이 높은 농약을 규제하지 않는다는 점과 농촌에서 여성 지위가 낮다는 사실이 맞물려 다른 나라와는 대조적으로 여성의 자살자수가 남성보다 많다는 보고가 있다(Leenaars et al., 2000). 그러나 중국에서는 지금도 자살에 관한 전국적 통계가 없기 때문에 이 데이터의 신빙성은 낮다고 보여진다).

자살과 정신장애는 관련이 깊은데 그 중에서도 우울증은 자살과 밀접하게 관련되어 있다. 우울증의 유병률은 여성이 높기 때문에 자살률도 여성이 높을 것이라고 예상되지만 실제로는 남성이 차지하는 비율이 훨씬 높다. 이런 차이가 생기는 이유에는 몇 가지 가설이 있는데, 특히 생물학적, 정신의학적 설명과 사회 심리학적 설명으로 가능하다(다카하시, 2005a, 2006b).

① **생물학적 요인** : 충동성을 컨트롤하는 능력은 여성이 더 뛰어나다. 남성은 문제 해결 장면에서 적대적, 충동적, 공격적 행동을 취하는 경향이 강하고 자살을 시도할 때도 남성은 더 위험한 수단을 이용하는 면이 있다.

② **정신의학적 요인** : 남성들은 우울증 외에도 알코올과 약물남용이 합병되는 비율이 높다.

③ **사회적 요인** : 문제가 있을 때 여성은 타자에게 상담을 하는 것에 저항감이 비교적 적고, 융통성 있는 태도를 취한다. 반면 남성에게는 「강해야만 한다」 「타인에게 약한 모습을 보여서는 안 된다」 「문제를 스스로 해결해야 한다」 등의 사회적 제약이 심하다. 따라서 실제로 문제가 생겼을 때 누군가에게 상담도 하지 못하고 모든 것을 혼자서 전부 끌어안으려는 경향이 뚜렷하다. 정신과 진료에 대해서도 일반적으로 남성이 저항감을 높게 나타낸다.

이런 생물학적, 정신의학적, 사회적 요인으로 인해 자살완수에 분명한 남녀차이가 나타난다고 볼 수 있다. Brent들도 남성 자살률이 여성에 비해 높은 이유로 다음과 같은 점을 들고 있다(Brent, 1996). ①남성은 자살기도에 좀 더 치사성이 높은 방법을 선택하는 경향이 강하다. ②남성은 충동적, 폭력적 행동을 하는 경향이 높다. ③남성은 알코올 의존증, 약물남용의 이환율이 훨씬 높다. ④남성에게 기분장애와 물질 남용이 합병된 예가 많다(Rich et al., 1988). ⑤남성은 도움을 요청하는 데 주저하는 경향이 있다. ⑥남성이 대인관계 파탄이나 다른 스트레스에 더 취약하다.

덴마크에서는 1922년 이래 여성 자살률이 124% 상승한 반면 남성 자살률은 26% 상승하는데 그쳤다. 이 결과 남녀 자살률의 비율이 예전에는 3.16이었는데 가장 근접한 시점에서는 1.79까지 낮아졌다. 전문직 여성의 자살률은 전업주부에 비해 높다고 보고되었다. 앞으로 여성의 사회적 진출이 가속화되고 남성과 비슷한 스트레스를 받게 되면 자살률의 남녀 비율에도 변화가 나타날 가능성이 있다고 지적한다(Bille-Brahe, 1987).

자살미수에 관해서는 자살완수에 비해 만족할 만한 데이터가 부족하다. 자살을 시도는 했지만 의료기관에서 처치를 받지 않은 경우도 있어 자살미수의 남녀 비율을 정확하게 파악하기는 곤란하다. 그러나 각종 조사에 따르면 자살완수에 비해 자살미수는 명백하게 여성에게 많다고 한다(Kerkhof, 2000 ; Stengel, 1964).

III. 연령

2012년에는 60세 이상의 자살자가 자살자 전체의 30.8%를 차지했다. 전체 인구에서 차지하는 고령자 비율보다도 고령자의 자살자가 자살자 전체에서 차지하는 비율이 높다. 이처럼 고령자가 고위험군(high risk군)인 사실은 예전부터 변함없다. 이는 일본만의 현상이 아니고 선진국에서도 일반적 특징으로 나타난다.

그리고 가장 활발하게 일하는 세대인 50대가 16.8%, 40대가 16.6%로 전부 33.4%라는 높은 비율을 보이는데, 최근 들어 이런 현상은 일본 자살의 한 특징이라고 할 수 있다(서양에서 젊은 층의 자살이 1980년대에 증가한 사실과 대조적이다). 이 세대에서도 특히 남성 자살이 증가한 점이 전체 증가로 직결되었다.

한창 일할 나이에 자살이 증가한 원인을 아마카사는 1990년대 중반 이후 일본에서 일어난 다음과 같은 근로 환경의 변화를 지적한다(아마카사, 2011). ①정리해고 : 제2차 세계대전 종료 후, 종신고용제는 일본 고용 형태의 주된 특징이었지만 심한 불황이 계속되면서 기업 경영이 악화되어 정리해고도 피할 수 없는 현실이 되었다. ②성과주의 도입 : 공정한 형태의 성과주의라기보다는 임금 총액을 감소시키는 것이 첫 번째 목적이었기 때문에 성급한 성과주의 도입은 근로자들 사이에서 불공평한 감정을 조성하였다. ③비정규직 증가 : 비정규직이 아주 당연시되는 근로 형태로 변했다. 이 책을 집필한 당시에는 근로자 약 3분의 1이 비정규직으로, 불안한 근로 조건이 초래되고 있다. 아마카사는 ①~③의 요인은 서로 관련되어 있으며 특히 중장년 남성에게 심각한 영향을 초래했다고 지적한다.

그 밖에도 필자는 다음과 같은 점도 예의주시한다. ④중년의 위기세대는 불황의 직격탄을 맞았다(이전부터 이 세대는 인생에서도 사춘기처럼 마음의 위기에 빠질 위험이 있다는 지적이 있었다. 불황이 아니더라도 정신적으로 불안정한 시기이기도 하다). ⑤조직에 자기 자신을 동일화시키는 최후의 세대(젊은 세대는 불황 속에서도 본인 스스로 이직하는 비율이 최근 높아졌지만 중장년에게는 불황으로 인한 정리해고는 자기의 존재 의의를 근본부터 뒤흔드는 경험이 될 수 있다). ⑥다른 세대에 비해 정신적 문제로 다른 사람에게 상담을 하거나 정신과 진료를 받는 데 저항이 심하다. 단순히 불황만이 아니라 이처럼 여러 요소가 복잡하게 얽혀 있어 중장년 세대의 자살이 급증하는 결과를 초래한다고 생각된다.

장기적 불황 속에서 정리해고의 대상은 주로 40~50대 이지만, 이런 결과가 나아가 직장에서의 부담이 좀 더 젊은 세대에까지 미치는 면도 있다(다카하시, 2007a). 참고로 최근 실업률과 자살률의 추이를 **그림 3**에 정리하였다.

IV. 일본 각 현별 자살률

2010년도의 각 현의 자살률을 **그림 4**에 제시하였다. 자살률은 인구 10만 명 당 연간 자살자 수로 표시하였으며 2010년 전국 자살률은 인구 10만 명 당 25였다.

아키타, 아오모리, 이와테 같은 일본 북동북의 각 현과 니카타 현에서 자살률이 높은 것으로 나타났는데, 이 경향은 지금까지도 비교적 일정하게 유지되고 있다. 이런 현상을 직시하여 해당 지역에서는 자살예방 대책을 적극적으로 세우기 시작하였다.

그림 3. 자살률과 완전실업률 추이

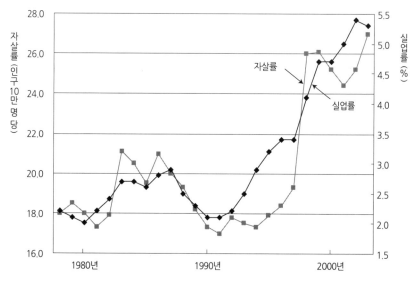

그림 4. 전국 각 현별 자살률(인구 10만 명 당, 2010년)

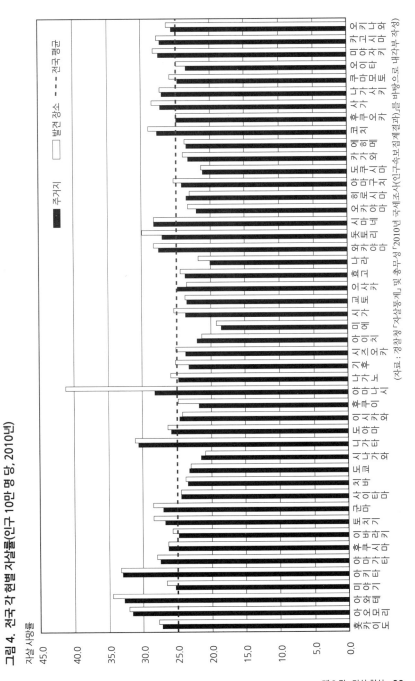

(자료 : 경찰청 「자살통계」 및 총무성 「2010년 국세조사(인구속보집계결과)」를 바탕으로 내각부 작성)

아무래도 고령화가 진행되고 있는 현에서 자살률이 높은 경향을 보인다. 예를 들면 아키타 현 같은 곳은 2020년이 되어야 나타날 일본 전체 인구 구성 비율이 이미 나타나고 있다. 이와는 대조적으로 대도시권에서 자살률이 비교적 낮은 것은 젊은 층 인구가 차지하는 비율이 높은 것과도 관련이 있을 것으로 생각된다. 또한 경찰청 통계는 어디에서 시체를 발견했는가 하는 데이터를 종합한 것이므로 야마나시 현처럼 이른바 자살 명소(아오키가하라쥬카이)가 있는 현에서는 표면상의 자살률이 높은 경우도 있으므로 데이터 해석은 신중을 기해야 한다.

또한 자살률이 높은 현의 특징으로 고령화가 진행된다는 점 외에 알코올 소비량이 많다는 점, 뇌혈관장애율이 높다는 점을 지적하는 보고도 있다. 모두 우울 상태와 밀접하게 관련이 있기 때문에 고찰하는 데 의의가 있다는 지적이다. 그리고 어떤 문제를 안고 있을 때 쉽게 자책하는 경향이나, 나이를 먹어 일을 할 수 없게 되면 살아갈 의미가 없다는 식으로 생각하는 사람이 많은 사회 풍토가 높은 자살률과 관련이 있다고 한다. 이런 점도 앞으로 검토할 필요가 있을 것이다.

V. 동기

경찰청 조사로는 2012년에 발생한 자살 27,858건 중에 유서 등이 남아 동기에 대한 분류가 가능한 20,615건을 대상으로 분류하였다(경찰청, 2013). 자살은 다요인적 현상이라는 점을 고려하여 최근에는 자살자 한 사람당 원인과 동기를 세 가지까지 들 수 있게 되었다. 「건강문제」(66.1%)가 제1위이고, 그 다음으로 「경제·생활 문제」(25.3%), 「가정문제」(19.8%), 「근무환경」(12.0%) 순위였다(원인과 동기를 세 가지 복수로 들 수 있기 때문에 합계하면 100%가 넘는다). 그 중에서도 「건강문제」 다음으로 높게 차지하는 「경제·생활 문제」를 언론에서는 불황의 영향으로 크게 보도하고 있다.

재차 언급할 것까지도 없지만, 자살은 여러 요인으로 인해 발생하는 복잡한 현상으로 하나의 원인만으로 모든 것을 설명할 수 있는 그렇게 단순한 문제가 아니다. 자살에 이르기까지는 준비 상태라고 할 만한 과정이 있다. **그림 5**에 제시한 것처럼 환경요인, 정신장애, 고민을 많이 하는 성격경향, 가족에 대한 부담 원인, 충동성 컨트롤을 방해하는 생물학적 요인 등이 복잡하게 얽혀서 자살로 이어지는 **준비 상태**를 형성한다(다카하시, 2010f). 이런 상황에서 어떤 사건이 방아쇠를 당겨 자살로 유도하게 된다. 이 **직접적 동기**는 외부에서 보면 아주 사소한 사건에 불과한 것처럼 보이기도 한다.

자살의 원인과 동기를 생각하는 데는 이 준비 상태와 직접적 동기를 모두 검토해야 한다. 때로는 아주 심각한 사건이 계기가 되어 갑자기 자살을 하는 경우도 없지 않지만 현실적으로는 오랜 기간에 걸쳐 서서히 준비한 경우가 압도적으로 많다(카츠마타 등, 2008).

이처럼 경찰청이 분류한 동기를 살펴볼 때는 몇 가지 문제점을 염두에 두고 데이터를 분석해야 한다.

정신의학과 심리학의 훈련이나 지식이 충분하지 않은 경찰관이 수집한 자료이기 때문에 아무래도 표면에 드러난 원인만을 모아 놓았을 가능성이 높다.

예를 들면「건강문제」가 첫 번째 원인이라고는 하였지만, 1999년의 통계까지는「병고」나「알코올 의존증을 포함한 정신장애」로 분류되었다. 그러나 이후 이들을 모

그림 5. 자살 원인

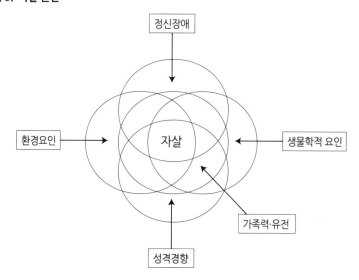

두 합쳐 새롭게「건강문제」로 묶고 있다. 신체적 질환을 고통스러워했는지, 정신장애로 고민했는지 조차 알 수 없다.

또한「경제·생활 문제」때문에 자살한 경우도 1998년 이후에는 언제나 크게 다루어지고 있다. 이것은 부정할 여지가 없는 사실이지만, 미증유의「1990년대 전반의 버블경제붕괴 이후의 대불황」과 같은 정보를 일반인과 마찬가지로 매일 접하고 있는 경찰관이 자살 동기를 분류하는 데 영향을 받았을 가능성도 배제할 수 없다(다카하시, 2000c).

이처럼 경찰청 통계를 바탕으로 자살 동기를 해석하는 것은 어디까지나 참고 자료의 하나로 삼고 세심하게 해석해야 할 것이다.

VI. 국가별 자살 비교

전 세계의 모든 국가를 도표에 표시할 수는 없으므로 **그림 6**에는 일본과 서양 몇 개국의 자살률을 비교하였다. **그림 7**에는 일본과 아시아 국가의 자살률을 비교하였다(각 나라가 매년 WHO에 자살률을 보고하는 것이 아니어서 각국이 보고하는 시기도 일치하지 않는다. 여기에 제시한 자료는 2011년 전후의 상황이고 최근의 경향을 파악하는 데 참고가 되길 바란다). 최근 일본의 자살률은 인구 10만 명 당 25 전후이다(World Health Organization, 2012).

실제로 기아나 단순 감염증으로 수많은 사람이 사망하고 평균 수명이 짧은 나라에서는 현실적으로 자살 문제에까지 충분히 관심을 기울일 여유가 없다. 대부분의 아프리카 국가나 아시아 국가의 약 절반은 WHO에 자살률을 보고하고 있지 않다(Takahashi, 2008).

1990년대 중반까지 일본 자살률은 인구 10만 명 당 18 전후로 서구 여러 나라와 비교하면 중간 정도를 차지하였다. 독일보다는 약간 높고, 프랑스보다는 약간 낮았다. 그런데 최근에는 자살률이 상승하여 2003년에는 수치가 약 27로 되었다(Schmidtke et al., 1999; Takahashi, 1995, 1996, 1998; Takahashi et al., 1998).

일본인이나 외국인 중에도 일본이 세계에서 자살률 제1위를 차지한다고 믿는 사람도 있지만 이는 사실이 아니다. 일본보다도 자살률이 훨씬 높은 나라가 있다. 예를 들면 발트 3국의 리투아니아, 라트비아 그리고 러시아는 인구 10만 명 당 40 전후의 자살률을 보인다(다카하시, 2007j). WHO에 자살률을 보고하는 아시아 국가 중에서는 스리랑카, 한국, 일본이 높은 자살률로 상위권을 차지한다.

그림 6에서 자살률이 최저치인 그리스와 최고치인 리투아니아는 10배 이상의 차이가 있다. 이 차이의 원인은 어디에 있는 걸까. 정신장애가 자살과 밀접하게 관련되어 있다는 사실은 여러 조사를 통해 보고된 바이다. 그렇다 해도 예를 들어 가장 중요한 우울증의 유병률이 각 국가 사이에서 10배나 차이가 생기는 것은 아니다.

그림 6. 자살률 비교(일본과 유럽, WHO)

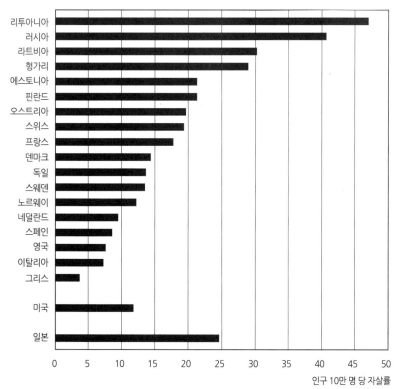

인구 10만 명 당 자살률

그림 7. 자살률 비교(일본과 아시아, WHO)

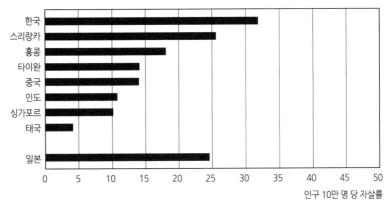

추측에 지나지 않지만 이 같은 차이가 나타나는 데는 몇 가지 가능한 설명이 있을 수 있다. 먼저 19세기의 저명한 사회학자 에밀 뒤르켐의 이론에서처럼 사회적 유대관계가 지금도 유지되는 나라에서는 이 유대관계가 자살을 예방하는 촉진인자로서 작용할 가능성이 있다는 것이다(Durkheim, 1897). 또 자살률이 높은 국가는 최근 사회체제의 급격한 변동을 경험한 나라라는 공통점도 있다.

자살을 판정하는 기준이 나라마다 다르며 통일되어 있지 않다는 문제점도 있다. 예를 들면 자살에 대한 사회적 편견이 심한 나라라면 명확한 증거가 없는 한 사실은 자살인데도 원인불명 혹은 사고사로 처리될 가능성이 높다는 지적이 이전부터 있어 왔다.

이것과는 대조적으로 예를 들면 헝가리와 같은 나라에는 문학, 연극, 음악 등에 자살을 테마로 한 것도 많고, 어떤 상황에서 자살은 인간이 선택 가능한 해결 수단의 하나라는 공통된 인식이 있다고 한다. 이처럼 역사적으로 자살을 허용하는 문화권에서는 자살이 일어났을 때에 굳이 은폐하려는 경향이 낮기 때문에 통계에 정확히 반영되어 비교적 높은 자살률로 나타날 가능성도 있다(Takahashi, 1993b, 1994).

맺는말

이 장에서는 통계로 살펴본 일본의 자살 현황에 대해 설명하였다. 1990년대 말부터 자살이 급증하여 연간 자살자 약 3만 명이라는 심각한 사태가 계속되고 있다. 2012년의 연간 자살자 수는 교통사고 사고자수의 6배 이상이었다. 각 현별로 보면 일본 북동북에 위치한 현에서 자살률이 높게 나타났다.

최근, 일본의 자살률은 발트 3국, 러시아, 헝가리 다음으로 나타나 세계에서도 높은 순위를 보이고 있다. 아시아 국가 중에서도 일본은 자살률이 높게 나타나는 나라들 중 한 곳이다.

성별을 보면 다른 나라와 마찬가지로 남성이 여성에 비해 자살률이 높았다. 단 서양에 비해 여러 아시아 국가는 자살완수의 남녀 비율이 근접하게 나타나는 경향이 있다.

고령자의 높은 자살률은 선진공업국에 공통으로 나타나는 성향인데 일본도 그 중 하나이다. 또한 장기적 불황 속에서 40~50대의 자살이 증가한 것은 다른 여러 나라에서는 볼 수 없는 일본만의 특징이라고 할 수 있다.

---- 제 3 장 ----

자살 위험인자

　자살 위험 배후에는 대부분의 경우 크고 작은 정신장애가 존재하는데, 이런 문제를 안고 있는 사람이 곧바로 정신과 진료를 받아야 되는 아니다. 여러 신체적 증상을 호소하면서 정신과가 아닌 다른 과 진료를 받는 사람도 많다. 이런 의미에서 자살 예방은 의료 관계자가 임상현장에서 직면하는 어려운 문제라고 할 수 있다(다카하시, 2012f). 자살 위험이 높은 사람을 초기단계에서 발견하여 유효한 치료 수단을 강구하는 일은 모든 의료 관계자에게 긴박한 과제이다(다카하시, 2009f, 2012c).

　이 장에서는 자살 위험인자(risk factors)를 다룬다(다카하시. 2008l, 2001g). 위험인자라는 용어는 일반적으로 사용되는 것과 같은 의미로 사용한다. 예를 들면 심근경색의 위험인자를 생각해 보자. 현시점에서 임상적으로 심근경색 증상은 없지만, 뭔가 비정상이 나타날 때 이런 비정상은 없는 사람에 비해 앞으로 심근경색에 걸릴 위험이 높은 것이라고 인정한다. 통계에서는 이런 비정상을 심근경색의 위험인자라고 단정 내린다. 예를 들면 ①혈청지질이상, ②고혈압증, ③흡연, ④당뇨병, ⑤비만, ⑥젊은 층 허혈성심장질환 발병의 가족력, ⑦심전도이상, ⑧운동부족, ⑨스트레스, ⑩통풍 내지 고요산혈증 등이 심근경색의 위험인자로 알려지고 있다. 심근경색을 예방하고자 한다면 당연히 이런 위험인자를 가능한 한 줄이는 노력을 해야 한다.

　간단히 정리하면 자살 위험인자도 이와 같이 생각할 수 있다. 단, 신체적 인자뿐만이 아니라 심리적, 사회적 인자도 포함된다는 것이다. 지금부터 논하는 자살 위험인자가 많은 증례는 위험군으로 다룬다. 위험인자의 유무를 확인함으로써 자살 위험의 개략을 사전에 파악할 수 있으며 이는 자살 위험을 검토하고 예방할 수 있는 첫 단계가 될 것이다. 병력을 확인할 때 당연히 질문해야 할 항목도 많이 포함되지만 종종 놓치는 경우가 있다는 것도 사실이다. 자살 위험인자를 검토하여 위험군의 환자를 결정한 후, 환자 개개인의 실제 자살 위험을 판단해 간다. 먼저 여기에서는 일반적 위험인자에 관해 설명한다(다카하시, 2011h).

I. 자살 위험인자

자살 위험을 판정하는 데 각종 평가법이 사용되고 있지만 여기에서는 그 중 하나를 소개한다. 물론 자살 위험 평가에 환자의 성격 경향, 성장 역사, 사회 적응, 갈등 상황, 정신증상의 유무와 위독함 정도, 지금까지의 위기 대처 방법 등을 자살 위험인자와 함께 종합적으로 판단해야 한다. **표 2**에 자살 위험인자를 정리하였다. 이들 각 항목을 면담에서 판단하여 환자의 자살 위험 정도에 대한 개략을 추정한다(다카하시, 1996b, 1997a, 2001a, 2006b).

표 2. 자살을 일으키는 사람의 공통 심리

① 자살미수 경력	자살미수는 가장 중요한 위험인자 자살미수 상황, 방법, 의도, 주변 반응 등을 검토
② 정신장애	기분장애(우울증), 조현병, 성격장애, 알코올 의존증, 약물남용
③ 도움 부족	미혼, 이혼, 배우자와의 사별, 직장 내에서의 고립
④ 성별	자살완수자 : 남 > 여　　　　자살미수자 : 여 > 남
⑤ 연령	중장년 남성이 가장 많음
⑥ 상실체험	경제적 손실, 지위 추락, 질병과 부상, 업적 부진, 예상 밖의 실패
⑦ 성격	미숙·의존적, 충동적, 극단적 완벽주의, 고립·우울 상태, 반사회적
⑧ 타자의 죽음이 미치는 영향	정신적으로 중요한 관계에 있는 사람이 갑자기 불행한 형태로 사망
⑨ 사고 경향성*	사고를 막는 데 필요한 조치를 취하지 않는다. 만성질환의 예방과 의학적 조언을 무시
⑩ 아동학대	소아기의 심리적·신체적·성적 학대

* 사고 경향성(accident proneness)은 노동재해에서 특히 다른 사람보다 많은 재해를 입거나 사고를 일으키기 쉬운 경향을 띠는 개인의 특성을 말한다. 본 장에서 자세히 언급된다. – 옮긴이

1. 자살미수 경력

가장 중요한 위험인자로서 자살미수 경력을 들 수 있다(다카하시, 2008m). 이전에 자살을 시도하였지만 다행히 목숨을 건진 적이 있는 사람의 약 10명 중 한 명은 적절한 보살핌을 받지 못하면 앞으로도 같은 행위를 반복하여 결국 자살로 인해 죽음에 이른다는 사실은 알려져 있다(Resnik, 1980).

의료 관계자가 자살을 시도한 환자 앞에서 「진짜로 죽을 생각이었다면 살아남을 가능성이 있는 수단은 선택하지 않았을 것이다. 처음부터 죽을 생각 같은 것은 없었던 것이 아닌가」하는 말들을 하는 경우가 있다. 그러나 이것은 순전히 오해다. 2012년 일본 자살률은 인구 10만 명 당 22.1이었는데, 자살미수자 10명 중에 한 명이 장래 자살완수자가 되는 사실을 고려하면 자살미수자가 자살완수에 이를 위험은 단순 계산만으로도 일반 인구의 약 400배 이상이다. 자살 위험인자 중에서 이 위험인자가 가장 신뢰할 만하다고 주장하는 연구자가 있을 정도이다. 어떤 형태의 자살미수더라도 심각하게 받아들여야 한다.

자살미수와 자살완수의 비율은 연령에 따라 차이가 있다. 전체 연령에서 자살미수와 자살완수의 비율은 10:1이지만, 고령자는 4:1, 사춘기에서는 100:1이라는 보고가 있다(다카하시, 2007h). 고령자는 자살 의도가 젊은 층에 비해 확고하다는 점, 젊은 층과 같은 방법을 사용했다 하더라도 신체 저항력이 떨어져 있기 때문에 자살기도가 죽음으로 직결된다(다카하시, 2006h). 반면 젊은 층은 좀 더 「도와달라는 외침」인 측면이 강하다는 사실을 시사한다.

자살을 시도하려는 사람에게 의도, 수단, 상황 등에 대해 충분히 정보를 얻는다(Takahashi et al., 1998). 환자는 자신의 행위가 어떤 결과를 초래할지 생각했는지, 사용한 수단은 확실하게 죽음에 이를 정도의 위험이 높은 방법이었는지, 혹은 개입의 가능성이 충분히 있었는지, 자살미수를 한 장소나 시간은 면밀히 계획을 세워서 시도했지만 구출된 것은 단순히 우연에 지나지 않는지, 처음부터 구제받을 수 있는 시간과 장소를 선택한 것인지, 목숨을 건진 사실에 어떤 태도를 보이는지, 자살미수를 통해 누구에게 무엇을 호소하려고 했는지 등 이런 점에 관해 상태가 허락하는 한 확실한 정보를 모아 둔다(물론 처음부터 이런 질문을 잇달아 할 수 있는 상황이 있는 것은 아니다. 한 번에 정보를 수집하기 어려울 때가 오히려 많다. 이런 경우에는 우선 환자와 신뢰관계를 쌓아 가면서 여러 번에 걸친 면담을 통해 전체적으로 정보를 확보해 간다).

자살미수에서는 임상적 실수를 초래할 수 있는 요소도 있으므로 주의할 필요가 있다.

a. 선택한 수단의 치사성과 실제 자살 위험

객관적으로 치사성이 높은 자살 수단을 사용한 경우가 앞으로의 자살 위험에 직접 관련이 있고 치사성이 낮은 방법이 예후가 좋다고는 단언할 수 없다. 환자 본인의 행위가 어떤 결과를 초래할지 생각했는지 하는 점과 현실적 치사성과의 사이에 괴리가 생기는 경우가 종종 있다(다카하시, 1997b, 1998c). 다음 증례가 이런 사실을 확실히 보여준다(이 책의 증례는 모두 필자가 관계한 것을 바탕으로 하고 있지만, 사생활 보호 차원에서 일부 데이터를 변경한 점은 양해 바란다).

【증례 1】　70세 여성 우울증

　　　　현병력 : 최근 남편이 사망하여 우울 상태에 빠져 있었다. 지금까지의 인생 대부분을 일만 해온 남편을 받들며 아이들 교육, 집안일을 도맡아 해왔다. 자식들은 이미 자립하여 가정을 이루고 있었다. 남편과 사별 후, 자신의 인생에는 도대체 어떤 의미가 있었는가 하는 의문이 끊이지 않았다.

　　　　지금 돌이켜보면 식욕부진, 체중감소, 우울한 기분, 불안, 정신운동억제와 같은 우울증의 전형적 증상이 나타났지만, 본인에게는 이런 자각이 전혀 없었다. 또한 아이들도 아버지가 돌아가신 후 시간이 지나면 어머니는 서서히 좋아질 것이라고 생각했다. 환자는 자신의 문제를 그저 잠을 자지 못하는 정도로 생각하고, 근처 내과 전문의에게 수면제를 처방받았다. 내과 전문의는 수면제(니트라제팜 5mg정)를 매일 밤 한 알만 복용하고 그 이상은 절대 복용해서는 안 된다고 지시했다. 우울 증상은 점점 더 악화되어 저 세상에 있는 남편 곁으로 떠나기로 결심하였다. 환자는 수면제 다섯 알이면 분명히 죽을 것이라고 생각하고 유서를 쓴 후 집의 불단(일본에서는 가정에서 돌아가신 분들을 제사지내려 조상위패나 부처를 모시고 있다. – 옮긴이) 앞에서 약을 먹었다. 다음날 아침 우연히 딸이 방문해 깊은 잠에 빠져 있는 어머니를 발견하고 정신과에 입원시켰다.

의사나 간호사라면 수면제 다섯 알을 한꺼번에 먹는다고 해서 실제로 죽을 위험은 거의 없다는 사실을 알고 있다. 그러나 의학 지식이 없는 우울증 환자는 수면제를 다섯 알 복용하면 분명히 죽을 것이라고 믿고 있다는 점이 중요하다. 요컨대 자살에 사용한 수단이 얼마나 확실하게 실제 죽음으로 이어지는지(치사성)가 중요한 것이 아니라, 자살을 시도한 본인이 이런 자살 방법에 어느 정도 죽음을 확신하고 있었는지가 관건이다. 임상가의 과제는 자살을 시도한 사람의 도와달라는 외침을 적확하게 파악하는 데 있다. 이 증례는 죽음의 의도에 대한 객관적 사실은 물론이고 주관적 인식에도 이해가 필요한 좋은 예이다.

이것은 마찬가지로 자살 위험이 높은 아이들에게도 해당된다. 초등학생 중에 잉크를 마시고 압정을 삼키는 등의 행동을 보고 주변 어른들이 단순한 장난이나 사고로 간주하는 경우가 있다. 그저 나쁜 장난이나 단순 사고이길 바라는 어른들의 선입견을 일단 접어두고 아이들에게 어떤 의도인지를 물어보면 자기 파괴적 행동이 확실하게 나타나는 경우가 있다. 객관적 사실이 죽음과 직접 관련이 없어도 행동을 한 본인이 생각하는 주관적 죽음에 대한 갈망에 도움의 손길이 필요하다는 사실을 보여주는 예이다.

가령 손목을 가볍게 긋거나, 약을 조금 여분으로 복용하는 등 당시는 죽지 않을 정도의 방법으로 자해행위를 한 사람이더라도 적절한 보살핌을 받지 못한 채 지내면 장기적으로는 자살로 인해 목숨을 끊을 위험은 자해행위를 하지 않는 사람에 비해 훨씬 높다.

b. 자살미수 직후의 감정

자살미수에서 한 가지 더 유의할 점이 있는데 바로 자살미수 직후의 감정 상태이다. 자살을 시도한 직후의 환자라면 우울 상태이거나 불안, 초조감이 심할 것이라고 보통 생각할 수 있다. 그러나 외견상으로는 우울하게 보이지 않는 환자도 많다.

목숨을 구했다는 사실에 대해 의료 관계자에게 노골적으로 적의를 보이는 경우에는 여전히 자살 의도가 확실한 경우이다. 그러나 환자 자신이 자살 의도를 부정하고 마치 남의 일처럼 자살미수에 관해 이야기를 하거나 어딘가 묘하게 기분이 격앙된 경우도 실제로는 드물지 않다(다카하시, 2004a). 때문에 치료를 담당한 의사나 간호사가 환자의 자살 의도를 의심하여 「자살극」은 아닌가 하는 생각도 한다. 가족이나 지인들은 전문 지식도 부족하고 또 환자가 자살을 시도했다는 사실에 대한 자신들의 죄책감에서 벗어나려고 한 나머지 환자의 죽음에 대한 의도를 완강히 부정하려는 경향이 의료 관계자들보다 한층 심하게 나타날 수 있다.

그리고 의사의 판단이나 가족들의 희망, 또는 환자의 요구로 신체적 치료가 끝나면 퇴원을 하고 정신과 치료를 받지 않는 경우도 많다. 특히 자살미수로 인한 신체적 문제(약물과량복용에 의한 혼수상태나 손목 자해)로 먼저 응급실에 환자가 이송되는데 거기에서는 정신과 전문의가 없는 경우도 많다. 환자가 처한 환경, 인격구조, 정신증상 등에 도움의 손길이 미치지 못하고 신체적 처치만 받고 퇴원을 한다. 결국 이전과 같은 환경으로 돌아가면 다시 자살 위험이 높아지는 증례도 많다. 오하라(1979)는 자살 행동이 공격성 억압에 따른 내적 긴장을 방해하고 자살기도 후에 표면상으로는 정신적 문제가 없는 것처럼 보이는 환자가 존재한다는 점을 지적하면서 임상가의 주의를 환기시켰다. 이런 상태에 있는 환자일지라도 자살미수로 환경이 개선되는 예는 드물고 현 상태 그대로이거나 오히려 악화된 예도 많다. 그래서 자살미수자를 단기간 병원에 수용하여 신체적 치료만 실시해서는 근본적 문제가 해결되지 않는다는 점을 오하라는 강조하고 있다.

의료 관계자에게 환자의 자살 의도를 무의식적으로 부인하는 기제가 작용하는 경우도 실제로 있다. 환자가 품고 있는 자살 의도는 때로는 의료 관계자의 전지전능감에 대한 커다란 도전으로 다가온다. 결과적으로 자살미수를 사고나 우연에 불과하다고 무의식 속에서 해석하는 일도 일어날 수 있다. 언뜻 보기에는 치사성이 낮고 단순히 우발적으로 발생한 사고에도 분명한 자기 파괴적 행동의 유무가 확인될 때까지는 환자의 자살 의도를 주의 깊게 지켜봐야 한다.

2. 충분히 컨트롤되지 않은 정신장애

이 인자는 제4장의 중심 과제이기 때문에 여기에서는 간단하게 다루고자 한다. 여러 조사에서 자살자 대다수가 최후 행동에 이르기 전에 우울증, 조현병, 알코올 의존증, 물질 관련 장애, 성격장애 같은 정신장애를 앓고 있다는 점을 모두 공통으로 지적하고 있다. 그러나 적절한 치료를 받는 사람은 극소수에 불과하다.

예를 들면, 우울증 환자의 음주량이 늘고 알코올 의존증의 진단과도 합치한다든가, 조현병 환자가 약물 의존에 빠지면서 몇 가지의 정신장애를 동시에 앓고 있는 경우, 이른바 중복 이환인 경우에는 자살률이 더욱 높아지기 때문에 특히 주의해야 한다(Barraclough, 1974). 이처럼 충분히 컨트롤이 되지 않은 정신장애의 유무가 중요한 자살 위험인자인 점을 먼저 지적해 둔다.

Menninger처럼 알코올 의존증, 약물 의존 그 자체를 무의식의 자기 파괴적 경향의 발로로 취급하여 만성 자살(chronic suicide)이라고 하는 정신과 전문의도 있다(Menninger, 1938). 알코올 의존증이나 약물에 의존한 결과 자아 판단도 떨어지고 나아가서는 사회적 문제로 인해 군중 속에서 고립감이 깊어지게 된다.

또 알코올 의존증의 진단 기준에는 도달하지 않더라도 자살을 시도한 사람의 대다수가 자살행동을 일으킬 때에 명정상태(술에 취해 의사 능력을 상실한 상태)에 있다는 점도 주목해야 한다. 음주량이 조금씩 늘어가는 것에는 세심한 주의가 필요하다. 우울증 환자로 본인도 주변 사람들도 증상이 악화되어가는 것을 알아차리지 못하는 시기에 조금씩 음주량이 늘어나는 것은 자주 볼 수 있는 임상 현상이다.

특히 중장년에서 지금까지는 한 잔 하는 정도였는데 조금씩 주량이 늘어가는 경우는 배후에 우울증이 숨어 있을 가능성이 있다. 음주를 하면 일시적으로 기분이 좋아진다는 점을 경험하기 때문에 우울 상태인 사람이 자꾸 술에 손을 대는 경우가 있다. 음주를 통해 불면이 개선된다고 믿는 사람도 있다. 그러나 알코올은 중추신경의 억제제로 장기적으로는 우울증 증상을 악화시킨다. 또한 명정상태에서 자기 행동을 컨트롤하는 힘을 상실하고 자살 행동을 하는 사람도 많다(필자는 원칙적으로 우울증 치료 중에는 음주를 삼가도록 환자에게 조언하고 있다).

3. 주변의 도움 부족

자살을 「고립의 병」이라고 지적한 정신과 의사조차 있을 정도이다(Eisenberg, 1980). 미혼인 사람, 이혼한 사람, 어떤 이유로 배우자와 이별한 사람, 근친자 사망을 최근에 경험한 사람의 자살률은 결혼하여 배우자가 있는 사람의 자살률보다도 약 3배 높게 나타난다.

또한 자살 위험이 높은 환자 중에는 가족 구성원이 모두 있고 가족이 표면적으로 별다른 문제가 없는 듯이 보이는 경우가 있다. 그러나 이 중에도 자세히 들여다보면 환자가 소외되어 있는 상황도 많다.

고령자의 자살을 검토하다 보면 3세대가 동거하며 외견상으로는 즐거운 노후를 보내고 있는 것처럼 보이지만, 가족들 속에서 소외감을 느끼고 있는 고령자가 자살률이 높은 점도 지적되었다(우에노 등, 1981 ; 다카하시, 2006c). 이런 의미에서도 결혼과 생활 상태를 기계적으로 살펴보는 것에 그치지 않고, 설령 가족이 있다 하더라도 가족간의 친밀도를 검토하는 것도 중요하다.

4. 성별

이미 지적한 것처럼 자살자수는 극히 일부 예외를 제외하고 대부분의 국가에서 압도적으로 남성에게 많다(다카하시, 2005a). 이것과는 대조적으로 자살미수자 수는 여성에게 많다. 일본에서도 자살자는 남성이 많지만 다른 국가들에 비해 여성 자살률이 높고 남녀차가 비교적 근접해 있는 점은 일본(그리고 아시아)의 자살 현황에서 하나의 특징으로 지적된다.

5. 연령

그림 8에 제시한 것처럼 제2차 세계대전 직후에는 일본의 자살 곡선은 사춘기부터 젊은 성인기, 그리고 노년기에 두 번의 절정기를 맞이하고 있다. 커다란 사회변동이 일어났을 때에는 젊은 남성의 자살률이 상승하는 점은 세계적 추세이다. 그러나 최근 들어 일본의 젊은층 자살률은 서구 여러 나라에 비해 눈에 띄게 높지는 않다. 특히 40~50대 남성에서 최고를 차지하고 고령자 층에서 두 번째의 최고치가 나타난

다. 앞으로 일본에서는 고령화가 다른 나라에 비해 급격하게 진행될 것으로 예측되며, 이 세대의 자살 예방은 정신보건 면에서 중요한 과제이다.

6. 상실체험

각종 상실체험에는 경제적 손실, 지위 추락, 질병과 외상, 근친자 사망, 법적소송을 당하는 일 등을 들 수 있다. 여기에서도 이들의 상실체험이 자살을 시도하는 사람에게 어떤 의미를 가지는지 충분히 이해할 필요가 있다는 지적이다. 예를 들면 기르고 있는 개를 유일한 말 상대로 삼으며 고독한 생활을 보내고 있던 고령자가 어느 날 개가 자동차에 치여 죽자 갑자기 자살 위험이 높아진 증례가 있었다. 예전에 국가 대표 선수급의 만능 스포츠맨이던 중년 남성이 심근경색으로 쓰러지자, 주치의가 모든 운동을 금지시켰다. 이 환자는 주치의의 지시를 지키지 않고 심한 운동, 불건강한 생활을 굳이 하려고 애쓰면서 우울 상태에 빠지게 되고, 자살을 시도하였다. 이처럼 각종 상실체험은 환자 개인의 생활사를 살펴 본인에게 어떤 의미인지를 알아야 한다.

특히 자살 위험이 높은 어린 환자나 사춘기 환자인 경우 어른들 시선으로 보면「어째서 이정도 일로 자살을 하려는 걸까」하는 생각이 드는 아주 사소한 사건이 계기가 되어 자해행위에 이르는 예도 있다. 이럴 때도 이런 체험이 본인에게 어떤 의미가 있는지를 생각하지 않으면 당사자의 심리를 이해할 수 없다.

그림 8. 성별·연령별 자살률의 시대적 변화

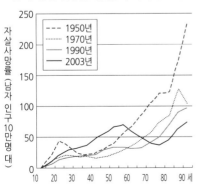
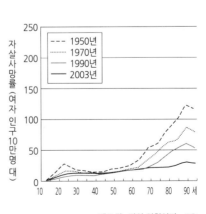

7. 성격

자살 행동을 시도할 가능성이 있는 사람들의 성격 경향은 다양하지만 특히 다음과 같은 성격 특징이 나타나는 사람은 주의가 필요하다.

미성숙 · 의존증 : 미성숙하고 의존적 성격 경향을 보이며 자신의 능력 범위에서는 갈등에 대처하지 못하는 유형에게 자살 위험이 갑자기 높아지는 경우가 있다. 특히 보살핌을 받아 오던 사람들에게 버림받거나 또는 버림받지는 않을까 하는 두려운 경험을 계기로 우울 경향, 자기 파괴적 경향을 보이는 경우도 많다. 이때 의지했던 사람들은 가족, 지인, 동료들인데 가끔은 의료 관계자일 때도 있다. 그리고 미숙하고 의존적이면서 주변에 불만을 가지거나 타자의 분노를 고의로 자극하는 경향이 있는 의존·적대형 환자는 특히 자살 위험을 주의 깊게 살펴야 할 것이다 (Farberow, et ak., 1961).

충동적 : 앞에서 지적한 성격 경향과도 관련이 있지만, 충동적이며 공격성을 적절히 처리할 수 없는 유형도 존재한다. 지금까지 문제가 발생하는 장면에서 충동 행위를 일으킨 적이 있는 사람이라면 그 행위 내용과 의미에 대해 정확한 정보를 확인해 둔다.

극단적 완벽주의 : 자기불완전감을 보상하기 위해 강박 경향을 강하게 드러내거나 병적일 정도로 완벽주의 태도를 보이는 집단이다. 극단적 양자택일의 사고법에 사로잡혀 「대성공이냐 대실패냐」, 「흑이냐 백이냐」, 「100점이냐 0점이냐」하는 식의 생각에서 스스로 벗어나지 못한다. 아주 사소한 실패도 회복할 수 없는 치명적 일로 취급해 이것이 불길한 미래를 암시하는 저주라도 되는 양 생각한다. 표면적 달성과는 정반대로 본인의 자기평가는 극단적으로 낮고 「언젠가는 무능한 사실이 주변에 다 알려질 것이다」, 「지금 잘 굴러가고 있는 것은 어쩌다 생긴 행운이다」라는 생각에 빠져 있다. 이런 이유 때문에 치열하게 노력하며 지금까지 달성해 온 것들을 지키려고 한다. 「그럭저럭」정도로 만족해서는 성에 차지 않고 「언제나」성공을 목표로 하는 등, 처음부터 현실 불가능한 노력을 계속한다. 불완전감을 보상하기 위해 본래의 능력 이상으로 노력을 하는 동안은 그런대로 괜찮지만 결국 보상받지 못하면 자기 존재에 대한 의미조차 상실할 수 있다. 「100점을 받지 못하면

합격점에 들더라도 0점과 같다」는 생각을 가지고 있다. 계속해서 수석을 차지하다 단 한 번 2등을 한일이 계기가 되어 자살한 고등학생의 경우도 있다. 우수한 성적을 유지하는 것만이 간신히 가족들의 애정을 확보하는 유일한 끈인 것처럼 느끼기도 한다. (자기불완전감이란 자신이 불완전하며 아무것도 제대로 하지 못한다는 감정을 말하는대로 자신에 대한 열등감과 자기 혐오감이 수반된다고 한다. – 옮긴이)

고립ㆍ우울 : 우울 상태로 방에서 나오지 않는 사람의 자살 위험이 높다는 사실에는 이견이 없을 것이다. 원래 대인관계가 희박하고 주위 사람들에게는 본인의 문제가 별로 인식되지 않은 유형 중에 자살로 치닫는 집단이 있다. 실제로 자살이 일어났을 때 도대체 왜 자살을 했는지 모르겠다는 것이 주변 사람들 대부분의 반응이기도 하다.

반사회적 : 자살 위험에 영향을 미칠 수 있는 성격 중에 반사회적 경향은 지금까지 일본에서는 많이 다루어지지 않았다. 폭력, 절도, 매춘, 반사회집단(폭주족, 폭력단)의 가입과 같은 비행 청소년이 있는 집단에 우울 증상이나 자기 파괴적 경향이 은폐되어 있는 사람이 있다. 지역이나 학교에서 문제아 취급을 받고 있어도 우울 경향 등은 주변에서 전혀 신경 쓰지 않는다. 비슷한 고민을 안고 있는 사람들과 관계를 유지하는 동안은 이런 문제가 드러나지 않고 자살 형태로 나타나지 않을 수도 있다. 그러나 소속 집단의 해체, 집단으로부터의 추방 등에 직면하게 되면 숨겨져 있던 원래의 자기 파괴적 경향이 갑작스럽게 문제가 되기도 한다. 특히 사춘기 때 반사회적 행위를 일삼는 자는 배후에 있는 우울 경향에 주의를 기울여야 한다. 반사회적 행위가 자기 파괴적 경향과 밀접하게 관계된다는 사실은 성인기 이후에도 역시 나타난다. 가끔 고의로 자신을 죽음으로 내모는 범죄행위가 세상의 이목을 집중시키는 경우도 이런 좋은 예이다.

8. 타인의 죽음이 미치는 영향

가족력에서 정신장애의 여부에 관한 정보를 모으는 것은 중요하지만 가족이나 근친자에게 자살한 사람이 있는지도 충분히 주의를 기울여야 한다. 가족의 자살이나 자살미수에 대해 진찰을 담당한 사람이 조심스럽게 대화를 이끌어 가지 않으면 환자가 자발적으로 이야기를 시작하는 일은 없을 것이다. 우울증을 제외하더라도 동일 가계 내에서 자살이 많이 발생하는 보고가 가끔 있다. 유전이 자살에 미치는 역할을 지적하기도 한다.

단 이 점에 관해서는 이견도 많고 근친자의 자살을 경험하는 일이 일종의 모델링이 되어 다른 자살을 유발한다고 주장하는 연구자도 있다. 현 단계에서는 어느 쪽 의견이 타당하다고 실증할 수 있는 견해가 충분하지 않지만, 동일 가계 내에 자살자가 많이 발생하는 예는 분명히 존재한다. 널리 알려져 있는 예로서 문호 어니스트 헤밍웨이의 가계가 있다. 헤밍웨이의 아버지, 헤밍웨이 본인, 여동생, 남동생, 손녀로 4세대의 다섯 명이 자살하였다. 이외에도 자살이 의심되는 사람도 있었다고 한다. 이런 예는 임상 현장에 있다 보면 그렇게 드문 일은 아니다. 환자가 가족이나 근친자, 지인의 자살을 경험한 적이 있는지 없는지가 임상가에게는 중요하다.

가족 이외에도 친한 사람의 자살, 사고사, 원인 모를 죽음을 최근에 경험한 적은 없는지, 또는 크게 화제가 된 자살 보도를 접한 후 그 영향은 받지 않았는지 하는 점도 주시한다.

9. 사고경향성(accident proneness)

자살은 어느 날 갑자기 아무런 전조도 없이 일어난다고 생각하는 경향이 있다. 하지만 자살에 앞서 자기의 안전과 건강을 지키지 못하는 일이 종종 나타난다. 자살에 선행하는 이런 현상을 사고경향성이라고 한다. 자살 직전만이 아니라 생활사에서 사고경향성을 오랜 기간 보이는 환자도 있다. 즉, 반복되는 사고가 환자에게는 무의식적이며 자기 파괴적 경향으로 발현되는 예이다. 사고를 일으키는 본인도 이것은 단순히 사고에 지나지 않다고 받아들인다. 생활사에 수많은 사고가 일어나도 사고를 방지하는 데 필요한 처치를 하지 않고, 만성질환에 대한 당연한 예방 혹은 의학적 조언을 무시하는 환자는 자기 파괴적 경향의 관점에서 검토할 필요가 있다. 본인의 신체를 관리하는 데 전혀 무관심하고 필요한 조치를 취하지 않는지, 극히 하찮은 상처로 입원을 하거나 직장을 결근하는 일은 없는지 등의 정보를 세세하게 수집한다.

예를 들면, 의료 현장에서는 다음과 같은 예가 있다. 이때까지 잘 관리해 오던 당뇨병 환자가 어느 날을 기점으로 하여 식사요법도 약물요법도 운동요법도 모두 갑작스럽게 중단하거나 또는 인슐린을 다량으로 주사하기도 한다. 신부전 환자가 인공투석을 갑자기 안 받거나 장기이식을 받은 다음에 면역억제제 복용을 거부하기도 한다. 이런 행위는 직접적으로 생명에 위협을 가할 수도 있는 사고경향성의 실제 예이다.

일반 직장에서는 지금까지 성실하게 착실히 업무를 수행하던 회사원이 빚을 내 무모한 주식투자를 한 후 아무런 연락도 없이 실종되고, 성적 일탈행위를 저지르거나, 평소에는 온화한 사람이 술만 마시면 싸움을 하고 전 재산을 걸어 주식투자에 빠지는 등의 행동 변화가 자살 전에 나타나는 경우도 있다. 우울 상태의 사람이 실종된 경우에는 자살의 대리행위로서 진중하게 해석할 필요가 있다는 점을 강조한다. 지금까지 직장에서 인간관계가 좋지 않았다면「직장 포기」「취업 규칙 위반」등을 구실로 삼아 본인의 행방을 모르는 단계에서 처분을 검토하는 경우도 드물지 않다. 그러나 그러한 경우, 사태는 몹시 심각하기 때문에 먼저 본인의 안전을 확보하는 것이 급선무다. 그 후 반드시 전문 정신과 의사에게 진단을 받도록 하는 등 직장에 대해서도 충분한 교육이 필요하다.

10. 아동학대

유아기에 심리적으로, 신체적으로, 성적으로 학대를 받은 경험이 있는 사람은 정상적으로 발달해야 할 자존심이 형성되지 않아 우울, 자기 파괴적으로 되기 쉬우며 강한 자살 경향이 감지되는 경우가 있다(Pfeffer, 1986). 학대를 한 사람 중, 자기 가족 혹은 양부모, 친척 등이 많은 점을 고려하면 배경에는 붕괴 가정이나 부모 이혼 등의 문제도 함께 존재한다는 것을 알 수 있다.

반드시 직접 학대를 받지 않더라도 인생 초기에 적절한 양육과 애정을 받지 못한 사람도 눈여겨봐야 한다. 유소아기에 아버지, 어머니, 가족 누군가가 중병으로 입원한 적이 있는지, 일 때문에 오랜 기간 집을 비웠는지, 범죄를 저질러 감방에 있었는지, 중요한 발달 단계에서 가족의 죽음을 경험하였는지 등도 파악해 둔다. 그리고 본인이 신체 질환에 걸려 과거에 입원한 경력이 있는 사람은 이 일을 어떻게 받아들이고 있는지도 주의 깊게 살펴야 한다. 어릴 때 입원으로 인해 자기 몸의 건강에 의심을 품거나 같은 시기에 입원해 있던 다른 아이의 죽음을 실제로 경험한 적이 있는 사람은 그 경험들이 나중에 자살 위험이 높아지는 계기가 되기도 한다.

이상, 자살 위험이 나타나는 일반적 위험인자를 설명하였다. 이 중에서도 특히 중요한 인자를 들면 자살미수 경력, 컨트롤되지 않은 정신장애, 주변의 도움 부족, 사고 경향성 등이다. 이들 인자를 한마디로 정리하면 충동성을 조절하는 능력이 매우 저하된 상태를 나타내는 것이다.

Resnik은 기억을 잘하기 위해 주요 위험인자의 앞 글자를 따서 MA'S SALAD로 정리하였다(Resnik, 1980). 이것은 「어머니의 샐러드」라는 뜻이지만, 이 자체는 중요한 의미가 없다. 하지만 자살 위험에 관련된 주요 위험인자를 망라하고 있기 때문에 임상 현장에서 자살 위험이 높은 환자를 진찰할 때에 놓쳐서는 안 될 항목들을 환기시키는 데 도움이 될 것이다.

M : mental status 정신상태

A : attempts 자살미수 경력

S : support 도움 부족

S : sex 성별

A : age 연령

L : loss 상실 체험

A : alcoholism 알코올 의존증

D : drug abuse 약물남용

또한 Patterson들의 SAD PERSONS라는 앞 글자를 모은 것도 있다(Patterson, et al., 1983).

S : sex 남>여

A : age (일본에서는 중년층과 고령자층 - 저자 주)

D : depression 우울 증상 존재

P : previous attempt 자살미수 경력

E : ethanol abuse 알코올 남용

R : rational thinking loss 합리적 사고가 결여된 상태

S : social support lacking 주변의 도움 부족

O : organized plan 구체적 자살 계획

N : no spouse 배우자가 없다

S : sickness 만성질환

II. 자살 위험이 높은 전형적인 예

위험인자에 대한 설명에 이어서 다음은 자살 위험이 아주 높은 전형적 증례이다.

【증례 2】　　58세 남성 무직 양극성 장애(기분장애) 알코올 의존증

가족력 : 아버지가 우울증으로 45세에 자살(환자가 15살 때)하였다.

기왕력 : 환자는 30세 무렵부터 기분장애와 우울장애를 반복하고 수차례 입원한 경력도 있다. 그러나 일단 퇴원을 하면 정신과 치료는 계속 받지 않았고 지금까지 세 번 자살미수 경력이 있다. 10년 전 건강진단에서 당뇨병과 고혈압증으로 진단받았지만 아직 치료를 받지 않은 상태이다.

현병력 : 술을 마시면 가끔 폭력을 휘두르기 때문에 부인의 요구로 3년 전에 이혼이 성립되고 두 명의 아이들도 부인이 데리고 갔다. 이후 환자는 혼자 생활하고 있었다. 식당을 경영하고 있었지만 1년 전에 도산하였다. 지인이 경영하는 레스토랑에 취직을 했지만, 아침부터 술을 마시는 등 근무 태도가 좋지 않아 결국에는 몇 개월도 안 되어 해고되었다. 근래 2개월 동안 밤에 푹 자지도 못하고 마음이 울적하고 아무런 의욕도 안 생겨 하루 종일 술만 마시며 지냈다. 쓰레기도 함부로 버리고 텔레비전 소리가 크다는 등 사소한 일로 이웃 주민들과 싸우는 일도 잦아졌다. 어느 날 아침 일찍 가스 밸브를 열어 자살을 시도했는

데 옆집 사람이 발견해 정신과에 입원하게 되었다.

이런 경우 위험인자에는 재발을 반복하는 양극성 장애(기분장애)로 인한 정신과 입원경력과 가족력에 자살자가 있으며 세 번의 자살미수 경력, 초로기의 남성, 이혼 후 혼자생활, 사업 실패와 재취직한 곳에서 해고, 알코올 의존증, 이웃과의 문제, 아직 치료하지 않은 만성 신체 질환 등이 있다. 자살의 위험인자를 거의 대부분 가지고 있으며 이 증례가 자살 위험군인 것은 한 눈에 알 수 있다.

그런데 이런 환자가 자살미수에 이르기 전 단계에서 당뇨병, 고혈압증, 간기능장애 등의 문제로 내과 진료를 받거나 입원하는 경우가 있다. 얼마 동안 신체적 치료만 받고 퇴원하는데 이래서는 다시 술을 마실 수 있는 환경으로 돌아갈 뿐이다. 시기야 어찌됐든 또 술을 마시고 몸 상태가 악화되어 재가입원하게 된다.

아니면 최악의 상태도 발생할 수 있다. 환자의 생활사, 사회생활에서의 문제점, 정신증상에 관해 검토가 이루어지지 않으면 자살 위험이 매우 높은 환자가 아무런 정신과 치료를 받지 않고 방치되는 상황이 벌어진다. 신체 문제에만 관심을 가지고 치료하여 그 결과 임상 데이터가 개선되었기 때문에 퇴원을 해도 된다는 이야기를 듣는 순간, 의료 관계자 입장에서는 도저히 이해가 안 되는 자살이 내과병동에서 발생하는 경우도 가끔 있다. 이런 유형의 환자가 일반과에 입원한 경우에 자살 위험이 아주 높다는 점도 잊지 말길 바란다.

Ⅲ. 자살 위험에 관한 평가 척도

자살 위험 평가를 거론할 때 반드시라고 할 정도로 「뭔가 객관적으로 사용할 수 있는 평가 척도는 없는가」하는 질문을 받는다. 결론부터 말하면 임상에서 충분히 대응할 만한 평가 척도는 존재하지 않는다는 것이 필자의 의견이다(다카하시, 2000d ; 야마모토들, 2005). 예를 들면 위험인자가 다수 나타나는 군과 대조군을 비교하여 몇 년 후에 통계적으로 유의한 차이를 찾아낼 수 있는 정도 평가 척도는 있다. 하지만 어떤 특정인이(예를 들면 12시간 이내) 가까운 미래에 자살할 것을 정확하게 예측할 수 있는 평가 척도는 유감스럽지만 아직까지 개발되고 있지 않다.

지금까지 자살 위험성을 객관적이면서도 확실하게 예측하는 평가 척도에 대한 요구는 많았으며 실제로 이런 종류의 평가 척도는 꽤 많이 있다. 하지만 실용성에는 의문이 남는다. 이런 평가 척도는 1960년대부터 1970년대에 걸쳐서 활발히 개발되었지만, 1980년대 후반 이후 이런 시도가 성공할 것이라는 기대치가 낮아진 것은 사실이다. 여기에는 다음과 같은 몇 가지 이유가 있다.

첫째, 자살이 아주 빈도가 낮은 현상이라는 점이다. 예를 들면 일본의 최근 자살률은 인구 10만 명 당 22이고, 통계학적으로 의미를 가지는 평가 척도를 작성하고자 하면 막대한 피험자수를 추적조사할 필요가 있다. 또 추적 기간도 문제가 된다. 장기간 추적한다면 어느 정도 위험 예측이 가능할지 모르겠지만, 임상 현장에서 요구되는 것은 긴급 자살 위험을 평가하는 일이기 때문이다.

둘째, 만약에 평가 척도를 이용해 몇 점 이상인 사람에게 자살 위험이 높다고 판단했을 때 그 후 아무런 개입도 하지 않는 것은 비논리적이다. 가령 사전 동의를 받았다고 하더라도 이런 군을 치료하지 않은 채 추적조사만 실시하는 것은 논외다. 위험이라고 판단된 군을 적극적으로 치료하지 않으면 당연히 결과에 영향을 미치게 된다. 따라서 제대로 된「과학적」이면서「통계학적으로 정확」한 추적조사라는 의미에서는 대조군 설정이 어렵고 엄밀한 결과를 기대하는 평가 척도를 작성하는 것이 쉽지 않다.

셋째, 이런 종류의 평가 척도가 잘못된 결론을 내렸을 때 미치는 파장이다. 다른 임상 현장에서도 마찬가지겠지만, 판단 잘못이 두 번 다시 돌이킬 수 없는 사태(자살)을 초래하기 때문이다. 그런데 이런 종류의 평가 척도가 과대하게 평가될 위험이 다분히 있다. 그래서 평가 척도로 위양성(실제로는 자살하지 않는데 자살 위험이 높다고 판단을 내린다)이 많으면 평가 척도는 신뢰성을 잃게 된다. 반대로 위음성(실제로는 자살했는데 자살 위험은 없다고 판단을 한다)이 많으면 환자 생명에 직접 관련이 있는 사태가 발생할 위험이 있다.

자살의 평가 척도에 관해 여러 설명이 있지만 평가 척도를 지나치게 신뢰함으로써 발생하는 위험에 대해 지적하는 자료도 많다. 오히려 복수의 정보원에게 수집한 환자 개개인의 생활사에 관한 정보를 바탕으로 자살 위험성을 평가하는 것이 결국에

는 가장 유효하다. 유감스럽게도 임상적으로 유효한 평가 척도는 지금 상태에서는
존재하지 않는다는 결론을 내릴 수밖에 없다. 자살 위험성에 관한 대부분의 평가 척
도는 타당성에 의문이 있거나 측정 목적이 명백하지 않다.

그래도 평가 척도를 요구하는 사람들이 있다. 그 중 하나 예를 들어 보면 Motto
들은 자살 위험인자와 예후를 통계적으로 조사하였다(Motto et al., 1985). **표 3**은
Motto들이 우울증 혹은 자살미수로 입원한 2,753명의 환자를 2년에 걸쳐 추적조사
한 결과이다. 환자의 사회경제 상태, 정신 상태, 가족력, 치료 담당자의 환자에 대한
인상 등을 바탕으로 미래 자살 위험을 평가하였다. 사회심리적 요인 평점의 합계를
산출하여 2년 이내의 자살 위험을 추정하였다. 이 연구에서는 17세 이하나 71세 이

표 3. 연령 평점

연령	평점	연령	평점	연령	평점	연령	평점
18	0	32	36	46	65	60	90
19	3	33	39	47	67	61	91
20	6	34	41	48	69	62	93
21	9	35	43	49	71	63	95
22	12	36	45	50	72	64	96
23	14	37	47	51	74	65	98
24	17	38	49	52	76	66	99
25	20	39	51	53	78	67	101
26	22	40	53	54	80	68	102
27	25	41	55	55	81	69	104
28	27	42	57	56	83	70	106
29	29	43	59	57	85		
30	32	44	61	58	86		
31	42	45	61	59	88		

표 3. 자살 위험

종합평가	위험도	2년 이내의 자살 확률
0~271	매우 낮다	~1.0%
272~344	낮다	1.0%~2.5%
345~465	보통	2.5%~5.0%
466~553	높다	5.0%~10.0%
554~	매우 높다	10.0%~

표 3. 자살 위험 평가 척도의 일례(Motto et al., 1985)

① 연령	연령 평점표를 참조	—
② 직업	임원, 관리직, 전문가	48
	자영업자	48
	미숙련 노동자	48
	기타	0
③ 성적 지향성	양성애자	65
	기타	0
④ 경제 상황	부채 없음	0
	100달러 미만의 부채	35
	100달러 이상의 부채	70
⑤ 경제적 손실을 입을 가능성 있음	63	
	없음 0	
⑥ 스트레스 : 소송 가능성, 혼외 임신, 약물남용, 질병 등	중도의 스트레스 있음	63
	없음	0
⑦ 수면 시간	6시간 이상	0
	3~5시간	37
	0~2시간	74
⑧ 체중 변화	체중 증가	60
	10% 이상의 체중 감소	60
	변함없음	0
⑨ 피해 관계망상	보통에서 중함	45
	기타	0
⑩ 이번 자살충동	불명, 보통에서 중함	100
	기타	0
⑪ 최근 자살기도가 일어난 경우, 죽을 의도에 대한 정도	애매모호	88
	양가적 혹은 자살 쪽으로 기울었다	88
	기타	0
⑫ 정신과 입원 횟수	없음	0
	1회	21
	2회	43
	3회 이상	64
⑬ 도움을 요청한 행위의 결과	도움을 요청하지 않았다	0
	어느 정도 도움을 받았다	0
	도움이 충분하지 않았다	55
⑭ 기분장애의 가족력	우울증	45
	알코올 의존증	45
	기타	0
⑮ 환자에 대한 면담관 반응	매우 긍정적	0
	보통에서 가벼움으로 긍정적	42
	중립적 혹은 부정적	85
종합 평가		—

상의 연령층은 언급하지 않았지만 어느 정도 참고는 할 수 있을 것이다. 또한 일본과는 사회 문화적 가치가 다르기 때문에 이대로 꼭 들어맞는 것은 아니다. 자살 위험 평가 척도라고 해도 기껏해야 이 정도 수준이다. 2년 이내에 어떤 환자에게 자살 위험이 1% 미만인지, 10% 이상인지 알았다고 해서 환자가 처한 사태의 긴급 위험도를 파악하는 지침이 될 수 없는 것은 분명하다.

표 4에 주요 평가 척도를 정리하였다. 여기에는 우울증에 특히 초점을 맞춘 것도 있다. 앞에서 지적한 것처럼 평가 척도의 신뢰성이 기대만큼 높지 않으며, 또한 자살 위험성은 동적인 문제이며 정적인 것이 아니라는 사실이다. 때문에 어느 한 시점에서의 평가만으로는 미래 위험성을 확실하게 예측하기 힘들다는 점에 주의하여야 하며, 어디까지나 병세의 변화에 따라 자살을 반복할 위험성을 평가해야 한다.

IV. 생활사에서 살펴본 자기 파괴적 경향

자살 위험인자나 평가 척도에 관해 서술하였는데, 이것을 사용해 선별하는 것은 가능하지만 위양성도 낮지는 않다. 즉 자살 위험이 높은 사람을 더 많이 책정할 가능성도 있다는 것이다.

슈나이드먼(Shneidman, 1985)이나 Hendin(1995)을 비롯해 많은 심리요법가가 단일 스트레스가 자살 행동을 일으키는 것이 아니고, 자살 위험이 높은 사람의 생활사를 살펴보면 발달 초기부터 자기 파괴적 경향이 나타나는 점을 지적하였다. 제1장에서 자세하게 논했지만 Maltsberger(1986)는 자살 위험이 높은 사람의 자기 파괴적 경향을 생활사를 바탕으로 이해하기 위해 정신 역동적으로 계통을 세워 환자의 상태를 파악하는 정신역동적정식화(psychodynamic formulation)의 중요성을 제창하였다. 표 5의 항목을 검토하면 자기 파괴적 경향의 정도를 알 수 있다. 자살 위험인자도 이렇게 생활사를 따라가면서 이해하려고 애쓰면 자살 예방에 더욱 유용할 것이다.

즉 자살 행동이란 돌발적이며 예기치 않은 사건이 아니고 생활 속에서 오랫동안 나타나는 자기 파괴적 경향의 최종 결말이라는 논리이다. 자살 행동에 이르지 않더라도 자기 파괴적 경향을 보이는 작은 위기 상황은 틀림없이 지금까지도 반복해서

표 4. 자살 위험성 예측에 관한 주된 평가 척도

평가법	평가 척도	고찰자	년도	항목수	주된 대상, 목적
본인 기입	Hopelessness Scale	Beck, Weisman et al.	1974	20	대상은 성인으로 소아나 사춘기 용도 개발.
	Index of Potential Suicide	Zung et al.	1976	19	죽고 싶다는 욕망을 보이는 성인
	Suicide Probability Scale	Cull et al.	1982	36	성인으로 자살미수자와 자살완수자를 감별
	Reasons for Living Inventory	Linehan et al.	1983	48	성인이 대상. 비자살 위험군, 죽고 싶다는 욕망군, 자살기도군을 감별
	Suicide Risk Measure	Plutchik et al.	1989	14	자살기도자와 심신장애가 없는 건강한 사람을 감별
	Beck Depression Inventry	Beck et al.	1993	21	주로 우울증에 초점을 맞춰 자살 위험도 평가
제3자에 의한 평가	Instrument for the Evaluation of Suicide Potential	Cohen et al.	1966	14	자살미수로 입원한 환자가 그 후 같은 행위를 반복할 위험을 예측
	Suicide Potential Scale	Dean et al.	1967	26	성인 입원 환자, 전화 상담자, 자살 예방 센터에서 사용
	Scale for Assessing Suicide Risk	Tuckman et al.	1968	14	성인 자살미수자가 앞으로도 같은 행동을 반복할 위험을 예측
	Los Angeles Suicide Prevention Center Scale	Beck, Resnik, et al.	1974	65	전화 상담을 해 온 사람의 자살 위험 평가가 목적
	Suicide Intent Scale	Beck, Schuyler, et al.	1974	20	자살미수 직후의 성인을 대상. 그 후의 미수, 완수의 위험을 검토
	Scale for Predicting Subsequent Suicidal Behavior	Buglas et al.	1974	6	독극물치료센터의 입원 환자의 자살 위험 평가
	Neuropsychiatric Hospital Suicide Prevention Schedule	Farberow et al.	1974	11	자살미수로 입원한 환자의 예후 판정
	Suicidal Death Prediction Scale	Lettieri	1974	연령에 따라 항목수가 다르다	표준판과 축소판이 있다. 또 연령에 따라 4종류의 평가 척도가 있다.
	Intent Scale	Pierce	1977	12	성인 환자의 자해행위나 자살 의도를 추정
	Short Risk Scale	Pallis et al.	1982	6	자살미수자가 그 후에도 미수를 반복하거나 자살완수로 끝날 위험을 추정
	SAD PERSONS Scale	Patterson et al.	1983	10	성인으로 정신과 입원 환자가 대상이다. 입퇴원 치료 계획에 사용
	Clinical Instrument to Estimate Suicide Risk	Motto et al.	1985	15	주로 우울증 환자가 2년 이내에 자살할 위험을 추정

표 5. 생활사에서 살펴본 자기 파괴적 경향에 대한 평가

유아기 및 사춘기
　　발달 상황
　　　　특별한 발달이 뒤처짐
　　　　신체 질환, 정서장애
　　가족 상황
　　　　부모의 양육 태도
　　　　아동 학대 혹은 다른 정신적 외상 체험
　　　　부모 사이가 나쁨, 부재, 이혼, 별거
　　　　가족, 근친자 사망 혹은 자살
　　사회 적응
　　　　학교에서 문제 행동
　　　　반사회적 행동
　　사고경향성
성인기 이후
　　사회 적응
　　　　직장에서 문제 행동, 갈등
　　　　가족 간의 갈등
　　반사회적 행동
　　사고경향성
　　신체 질환 : 만성질환, 악성질환
　　정신장애 : 기분장애, 조현병, 성격장애, 알코올 의존증, 약물남용 등
　　자살기도 직전에 계기가 된 상실체험

나타났을 것이다. 환자가 이런 위기 상황을 구체적으로는 누구에게, 무엇을 의지 삼아 극복할 수 있었는지를 분석하는 것은 이번 위기를 극복하는 데도 중요한 열쇠가 될 것이다. 같은 암을 앓고 있는 환자라도 어떤 환자는 죽음을 자연스럽게 받아들이고 어떤 환자는 자살을 선택한다. 중증 우울증 환자라도 모든 환자가 자살하는 것은 아니다. Maltsberger의 이론을 적용시키면 이런 경우도 이해할 수 있다.

　Shea도 자살 위험을 평가하기 위해서 CASE어프로치를 제창한다(Shea, 2002). CASE란 chronological assessment of suicide events(자살 이벤트 시계열적 평가)의 머리글자이다. 환자는 지금까지도 여러 자해행위를 반복해 왔다. 이때의 자해행위란 의식적으로, 무의식 적으로 일으키는 자기 파괴적 행동도 포함된다. 이런 종류의 자살 관련 행동에 대해 시계열적 분석을 실시한다. 즉, 먼 과거, 가까운 과거에 나타난

자살 관련 행동을 시간 축에 따라 조사하고, 다음은 이것을 바탕으로 현재와 가까운 미래에 대한 자살 위험을 판정하는 방법이다. Maltsberger가 제창한 정신역동적정식화와 같은 논리이다.

위험인자를 많이 충족시키는 증례일수록 잠재적 자살 위험이 높은 것은 당연하다. 그러나 자살 위험인자를 많이 가지고 있는 사람이 꼭 자살한다는 보장은 없다. 위험인자를 검토한다는 것은 이른바 자살 가능성을 검토하는 첫 번째 관문이 될 것이다. 임상가의 과제는 위험인자를 많이 가지고 있는 증례에서 한 발짝 더 깊숙이 다가가 그 위험을 찾아내고, 생활사에 나타난 다른 자기 파괴적 경향에 대한 검토가 필요하다.

맺는말

당연하지만 자살 예방의 첫 단계는 자살 위험을 올바르게 평가하는 데서 시작된다. 이 장에서는 자살의 위험인자, 평가 척도, 생활사에 나타난 자기 파괴적 경향의 평가 등을 다루었다. 중요 위험인자로는 자살미수 경력, 정신장애 기왕력, 주변의 도움 부족, 고령자 남성, 여러 상실 체험, 독특한 성격 경향, 타자의 죽음이 미치는 영향, 사고경향성, 아동 학대 등이 있다. 이런 위험인자를 검토하여 환자 개개인의 자살 위험을 판정한다. 그러나 이것은 어디까지나 그 위험성을 판정하는 첫 번째 선별 수단에 지나지 않는다. 자살 위험성에 관한 평가 척도도 다양하게 개발되어 있다. 그러나 실제임상에서 긴급 위험성을 예측하는데 적절하게 응용할 수 있는 툴은 아직까지는 없는 것이 현실이다. 생활사에 나타난 자기 파괴적 경향을 평가하고 한편으로 위험인자를 검토하여 얻은 정보는 자살 예방을 위해 더욱 유용한 자료로 사용될 것이다.

제 4 장

정신장애와 자살

심리부검(psychological autopsy)은 1950년대 말부터 1960년대 초에 걸쳐 미국에서 Shneidman들이 창안한 기법이다(Shneidman, 1993, 2004). 죽음은 자연사(natural death), 사고사(accidental death), 자살(suicide), 타살(homicide)로 분류된다. 이들의 머리글자를 딴 NASH 분류이다. 그러나 종종 죽음의 형태가 확실하지 않은 경우가 있다. 본래 심리부검은 의문사를 해명하는 수단으로 개발되었다. 예를 들면 약물을 과량 복용하여 사망한 사람이 있다고 하자. 이 때 약물 과량 복용이 사인이라는 사실은 확실하지만 이것이 사고사인지, 자살인지 분명하지 않은 경우가 있다. 신체 해부만으로는 확실하지 않은 부분을 행동과학 기법을 이용해 좀 더 확실하게 밝히고자 한 것이다.

의문사가 발생했을 때 고인에 관한 기록이나 고인을 잘 아는 사람들(가족, 친구, 지인, 동료, 의료 관계자 등)에게 정보를 모아 고인이 죽음에 이른 경과를 검증한다. 심리부검은 점차 처음부터 자살이 분명한 사례에도 응용되기 시작하였다. 고인을 잘 아는 사람들을 면담하면서 자살이 「왜 일어났는지?」하는 점을 밝히기 위해 사용되기에 이르렀다(단순히 사실을 밝히기 위해서만이 아니라, 심리부검에는 자살 후에 남겨진 사람들을 돌보는 측면도 있기 때문이다. 심리부검에 대한 충분한 지식과 경험이 있는 사람은 오히려 사실을 밝히는 것 이상으로 남겨진 사람들에 대한 보살핌도 중요시한다. 단지 조사를 위한 조사만으로는 자살 배경은 밝혀지지 않을 때가 많다. 남겨진 사람을 돌보는 것을 염두에 두면서 심리부검을 진행하는 것이야말로 자살 실태에 접근할 수 있다).

최근에는 자살 실태를 조사하는 데 심리부검이 자주 이용된다.

그림 9는 WHO가 실시한 다국간 공동조사를 근거로 결과를 정리한 것이다. 심리부

검 기법을 이용해 15,629명의 자살자가 마지막 행동으로 옮기기 전에 어떤 정신장애를 안고 있었는지를 조사하였다(WHO, 2001 ; 다카하시, 2011f). 여기에 따르면「진단 없음」과「적응장애」를 합하면 불과 4.3%에 지나지 않는다. 자살에 이르기 전 95% 이상이 나름대로 정신장애 진단에 해당하는 상태에 있었던 것이다. 또한 적절한 치료를 받은 사람은 20% 정도이다. 따라서 WHO는 우울증, 알코올 의존증, 조현병은 증례에 근거한 효과적 치료법이 존재하므로 이들 정신장애를 조기에 발견하여 적절한 치료를 실시하는 것만으로도 자살률을 저하시킬 여지가 충분히 있다고 거듭 강조하고 있다.

　Conwell들은 심리부검을 토대로 실시한 대표적 조사를 리뷰 하였는데 결과를 **그림 10**에 정리하였다. WHO 조사와 일치하는 점은「진단 없음」이 역시 10%도 되지 않는다는 사실이다(Conwell et al., 1993)(부록에 첨부하는 슈나이드먼의 심리부검 실시법의 개요를 참고하기 바란다).

　이처럼 자살하기 전 대부분의 사람들은 정신장애를 앓고 있었다는 엄연한 사실이

그림 9. 자살과 정신장애

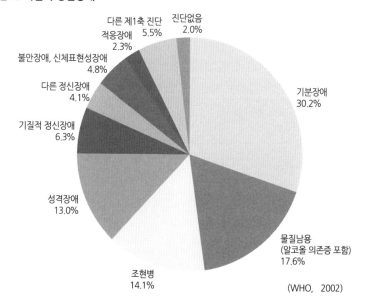

(WHO, 2002)

존재한다(Isometsa et al., 1997). 그런데 적절한 치료를 받은 사람은 극히 일부에 지나지 않는다. 이 장에서는 자살과 밀접한 관련이 있는 기분장애, 조현병, 알코올 의존증, 성격장애를 다룬다.

I. 기분장애

우울증과 자살이 깊이 관련되어 있다는 사실은 분명하지만 우울증 환자 중에도 자살하는 사람이 있고, 아무리 증상이 심하더라도 자살하지 않는 사람이 있다(다카하시, 2009c). 양쪽을 명확하게 식별하는 일이 정신의학에서는 예나 지금이나 어려운 문제이다(다카하시, 2000g, 2001f, 2004d, 2006l).

우울증 환자가 자살 위험이 높은 것은 다소 경험이 있는 정신과 의사라면 누구라도 알고 있는 사실이다. 하지만 실제로 어떤 환자가 자살 위험이 높은지를 추정하려

그림 10. 심리부검을 통한 자살완수자 진단

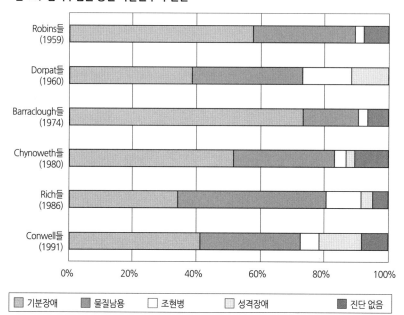

면 솔직히 경험에 의지하는 수밖에 없는 실정이다. 그래서 다음과 같은 점을 살펴 자살 위험을 평가한다(다카하시, 2010a, 2010c).

1. 우울증 병태

이미 지적한 것처럼 여러 조사를 통해 우울증과 자살 사이의 긴밀한 관계를 언급해 왔다(Robins, 1981 ; 다카하시, 2011k). 그리고 DSM 대우울증 진단기준에 해당하는 환자 6명 중 1명은 자살로 생을 마쳤다는 보고도 있다(Miles, 1977). 우울증 환자의 자살률은 일반 인구에 비해 적게 잡아도 30배에서 수십 배까지 높다고 보고되었다(Guze et al., 1970 ; 다카하시, 2005b). 연구 중에는 더 높은 수치를 지적하는 보고도 있다. 그 중에서도 멜랑꼴리 진단에 해당하는 심한 우울증 환자가 자살 위험이 아주 높다(Hirshfeld, et al., 1988). 대우울장애(major depressive episode) 진단기준을 **표6**에 정리하였다.

미국 정신의학회에서 편집한 DSM-5의 멜랑꼴리 진단기준에 해당하는 환자가 자살 위험이 높은 것은 말할 것도 없다(American Psychiatric Association, 2013). 그러나 이외에도 증상 자체는 그렇게 심각하지 않지만 재발을 반복하는 우울증 환자나 증상이 장기간 치유되지 않고 오래 끄는 환자도 유심히 살펴야 한다. 또 아주 단기간에 정상상태와 우울증 상태가 교대로 출현하는 환자(rapid cycler)나 회복기의 혼합 병태가 나타나는 환자도 자살 위험이 높다. 보고에 따르면 쌍극성 장애(조울증) 환자의 자살률과 자살미수율은 단극성 우울증 환자 비율보다도 높다고 한다(Weinstock et al., 2009).

주의해야 할 구체적 증상에는 심한 불면, 극도의 정신운동억제, 식욕 부진, 체중 감소, 흥미 감퇴, 무관심, 사회적 은둔 등이 있다. 아침에 일찍 깨는 조조각성은 우울증 환자에게 많이 나타나고 자살기도도 주위의 눈이 미치지 않는 이 시간대에 많이 발생한다는 점을 고려하면 불면에 대한 확실한 대책을 재차 생각해야 할 것이다.

절망감, 염세적 태도, 무가치감을 자각하는 환자들에게도 주의를 요한다. Beck들의 연구에 따르면 우울증 그 자체보다도 오히려 절망감이 미래의 자살을 예측하는 중요한 인자라고 한다(Beck, et al., 1974, 1985). 물론 구체적으로 자살 의도를 물어보는 것도 중요하지만, 장래에 대해 어떤 생각을 품고 있는지를 화제로 삼아 본다. 상

표 6. 대우울증 에피소드의 DSM-5 진단기준

A. 다음 증상 중 다섯 가지 이상이 동일한 2주 동안 존재하며, 발병 전 기능과의 차이가 나타난다. 이들 증상 중에서 적어도 하나는 (1)우울기분, 또는 (2)흥미 또는 기쁨의 상실이다(확실한 일반 신체 질환, 또는 기분과 일치하지 않는 망상, 환각증상은 포함하지 않는다 - 저자 주).

(1) 환자 자신의 언명(예를 들면, 슬픔 혹은 공허감을 느낀다)이나, 타자의 관찰(예를 들면 눈물을 흘리는 것처럼 보인다)로 알 수 있다. 하루 종일, 거의 매일 우울기분(어린이나 사춘기에는 신경질적 기분도 나타날 수 있다. - 저자 주)

(2) 거의 하루 종일, 거의 매일, 대부분의 활동에서 흥미, 기쁨이 현저하게 감퇴함(환자의 언명, 혹은 타자의 관찰로 알 수 있다).

(3) 식사요법을 하지 않는데도 현저히 체중 감소, 혹은 체중 증가(예를 들면 1개월에 체중이 5% 이상 변화). 또는 거의 매일 식욕 감퇴 또는 증가(어린 아이가 기대만큼 체중 증가가 이루어지지 않는 경우에도 주의를 요한다. - 저자 주)

(4) 거의 매일 불면 또는 수면과다

(5) 거의 매일 정신운동성 초조 혹은 억제(타자를 통해 관찰가능하고 단지 침착함이 없거나 둔해졌다는 주관적 감각이 아닌 경우)

(6) 거의 매일 쉬 피로, 기력 감퇴

(7) 거의 매일 무가치감, 지나치거나 부적절한 죄책감(망상적인 경우도 있고 단지 자기 자신을 비난하거나 병에 걸린 사실에 대한 죄의식이 아니다.)

(8) 사고력과 집중력 감퇴, 결단 곤란이 거의 매일 나타난다(환자 자신의 언명이나 타자를 통해 관찰된다).

(9) 죽음에 관한 반복적 사고(죽음에 대한 공포뿐만이 아니다). 특별한 계획은 없지만 반복적 자살관념, 자살기도, 또는 자살을 위한 확실한 계획).

B. 증상은 임상적으로 현저한 고통 또는 사회적, 직업적, 다른 중요한 영역에서 기능장애를 일으킨다.

C. 증상은 물질 생리학적 작용 또는 다른 신체 질환에 의한 것이 아니다(A부터 C의 기준은 대우울증 에피소드를 나타낸다 - 저자 주). (중요한 상실체험 (예 : 사별, 경제적 파탄, 자연재해피해, 중증 신체 질환과 장애)에 대한 반응에서도 진단기준 A에 설명한 극단적 비애감, 상실에 대한 반복적 사고, 불면, 식욕부진, 체중감소를 보이는 경우가 있다. 그러나 이런 증상은 상실에 대해 이해가능하고 적절하다고 생각될 수도 있겠지만, 중도의 상실에 대한 정상적 반응에 더하여 대우울증 에피소드가 존재하는 경우에는 세심하게 검토해야 한다. 환자 개개인의 병력과 상실이라는 상황에서는 고뇌의 표현에 대해 문화적 표준을 기준으로 결정을 내려야 할 것이다. - 저자 주)

D. 대우울증 에피소드의 발생은 정신분열 감정장애, 조현병, 정신분열 유사장애, 망상성 장애. 다른 특정 혹은 특정 불능의 정신분열자폐 스펙트럼(스트레스 스펙트럼)과 다른 정신장애에서는 잘 설명이 되지 않는다.

E. 지금까지 조병유사 에피소드와 가벼운 조병유사 에피소드를 보이지 않는다(조병유사 에피소드와 가벼운 조병유사 에피소드의 모든 것이 물질로 야기되거나 다른 신체 조건의 생리학적 영향이 원인인 경우에는 이들 제외 항목은 해당되지 않는다 - 저자 주).

(American Psychiatric Association: Diagnostic and statistical manual of mental disorders, fifth edition. Washington, D.C.;American Psychiatric Press, 2013)

당히 먼 장래의 일이기는 해도 언제 확실하게 자살을 할 것이라고 정해 놓는 환자도 있다. 예를 들면 정신적으로 중요한 유대관계에 있던 사람이 사망한 날이라든가, 특별한 기념일에 자살을 결행하려고 계획하는 경우도 있다.

이런 상태와 함께 불안 초조감이 아주 심각한 환자는 즉시 개입이 필요하다. 언어적 수단만이 아니라 환자의 행동에서 비교적 쉽게 간파할 수 있다. 안절부절 못하고 불안정하여 가만히 의자에 앉아 있지도 못한다. 끊임없이 손을 비비거나, 머리를 흔들거나 크게 한숨을 쉬며「이제 소용없다」같은 말을 내뱉는 모습에서도 판단할 수 있다.

또 실제로 일어나지도 않았는데 주변 사람들에게 다음과 같은 걱정을 집요하게 늘어놓는 환자가 있다.「암에 걸렸다. 앞으로 몇 개월밖에 살지 못한다. 아무도 말해주지 않는 건 암이라는 증거다」(심기망상),「나만큼 죄가 많은 인간도 없다. 도덕적 실수를 저질렀다. 그래서 가족들에게 폐를 끼쳤다」(죄업망상),「전 재산을 잃었다. 내일부터 먹고 살 게 없다. 가족이 모두 거리에 나앉게 생겼다. 입원비도 못 낸다」(빈곤망상),「나는 어처구니없는 바보멍청이다. 살아 있을 가치도 없다. 밑바닥까지 추락했다」(미소망상, 자기를 타인보다 뒤떨어져 있다고 생각하고 자기를 과소하게 평가하는 망상 – 옮긴이). 이런 전형적 망상을 하는 우울증 환자는 그렇지 않은 환자에 비해 5배나 높은 자살률을 띤다는 보고가 있다(Roose, et al., 1983). 망상 결과 외부 세계에 대한 인지장애가 일어나기 때문에 이런 환자에게 확실한 자살갈망이 보일 때는 자살 위험이 매우 높다고 판단해야 할 것이다(다카하시, 2006d).

심기망상까지는 아니더라도 지나치게 신체 증상에 신경을 쓰는 환자가 있다. 그리고 다른 우울 증상이 불확실한 경우도 있다. 환자는 신체 증상에 집중하고 있기 때문에 정신과보다도 오히려 다른 진료과에서 진찰 받는 예도 적지 않다. 환자, 그리고 진찰을 한 의사도 종종 신체 증상에만 관심을 두고 살피게 된다. 자각적 증상을 설명할 수 있는 충분한 원인이 발견되지 않았다 하더라도 환자는 쉽게 납득하지 못하고 계속해서 다른 의료기관을 찾아다닌다. 복부 이상을 호소하여 수술을 요구하는 환자에게 그럴 필요 없다고 열심히 설득하였지만 결국에는 실제로 개복수술을 한 예도 있다.

전문 정신과 의사가 진찰을 해도 심기증상에서 심한 집착 이외에 다른 우울기분이나 정신운동억제가 뚜렷하지 않은 예도 있다. 그렇다고 해서 자살 위험이 낮다고 치부해버려도 된다는 말은 아니다. 외견상으로 심기증처럼 보이는 환자라도 자살 위험에 대한 질문이나 정보 수집을 게을리 해서는 안 된다. 「정체 모를 중대 병에 걸렸다」「병에 걸려 죽어버리겠다」는 식으로 본인이 직접 목숨을 끊는다는 말을 하지 않는 환자는 「살고 싶다」고 강력하게 마음속으로 빌고 있다는 전제에서 의료 관계자는 환자를 진찰하는 경우가 많다. 그러나 스스로 목숨을 끊는 것은 아닌가 하는 막연한 불안을 환자는 다가오는 죽음의 공포라는 형태로 표현하기도 한다. 「병에 걸려 죽는 게 아닐까」「죽어서는 곤란하다」고 해서 이것이 자살을 하지 않을 것이라는 확증도 아니고 그 반대인 경우도 있다.

특히 고령자는 정신적 우울 상태를 솔직히 표현하는 것에 저항감이 심하기 때문에 우울 상태의 대리로서 신체 증상을 집요하게 호소하는 환자가 꽤 있다. 고령자의 자살 동기로 병고를 많이 들고 있는데 물론 손을 대지 못할 악성질환 말기인 경우도 있다. 하지만, 자살 위험이 높은 고령자의 상당수는 증상을 하나하나 확인해 보면 생각만큼 심각하지 않은 신체적 호소가 많이 존재한다는 사실을 놓쳐서는 안 된다. 이런 환자는 오히려 정신과가 아닌 항상 다니고 있는 단골 의사에게 진찰을 받는 경향이 높다. 정신과 질환에 필요한 지식을 의료 관계자 전체가 갖출 필요성이 요구된다 (다카하시, 2008f, 2008g, 2008h).

미키(2002)는 우울 증상을 보이는 환자가 초진 단계에서 어느 진료과에서 진찰을 받았는지를 조사 보고하였는데, 그 결과가 흥미롭다(그림 11). 우울증 치료라고 하면 정신과가 전문이라는 생각이 뿌리 깊지만 실제로는 대다수 환자가 정신과 이외의 다른 과에서 진찰을 받고 있다. 초진 단계에서 정신과나 심료내과(내과 + 정신과의 개념으로 진료하는 일본 임상의 한 형태 – 옮긴이)를 찾는 환자는 양쪽을 합해도 10% 정도이다. 환자 대부분은 우울증이라고 인식하지 못하거나 정신과 진찰에 대한 저항감 때문에 정신과가 아닌 다른 진료과를 찾게 된다. 하지만 정신의학이 전문이 아니기 때문에 자살 예방은 자기 책임 분야가 아니라고는 할 수 없다. 반대로 초기 단계에서 지킴이 (gatekeeper)로서의 역할을 의료 관계자 모두가 담당한다고 해도 과언이 아니다(다카하시, 2012a).

또한 인지증 초기에 환자가 우울 상태에 빠지는 것은 임상에서 자주 볼 수 있다.

그림 11. 우울증 환자의 초진 진료과

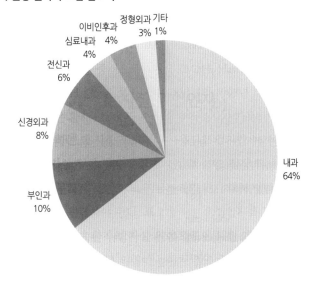

내과
64%

부인과
10%

신경외과
8%

전신과
6%

심료내과
4%

이비인후과
4%

정형외과
3%

기타
1%

주변 상황을 인지하지 못하는 것과 맞물려 사소한 일로 절망감에 사로잡혀 우울 상태가 된다. 그러면서 자살 위험이 높아지는 것도 드문 일이 아니다.

그리고 기질적 장애를 수반한 의식장애가 우울 상태와 겹친 경우도 자살 위험 평가를 엄밀히 실시해야 한다. 언뜻 봐서는 사고로 오인되는 자살이 사실은 의식장애로 가끔 발생하기 때문이다. 특히 원래 장기간에 걸쳐 우울 경향이 나타난 고령 환자 중에 경도의 인지증이나 가벼운 섬망증상이 있는 경우는 자살 위험을 보이는 징후라고 판단하고 주의해야 한다. 「우울」(depression), 경도의 「인지증」(dementia) 및 「섬망」(delirium)은 고령자 자살 위험의 세 가지 증상이라고 할 수 있다(다카하시, 2007r).

한편으로 Farberow들은 의료 관계자나 가족에게 지나치게 의존하는 태도를 보이면서도 확연히 적의를 드러내는 의존·적대형 환자의 자살 위험도 언급하고 있다(Farberow et al., 1970). 치료 담당자나 주변 사람들과의 사이에 충분한 소통성이 확보되지 않는 사실, 치료 동맹이 성립하지 않는 사실 자체가 이런 환자가 가지고 있는 자기 파괴성을 표현하고 있을 가능성이 있다. 이런 환자는 종종 의료 관계자의 무의식적 적의를 자극할 수도 있다. 환자가 저지른 반칙 행위가 문제가 되어 가장 치료가 필요한 상황에서 강제 퇴원이라는 사태가 발생하기도 한다.

2. 질병 단계

질병 단계와 자살 위험을 살펴보면 발병 직후, 회복기, 혹은 퇴원 직후에 위험이 급격히 높아질 가능성이 있다고 지적되었다.

Poldinger은 자살 행동에 이르는 과정을 ①고뇌기, ②양가기(兩價期), ③결단기의 3단계로 분류하였다(Poldinger, 1968). 특히 결단기에서 어떤 일종의 진정화된 상태가 보인다는 점에 주목하여야 한다. 이것은 치료에서 함정이 되기도 하는 위험한 상태일 수 있다. 자살미수 직후 전혀 우울해 보이지 않는 일군의 환자가 있다는 것은 이미 지적한 바이지만, Poldinger가 말한 이「뭔가 기분 나쁜 침착함」과도 관련이 있다. 심한 우울 상태이거나 불안, 초조감이 심각한 환자에게서 지금까지의 증상이 거짓말처럼 사라지고 평온하게 얼굴에 미소까지 띄우며, 의료 관계자에게도 감사를 표하는 경우가 있다. 이런 징후들 때문에 의료 관계자들이 자살 위기는 이미 제거되었다고 낙관적으로 받아들여 판단을 그르칠 가능성도 적지 않다.

킨다이치들은 자살 위험이 높은 일부 환자에게 나타나는 이런「뭔가 기분 나쁜 침착함」을「폭풍 전야의 고요」같은 것이라며 엄중히 주의를 기울여야 한다고 강조한다.「특히 대타적 배려가 심한 멜랑꼴리 친화형이나 중년에서 이런 침착함이 발병 전만큼 회복되었다고 오해하기 쉬운데 사실은 각별한 주의가 필요하다. 어떤 의미의 침착함인지 판단하는 데 자신이 없을 때는 지금까지 자살을 입에 담았거나 자살하려는 기색을 보인 환자가 왜 다시 살아가려고 생각하는지, 정곡을 찔러 본인에게 추궁하는 것도 감별에 도움이 된다. 아직도 자살 의지가 확고한 경우에는 순간적으로 적절한 답을 찾지 못 할 것이다」(킨다이치 등, 1987). 우울증 환자 중에는 증상이 심각한 채로 굳어버리거나 급격하게 악화된 경우만 있는 것이 아니다. 갑자기 상태가 개선된 것처럼 보이는 경우는 이게 진짜 계속 될 회복 과정인지를 세심하게 지켜봐야 한다.

또한 우울증에서는 회복기에 자살 위험이 높아진다는 지적이 있는데 필자는 모든 시기에 위험이 존재한다고 본다. 회복기에 이르면 정신운동억제가 어느 정도 개선되기 때문에 죽음에 대한 갈망을 실행할 수 있게 되어 자살 위험이 높아진다는 점이 이 주장의 근거인 것 같은데 자살 위험이 존재하는 것은 아무래도 회복기만은 아니다. 오히려 이 시기에는 객관적으로 개선 징조가 나타나서 그때까지 관심을 보였던 주변 사람들이 이전만큼 주의를 기울이지 않게 되지만 자살 준비 위험이 상존할 가능성은 충분히 있다.

3. 자살갈망, 자살미수, 타자의 자살 경험

자살미수까지는 이르지 않더라도 자살갈망을 어떤 형태로든지 표명하는 환자에게는 각별한 주의가 필요하다(다카하시, 2007o). 자살 의도는 언어적으로 표출하는 경우만 있는 것이 아니고 비언어적으로 전달되는 경우도 많다. 「죽고 싶다」 「자살 하겠다」처럼 확실하게 말로 하는 사람도 있지만 「더 이상 살 의미가 없다」 「아무도 모르는 곳으로 가버리고 싶다」 「잠에서 영영 깨어나지 않았으면 좋겠다」와 같이 넌지시 내비치는 경우도 있다.

「그동안 신세 많이 졌습니다」처럼 장면에 어울리지 않는 감사의 기분을 갑자기 전하는 경우도 있다. 소중히 간직하고 있던 물건을 지인에게 주고 편지나 일기를 처분하는 일도 자살 직전에 자주 볼 수 있다. 혹은 실제로 자살할 때 사용하려는 수단을 준비하기도 하고 자살 장소를 미리 탐방하는 것은 우울증에 한하지 않고 다른 질환으로 인해 자살하는 경우에도 자살기도 전에 종종 나타난다.

자살미수에 그친 환자에게는 다음과 같은 정보를 자세히 확보하도록 한다. 발견하기 힘든 장소나 계획을 세워 자살기도를 실행했는가. 어떤 형태로든 누군가에게 신호를 보냈는가. 자살 방법을 미리 준비하여 계획을 치밀하게 세우고 유서를 준비해 두었는가. 사용한 방법의 치사성은 객관적으로 어느 정도 높은 것이었는가. 환자는 이 방법으로 어느 정도 확실하게 죽을 수 있을 것이라고 믿고 있었는가.

타자의 자살을 경험한 적이 있는 사람이 자살 위험도 높다는 사실이 보고되었다. 특히 자살 위험인자를 많이 내포하고 잠재적으로 자살 위험이 높은 사람이 타자의 자살을 직접 혹은 언론 보도 등을 통해 알았을 경우, 간단히 상대방과 동일화하여 갑자기 자살 위험이 증강되는 경우가 있다(다카하시, 2010b). 특히 사춘기의 이른바 연쇄 자살(suicide cluster) 위험은 최근에 주목을 받고 있다(Centers for Disease Control, 1988 : 다카하시, 1998b, 2006e, 2008,e).

그리고 가족, 근친자에 자살자가 있는 경우도 자살 위험에 주의를 기울여야 한다. 우울증을 제외하더라도 높은 비율로 자살이 일어나는 가계에 대한 보고가 실제로 있고 유전이 자살의 원인이라는 지적도 있다. 동일 가계에 높은 비율로 자살자가 발생한다는 사실을 주시해야 한다.

4. 발병 전 성격

고지식함, 꼼꼼함, 몰입성, 다른 사람에 대한 배려 같은 이른바 집착하는 성격이 우울증에 걸릴 확률이 높다는 지적은 예전부터 있었지만 이런 성격이 아닌 우울증 환자도 적지 않다. 비교적 공통된 성격으로는 자기불완전감, 완벽주의, 타인에 대한 과민성(본인이 자기 자신을 어떻게 생각하는가 하는 것보다도 타인이 어떻게 바라보고 있는가에 상당히 민감 – 옮긴이) 같은 특징도 있다. 요컨대 타자에게 우수한 사람이라고 평가받고 있지만, 본인 능력에 자신감을 갖지 못하고 능력 부족을 채우려고 필사적으로 노력한다. 또한 어떤 일을 하더라도 적당히 대충 버무려버리는 태도에 안주하지 않고 항상 타자의 평가에 신경 쓰는 특징이 있다.

Beck가 지적한 우울증에 잘 걸리는 사람의 성격에 대해서도 간단히 언급한다(Beck, 1976). Beck는 우울증의 인지이론에 대해 다음 세 가지 개념을 가정한다. 인지의 세 징후, 틈새, 그리고 인지 오인이다. 여기에서는 특히 인지의 세 징후에 관해 살펴본다(인지요법의 다른 개념은 예방과 치료의 장에서 자세히 해설한다).

인지의 세 가지 징후는 자신의 과거, 현재, 미래에 대한 부정적 견해를 가리킨다.

① 우울증 환자는 자기의 모든 경험을 부정적으로 해석한다.「내가 지금까지 해 온 일은 대수롭지 않다」「지금까지는 거듭 실패만 해 왔다」는 식으로 과거의 경험이나 업적을 타당하게 받아들이지 못하고 자기 부정적 태도를 보인다.

② 지금 현재의 자신에게도 결함이 있어 만족하지 못하고 가치가 없다고 확신한다.

③ 이런 과거와 현재에 대한 부정적 인식을 근거로 상상하는 미래도 긍정적으로 받

아들이지 못하며 부정적 견해가 우세하다.

우울증 환자를 보고 있으면 집착 성격, 혹은 Beck가 지적한 성격과 명확하게 구분되는 예는 비교적 드물고 양자의 특징을 모두 갖추고 있는 사람이 많은 듯하다.

우울증 환자, 특히 자살 위험이 높은 사람은 자기 인생의 긍정적 요소를 객관적으로 수용하지 못하고 부정적 태도를 고집하는 경향이 강하다. 그러면서 본인의 결론을 지지하는 사실이 없는데도 불구하고, 특정의 부정적 결론을 내린다. 전체 상태에서 멀리 벗어난 대수롭지 않은 일에 초점을 맞춘다. 오로지 한 가지의 사건이나 어떤 상황에서 왜곡된 인지에 기초하여 아주 일반화된 결론을 내릴 수도 있다. 바깥 세계의 사건과 자신이 관계가 없는데도 외부 세계의 사건을 자신에게 결부시켜 받아들이는 경우도 많다.

이처럼 주변에는 자신을 질책하는 사건들뿐이고 자신에게는 아무런 능력도 없고 과거에도 현재에도 모든 일이 실패와 후회로 가득 차 있기 때문에 다가올 미래도 전혀 희망이 없는 세계가 되어 버린다. 흑백 논리의 양자택일 사고에 사로잡혀 왜곡된 사고방식에 바탕을 두고 바람직하지 못한 결론에 이른다. 이런 유연성이 결여된 양자택일 사고방식이나 극단적 결단 불능 태도는 우울증 환자의 문제 해결 능력이 극히 한정되어 있다는 사실을 보여준다.

최근 새로운 유형의 우울증(혹은 기분변조성 친화형 우울증)에 관심이 높아지고 있다. 신형 우울증에서도 자살 위험이 높아지는 경우가 있는지 질문을 자주 받는다. 전형적 우울증에 비해 신형 우울증을 이환하는 사람의 연령은 비교적 젊다. 또한 전형적 우울증과는 대조적으로 타인을 책망하는 점도 특징적이다. 예전부터 존재한 전형적 우울증에 비하면 약물요법 등의 효과도 충분하지 않다고 한다. 치료에는 심리요법이 중심이 되는데 좀처럼 이런 치료법도 크게 효과적이지 않다는 지적도 있다. 단 이런 신형 우울증에 걸린 사람의 자살 위험은 과거의 전형적 우울증이 아니라고 해서 자살 위험이 낮다고 하기는 힘들다. 이런 환자도 주변 사람들과 다양한 갈등을 빚고 있는 경우도 많기 때문에 다른 위험인자를 검토하여 자살 위험을 평가해야 한다(칸바 등, 2009).

5. 음주량과의 관계

알코올 의존증은 다음 항목에서 자세히 논하겠지만, 우울증 환자의 음주량 증가도 자살 위험 평가에서는 검토해야 할 문제이다.

알코올 의존증 진단기준에 해당하지 않더라도 자살을 시도하는 대부분의 사람이 자살 행동을 일으킬 때는 어느 정도 술에 취한 상태에 있다. 알코올이 직접 영향을 미쳐 자아의 판단도 약해지고 직접 자살 행동으로 치닫도록 촉진하는 경우도 많다(자살미수자를 면담해 보면 자기 파괴적 행동에 이르기 전에 해리증상을 보이는 경우가 많다. 자기 목숨을 위험에 처하게 하는 일은 그만큼 매우 공포에 찬 체험이고, 정상적 심리상태에서 이런 종류의 행위를 하는 것은 아주 어렵다는 것을 의미한다. 인위적으로 비슷한 심리상태를 형성하려고 약물이나 알코올을 사용하게 될 가능성도 있다).

우울증에 걸린 경우, 초기 단계에서 정신과 진료를 고려하는 사람은 거의 없다. 그리고 음주를 통해 기분도 좋아지고 잠도 편안히 푹 잘 수 있을 것이라고 믿고 있는 일반인들은 생각보다 많다. 알코올이 일종의 자가 치료라도 되는 양 착각하는 것 같다. 하지만 이것은 잘못된 생각으로 술로 인해 우울증도 수면상태도 오히려 악화된다. 그리고 자각하지 못하는 사이에 조금씩 음주량이 증가하는 예는 많다. 지금까지는 거의 술을 마시지 않던 사람이 술을 마시기 시작하거나 즐기는 정도의 음주량이 조금씩 늘어나는 일은 우울증 환자에게서 많이 볼 수 있는 현상이다. 술에 취한 상태에서는 다소 증상이 개선된 듯이 보여도 원래 알코올은 중추신경계를 억제하는 작용이 있기 때문에 술에서 깨어나면 본래의 우울 증상은 더욱 악화된다.

우울증과 알코올이 겹치면 자살 위험을 더욱 자극한다. 필자는 치료 중에는 원칙적으로 금주를 하도록 하고 만약 술을 마시더라도 가족 누군가와 함께 아주 적은 양만 마실 것을 조언한다. 앞에서 언급한 내용을 설명하고 항우울약과 알코올을 동시에 복용했을 때 발생할 수 있는 문제점을 일러두면 환자는 이런 권고에 응하는 경우가 많다(당연하지만 알코올 의존증 진단기준에 해당하는 환자는 그렇게 쉽게 받아들이지 않는다).

6. 신체 질환과 약물로 인한 2차성 우울 상태

우울증과 비슷한 상태가 여러 원인으로 발생할 가능성도 있다. **표 7**에 2차성 우울 상태를 일으키는 원인을 정리하였다. 예를 들면 뇌경색 후 높은 비율로 우울 상태가 나타난다는 사실은 널리 알려져 있다. 특히 좌전두엽 경색은 우울 상태를 자주 볼 수 있다. 파킨슨병에서도 가끔 우울 상태가 나타나는데 내인성 우울증과의 감별이 어렵기도 하다. 혈관성 인지증과 알츠하이머병도 초기에 우울 상태를 보이는 경우도 있다.

또한 신체 질환 치료를 목적으로 사용하는 약물 영향으로 우울 상태가 나타나는 경우도 있기 때문에 우울 상태라고 판명되면 원인에 대한 검색을 철저히 해야 할 것이다.

7. 확대 자살 위험

환자 본인의 자살 위험은 원래부터 정신적으로 관계가 긴밀한 주변 사람들을 끌어들이는 확대 자살(이른바 「강제정사」를 가리킨다)이 발생할 위험도 언제나 평가 대상이다.

환자가 희생자가 될 상대에 대해 끈끈한 일체감 혹은 일체감에 대한 환상을 품고 있는 경우가 있다. 그리고 본인이 없는 상황에서 상대의 생존 자체가 환자에게는 전혀 상상이 안 된다. 절망적 상황에서 유일한 해결책으로 자살을 생각하는데 당연히 남겨질 상대도 계속 살아가지 못할 것이라는 결론을 내린다.

환자가 젊은 엄마라면 어린 아이들이 희생된다. 또 나이 든 부모가 신체장애가 있는 성인 자식을 데리고 동반자살하기도 한다. 중년의 남성 환자에게는 가족 전원을 살해하는 일이 일어날 수 있다. 병약한 배우자가 있는 고령자 중에는 배우자를 살해

표 7. 기질성(증후성 혹은 2차성) 우울증 원인

진단이 안 된 암
폐암, 췌장암
대사/내분비질환 : 갑상선기능저하증 고칼슘혈증 쿠싱병
약물 : 스테로이드 베타차단제 메틸도파 인터페론 clonidine nifedipine digoxin L-dopa tetrabenazine
감염 : 바이러스감염 근통성척수염 브루셀라병 신경매독
기질성뇌질환
점거성 병변* 인지증

* 점거성 병변 : 혈종이나 종양 발육 등에 수반하여 조직 또는 장기 일부가 그것과 바뀌는 경우에 그 혈종이나 종양을 말한다. – 옮긴이

한 후 자신도 생명을 끊는 예도 있다. 상대를 살해한 다음 환자만 살아남는 경우도 많은데 장기적 예후를 추적해 보면 이런 사람이 다시 자살을 시도하고 목숨을 잃을 가능성은 아주 높다.

단순히 우울증 환자 본인의 정신증상만이 아니라 당사자가 처한 사회적 상황, 가정 상황도 면밀히 살펴야 한다. 환자의 자살 위험과 함께 공격의 대상이 될 가능성이 있는 사람들의 안전 확보에도 신경을 써야 한다.

이상으로 우울증 환자의 자살 위험에서 주의할 점을 다루었다. Kielholz가 제시한 우울증 환자의 자살 위험을 판정하는 데 있어서 중요한 점을 **표 8**에 정리하였다.

표 8. 우울증 환자의 자살 위험인자

A) 자살 수단과 징후
  1. 자살미수 경력
  2. 자살 가족력 혹은 지인이 자살하였다
  3. 자살한다고 위협한다
  4. 자살 실행과 준비를 구체적으로 말한다
  5. 험악한 상태가 지나간 후「불쾌한 침착함」의 상태가 나타난다
  6. 자기말살 혹은 파멸하는 꿈을 꾼다

B) 증상 특징
  1. 심한 불안 초조감
  2. 지독한 불면
  3. 컨트롤할 수 없을 정도의 과도한 공격성
  4. 우울증 초기, 회복기, 혼합기
  5. 생물학적 위기의 연대(사춘기, 임신기, 산욕기, 갱년기)
  6. 중도의 자책감, 자기불완전감
  7. 불치병, 심기망상
  8. 알코올 의존증 합병

C) 환경요인
  1. 붕괴 가정 출신
  2. 상실체험
  3. 직업 및 경제적 문제
  4. 과제나 인생 목표를 달성하지 못 한다
  5. 신앙의 연결 고리를 상실

---

8. 증례 제시

【증례 3】   **70세 남성 우울증**

발병 전 성격 : 원래 신경질적 성격으로 타인의 말에 예민하며, 기분 전환을 잘 하지 못하고 혼자서 끙끙대는 성격이다.

현병력 : 50대 후반부터 불면, 식욕부진, 기분이 답답해지고 평소에 즐기던 일에도 흥미를 잃고 결단력이 저하된 점을 자각하고 정신과 진료를 받았다. 우울증은 반년 정도 간격으로 경감되었으며, 최근 몇 년간은 정도가 심하지 않았다. 그러나 가벼운 우울 상태는 계속되었다. 배뇨 곤란을 호소해 종합병원의 비뇨기과에서 진료를 받았다. 양성 전립선비대라는 진단이 내려지고 수술을 권유받았다. 이 무렵부터 환자는 가족들에게 「자신은 암에 걸렸다」 「허리 통증은 암이 골반에 전이되었다는 증거다」고 하였다. 또 CT촬영에서는 경도의 다발성경색이 발견되었고, 하세가와 식 간이지적정신기능평가 스케일에서는 25점으로 경도의 지적능력 저하로 나타났다.

예정대로 수술을 받았지만 수술 후 더 불안정한 상태를 보였다. 다음날 아침 옥상에서 뛰어내렸지만 아래층 베란다에 걸려 하퇴에 가벼운 타박상을 입는 정도에서 그쳤다. 바로 정신과로 옮겨졌는데 인지증 말고도 가벼운 섬망이 나타났다.

이런 예처럼 원래 오랫동안 우울 상태에 있었던 사람이 신체 질환을 계기로 심기적(이 경우는 심기망상에 가깝다) 상태를 보이며 경도의 인지증과 섬망을 배경으로 갑자기 자살 행동을 일으키는 예는 고령자에서 결코 드물지 않다. 우울(depression), 경도의 인지증(dementia), 섬망(delirium)의 세 가지 위험한 징후가 나타난 좋은 예이다.

【증례 4】   **50세 남성 우울증**

가족력 : 형이 정신지체장애. 고모가 40대에 자살

생활사 : 농가의 2남 4녀의 장남으로 자라났다. 형이 정신지체장애자

였기 때문에 어렸을 때부터 실질적으로는 형제 중에 유일한 남자 아이로 대우를 받으며 가족과 친척들의 총애 속에서 자랐다. 부친이 마을 어른 같은 존재였지만 이와는 대조적으로 환자는 자기불완전감이 심했다. 내향적이어서 적극적으로 사람들과 어울리려고 하지 않았다. 가업은 부인에게 맡겨 놓고 환자는 젊었을 때부터 주식투자에 빠져 빚을 짊어지게 되고 집안 살림을 처분하는 일을 되풀이하였다. 주식으로 한몫 벌어 주변 사람들 코를 납작하게 만들어야겠다는 집착이 강했다. 주식 거래를 하고 있을 때만 생기가 돌았다.

현병력 : 46세 때에 불면을 주소로 정신과 진료를 받았다. 낮에 일을 많이 하면 잠을 잘 들지 못하는 경우가 가끔 있다고 호소했다. 예전에는 사람들과 술을 마시는 것도 거절할 정도로 술에 약했지만, 차차 주량이 늘어 다른 사람에게 민폐를 끼칠 때도 있었다.

악몽을 꾸는 날이 많고, 잠을 잘 들지 못한다는 호소 말고도 두중감, 상기감, 어깨 결림, 배부통, 아킬레스건 통증, 손가락 통증 같은 다양한 심기적 증상을 보였다. 신체적 호소는 꼭 일정한 것은 아니고 때론 증상이 변하는 경우가 있었다. 고모가 자살했는데 자신도 언젠가는 자살하는 것이 아닌가 하는 걱정을 여러 번 토로하였다.

초기에는 내인성 우울증이라고 진단하지 않고 성격 문제가 많은 증례로 다루어졌다. 부인에게는 의존적이면서도 가장으로서 행동하려는 태도 또한 두드러졌다.

상태가 진행되면서 자살갈망도 자주 입에 담게 되었다. 주식 투자 실패를 계기로 일을 하면 쉽게 피곤해진다고 자주 호소하며 스스로 입원을 원했다. 불안 초조감, 불면, 식욕저하를 주소로 약 1개월간 입원하였다.

자기불완전감이 심하고 신체 증상에 신경을 많이 쓰는 편이었다. 주치의와 이야기할 때도 불면과 신체적 호소가 중심을 이루었다. 입원은 스스로 원했고 「빨리 일해야 하는데」같은 초조감은 보이지 않았다.

일단은 이해를 한 상태에서 퇴원을 했지만 퇴원 직후부터 다시 불면과 심기적 호소, 의욕이 생기지 않고 본인이 입원을 원해 다시 찾아왔다.

수개월 후, 두 번째 입원을 하게 되었다. 불면, 머리가 말끔하지 않다, 멍하다, 일할 기분이 들지 않는다, 그저 하루 종일 자고 싶다, 사람이 집에 찾아와도 만날 생각이 없다는 등의 증상을 보였다. 또한 이 무렵부터 앞으로 2년이 지나면 자신은 자살할 것이라는 생각이 든다는 말을 입에 달고 살았다.

입원하고 시간이 지나면서 어깨가 아프다, 머리가 무겁다, 발이 묵지근하다, 위가 아프다 같은 심기적 호소가 늘어났다. 병원 7층에서 뛰어내릴 작정으로 실제로 거기까지 간 적이 있다고 간호사가 전해준 적도 있었다.

면담 중에 이 상태라면 얼마 후에는 죽을 것이라고 본인이 예상을 하여 주치의에게 들려주기도 하였다. 이처럼 자살이 아니라 자기 운명이 앞으로 얼마 남았는지 예측하여 환자가 직접 말하는 경우도 종종 있었다.

이번에도 퇴원 후 얼마 지나지 않아서부터 불면, 심기적 호소, 그리고 만사가 귀찮다고 주변 사람들에게 강력히 호소하였다. 점차 가정에서의 역할도 작아졌다. 부인과 어머니가 직접 환자의 태도를 힐난하는 경우도 많아졌다. 가업인 농업도 환자를 빼고 진행되었다.

환자에게 질린 자식들과 부인이 집을 나갔다. 자꾸만 입원하기를 원했지만 주치의는 장기 입원이 될 가능성을 지적하며 외래 통원을 강력하게 조언하였다.

부인이 집을 나간 지 반년이 지났을 때 가정재판소의 조정으로 이혼이 성립되었다. 환자는 그 후에도 부인과 아이들이 있는 곳에 1주일에 한 번 정도 다니면서 함께 식사를 하였다. 심리적으로는 여전히 부인에게 모두 의존하고 있었다.

그 무렵 주치의가 전근을 가면서 교체 되었고 그 후 수개월 후 세 번째 주치의가 오게 되었다. 이혼 후에는 82세 노모와 둘이서 생활하며 이혼한 부인에게 가끔 재결합을 강요하였다. 이 무렵 환자는 주식투자에서 마지막 큰 승부에 나섰다. 주식 자금을 조달하기 위해 집문서를 가지고 나가려고 하다 필사적으로 말리는 어머니를 발로 차서 어머니가 늑골이 골절되어 입원까지 하게 되었다. 결국 주식으로 큰 손실을 보고 며칠 후 환자는 자택 근처 다리에서 뛰어내려 사망하였다.

이 경우, 전 과정을 거쳐 우울증이라고 진단은 내려졌지만, 그 이상으로 환자가 처한 상황에 대해 생활사를 바탕으로 한 역동적 이해가 중요하다. 성격 문제가 심각한 증례임에는 틀림없지만, 주목할 것은 성격 문제의 원천이 뭔가 하는 점이다.

여섯 형제 중에 남자는 두 명이었지만 형이 정신지체로 인해 시설에 장기간 수용되었고 실질적으로 남자 아이는 환자 혼자였으며 가족의 기대를 한 몸에 받으면서 자라났다. 그러나 집안의 가장 역할은 결국 해내지 못하였다. 지역 주민들로부터 존경받았던 아버지를 환자는 도저히 뛰어넘을 수 없다고 생각하고 항상 아버지와 비교당하는 것 자체가 고통이기도 하였다.

부인과의 관계에서도 역시 유치할 정도로 의존 관계에서 자기가 우위를 차지하려고 하였지만, 결과는 허무하게 끝나고 심기적 호소에서 본인이 안주할 곳을 찾으려고 하였다.

환자에서 사기 존재를 회복할 유일한 방법은 주식으로 크게 투자해 하룻밤에 일확천금을 버는 일이었다. 묵묵히 농사일에 종사하는 일은 이미 환자 욕구를 충족시킬 만한 것이 되지 못하였다. 환자가 주식투자에 빠져 드는 모습은 이 자체가 자기 파괴적 행동이었던 것이다.

죽을 시기를 몇 년 전부터 정하고 있는 점은 흥미롭다. 처음에는 자기 목숨이 무슨 병에 걸려 몇 년 이내에 끝날 것으로 예감한다고 가끔 주치의에게 말하였지만, 이것이 점차 스스로 목숨을 끊는다는 예고로 바뀌어 갔다.

자살 직전에 자살을 유도했다고 생각되는 몇 가지 상실체험이 생활사에서 나타난다. 중년기 남성이 이혼 후 자살률이 높아진다는 점은 주지의 사실이듯, 이 증례에서도 자살 1년 전 부인과 자식이 집을 나가고 그 후 이혼이 성립되었다. 또 자살 직전 주치의가 세 번 교체된 점도 커다란 요인이었을 것이다.

그리고 환자는 마지막 도박에 나서고 집을 팔아 주식투자에 자신의 전 재산을 걸었다. 같이 살던 노모가 반대하자 이를 뿌리치기 위해 노모에게 부상을 입혔다. 이 일로 주변으로부터 비난을 받고 본인도 자책을 하게 된다. 게다가 주식투자로 큰 손실을 입은 끝에 환자는 자살을 하게 된다.

II. 알코올 의존증

알코올 의존증은 단적으로 말하면 음주 결과, 정신, 신체, 대인관계에 여러 증상이 나타나는 병태이다. **표 9**에 알코올 의존증에 나타나는 증상과 문제를 제시한다. 음주에 관용적인 일본에서는 알코올 의존증 문제에 대한 인식 부족이 두드러지지만, 실은 우울증과 더불어 알코올 의존증은 자살과 밀접한 관련이 있는 심각한 병태이다. 일본에서의 알코올 의존증은 적게 잡더라도 80만 명에서 200만 명은 존재한다고 추정된다. 병사, 사고사, 자살의 비율이 높아지기 때문에 알코올 의존증 환자의 평균 수명은 건강한 사람에 비해 30년 정도 짧고 나이는 50대 전반이다.

Menninger는 알코올 의존증과 약물남용 그 자체를 무의식의 자기 파괴적 경향의 발로로 보고 만성 자살(chronic suicide)이라는 개념을 제창하였다(Menninger, 1938). 알코올 의존증으로 결국, 판단력도 떨어지고 여러 사회적 문제를 일으켜 점점 심각하게 고립화되어 간다.

알코올 의존증은 우울증과 동일 질환 스펙트럼에 위치한다는 의견도 있다. 우울증에 걸린 후 서서히 음주량이 늘어 알코올 의존증이라는 진단을 받는 환자도 있는 반면, 알코올 의존증으로 사회적 고립, 대인적 문제가 늘어 우울 감정이 깊어지는 경우도 종종 있다. 알코올 의존증과 우울증은 마치 쌍둥이 관계라고도 할 수 있다.

알코올 의존증 진단에는 ①신체적, 정신적 의존의 형성, ②음주를 컨트롤할 수 없다, ③병적 음주로 발생한 사회적 문제, ④중요한 대인관계 파탄 등을 검토해야 한다.

표 9. 알코올 의존증 증상

신체에 나타나는 증상

간장애 : 지방간 알코올성 간염 간경변

당뇨병 : 췌장염

소화기장애 : 위염 위궤양 식도정맥류파열

신경계장애 : 코르사코프증후군 시신경염 펠라그라뇌증 말초신경장애

심근염

대퇴골골두괴사

태아성 알코올 중후군

정신에 나타나는 증상

술 없이는 살 수 없다(의존, 남용)

평일에도 아침부터 마신다. 근무 중에도 마신다.

일단 마시기 시작하면 끝까지 마신다.

갑자기 사람이 변한다(이상명정, 병적명정)

블랙아웃(필름이 끊어지듯 음주시의 행동을 기억하지 못한다)

알코올이탈 증후군 : 경련 섬망

환각(환시가 특징적)

망상(질투망상)

알코올성 인지증

대인관계에 나타나는 문제

결근 태업 실업

사회적 신뢰를 잃는다

가족 관계 파탄

금전 문제, 가족에게 폭력(이혼, 어른아이*)

범죄행위

* 어른아이(adult children): 나이 먹은 어른들이 모든 것을 부모 탓으로 돌리고 불평불만을 쏟아내는 것 – 옮긴이

다음 세 가지 중에 한 가지라도 해당되면 알코올 의존증을 의심할 여지가 있다(세 가지 모두 인정되면 알코올 의존증이 심하다고 의심할 수 있다). ①음주를 컨트롤할 수 없다, ②음주가 원인으로 직장이나 가정에 폐를 끼친 경험이 있다, ③술을 안마시면 다음과 같은 증상이 나타나는데 다시 마시면 좋아진다(손가락 떨림, 발한, 구토증, 안절부절못함, 불면). 다양한 진단기준이 있지만 그 중 하나로 **표 10**에 워싱턴대학 의학부 정신과의 진단기준을 제시한다(Feighner et al., 1972).

표 10. 알코올 의존증 진단기준

각 항목 중 한 가지 이상 해당
A) 신체적, 정신적 의존
   1. 알코올 이탈증상
     예) 진전 경련 환각 섬망
   2. 과잉음주로 인한 신체 질환
     예) 간경변 위염 심근염 신경염 코르사코프증후군
   3. 블랙아웃
   4. 과도한 음주
     예)일상적 책임을 완수하지 못하고 48시간 이상 계속 마신 적이 과거에 두 번 있었다
B) 음주를 조절 못 한다
   1. 금주하려고 결심해도 지키지 못한다
   2. 어떤 상황에서만 음주하려고 한 적이 있다
     예) 오후 5시 이후에만, 주말에만, 누군가 함께 있을 때만 마신다
   3. 술을 직접 마시지 않고 알코올이 포함된 다른 것을 마신다
C) 문제 음주로 인한 사회적 문제
   1. 음주 때문에 체포
   2. 술에 취한 상태에서 운전하여 경찰까지 부르는 사태가 일어난다
   3. 음주로 직장에서 문제를 일으킨다
   4. 술을 마시고 싸움을 한다
D) 중요한 대인관계 파탄
   1. 환자 자신이 너무 많이 마신다고 생각한다
   2. 가족이 음주에 반대한다
   3. 술로 인해 친구를 잃는다
   4. 가족 이외의 사람이 음주에 반대한다
   5. 음주에 대해 죄책감을 느낀다

1. 알코올 의존증과 자살 행동

알코올 의존증 환자의 자살률은 해외에서는 전체 자살자의 20~30%를 차지한다는 보고가 많다(Barraclough et al., 1974 ; Beskow, 1979 ; Chynoweth et al., 1980 ; Dorpat et al., 1960 ; Robins et al., 1959). 하지만 일본의 보고를 보면 이것보다 낮은 10% 전후이다(사이토 등, 1973 ; 스와키, 1975 ; 스즈키, 1982 ; 다나카, 1980 ; 야마네, 1978). 어쨌든 우울증과 함께 알코올 의존증은 자살과 밀접하게 관련 있는 중요한 정신장애이다.

알코올 의존증은 초기보다도 시간이 많이 지난 다음에 자살이 일어나는 것이 전형적이다. 발병부터 자살까지 평균 20년의 경과 시간을 거친다는 보고도 있다(Robins et al., 1959). 알코올 의존증 환자의 자살은 중년기에서 가장 많이 발생하는데 최근에는 알코올 의존증의 연령층이 젊어지는 경향을 보이기도 한다. 그렇다고 해도 20대 정도의 젊은 층의 자살은 비교적 적은 편이다. 최근에는 여성의 알코올 의존증도 문제가 되고 있지만 현시점에서는 알코올 의존증 환자의 자살은 압도적으로 중년 남성에게 많다. 그리고 장기간 추적조사 결과를 보면 알코올 의존증에 합병되는 신체 질환이나 불의의 사고사 등 다른 원인으로 인한 사망률도 높아진다.

알코올 의존증 환자는 「자살하겠다」고 주변 사람들을 위협하고 실제로 자살미수를 일으키는 경우도 많다. Murphy들의 조사에 의하면 자살한 알코올 의존증 환자 50명을 검토한 결과 30%에 자살미수가 있었고, 나름대로의 방식으로 자살을 암시한 사람은 92%에 이르렀다(Murphy et al., 1979). 자살하기 1년 전에 처음으로 자살을 넌지시 암시한 경우가 절반 이상을 차지하였다. 이처럼 장기간에 걸쳐 자살을 암시하는 사람이 많은 것과는 대조적으로 자살 직전에만 자살을 암시한 사람은 12%에 지나지 않았다. 따라서 자살갈망을 분명히 밝히는 알코올 의존증 환자가 많다는 사실을 알 수 있다. 하지만, 자살갈망을 보였다고 해서 이것이 바로 자살로 이어지는 구실이 되는지는 좀처럼 판단이 어렵다. 이런 사실은 알코올 의존증 환자의 진짜 자살 의도를 파악하는 것을 더욱 어렵게 만든다.

2. 자살 계기

Robins들이 134명의 자살자를 조사한 결과 31명이 알코올 의존증 진단기준에 들어맞았다(Robins et al., 1959). 이 군의 특징은 중요한 대인관계에서 갈등이나 파탄이 높은 비율로 나타났다. 이 중 약 절반은 자살하기 1년 이내에 대인관계에서 파탄이 있었다. 자살 직전 6주 이내에 인간관계가 파탄된 경우는 자살한 알코올 의존증의 3분의 1에 이른다. 이처럼 알코올 의존증 환자의 특징은 중요한 대인관계 파탄이 자살 직전에 집중되어 있다는 점이다. 이는 우울증으로 자살한 환자 중, 자살 전 1년 이내에 중요한 대인관계 파탄을 경험한 사람이 20%인 것에 비해 상당히 높은 비율이다.

알코올 의존증으로 자살한 사람이 경험한 대인관계 파탄에는 별거, 이혼, 애인 관계 파탄, 가족으로부터의 소외, 사랑하는 사람의 죽음 등이 있었다. 알코올 의존증 환자의 자살도 다양한 상실 체험이 자살 계기일 가능성이 높다. 특히 중요한 대인관계 파탄, 본인 스스로 주도권을 잡지 못하고 타자에게 일방적으로 버림받은 경험이 직접적 계기가 된 사례가 압도적으로 많다.

대인관계 파탄이 우연찮게 자살로 이어진 것은 아닌가 하는 의문도 가질 수 있다. 분명 자살 전에도 알코올 의존증 환자가 다른 사람들 사이에서 문제를 많이 일으켰거나 이혼이나 재혼을 반복한 경우는 흔하다. 그러나 특히 주목할 부분은 주도권을 잃는다는 점에 있다. 대인관계를 스스로 컨트롤할 힘을 상실한다는 점이 당사자에게는 중요한 문제이다. 지금까지도 알코올 의존증 환자가 배우자나 애인을 버리는 상황은 있었겠지만, 자살로 직접 연결되는 상황에서는 환자 자신이 주도권을 상실하고 정신적으로 중요한 관계에 있던 사람에게 일방적으로 버림받은 경험을 한 경우가 많다. 당연히 이런 경험에는 심한 절망감과 굴욕감이 따른다.

알코올 의존증으로 자살한 사람은 이 외에도 여러 상실 경험을 겪고 있다. 예를 들면 건강상 문제, 경제적 문제, 법률상 문제, 실업 등이다. 그러나 무엇보다 정신적으로 중요한 대인관계 파탄이 깊이 관련되어 있다. 그리고 상실 체험이 자살의 직접적이며 마지막 동기가 되는 것은 다른 자살자보다 더 많이 나타나는 경향이다.

또한 우울증과 알코올 의존증의 긴밀한 관계를 고려하면 알코올 의존증 환자가 자살하였을 때 우울증도 있었을 것이라고 예상된다. 알코올 의존증 환자 중 자살한 사람의 4분의 3은 우울 상태였다. 그리고 소수이기는 하지만 22%는 전혀 우울 상태가 아니었다는 보고도 주목할 만한 가치가 있다.

이전에 알코올 의존증이었으며 자살 시점에서는 알코올 의존증 진단기준에 모든 환자가 해당되었다는 보고도 흥미롭다(Murphy et al., 1967). 이것은 과거에 알코올 의존증이었다 하더라도 지금은 회복된 환자의 자살 위험은 실질적으로 낮다는 사실을 보여준다. 알코올 의존증 치료가 성공해 상당히 오랫동안 술을 마시지 않는 것은 자살 예방에 큰 영향을 미친다.

자살한 알코올 의존증 환자의 3분의 1 내지 2분의 1이 자살하기 전 1개월 동안 어떤 신체적 문제를 내세워 정신과가 아닌 다른 진료과 의사에게 진찰을 받았다. 따라서 치료를 받고 있는 알코올 의존증 환자의 병상 변화를 정신과 의사만이 아니라 다른 과 의사도 주의 깊게 살펴야 한다. 중요한 대인관계가 파탄하였거나 지금이라도 파탄하려는 상황에 있을 때는 정신적 보살핌을 비롯하여 구체적 환경 조정과 같은 도움이 필요할 수도 있다. 진찰 횟수를 늘리고 가족이나 지인들에게 위기 상황에서 도움을 줄 수 있도록 알리거나 보호 차원에서 입원이 필요할 때도 있다. 알코올 의존증 환자의 일생을 통한 자살 위험은 우울증 환자와 거의 동등하다는 지적이 있다. 알코올 의존증 환자의 자살률을 낮추기 위해서는 알코올 의존증을 적절히 치료하고 위기 상황에서 특별한 도움을 줄 수 있는 태세를 갖출 필요가 있다.

3. 사고사와의 관계

알코올 의존증 환자의 사인으로 신체 질환(알코올 의존증과 직접 관계하는 간기능장애, 심질환)으로 인한 사망률이 일반 인구보다도 훨씬 높지만, 이것과 함께 문제가 되는 것이 사고사이다. 실제로 사고사인지 자살인지 판별이 곤란하며 적극적으로 자살이라고 판정할 수 없어서 사고사로 처리되는 예도 꽤 많은 것이 현실이다.

사고사에는 교통사고사, 추락사, 소사(불에 타 죽음), 동사, 익사 등이 포함된다. 교통사고에는 음주운전으로 사망한 사람과 자동차에 치여 사망한 사람 등이 있다. 약물 과용으로 인한 사망, 익사, 교통사고 등, 자살이라고 판단할 결정적 근거가 부족한 경우에는 자살에 대한 사회적 편견도 있어 사고사로 처리하는 경우도 꽤 있다는 점을 부정할 수 없다.

알코올 의존증의 사고사 중에는 변형된 자살 행동이 상당히 높은 비율로 포함되어 있을 가능성이 있다. 특히 만취 상태에서 교통사고를 일으켜 사망한 경우 동승자 없이 운전자 혼자만 희생된 사고에서는 사고 전의 생활사를 추적 검토해 보면 단순한 교통사고 사망자의 프로필보다도 자살자와 유사하다는 보고도 있다(Tabachnick et al., 1966).

오하라들도 알코올 의존증의 생활사와 죽기 직전의 상황을 자세히 들여다보면 사고사로 처리된 것 중에 매우 높은 비율로 자기 파괴적 행동의 결과로 사망한 증례가 있다고 지적한다(오하라들, 1971, 1981). 따라서 알코올 남용으로 자기 파괴적 경향을 촉진하는 위험한 측면에 대해 적극적으로 대책을 세울 필요가 있다고 한다.

4. 치료에서 문제점

알코올 의존증이라는 진단을 받지 않더라도 우울 상태에서 음주량이 늘어가는 환자가 있다는 점은 이미 지적한 바이다. 반대로 알코올 의존증 환자가 우울 상태에 빠지는 경우도 아주 많다. Overstone들은 알코올 의존증으로 자살한 사람을 크게 두 가지로 분류한다(Overstone et al., 1974). ①장기간 심리적 갈등을 빚으며 음주가 문제가 되어 가정과 직장에서 고립되어 지금까지도 자살미수를 여러 번 한 군과 ②발병 전의 사회적응은 비교적 양호하였는데 중년기를 지나면서 처음으로 음주로 인한 문제를 일으킨 군이다. 후자는 우울증일 가능성을 염두에 두고 치료에 임할 필요가 있다. 중년 남성의 자살은 다른 연령대에 비해 정신과 진료를 받은 사람은 적고, 알코올 관련 장애가 의심되는 비율이 높다는 지적도 있다(아카자와 등, 2010). 우울증 자체보다도 절망감이 자살에 밀접하게 관련되어 있다는 사실은 Beck들의 일관된 주장이지만 알코올 의존증 환자의 자살에서도 같은 주장을 하고 있다(Beck et al., 1967).

사이토들은 알코올 의존증 환자의 자살기도는 연속적 음주 발작 끝에 자살을 기도하는 사람이 약 절반에 이르고, 떨림섬망을 일으키는 장기적 알코올 의존증 환자 중에서 자살을 하는 경우는 적었다고 한다(사이토, 1980 ; 사이토 등, 1973, 1979).

알코올 의존증의 치료 원칙이 금주라는 사실은 공통된 인식이다. 그러나 이것을 일률적으로 환자에게 강요했을 때 위험도 따른다고 지적한다. 예를 들면 사이토들은 음주에서 금주로 갑작스런 변화를 강요하게 되면 음주로 형성된 고유의 방어기제를 파괴하여 심각한 위기 상태로 내몰 위험이 있다는 점에도 경종을 울리고 있다. 그래서 알코올 의존증 환자에게 한편에서는 특유의 과대성을 인정하면서 치료하는 데 결코 무리한 목표 설정을 강요하거나 심한 죄책감을 느끼지 않도록 배려하여야 한다. 금주를 지킬 수 없게 된 경우에도 환자를 질책할 것이 아니라 다시 금주를 할 수 있도록 도움을 주는 것이 중요하다는 지적도 있다.

앞에서 환자의 도우미를 파악하는 것에 대한 중요성을 강조하였지만 알코올 의존증 환자는 절망적 상황에서 유일하게 음주가 자존심을 지켜주는 수단이 되는 예도 있다. 이런 경우 음주 이외의 다른 도움을 제시하지 않고 갑자기 금주를 강요하거나 혹은 환자 자신이 금주를 결단하는 일은 지금까지의 「병적 평형 상태」에 급격한 변화를 초래할 수도 있다는 점에 매우 세심한 주의가 필요하다. 이런 관점에서 볼 때도 사이토의 지적은 매우 의의가 있다고 생각한다.

5. 증례 제시

【증례 5】　　**55세 남성 알코올 의존증**

가족력 : 외할머니가 60대 무렵부터 정신운동억제와 우울기분을 주된 증상으로 우울증에 걸렸는데 당시 치료를 받지 않았다.

생활사 : 4형제의 장남으로 태어나 중학교를 졸업하면서 부친의 가업을 잇기 위해 목수 견습공이 되었다. 직업 성격상, 10대 후반부터 술을 마셨다. 20대 무렵은 동료들과 어울리기 위해 술을 마시게 되었고 꽤 많은 양을 즐기면서도 모습이 흐트러지는 경우는 없었다.

25세에 결혼하여 두 아이의 아버지가 되었다. 부인의 아버지(장인)는 술 때문에 문제가 있었다. 솜씨가 좋은 미장이였지만 주기적으로 술을 많이 마시고 또 마시면 가족에게 폭력을 휘둘렀다. 어린 시절부터 환자의 부인은 이런 아버지의 모습을 보며 참고 살아왔다.

현병력 : 30대 후반부터 서서히 문제가 드러나기 시작하였다. 하청 일을 하는데 원래 장인 기질이 철저한 환자는 주어진 일을 형식적으로 하는 것에 늘 불만이었다.

융통성이 없고 타협할 줄 모르는 강인한 장인 기질 때문에 작업 주문도 조금씩 줄어들게 되고, 이에 비례하여 음주량도 늘어났다. 일이 없는 날은 아침부터 술을 마실 때도 많아졌다. 그러다 보니 다음날도 일하러 가지 못하고 그러면 또 아침부터 술을 마시는 날이 이어지게 되었다. 실력에 자신이 있는 만큼 완벽하게 일을 해내려는 자세도 초기에는 인정받았지만, 점차 술 때문에 일하러 못 나온다는 핑계를 댄다고 주변에서는 생각하게 되었다.

45세 때 일하다가 떨어져 우상완골 골절을 당하였다. 골절 치료를 받을 때 다른 검사도 하였는데 간기능장애, 만성췌장염, 고혈압증으로 진단받고 내과에 입원하게 되었다. 입원한 이튿날 발한, 동계, 손가락 진전을 느끼기 시작하였다. 무단 외출을 하여 자동판매기에서 정종을 사서 마셨더니 증상은 소실되었다. 이 일이 발각되어 강제 퇴원을 하게 되었다.

실력에는 자신이 있어도 거기에 어울리는 일이 없다는 것이 환자의 주된 불만이었다. 생활은 곤궁해지고「뭐든지 일을 맡아 해줬으면 한다」는 부인의 말에 귀를 기울이기는커녕, 소소한 일로 부인에게 폭력을 휘둘렀다. 맞아서 얼굴이 부어오른 부인의 모습을 이웃 사람들이 본 것도 한 두 번이 아니었다. 부인은 술을 마시고 가족에게 폭력을 행사한 아버지와 남편의 모습이 겹쳐져 폭력을 당해도 이것은 자신의 책임이고 어쩔 도리가 없다고 받아들였다. 점차 환자는 마음이 끌릴 때만 일을 하게 되고 집안 살림은 주로 부인이 아르바이트로 유지하였다.

53세 때 위궤양으로 피를 토했다. 며칠간 금주를 했더니 떨림섬망이 나타나서 정신과에 3개월 입원하였다. 약 1주일이 지나자 의식도 청명해지고 입원 중에는 기분도 좋고 다른 환자들을 돌보기도 하며 병동에 수리할 데가 있으면 스스로 나서서 고치기도 하였다.

퇴원 후에는 수차례 진찰을 받았을 뿐이다. 이 무렵부터 가족과의 갈등은 더 심화되었다. 차남이 같은 목수가 되었지만, 옛날 그대로의 장인 기질을 보이는 아버지에 반발하여「고용 목수가 술만 마시고 일은 하지 않는 대목수보다도 훨씬 낫다」고 아버지 얼굴에 대고 욕을 퍼부었다. 환자는 음주량이 늘어나고, 여러 차례「내가 죽으면 되잖아」하는 식으로 말해도 가족 누구 하나 귀를 기울이지 않았다. 하루는 환자가 손목을 그으려는 모습을 보고 부인은 구급차를 부르려고 하였다. 그러나 차남이「진짜 죽을 생각이라면 손목 같은 데를 자를 리가 없다」고 말리자 더 이상 어찌할 도리가 없었다. 환자는 취한 상태에서 교통사고를 당한 적도 있다.

위기 상황은 다음 사건이 계기가 되었다. 차남이 외삼촌에게 집안 사정을 설명하고 부모이 이혼할 수 있도록 조정 역할을 해달라는 상의를 하였다. 이전부터 환자의 문제를 알고 있었던 터라 외삼촌은 동생을 설득하여 이혼 승낙을 받고 차남이 어머니를 돌보게 되었다.

환자는 실제로 부인이 이혼을 원하는 것이 아니라고 생각하며 이혼에 동의하였다. 며칠 지나면 부인은 다시 자신에게 돌아올 것이라고 믿었다. 부인도 사실은 본인이 적극적으로 이혼을 원해서가 아니라 주변 설득에 어쩔 수 없이 동의한 상황이었다.

부모의 이혼이 성립하자 차남은 어머니를 데리고 다른 마을로 이사해 버리고 환자한테는 절대로 주소를 알려주지 않았다. 환자는 이혼한 부인을 필사적으로 찾아다니던 끝에 어느 날 아침 일찍 만취 상태에서 목을 매어 사망하였다.

이 증례는 정신과 의료에 해당한다고는 보기 어렵지만 알코올 의존증 환자의 자살에 관한 전형적 예라고 할 수 있다. 음주는 10대 후반이라는 상당히 이른 시기부터 시작하였다. 일부 블루칼라 직종에서는 어릴 때부터 술을 마시는 것이 예전부터 흔한 일이었다. 또 어느 정도 실력이 있는 사람이 환경 변화에 적응하지 못하고 자꾸 술로 도피하는 과정이 명확하게 파악된다. 음주, 가정 폭력, 능력이 있는 자신에게 적합한 일을 주지 않는 사회에 대한 불만이 조금씩 쌓여 갔다.

환자 부인도 알코올 의존증을 앓고 있는 사람의 부인에게 나타나는 전형적 유형이다. 알코올 의존증이었던 자기 아버지의 모습을 남편에게 투영해서 보는 경향이 있었다. 부인은 폭력을 당하는 것은 자신에게 책임이 있기 때문에 하는 수 없다고 생각하였다. 폭력을 당해도 남편에게 의존하는 것 말고는 방법이 떠오르지 않았다. 이처럼 세대를 뛰어넘어 알코올 의존증이 계속 문제가 되었다.

결정적 파국은 가족 내에서 역동의 변화였다. 성인이 되어 직업을 가진 차남은 어머니 편에 서서 아버지를 공격하였다. 여러 번 환자는 자살을 암시했지만 가족은 전혀 관심을 보이지 않았다. 결국 차남의 주도권 아래 이혼이 성립되었는데 이때도 환자 부인은 본인의 의지를 분명히 하지 못하고 성인이 된 차남의 의견에 수동적으로 따르기만 하였다. 환자는 이번에도 가족들이 돌아올 것이라고 굳건히 믿고 있었지만 예상 외로 파국은 현실이 되어 스스로 목숨을 끊기에 이르렀다.

III. 조현병

우울증에 비해 조현병 환자의 자살은 돌발 상황처럼 받아들여져 주변을 놀라게 하는 경우가 있다. 경험이 풍부한 정신과 의사들도 조현병 환자의 자살을 사전에 예상하지 못하였다고 고백하는 경우가 많다. 의료 사고 소송에서도 조현병 환자의 자살 예견성을 인정하기 곤란하다는 점이 자주 지적되고 있다.

그러나 조현병 환자의 자살은 결코 드문 일이 아니다. 조현병 환자 10명 중 한 명은 자살로 인해 죽음에 이르렀다는 보고도 있다(Miles, 1977 ; Roy, 1986a). 또 Tsuang는 조현병 환자의 평균 수명은 일반 인구보다도 짧고 최대 원인은 자살이라고 한다 (Tsuang, 1978).

조현병의 유병률을 보더라도 조현병 환자의 자살이 적지 않다는 사실을 쉽게 예상할 수 있다. 정신과 병원에서는 조현병 환자의 자살수가 우울증 환자의 자살수를 넘어서는 경우도 있다. 다른 질환을 앓고 있는 환자에 비해 조현병 환자는 치사성이 높은 방법을 이용해 자살을 시도하는 경향이 있고 자살할 때의 평균 연령도 낮다고 보고되었다.

지금까지의 보고는 병적 체험에 지배당해 자살 행위를 하는 예에 주목한 측면이 있다. 그러나 최근에는 자살하는 조현병 환자가 꼭 환청, 망상에 사로잡혀 행동을 옮기는 것이 아니라 오히려 만성 경과 중에 직면한 현실적 문제가 자살의 계기가 되는 경우가 많다는 보고도 있다. 그리고 합병하는 우울 증상도 중요한 요인이 된다.

또한 조현병 환자의 본래 성격의 특징, 병의 진행 상황에 따라 인격이 황폐해져 환자가 자살 의도를 분명하게 말로 표현하는 경우가 많지 않기 때문에 자살 위험을 예측하여 자살을 예방한다는 것은 임상에서 특히 힘든 일이다(Wasow, 2000).

1. 인구 동태학적 특징

일반적으로 조현병 환자 중에 자살하는 사람은 젊은 남성에게 많다는 보고가 적지 않다. Breier들의 연구에서 조현병 때문에 자살한 환자의 평균 연령은 31세이고, 다른 질환으로 자살한 환자의 평균 연령보다도 10살이나 젊다(Brier, 1984). Roy는 조현병 자살에 관한 연구 결과 6편을 리뷰하면서 자살 평균 연령은 30대 전반이라고 보고하였다(Roy, 1986b). 호발연령을 고려하더라도 기분장애나 알코올 의존증에 비해 조현병에서는 확실히 자살 연령이 낮다. 그러나 활발한 정신 증상이 없어지고 발병부터 장기간 경과되면서 자살을 시도하는 일군의 환자가 존재한다는 사실에 주목하는 연구자도 있다(니시야마, 1979).

또한 조현병 환자 자살에서 성별 비율은 압도적으로 남성에게 많다고 여러 보고에서 지적한다(Black et al., 1985 ; Dorpat et al., 1960 ; Roy, 1982). Tsuang들은 조현병의 여성 환자 자살률은 일반 인구의 자살률과 거의 비슷한데 남성 환자의 자살률은 일반 인구보다도 훨씬 높다는 사실을 밝혔다(Tsuang et al., 1980).

2. 임상 특징
a. 급성 정신 증상에 지배당한 행동과의 관계

과거 보고에서는「옥상에서 뛰어 내려」「전차에 뛰어 들어」하는 명령성 환청 등의 활발한 정신 증상이 자살과 긴밀한 관련이 있다는 지적이 많다(다카하시, 2011e). 발병 초기나 급성 재연기에는 병적 증상에 지배당해 직접적으로 자살을 유발시킬 위험이 높아진다는 사실에 주의를 기울여야 한다. 명령성 환청만이 아니라 망상에 사로잡힌 자살갈망도 자주 볼 수 있다.

【증례 6】   28세 남성 조현병 망상형

현병력 : 환자에게는 체계화된 망상구축이 보였다. 환자는「내가 가는 곳마다 방송국(NHK)에서 도청기를 설치해 놓았다. 그래서 다른 사

람이 내 생각을 파악하고 있다. 뭘 생각해도 전부 도청기를 통해 세상에 알려지게 된다」고 믿고 있었다. 종종 방송국에 항의를 했지만 시간이 지날수록 자신에게는 숭고한 생명이 있기 때문에 목숨을 위협받고 있다고 철저히 믿게 되었다.

「내 운명은 이 세상을 파국에서 지키는 것이다. 방송국을 통해 내 생각을 꿰뚫어 보려는 장치를 설치한 것도 내 사명을 방해하고자 하는 거대한 세력의 음모다. 장치를 이용해 자살 명령을 내린다. 지금은 이게 어디 다른 세력의 명령이라는 사실을 알고 있다. 내 의지로 행동을 할 수 있을 때 자살해야만 한다」고 환자는 설명한다. 오랜 기간에 걸쳐 이런 망상은 계속되었다.

이런 예처럼 망상과 직접 결부되어 자살 위험이 발생하는 경우는 분명히 존재한다. 또 피해 관계망상과 함께 분명한 명령성 환청을 수반한 증례도 많다. 그리고 이 모두가 상보적으로 자살 위험을 강화시키는 경우도 있다. 자존감정의 저하나 무가치감이 심한 자책적 망상을 하는 환자에게 「너 같은 사람은 살 자격이 없다」「가족들에게 폐만 끼칠 뿐이다」「빨리 죽어 버려」「열차에 뛰어들면 바로 해결 될 것이다」는 환청이 계속 들리며 이것이 망상을 심화시키고 또 직접 자살 행동으로 이어지는 경우도 드물지 않다.

이 밖에도 기묘한 망상에 사로잡혀 자해행위를 하며 환자 자신은 확실한 자살 의도는 없지만 실제로 죽음의 위험에 영향을 미치는 경우도 있다. 다음 증례가 이에 대한 좋은 예이다.

【증례 7】　55세 남성 만성 경과를 거치는 조현병

현병력 : 경과에 따라 동요하는 단편적이면서 다양한 망상은 있지만 지금까지 자해행위는 없었다. 병동에서도 특별히 주목할 만한 문제 행동은 없었다.

담배를 피우는 모습이 다른 환자와 눈에 띄게 달랐다. 담배 끝에서 나오는 연기를 바라보면서 성급하게 두 번 빨아들인 다음에 한 번 천천히 크게 담배 연기를 뿜어내는 행위를 열심히 되풀이 하였다. 담배를 즐기는 것처럼은 보이지 않고 담배 한 대를 다 피우는 데는 수십 초도 걸리지 않았다. 반드시 다섯 대를 다 피울 때까지 같은 행동을 반복하였다. 환자는 이렇게 하면 뇌 속의 혈류가 시계 방향에서 시계 반대 방향으로 회전이 바뀌어 혈류가 정화된다고 하였다.

어느 날 아침 세면대 거울 앞에서 혀를 면도칼로 잘라 피투성이가 된 환자를 간호사가 발견하였다. 놀라 눈이 휘둥그레진 간호사를 무시하고 환자는 표정 하나 바꾸지 않고 거울을 바라보면서 계속 같은 동작을 되풀이 하였다. 곧바로 외과에서 상처를 봉합하였지만 출혈은 1리터 이상이나 되었다. 환자는「더럽혀진 혈액을 내보내면 한층 건강해질 거라고 생각했어요. 죽을 생각 같은 건 없었어요. 아니 오래 살아야 해요」라고 아무렇지 않게 말하였다.

이런 예는 (환자가 의도하지 않는 심층에 있는 죽음에 대한 의지까지 부정할 수 없지만) 만약 이런 자해행위가 죽음을 초래했을 경우는 역시 자살로 간주되고 조현병 환자의 아주 이상하고 기묘한 자살이라고 처리될 것이다. 만성 조현병 환자가 많이 입원해 있는 정신병원에서는 이런 증례가 꼭 특별하다고만은 할 수 없다.

b. 급성증상의 소멸 직후 상태

급성증상이 활발한 시기에 자살 위험이 높은 것은 당연하고 치료 담당자도 세심한 주의를 기울인다. 그런데 일단 급성증상이 가라앉아 치료 담당자도 가족도 안심하고 있을 때 가끔 환자는 급성증상보다 더 심한 위험한 상태에 직면하기도 한다.

【증례 8】　　25세 여성 조현병 망상형

현병력 : 19세에 발병. 난방기구 속에 도청기가 설치되었다며 불안해하고 자기 주변 일도 처리하지 못하게 되었다. 정신과 진료를 받으며 5년 걸려서 대학교를 졸업하였다.

졸업 후 고향으로 돌아갔는데 정신과 진료는 계속 받지 않았다. 초등학교의 임시 교사, 학원 강사를 하였지만 몇 개월 만에 그만두었다. 빈혈, 위통, 치통, 늑간신경통, 요통, 두통, 현기증 같은 신체증상과 인간관계가 원활하지 않다는 이유를 들어 그만두는 경우가 많았다.

이후 회사에 취직했는데 얼마 지나지 않아「동료가 뒤에서 내 험담을 한다」고 생각하기 시작하였다.「누가 사무실에 들어오는지 느껴지고 실제로 그것이 맞아 떨어진다」「머릿속의 내 생각이 그대로 들린다」「뭔가를 하려고 하면 이것이 목소리를 통해 들린다」「남자 동료가 내 옆을 지나갈 때에 몸을 만진다. 싫다고 해도 상대를 해 주지 않는다」고도 호소하였다.「성적 희롱」을 당했다고 사장에게 호소하거나 경찰이나 법원에 고통을 항의하는 경우도 있었다.

외래 초진 시(첫 번째 치료를 중단한 지 2년 후)에는 환청, 피해 관계망상, 사고화성, 사고전파, 감정둔마, 혼잣말, 자발성 저하증상 등이 나타났다.

그 후, 회사를 퇴직하였다. 자신을 힘들게 한 동료나 상사를 상대로 소송을 일으키려고 했지만 주위의 설득과 두려운 체험으로 단념하였다. 배를 때린 남자(실제로는 우연히 몸을 스친 정도였다)에게 원한을 사서 그 남자가 자기 집에 방화할 것이라는 목소리가 들린다고 공포에 떨며 소송을 그만두었다.

외래에서 소량의 약물요법(haloperidol 3mg/일)으로 환청과 피해 관계망상은 빠른 속도로 소실되었다. 언동도 눈에 띄게 침착해졌다. 2개월 정도 지나자 직업훈련 학교에 다니기 시작하였다. 지적 여성으로 본인이 쓴 시를 가져오기도 하고 읽은 소설에 대해 감상을 이야기하며 주치의와도 사이가 양호하였다.

직업훈련 학교에 다닌 지 얼마 지나지 않아 쉬 피로감, 깜빡거림이 심하다고 호소하여 안과 진료를 받았다. 예약 날짜가 아니었는데도 정신과를 찾아와서 안과 진료를 받으러 왔다고 주치의에게 인사하면서

「얼굴이나 보고 가려고 잠깐 들렸어요」라고 하였다. 환자는 주치의의 「무슨 일 있으면 바로 연락 주세요」라는 말에도 웃는 얼굴로 고개를 끄덕였다. 그리고 이틀 후(외래 통원을 시작한 지 3개월 후) 환자는 신사 경내에서 전신에 등유를 뿌리고 불을 붙여 목숨을 끊었다.

주치의는 처음에는 이 환자의 자살을 도저히 이해할 수 없었다. 증상은 개선되고 있었는데 왜 자살을 한 걸까 하는 의문이 남았다. 마지막으로 외래에 얼굴을 비쳤을 때 모습도 아주 평온하였다. 진료 기록이나 유족에게서 건네받은 일기를 상세히 검토한 결과 알게 된 내용은 다음과 같다.

관해에 이르러 급성증상의 재연기에 병적 체험을 바탕으로 일어난 수많은 이상행동을 환자 자신이 인식하면서 아주 창피한 일이라고 받아들이고 있었다. 이번이 몇 번째 재발인지, 앞으로의 예후에 관해서도 환자는 충분히 이해하고 있었다. 게다가 대학에서 심리학을 전공하였기 때문에 조현병에 대한 지식이 풍부하였다. 지적 수준이 높을수록 고민을 감추는 경향도 강한데 새로운 주치의와도 얼마 되지 않아 상담하는 것을 몹시 힘들어 한 것 같았다.

환자는 오히려 현실적 불안에 직면해 자살을 했다고 할 수 있다. 망상이 때로는 방어적 측면이 있다는 점을 이해하지 못하고 단순히 증상을 제거하는 데에만 관심 있는 의사는 이런 유형의 자살 위험에 잘 대처하지 못하는 경우도 많다. 카지타니(1965)는 명확한 병식도 조현병 환자에게는 자살 예고 징후의 일종으로 정신적 도움을 소홀히 해서는 안 된다고 경고하고 있다.

의료 관계자는 자칫하면 무의식의 전지전능감에 지배당할 수가 있다. 따라서 이런 영향으로 환자에게 나타난 증상 악화 징후를 놓치거나 살짝 개선 기미를 보인 것을 과대평가하는 경향이 있으므로 세심한 주의가 필요하다. 의료 관계자의 「낫기를 바란다」「치료되어야 한다」「낫게 하고 싶다」는 무의식의 갈망이 투영되어 환자의 자살 위험을 평가하는 데 실수를 범하는 경우가 있다.

여기에서 병식이 있는 환자의 자살 위험에 관해 주의할 점은 다음과 같다. 카지타니는 조현병의 자살 중에도 청명한 의식, 자살갈망, 죽음에 대한 예측 등의 요소가 갖추어진 자살이 있는데 환자에게는 건전한 병식이 있는 경우가 많고, 병으로 초래된 자기 가치가 무너져 내린 것을 알아차리면서 자살을 기도하는 예가 있다고 한다.

카지타니는 Schulte도 「병식이 있는 환자는 자살 위험성이 높다」(Schulte, 1959)고 언급한 것을 인용하며 명확한 병식은 일종의 자살 예고 징후라고 지적한다. 또한 「병식이 명확한 조현병 환자에게는 충분한 정신적 보살핌을 게을리 해서는 안 된다고」고 하였다.

조현병에 대한 병식의 결핍은 「배후에 무의식의 갈등을 감추고 있는 방어라는 적극적 의미를 내포하고 있다」고 도이(1961)는 지적하였다. 조현병에는 「병식이 나타나기 시작하였을 때 내심 매우 심각한 충격을 받은 것이다」 「환자는 자신의 행동은 이상하고 게다가 이런 일을 지금까지 모르고 있었다는 사실을 알게 되고 이 모든 존재를 침해받는 사건이다. 이것은 병적 체험 그 자체보다도 훨씬 고통스럽고 조현병 환자에게는 최대의 심리적 위기라고 볼 수 있다」고도 지적한다.

병식은 병을 직시하는 것만이 아니라 현실에 직면하도록 환자에게 강요한다. 마츠나미(1987)는 「병식은 환자 자신을 퇴락 존재로 인식시킬 뿐만 아니라 환자의 현실에 대한 내성을 약화시키는 것으로 보인다. 이런 환자에게 가족이나 치료 담당자의 지지는 불가결하겠지만 대부분 가족과의 관계 자체가 환자에게 과혹한 현실이다. 가족과의 관계가 비교적 양호하게 유지되더라도 환자는 아주 사소한 변화를 중대한 위협, 위기로 받아들여 절망감을 느낀다」고 하며 병식이 나타난 환자에게 가족이나 의료 관계자의 지지가 얼마나 중요한지를 설명한다. 이렇게 단순히 급성증상이 없어졌다고 해서 치료가 완결된 것이 아니라는 점을 다시 한 번 상기해야 될 것이다. 환자의 취약성이 바로 이 시점에서 최고점에 달하기도 한다.

c. 얼핏 증상이 안정된 것처럼 보이는 만성 경과 환자

앞에서 설명한 자살 위험이 높은 환자는 급성증상의 출현이 그 직후의 상태와 관련이 있었는데, 조현병으로 자살한 대다수는 뚜렷한 정신병 증상이 없든지 혹은 아주 적든지, 관해상태에서 발생한다는 보고도 많다.

Yarden은 조현병 환자의 자살 중 65%가 관해기에 발생하였다고 한다(Yarden, 1974). 조사 대상 환자의 대부분은 이른바 「후유증 잔존 상태」를 띠고 있었다. 감정둔마, 대화 빈곤화, 사회적 은둔 등의 조현병의 음성증상이 만성으로 나타났으며, 지속적 임상양상을 보였다. Breier들의 조사에서도 자살한 만성 조현병 환자 20명 중 자살에 앞서, 정신증상이 악화된 사람은 불과 3명에 지나지 않고 명령성 환청은 없었다(Breier et al., 1984). Drake들도 조현병 자살을 조사하였지만 자살을 할 때 명령성 환청을 경험한 환자는 없었다고 한다(Drake et al., 1984). 니시야마(1979)도 자살은 조현병의 경과가 후기 내지 만성기에 환각, 망상 등의 증상이 없을 때에도 종종 발생한다는 점을 지적하며 주의를 요하였다.

자살을 명령하는 환청이나 자살에 직접 관여한 망상이 인정되면 실제로 행동으로 옮길 위험 가능성을 신중히 평가해야 할 것이다. 그렇지만 자살을 명령하는 환청이나 망상이 소실되었다고 해서 반드시 갑작스런 자살 위험이 사라졌다는 지표가 되는 것은 아니다.

이전 연구와 최근 연구 결과의 차이점은 향정신약 치료와 관련이 있을 수도 있다. 지금까지 연구에서는 주로 치료가 이루어지지 않고 증상도 충분히 컨트롤되지 않은 만성 입원환자를 대상으로 하였다. 최근 연구 대상에서 조현병 환자의 대다수는 입원 환자만이 아니라 외래 환자도 많고, 향정신약을 투여하여 증상도 이전에 비해 가볍다. 과거 연구에서 자살 동기는 심각한 정신증상과 관련이 있었다. 하지만 최근의 조현병 환자는 만성질환을 앓고 있으면서 현대 사회에서 살아가는 데 직면하는 많은 문제점 때문에 자살하는 예도 적지 않다. 지방에 거주하는 조현병 환자는 사회생활도 빈곤하고 고립되어 있으며 의식주도 만족할 만한 상태가 아니다. 그러면서 만성 질환으로 인해 미래도 절망적이다. 이런 점들이 자살로 이어질 위험을 너욱 가중시키고 있다.

d. 우울 증상

만성 조현병 환자에게도 가끔 우울 증상이 발생한다(Knight et al., 1981). Falloon들은 1년 동안 자기들의 진료소에서 치료를 받은 조현병 환자 38%가 심각한 우울 상태를 보였다고 보고하였다(Falloon et al., 1978). 만성 조현병 환자 30~60%가 심각한 우울 상태로 항우울약 치료와 입원이 필요하였다는 보고도 있다((Johnson, 1981 ; Roy, 1981 ; Siris et al., 1978).

조현병 환자의 자살에서도 우울 증상은 중요한 역할을 한다. 자살 직전에 정신과 진료를 받은 환자의 진료기록을 검토해 보면 우울 증상이 높은 비율로 나타난다. Yarden은 자살한 조현병 환자 65%가 자살 전 몇 개월간 치료 담당자에게 절망감을 호소하고 있었다고 한다(Yarden, 1974). 다른 연구에서도 자살한 조현병 환자 30명 중 16명에게 자살할 때 DSM-Ⅲ 우울증성 에피소드가 나타났다. 자살하지 않은 조현병 환자 대조군에 비해 유의하게 높은 비율이었다고 한다(Roy, 1982). 조현병과 관련된 자살 연구를 종합하면 26~100%(평균 67%) 환자에게서 자살 직전에 우울 증상이 나타났다.

e. 삶과 죽음의 경계가 불분명한 환자

a에서 d까지의 분류 외에 바로 이런 유형으로밖에 이해할 수 없는 환자가 존재하는 것 또한 임상 현실이다. 생과 사의 경계 자체가 건강한 사람에 비해 명료하지 않고 실제로 자살이 일어나면 주변에서는 몹시 놀라게 된다. 아류형으로는 해체형(파괴형)의 조현병 환자가 많다는 느낌이다.

【증례 9】 　**17세 남성 조현병 해체형**

　　현병력 : 고등학교 입학 무렵부터 자폐적이 되어 학교도 종종 가지 않게 되었다. 자기 주변의 일도 혼자서는 제대로 못하고 내버려두면 며칠이고 목욕도 하지 않고 하루 종일 자기 방에서 나오지 않았다. 혼잣말이나 헛웃음이 눈에 띄고 이야기 내용도 전혀 정리가 안 되었다. 표정도 없어지고 가끔 보이는 감정 표출도 그 자리의 분위기와는 전혀 어울리지 않았다. 분명한 환각이나 망상은 확인되지 않았다.

　　정신과에 입원을 하여 수개월 동안 약물요법과 생활지도를 받은 결과 증상은 어느 정도 개선되었다. 수업 내용을 전부 이해하지는 못해도 병원에서 학교에는 가게 되었다. 매일 학교에 가고 주말에는 집으로 외박하는 것이 즐거움이었다. 병원으로 돌아오면 그 날 학교에서 있었던 일을 언제나 주치의하고 이야기를 나누었다. 학교에서도 가정에서도 특이하게 문제가 될 만한 사항은 보이지 않는다고 주치의는 판단하였다.

여느 주말처럼 집으로 외박을 나갔다. 그 다음 주초에 주치의와 면담 약속도 하고 병원을 나섰다. 그리고 몇 시간 후, 집 근처 고층 빌딩의 비상계단에서 뛰어내려 사망하였다. 유서는 없었지만 현장 계단에는 환자가 평소 신던 운동화가 가지런히 놓여 있었다.

사망 후 증례 컨퍼런스에서 주치의는 환자 증상에 대해 설명한 후, 자살에 직접 관련이 있는 정신증상과 사회적 문제를 전혀 이해할 수 없다고 하였다. 그러면서 「마치 산보라도 가는 것처럼 저 세상으로 떠나 버렸다」고 설명하였다. 막연하게 압박하는 불안이 환자의 자살로 이어질 가능성과 주치의에게 말하지 않은 환자의 문제를 완전히 제거할 수 없을지도 모르겠다. 하지만 분명히 이런 종류의 증례가 존재하고 생사의 경계 자체가 애당초 건강한 사람과는 다르다고밖에 표현할 수 없는 환자가 존재한다는 것을 임상 경험에서 실감하기도 한다. 당시 필자는 레지던트였지만 이 주치의가 말한 「마치 산보라도 가는 것처럼」이라는 말이 아주 인상적으로 지금도 기억에 강하게 남아 있다.

3. 의원성(醫原性) 자살

의원성 자살은 생소할 수도 있겠지만, 사실은 필자가 만든 말이다. 이것은 의료 측 책임으로 발생한 자살이라고노 할 수 있다. 앞에서 설명한 급성승상의 소멸 직후 일어나는 자살 등도 넓은 의미에서 보면 의원성 자살에 포함될 수도 있다. 환자 상태에 관한 의사들의 대화가 잘못하여 환자 귀에 들어가 이것이 환자의 자살 행동을 촉발시키는 경우도 여기에 해당한다.

만성 환자로서 매회 규칙적으로 외래 통원 치료를 받으면서 복잡한 외래 진료실에서 눈에 띌만한 병상을 호소하는 일도 없는 이런 환자는 의사도 별로 신경 쓰지 않게 된다. 단지 처방만 내리고 더 이상 정보를 모으려고도 하지 않는다. 가족들에게 이야기를 듣는 일도 없고 환자가 규칙적으로 약을 복용하고 있는지도 제대로 파악하지 못하고 있다. 병에 대한 증상이 외견상 안정된 것처럼 보이기 때문에 증상을 철저히 확인도 하지 않고 필요한 약인데도 양을 줄여 급성증상을 재연시켜 환자의 자살행동을 초래하는 예도 의원성 자살에 해당된다.

일본의 정신과 의사 대부분은 지금도 처방하는 약의 작용과 부작용에 관해 충분한 설명을 하고 있지 않다. 좌불안석증이나 근육긴장이상 등은 항정신병약을 사용했을 때 흔히 나타나는 부작용이고, 여기에는 대책도 이미 마련되어 있다. 그런데 환자가 부작용에 대해 미리 설명을 듣고 염두에 두지 않으면 부작용 실체를 병상 악화와 새로운 기묘한 증상이 생긴 것으로 받아들여 갑작스럽게 자살 위험이 높아지기도 한다. 좌불안석증으로 인한 자살 증례 보고도 있다(Drake et al., 1985).

4. 입원과의 관계

해외에서는 탈시설화운동 결과, 조현병 치료를 입원 치료에서 지역을 기반으로 하는 치료로 이행시키려는 움직임이 활발하다. 그러나 외국의 보고에 따르면 입원경력과 조현병 환자의 자살에서 흥미로운 점이 발견되었다. 퇴원 후 6개월 이내에 다른 시기보다도 유의하게 높은 비율로 조현병 환자는 자살을 한다고 한다. Pokorny는 퇴원 후 1개월 이내에 조현병 환자 48%에서 자살이 발생했다고 보고하였다(Pokorny, 1964). 다른 연구자도 퇴원 후 6개월 이내에 조현병 환자 40~60%가 자살하였다고 보고하였다(Drake et al., 1984 ; Roy, 1982 ; Yarden, 1974). 즉, 퇴원 직후는 자살 위험이 높은 조현병 환자에게 위험한 시기라는 것을 의미하고 있다. 그러나 외국에서는 입원 기간이 일본에 비해 짧다는 점도 고려하여 이런 식견들에 대해 생각해야 한다. 예를 들면 해외에서의 조현병 환자는 일반적으로 몇 주간 입원한 후 퇴원한다. 이런 환자들은 이제 겨우 급성기를 넘긴 상태도 많아 당연히 자살 위험이 높을 것이다.

이런 점을 고려한다면 자살과 최근 입원경력과의 관계는 좀 더 넓은 관점에서 이해할 수 있을 것이다. 정신증상의 재발로 이어지는 「위험한 회복기」가 존재한다고 보고 이 시기에 환자는 자립적으로 기능하지 못하고, 스트레스에 훨씬 약해진다고 가정하는 연구자도 있다(Schulte, 1959). 정신증상의 급성기에서 회복한 환자는 다른 어떤 시기보다도 퇴원 직후에 정신적 도움을 필요로 한다. 환자는 퇴원 직후의 스트레스에 취약하므로 이 시기에 자살이 많이 일어난다는 점에 주의를 기울여야 한다.

5. 계기가 되는 스트레스

스트레스 가운데 이혼, 별거, 배우자 죽음, 하는 일의 큰 실패, 실업, 퇴직, 심한 신체 질환 등이 일반적으로 자살로 이어질 수 있다. 조현병 환자에게 인생의 스트레스와 자살과의 상관관계는 분명하지 않다는 지적도 있다.

한 연구에 따르면 조현병 환자에 비하여 다른 질환을 앓고 있는 환자가 자살 직전에 유의하게 높은 비율로 스트레스를 받는 인생 경험을 하고 있다고 한다(Breier et al., 1984). 양군의 사건을 비교하면 조현병 이외의 군에서는 이혼이 계기가 된 경우가 많았고 조현병군에서는「가족과 같이 살 수 없다」는 말을 들은 것이 자살 계기가 된 경우도 종종 있었다고 한다(Drake et al., 1984). 지금까지 지적된 자살 계기가 조현병 자살에서는 크게 관계하지 않을 수도 있다는 사실을 이들 의견에서 보여주고 있다. 오히려 주거지를 잃지 않을까 하는 불안감 등이 조현병 환자의 자살에 영향을 미칠 가능성이 있다. 조현병 때문에 일상적 스트레스를 견디는 능력이 떨어지면서 이것이 자살 계기가 되는 예도 꽤 있다.

그러나 이것은 건강한 일반 사람 입장에서 봤을 때 별 일 아닌 스트레스처럼 보일 수도 있다. 조현병 환자 나름의 독특한 논리 속에서 어떤 고통과 고민을 경험하고 있는지를 찾아내는 것이 중요하다. 따라서 일반 스트레스를 판에 박듯이 그대로 적용시켜 그 유무를 검토하는 것은 별 의미가 없다.

6. 자살미수

만성 조현병 환자의 자살미수 관련 조사를 리뷰하면 18~55% 환자에서 경과 중에 자살미수가 발생하였다(Roy, 1986a). 일반 인구에서 보면 자살미수는 남자보다도 여자에게 많이 일어나지만 조현병 환자의 자살미수는 성별 차이가 거의 없다는 지적도 있다(Inamdar et al., 1982 ; Roy, 1985 ; Wilkinson et al., 1984).

조현병 환자의 자살미수와 자살완수 사이에는 중요한 관계가 있다. 자살완수로 끝난 조현병 환자의 약 절반은 이전에 자살미수가 있었다. 자살한 조현병 환자의 자살미수율은 자살하지 않은 조현병 환자와 비교하여 유의하게 높은 비율로 나타났다. 자살완수로 끝난 조현병 환자의 자살미수 경력은 조현병이 아닌 정신과 환자가 자살한 경우의 자살미수율과 거의 비슷하였다(Yarden, 1974). 자살미수와 자살완수의 시간적 관계를 검토하면 다른 정신장애 환자에 비하여 조현병 환자가 자살한 경우는 자살미수와 자살완수 사이의 기간이 길었다. 이렇게 자살을 시도한 적이 있는 조현병 환자는 장래에 자살로 죽을 위험이 높기 때문에 조현병에서의 자살미수는 중요한 위험인자로 다루어야 한다.

7. 자살 의도 표출

일반적으로 자살을 생각하는 사람은 실제로 자살을 시도하기 전에 자살갈망을 누군가에게 표출하는 경향이 있다. 그러나 조현병 환자가 자살 의도를 직접 전하는 일은 일반 인구보다도 적다는 보고가 있다. 자살 전에 치료를 받은 정신과 환자의 진료기록을 후향적 연구로 검토한 결과에서 자살갈망을 의사에게 말한 조현병 환자는 불과 15%에 지나지 않은 것에 비해 다른 질병을 앓은 환자 40%는 자살 전 몇 주 동안 의사에게 자살갈망에 대한 의사를 전하였다고 한다(Breier et al., 1984). 다른 질환 환자들에 비해 조현병 환자는 자살 의도를 고백하지 않는 경향이 높을 수 있다.

조현병 환자는 자살 의도를 표현하려고 하지 않기 때문에 자살 위험을 평가하는 일이 훨씬 더 어렵다. 조현병 환자의 자살 위험을 평가하는 데는 단순히 자살 의도를 직접 질문하는 것만으로는 부족하고 한 발짝 더 깊이 파고들어 거듭되는 비언어적 자살 징후에 초점을 맞춘 임상 평가법이 필요하다.

8. 자살 수단

자살 방법의 치사성은 환자 죽음에 대한 양가성에 어느 정도 지표가 된다. 자살완수로 끝나는 조현병 환자는 조현병 이외의 환자에 비해 치사성이 더 높은 방법을 선택하는 경향이 있다(Inamdar et al., 1982). 환자들은 치사성이 낮은 손목 자해, 약물 과다 복용 등의 방법보다도 높은 데서 뛰어내리거나 액사, 입수 등의 방법을 높은 비율로 사용한다(Breier et al., 1984). 일단 자살을 결심하면 조현병 환자는 매우 심각한 방법을 선택하는 경향이 있기 때문에 자살 위험이 의심스러우면 이 시기를 놓치지 말고 민첩하게 관여하여야 한다.

조현병 환자의 자살을 예측하는 일은 결코 쉽지 않다. 예전부터 지적된 여러 자살 위험인자는 임상가의 주의를 환기시키는 데는 도움이 되겠지만 조현병 환자 자살을 예방하는 데는 그 의미가 제한적이므로 조심스럽게 받아들여야 한다. 또 자살 의도를 말로 표현을 잘 못하거나 주저하는 경향을 보이므로 조현병 환자의 자살을 예측하는 일은 더욱 어려워진다. 조현병 환자의 자살은 의외로 많기 때문에 치료 담당자는 환자의 자살 행동 가능성에 항상 주의를 기울여야 한다. 자살을 하는 조현병 환자는 자살자 중에서도 특이한 무리를 이룬다. 따라서 자살 위험을 평가하는 데 증례별로 세심하게 검토할 필요가 있다. 조현병 이외의 환자들에게 나타나는 위험인자에만 의존해서는 안 되고, 조현병 특유의 인자를 고려하여 평가해야 한다.

IV. 성격장애

성격장애는 인격이 극단적으로 한쪽에 치우쳐 본인 스스로가 괴로워하고 사회적으로 문제를 일으키는 병태를 말한다. 예전에 정신병질 또는 병적성격이라고 하였던, 그 대부분이 성격장애에 해당한다.

성격장애 분류법은 여러 종류가 있는데 여기에서는 미국 정신의학회가 정한 DSM-5에 따른 진단 분류를 소개한다(American Psychiatric Association, 2013 ; 하야시, 2005). DSM-5에서 정한 성격장애의 전반적 진단기준을 **표 11**에 제시한다. 성격장애는 3군으로 분류되며 주된 10종류의 성격장애가 있다. 모든 성격장애에 대해 자세히 설명할 수는 없으므로 요점을 정리하였다. 특히 자살 위험과의 연관성이 지적되는 경계성 성격장애와 반사회성 성격장애는 뒤에서 자세히 설명한다.

표 11. 성격장애의 DSM-5 전반적 진단기준

성격장애 진단은 다음 조건을 충족시켜야 한다.

1. 그 사람이 속한 문화 속에서 기대되는 것보다 현저하게 편향된 내재적 경험 및 행동의 지속적 유형이고 이것은 다음 두 가지 이상의 영역에 나타난다. ①인지(자기, 타자 및 사건을 지각하고 해석하는 양식), ②감정(정동반응 범위, 강인함, 불안정함, 적절함), ③대인관계 기능, ④충동 컨트롤

2. 이 지속적 유형에는 유연성이 없고 개인적 및 사회적 상황에서 폭넓은 범위에 걸쳐 있다.

3. 이 지속적 유형으로 인해 임상에서 확실한 고통, 또는 사회적, 직업적 내지는 다른 중요한 영역에서 기능장애가 일어나고 있다.

4. 이 유형은 장기간 안정적으로 지속되고 그 시작은 늦어도 청년기 내지는 성인기 초기까지 거슬러 올라갈 수 있다.

5. 이 지속적 유형은 다른 정신질환의 출현 또는 그 결과로는 설명되지 않는다.

6. 이 지속적 유형은 약물(약물남용과 투약) 작용과 일반 신체 질환(예를 들면 두부 외상)의 직접 작용에 의한 것은 아니다.

1. A군 성격장애(일반 사회적 규범에서 보면 행동이 기묘하고 특이하다고 받아들여지는 경향)

망상성 성격장애(paranoid personality disorder) : 타자의 행동을 악의가 있다고 해석하며 불신감이 강하고 의심이 많은 것이 특징이다. 대인관계가 양호하지 못하고 충분한 근거도 없이 상대방의 선의를 의심하는 경향이 강하다.

분열성 성격장애(schizoid personality disorder) : 사회와의 유리, 대인관계가 원활하지 못하고, 감정표출이 서툰 것이 특징이다. 타인과 친밀한 대인관계를 원하지 않고 고립된 행동을 좋아한다.

실조형 성격장애(schizotypal personality disorder) : 친밀한 대인관계를 잘 유지하지 못하고 사람들의 행동이나 주변에서 일어난 일들을 곡해한다. 또한 사회가 받아들이기 힘든 기묘한 행동을 하는 경우가 많다. 대인관계에서 갈등을 빚으며 이런저런 문제들을 일으키기 쉽다.

2. B군 성격장애(연기적, 감정적, 변덕 등이 특징)

경계성 성격장애(borderline personality disorder) : 뒤에서 설명함

자기애적 성격장애(narcissistic personality disorder) : 근거도 없이 자신은 특별하다고 생각한다. 자기 평가가 극단적으로 높고 과대적이며 언제나 타인에게 칭찬을 받고 싶은 반면 타인과의 공감성이 부족하다. 다른 사람에 대한 질투, 거만하고 방만한 태도, 자기 이익을 위해 타인을 조종하려는 태도를 자주 보인다.

반사회적 성격장애(antisocial personality disorder) : 뒤에서 설명함

연기성 성격장애(histrionic personality disorder) : 본인이 항상 주변 사람들의 주목 대상이 되지 않으면 불안해한다. 과장된 태도와 감정표출도 특징이다. 성적으로 도발적 태도가 드러나는 경우도 가끔 있다. 암시에 잘 걸린다.

3. C군 성격장애(불안, 내향, 공포가 주 특징)

의존성 성격장애(dependent personality disorder) : 타인에게 사랑받고 싶은 욕구가 지나쳐서 종속적으로 매달린다. 따라서 버림받을지도 모를 상황에 대해 매우 심한 공포감을 가지고 있다. 자신은 정말 무력하고 다른 사람의 보호를 받지 않으면 살아갈 힘이 없다고 굳게 믿고 있다. 타인의 애정이나 지지를 얻기 위해 극단적으로 자기 자신을 희생하는 경우가 있다.

강박성 성격장애(obsessive-compulsive personality disorder) : 철저한 질서를 매우 중요시하고 심한 완벽주의적 경향을 보인다. 자신이 처한 상황과 대인관계를 자기가 생각한 대로 100퍼센트 컨트롤해야 한다는 생각이 너무 강해 개방적이면서도 유연하고 효율적인 행동을 형성하지 못한다. 사물의 전체상을 파악하지 못하고 세부적 상황에 지나치게 매달려 결국에는 과제 달성을 이루지 못한다. 쉽게 결단을 내리지 못한다.

회피성 성격장애(avoidant personality disorder) : 타인에게 인정받고 싶은 욕구가 몹시 강하지만 자기 평가가 극단적으로 낮고 자신감이 없기 때문에 대인관계를 피하게 되고 밖으로 나오지 않으려고 한다. 비판이나 거절에 민감해서 뭔가 새로운 일을 하거나 새로운 대인관계를 만들어야 할 상황을 피하게 된다.

이상의 유형에 해당하지 않은 **특정 불능 성격장애**와 다른 의학적 상태가 원인인 성격

변화가 있다. 모든 성격장애와 자살과의 관계를 조사한 것은 아니다. 특히 이 중에서도 자살 위험과 밀접하게 관련이 있다고 지적되는 경계성 성격장애와 반사회성 성격장애에 대한 연구가 많이 이루어져 있기 때문에 이들을 중심으로 논하고자 한다. 이런 성격장애를 기반으로 하여 심리사회적 갈등이 심화되고, 직접 자살로 몰아가는 정신장애에 영향을 미치는 시점을 눈여겨봐야 한다.

4. 특히 자살과의 관련성

a. 경계성 정신장애

표 12에 DSM-5에 따른 경계성 성격장애의 진단기준을 정리하였다. 진단기준의 항목 중 하나로 자해행위가 포함될 정도로, 경계성 성격장애에는 여러 형태의 자해행위와 자살기도 같은 자기 파괴적 행동이 나타난다.

Gardner들은 경계성 성격장애를 자해행동의 유형에 따라 다음 4형태로 분류하였다(Gardner et al., 1985).

① 내인성 우울증이 합병되는 군 : 이 유형에서 자살 위험이 높다고 한다.
② 충동적이며 허무적 분노를 표출하는 군 : 주변 사람들이 자신을 함정에 빠뜨리려고 한다고 느끼거나 필요한 도움을 주지 않는다고 생각한다. 그러다 보면 자기애적인 격한 분노를 느끼고 충동적인 공격성이 본인이나 타인을 향해 나타난다.
③ 자해행위나 자살 위협을 통해 타자에게 뭔가 메시지를 전하려는 군 : 구제받는 것이 본래의 목적이므로 보통은 바로 발견할 수 있는 상황에서 자살미수를 일으킨다. 하지만 가끔은 죽음에 이르는 자살기도의 전 단계인 경우도 있다.
④ 거절로 인한 우울 감정을 불식시키기 위해 자해행위를 하는 군 : 자해행위는 손목 자해, 화상, 약물 과다 복용 등 다양한 방법을 이용한다.

경계성 성격장애로 자살을 시도하려는 환자는 전형적으로 다음과 같은 경과를 거친다고 한다. 먼저 실제로 거절당한 경험이나 예상되는 거절을 이것저것 생각하며 고민에 빠진다. 결국 불안감, 우울 감정, 절망감 등이 점점 심해지고 허무감, 비현실감,

표 12. 경계성 성격장애의 DSM-5 진단기준

대인관계, 자기애, 감정 불안 및 현저하며 광범위한 충동성 양식으로 성인기 초기에 시작되어 여러 상황에서 뚜렷하게 나타난다. 다음 중 다섯 가지 이상 해당될 경우에 진단한다.

1. 현실에서 또는 상상 속에서 버림받지 않으려는 필사적 노력(기준 5로 다루어지는 자살행위 또는 자해 행위는 포함하지 않음 - 저자 주)
2. 이상화와 헐뜯음의 양극단을 왕래하면서 특징지어지는 불안정하고 과격한 대인관계양식
3. 동일성장애 : 아주 분명하고 지속적이며 불안정한 자기애 또는 존재감
4. 자기를 상처 입힐 가능성이 있는 충동성으로 적어도 두 가지 영역에 걸쳐 있는 경우
   (예:낭비, 성행위, 물질남용, 무모한 운전, 지나친 과식). (기준 5로 다루어지는 자살행위 또는 자해행위는 포함시키지 않는다. - 저자 주)
5. 자살 행동, 자살 기색, 자살 협박 또는 자해행위의 반복
6. 현저한 기분반응성에 의한 감정불안정성(예: 보통은 2, 3시간 만에 끝나는데 드물게는 2, 3일 이상 지속되며 에피소드 양상으로 일어나는 심한 불쾌감, 신경질, 또는 불안).
7. 만성적 공허감
8. 부적절하고 심한 분노, 또는 분노 통제 곤란
   (예: 가끔 짜증을 낸다. 항상 화가 나있다. 자주 싸우고 다툰다.)
9. 일과성 스트레스 관련성의 망상유사관념 또는 매우 심한 해리성 증상

이인감(離人感)에 사로잡혀 환자는 자기 파괴적 행동으로밖에 대처할 수 없게 된다.

경계성 성격장애와 자살미수간의 밀접한 관계를 보여주는 보고는 상당히 많다. 예를 들면 Crumley는 사춘기 경계성 성격장애 환자 55%에서 자살미수를 확인하였다(Crumley, 1981). Friedman들은 입원 환자를 대상으로 조사하였는데 경계성 성격장애와 다른 진단을 받은 환자를 비교하였다. 그 결과 전자는 92%, 후자는 59%에서 자살미수가 발견되었으며, 특히 경계성 성격장애 군에서 자살미수가 유의하게 높았다(Friedman et al., 1983). 중도의 자살미수를 보면 경계성 성격장애군 86%, 다른 성격장애군 30%, 성격장애가 없는 군 29%로 경계성 성격장애군의 자살미수 경향은 한층 높았다.

이처럼 경계성 성격장애 환자에게는 자해행위가 자주 나타나지만, 반드시 다른 사람을 조종하기 위한 자살 행동만은 아니다. 실제로 치사성이 꽤 높은 자살기도가 발생할 위험성을 지적하는 연구자도 있다. Perry가 대상으로 삼은 경계성 성격장애

환자 중 약 80%는 수차례 자살미수를 일으켰는데, 이 중 42%는 발견되어 구제받을 가능성이 상당히 낮은 상황에서 자살을 시도하였으며, 다른 사람이 발견 가능한 상황에서 자살을 시도한 사람은 21%뿐이었다고 한다(Perry, 1986). 자살미수 방법으로는 손목 자해가 80%, 다른 형태의 자해행위는 65%였다. 본인은 자살기도가 목적이 아니었다고 하지만 음주나 약물 복용으로 의식을 잃은 적이 있는 사람이 60%에 달하였다.

경계성 성격장애 환자 중 지금까지 자살미수가 나타난 경우는 앞으로도 같은 행동을 반복하면서 죽음에 이를 위험이 높다. 특히 우울증, 알코올 의존증 혹은 다른 유형의 약물남용과의 합병은 자살에 직접 영향을 미치는 충동을 컨트롤하지 못할 위험이 높아진다. 경계성 성격장애 환자에게 대우울증 진단까지는 해당되지 않는다 하더라도 만성 우울 감정은 거의 모든 예에서 확인된다는 Perry의 보고도 있다(Perry, 1986). 같은 보고에서 알코올 남용 43%, 알코올 의존증 87%가 중복 이환으로 확인되었다. Nace들은 경계성 성격장애와 알코올 의존증이 합병된 환자는 알코올 의존증 진단만 받은 환자에 비해 자살미수가 유의하게 높은 비율로 나타났다고 한다(Nace et al., 1983).

경계성 성격장애의 약물요법 효과에 관한 연구도 일부 있는데 각종 항우울약, 항정신병약 등이 효과를 보인다고는 하지만 아직 결정적 약물요법은 없다.

【증례 10】　22세 여성 경계성 성격장애

현병력 : 고등학생 때부터 감정의 기복이 심하고 별것 아닌 일을 계기로 기분이 울적하거나, 그렇지 않으면 자신을 심하게 질책하였다.

고등학교 졸업 후 취직하였는데 직장에서의 인간관계가 나빠 바로 그만 두었다. 그 후에도 아르바이트로 이곳저곳 옮겨 다니면서 장기간 정규직으로 취직한 적은 없었다. 아르바이트하는 곳에서 남성 동료가 약간만 친절하게 대해 주면 상대방이 자신에게 호의를 가지고 있다는 착각에 빠져 환자 쪽에서 적극적으로 다가가 성적 관계를 맺게 되었다. 이렇게 되면 이 관계를 계속 유지하려고 더 몰입하게 되는

데, 오히려 이런 행동이 상대방에게는 부담으로 남게 되었다. 남자가 헤어지자고 하자 상대방 집에서 수면제를 과다복용하고 손목을 그어 자살을 시도한 적도 있다. 버림받지 않을까 하는 불안에서 상대방에게 매달리는데 이런 태도가 오히려 상대가 떠나도록 만든 것이다.

결국 이런 관계는 파탄이 났으며 남성과의 관계뿐만 아니라 여성 동료와 아주 평범한 대인관계조차 유지하지 못하였다. 상대가 누구든지 가끔 감정을 폭발하는 일도 있었다. 동료가 악의를 품고 자신을 대한다는 의심이 너무 지나쳐 직장에는 더 이상 있을 수 없게 되었다.

얼마 지나지 않아 자신이 그토록 사랑한다고 믿었던 상대가 별로 대수롭지 않은 사람이었다는 생각이 들면서 반동으로 상대에게 빠졌던 자신이 비참하게 여겨졌다. 불안감과 공허감을 채우기 위해 케이크 하나를 통째로 먹고 목에 손을 집어넣어 무리하게 토해내거나 설사약을 다량으로 복용하기도 하였다.

과식을 하는 동안에는 맛도 느끼지 못하고 그저 음식물을 끊임없이 입 속으로 쑤셔 넣는다는 느낌이었다고 한다. 그리고 더 이상 먹을 수 없으면 비참한 생각에 압도당하였다.

과식만이 아니라 주량도 늘었다. 술 맛을 즐긴다기보다는 한순간이라도 빨리 취하고 싶다는 생각이 강했다. 술집에서 알게 된 남성과 하룻밤을 보내는 일도 종종 있었다. 다음날 아침 눈을 뜨면 모르는 남자가 옆에 누워있는 것을 보고 두려움과 허무함이 엄습해 왔다.

단기간 아르바이트조차 제대로 못하게 되면서 처참한 기분에 빠진 나날을 보냈다. 잠도 제대로 자지 못하고 술의 힘을 빌려 겨우 몇 시간 자는 날들이 이어졌다. 잠에서 깨면 다시 참담한 생각이 몰려들어 술병을 손에 잡든지, 아니면 냉장고에 있는 음식을 억지로 입 속에 쏟아 붓고 또 토하는 일의 연속이었다. 여러 번 칼로 손목을 그었지만 아픔은 느껴지지 않고 반대로 불안감이 줄어들어 신기하다는 생각조차 들기도 하였다고 한다. 가끔 직장에 나가려고도 하였지만 오래 가지 못하였다.

자살 생각이 언제나 머리에서 떠나지 않고 한쪽 구석을 차지하고 있는 날들이 계속 되었다. 어느 날 밤 수면제와 와인을 같이 먹고 몽롱한 상태에서 집으로 전화를 걸어 어머니에게 자살을 암시하였다. 어머니가 아파트 관리인에게 연락을 해 곧바로 구급차가 달려와 다행히 목숨을 건질 수 있었다. 이후 이 여성은 어머니 집으로 들어가고 가족들의 적극적인 설득을 받아들여 정신과 치료를 받기 시작하였다.

이런 유형의 환자는 약물요법과 심리요법을 병행하여 치료할 필요가 있다. 어느 한 쪽으로만 치료하는 것은 좋은 방법이 아니다. 기분이 울적하고 불안 초조감이 심각하며 충동적으로 행동을 할 위험이 높은 경우에는 각각의 상태에 맞추어 항우울약, 항불안감, 항정신병약 등을 사용하여 치료한다.

또한 심리요법에서는 경계성 성격장애 환자에게 「지금, 이 순간」 어떤 문제가 있는가 하는 점을 주시해야 한다. 예를 들면 「기분이 울적하다」「대화가 잘 이루어지지 않는다」「항상 자살하고 싶은 기분이 들어 힘들다」와 같은 구체적 문제에 초점을 맞춘다.

성격장애 전반에 해당하는 사항이지만 어느 정도 장기간 치료가 필요하다는 사실도 인지하고 있어야 한다. 「지금까지 오랜 기간 치료를 받아왔는데 전혀 효과가 없었다」고 느끼는 환자와 가족들도 많지만 이런 문제는 시간을 가지고 임하는 것이 중요하다.

일상적으로 대인관계에 문제가 있다면 이것은 담당 정신과 의사와의 사이에서도 형태를 달리하여 반드시 나타난다. 이것을 잘 이겨내고 근본 문제를 극복해 가는 환자도 많다. 이런 유형의 환자에게는 단순히 증상을 완화시키는 것만으로는 부족하다. 다음 위기 상황이 발생하였을 때 어떻게 대처해야 할지, 위기 대처 계획을 환자와 같이 생각할 필요도 있다. 또 적절한 자기주장, 안정된 대인관계 유지, 충동성 컨트롤 등에 문제점이 있기 때문에 지금까지의 삶에서 획득하지 못한 기술(방법)을 익힐 수 있도록 하는 것도 지나쳐서는 안 된다. 한동안 치료를 받아도 효과가 없다고 해서 다른 의료기관으로 옮겨 버리면 또 같은 과정을 처음부터 다시 시작하여야 한다. 신뢰할 만한 정신과 의사에게 모든 문제에 대해 상담하고 해결책을 모색해 가도록 한다.

b. 반사회성 성격장애

반사회성 성격장애는 소아기 혹은 청년기 초기에 시작되어 성인이 된 후에도 계속 된다. 특징은 타인의 권리를 무시하고 침해하는 경향이 심하게 나타나는 점이다. 충동성, 화를 잘 냄, 결여된 양심, 위험을 개의치 않는 무모한 행위 등을 자주 볼 수 있게 되고 때로는 범죄를 저지르기도 한다.

교도소에 수감된 반사회성 성격장애 진단에 해당하는 사람의 수 %부터 20%가 넘는 범위에서 자살미수가 나타났다는 몇몇 조사가 있다(Guze, 1976 : Robins, 1966 : Virkkunen, 1976).

이것이 정신과 의료를 받고 있는 환자라면 반사회성 성격장애 진단에 해당하고 자살미수율은 더욱 높아진다. Woodruff들의 조사에서는 외래 환자로 반사회성 성격장애 진단에 해당하는 환자 23%에서, Spalt들의 조사에서는 34.6%에서 자살미수가 나타났다(Woodruff et al., 1971 ; 1Spalt, 1974). Garvey들은 반사회성 성격장애에 해당하는 정신과 입원 환자 72%에서 자살미수가 나타났지만 치사성이 높은 자살미수는 적었다고 한다(Garvey et al., 1980).

치사성이 높은 자살미수 경력이 있고 여러 유형의 약물남용이 발견되는 환자는 반사회성 성격장애 진단에 맞아 떨어지는 비율이 높게 나타난다는 보고도 있다(Ward et al., 1980).

이처럼 반사회성 성격장애에서도 자살미수는 높은 비율로 나타난다. 그러나 거듭 자살미수를 일으키는 경향은 있지만 치사성이 높은 자살미수는 일반적으로 적고 타인을 조종하려는 측면이 강하다고도 한다. 그럼에도 불구하고 경계성 성격장애와 우울증이 합병된 예와 한꺼번에 여러 가지 약물을 남용하는 경우에는 자살 위험을 보다 더 진지하게 검토할 필요가 있다.

c. 그 밖의 성격장애

그 밖의 성격장애에 관한 조사는 충분하지 않으며 오로지 다른 정신장애나 다른 유형의 성격장애와의 관련성에서 자살 위험을 조사하고 있다. 경계성 성격장애나 반

사회성 성격장애와 더불어 충동성 컨트롤이 미흡한 점을 특징으로 하는 B군의 성격장애에는 연기성 성격장애와 자기애적 성격장애가 있다.

연기성 성격장애 : 이 성격장애는 자살미수가 종종 나타난다. Crumley은 32%에서 자살미수가 있었지만 대부분은 경계성 성격장애와 합병된 예로서 순수하게 연기성 성격장애만인 환자는 3%에 불과하였다고 한다(Crumley, 1981).

자기애적 성격장애 : 실패, 비난, 굴욕을 당하여 우울 감정이 심화되고 자존심에 상처를 받으면 당연히 자살 위험이 높아질 것이다. 하지만 이 성격장애와 자살 위험에 대해서는 충분한 조사가 이루어지지 않았다.

다음으로 조현병 발병 전 성격의 스펙터클에 해당하는 A군의 성격장애는 **망상성 성격장애, 분열성 성격장애, 실조형 성격장애**가 있다. 그러나 발병 전 단계의 성격장애 수준에서 자살과의 관련성을 검토하는 경우는 거의 없다. 당연하겠지만 일반 인구에 비해 자주 대인적 갈등을 빚고 스트레스에 대한 취약성이 현저하다는 사실에 근거하여, 자기 파괴적 경향을 쉽게 드러낼 것이라는 예측을 할 수 있다. 또한 성격 특징에서 고립 경향도 심하고 본인이 적극적으로 도움을 요청하려고도 하지 않으며, 가령 치료를 받았다고 해도 탈락하는 비율이 높을 것이라는 예상을 할 수 있다. 의료 혜택을 받지 못하고 스스로 목숨을 끊는 자살자에게 이런 유형의 성격장애가 있는 사람도 많은 것 같다.

각종 불안으로 특징지어지는 C형 성격장애로 **회피성 성격장애, 의존성 성격장애, 강박성 성격장애**가 있다. 강박성 성격장애 등은 자살 위험이 높은 사람에게 가끔 나타나지만 이들에 초점을 맞춘 특정 조사는 없다. 오히려 이들 성격장애를 기반으로 자살로 직접 이어지는 다른 정신장애(예를 들면 우울증, 알코올 의존증, 조현병 등)와의 합병이 더 큰 문제가 된다.

맺는말

이상을 정리하면 자살이 일어나기 전에 여러 심리사회적 문제가 겹치는 상황이 반드시 존재한다. 이 중에서도 정신장애는 가장 중요한 요인이다. 대다수의 자살자는 최후 행동을 일으키기 전에 정신장애를 앓고 있었지만 이를 눈치 채지 못하거나 알았다 하더라도 대부분 부적절한 치료를 받은 것에 불과하였다. 이 장에서는 정신장애 중에서도 기분장애(특히 우울증), 알코올 의존증, 조현병, 성격장애와 자살 위험에 대해 상세히 설명하였다. 각종 정신장애와 자살과 관련해서 각각 특유의 병태와 문제점을 충분히 고려한 다음 초기 단계에서 올바른 진단을 내려 적절한 치료를 함으로써 자살을 예방할 수 있다.

— 제 5 장 —

신체 질환과 자살

정신장애뿐만이 아니라 신체 질환도 자살 위험을 높일 가능성이 있다. 정신장애처럼 특정 신체 질환과 자살의 직접적 관계를 밝힐 수 있는지, 혹은 신체 질환이 그 원인으로 자살을 일으키는 심리사회적 문제는 무엇인지 살펴본다.

I. 자살 위험인자로서 신체 질환

사실은 정신장애인데 환자가 곧바로 정신과에서 진찰을 받지 않고 여러 신체 증상을 호소하며 종종 내과 등을 찾는 현상은 이미 지적하였다. 따라서 자살 예방은 정신과 의료와 간호를 전문으로 하는 사람들만이 아니라 다른 진료과의 의사와 간호사에게도 아주 중요한 과제이다.

본장에서는 정신장애 증상에서 비롯된 신체장애가 아니라 실제로 신체 질환이 주된 문제인 환자의 자살 위험에 초점을 맞추어 설명한다.

표 13에 정리한 것과 같이 자살자가 생전에 신체 질환에 이환된 비율은 매우 높다고 지적되었지만 위독한 질환이나 말기 상태에서는 오히려 그렇게 많지 않다는 것도 공통된 의견이다. 이 배후에는 표면적으로는 병고가 원인이라고 보고된 자살일지라도 사실은 정신장애(특히 우울증)의 한 증상으로서 나타난 신체 증상인 경우가 높은 비율로 포함되어 있을 가능성이 있다.

1960년대부터 1970년대 무렵까지는 특정 신체 질환과 자살의 관련성에 대해 많은 조사가 이루어졌다. 예를 들면 암에 걸린 환자는 자살 위험이 높다든가, 암 중에서도 어느 특정 부위의 암이 다른 부위의 암보다도 자살률이 높다 등의 결과가 보고되었다.

그러나 실제로는 신체 질환에 이환된 환자의 자살 위험을 그렇게 간단하게 예측할 수 없다는 사실이 조금씩 밝혀지고 있다. 신체 질환이 그 원인으로 발생하는 신체 고통, 사회 활동 제한, 주도권을 타인에게 넘겨줘야 하는 사태, 치료 때문에 발생한 경제적 문제 등, 신체 질환과 이런 요인들이 초래하는 여러 상황이 자살 위험인자라는 데는 의심의 여지가 없다. 자살 위험인자를 검토하면서 개개의 증례에서 자살의 긴급성을 판단해야 한다.

표 14에 신체 질환 환자의 자살 위험을 증가시키는 요인을 정리하였다. 몇 가지의 조사를 종합하면 자살 시점에서 신체 질환을 확인한 비율은 낮은 경우는 20%부

표 13. 신체 질환과 자살 관계

보고자	나라	자살자수(n)	신체 질환(%)	중증(%)	말기(%)
Cavan(1928)	미국	391	23	16	미상
Sainsbury(1956)	영국	390	미상	29	미상
Stewart(1957)	영국	65	68	미상	미상
Tuckman 등(1958)	미국	319	43	미상	미상
Robins 등(1959)	미국	134	46	21	4
Seager 등(1965)	영국	325	20	11	4
Dorpat 등(1968)	미국	80	70	51	미상
Barraclouch 등(1974)	영국	100	미상	미상	6
Rorsman 등(1982)	스웨덴	28	57	미상	미상
Gangat 등(1987)	남아프리카	47	50	미상	미상

표 14. 신체 질환 환자의 자살 위험을 증가시키는 요인

1. 만성화된 경향이 있다
2. 서서히 악화되는 경향이 있다
3. 생명을 위협하는 합병증을 수반한다
4. 행동이나 일상생활이 제한된다
5. 동통을 제거할 수 없다
6. 사회적으로 고립된다
7. 사회적 편견을 수반한다
8. 인지장애를 수반한다(기억과 판단 장애, 지남력장애, 섬망)
9. 의욕이 저하된다
10. 타자와 약물 의존이 심해진다
11. 질병으로 초래되는 변화에 적응하지 못한다
12. 중증도를 훨씬 넘어서는 걱정을 한다
13. 불안 초조감이 심하다
14. 심한 불면이 계속된다
15. 우울기분이 강하게 나타난다
16. 정신병 비슷한 증상이 나타난다
17. 죽고자하는 욕망을 호소한다
18. 이전에도 자살미수 경력이 있다
19. 주변의 도움을 받을 수 없다
20. 다른 환자의 죽음에 강한 불안을 느낀다

터 높게는 70%까지 이르고 있다(Barraclough et al., 1974 ; Cavan, 1928 ; Dorpat et al., 1968 ; Gangat et al., 1987 ; Robins et al., 1959 ; Rorsman et al., 1982 ; Sainsbury, 1956 ; Seager et al., 1965 ; Stewart, 1957 ; Tuckman et al., 1958). 신체 질환과 자살과의 직접적 관계는 실증적 연구를 실시하기가 어려운 것도 사실이다. 수많은 연구가 있지만 적절한 대조군을 선정한 보고는 그렇게 많지 않다.

신체 질환 외에도 정신장애 기왕력, 주변에서 받을 수 있는 도움의 질, 자살미수 경력, 가족력(정신장애 및 가족 자살), 충동성, 사고경향성 등에 관한 정보가 충분히 확보된 보고도 많지 않다.

이 중 악성질환 말기 상태였는지 아닌지를 확인한 조사에서 악성질환 말기로 죽음이 목전으로 다가온 상태는 4~6%에 지나지 않았다. 오히려 신체 질환의 악성도나 진행 정도(단계)보다 합병된 정신장애(특히 우울증)가 더 중요하다는 지적도 있다.

실제 신체 질환의 중증도보다도 환자가 그 병에 걸려 앞으로 어떤 사태가 발생할지를 이해하고 있는가도 문제가 된다. 요컨대 현실의 중증도보다도 환자가 주관적으로 파악하는 불안 정도가 자살 위험과 밀접하게 관련된다. 진찰 결과를 들었을 때 환자 자신이 이것을 어떻게 이해하고 받아들여 앞으로 일어날 사태를 예측하고 있는가, 병에 걸렸다는 새로운 현실에 직면하여 여기에 어떻게 적응해 가는가가 개개의 증례에서 자살 위험을 결정한다. 환자가 희망을 버리지 않고 어떤 식으로 대응하는가가 자살 예방의 열쇠가 된다고 할 수 있을 것이다.

암, 후천성면역결핍증(acquired immune deficiency syndrome ; AIDS), 소화성궤양, 척수손상, 헌팅턴무도병, 두부외상, 신장투석과 신장이식 환자의 자살률이 일반 인구보다도 분명히 높다는 보고가 있다. 다발성경화증, 호흡기질환, 만성 관절류머티즘, 뇌전증, 당뇨병, 고혈압증 등도 자살과 밀접한 관련이 있다는 보고도 있지만 반드시 일치하는 것은 아니다.

신체 질환과 자살의 직접적 관계를 조사하는 것을 어렵게 만드는 데는 다음과 같은 문제점이 있다.

① 자살이 신체 질환과 직접 관계된 것인지, 아니면 합병된 정신장애로 인한 것인지,

개개의 증례에서 반드시 명확하게 구분되는 것은 아니다.

② 신체 질환 치료를 목적으로 투여한 약제의 영향으로 우울 상태를 비롯한 자살로 이어지는 병태를 초래할 가능성이 있다.

③ 신체 질환이 중추신경계 장애를 일으켜 그 결과 자살 위험이 생겨날 가능성이 있다.

④ 어떤 특정 신체 질환(예를 들면, AIDS)은 사회적 편견으로 환자 상황을 악화시켜 자살 위험을 초래하는 요인도 완전히 제외시킬 수 없다.

일반적으로 신체 질환 때문에 자살 위험이 증가될 위험성이 있는 환자는 고령자, 남성, 심한 동통, 말기 질환, 호흡곤란, 우울 상태, 정신병증상, 뇌기질증후군, 알코올 의존증 합병, 요구나 불만이 많은 성격, 사회적 고립, 통증에 대한 불충분한 진정과 진통작용, 의사와 환자 관계가 희박한 점 등을 들 수 있다. 그러나 이것은 어디까지나 일반 위험 요소이다. 오히려 이것보다 더 다루어야 할 몇 가지 문제점이 있다는 점을 지적한다.

II. 특정 질환과 자살 위험

특정 신체 질환과 자살이 이전까지는 어떻게 다루어졌는지 살펴본다. Harris들의 총설에서 어떤 특정 신체 질환에 걸렸을 경우 일반 인구와 비교해 어느 정도 자살 위험이 높은지를 **표 15**에 정리하였다(Harris et al., 1994). 물론 이렇게 간단하지는 않지만 일단 하나의 기준으로서 제시한다. 다음은 개개의 질환과 자살에 관해 설명한다.

표 15. 신체 질환과 자살 위험

진단	일반 인구와 비교(배)
만성신부전	
인공투석	14.5
신장이식	3.8
암	
두경부	11.4
기타 부위	1.8
HIV 양성, AIDS	6.6
SLE	4.3
척수손상	3.8
헌팅턴병	2.9
다발성경화증	2.4
소화성궤양	2.1

1. 신부전

신부전으로 인공투석을 받는 환자의 자살률이 높은 것은 이미 1970년대부터 지적되어 왔었다. 그 중에서도 신장이식을 받았지만 이식이 성공하지 못하고 다시 투석을 하게 된 젊은 세대에 자살 위험이 높다(Washer et al., 1983).

신부전 환자의 정확한 자살률 추정을 어렵게 하는 요인이 있다. 환자 본인이 투석을 거부하는 경우도 생명을 위협하는 행위인데, 이 자체를 자살 행위로 볼 것인지에 따라 자살률은 변할 것이다.

만성신부전에서는 요독증성 뇌증, 고혈압성 뇌증, 혈액투석불균형증후군 등의 합병증에도 결국 환자의 QOL(quality of life : 삶의 질)을 떨어뜨려 자살 위험을 높일수도 있다. 인공투석을 받는 환자의 자살률이 신장이식을 받은 환자보다도 높게 나타나는 것은 신장이식을 받았지만 이식에 실패하여 다시 인공투석을 하는 환자의 자살률이 높기 때문이라고 해석된다.

2. 암

특히 1950년대부터 1980년대 무렵까지의 조사는 거의 대부분 암 환자의 자살률이 일반 인구보다도 훨씬 높다고 보고되었다(Louhivuori et al., 1979 ; Marshall et al., 1983). 단 어느 시기에 자살이 많이 일어나는지에 대해서는 의견이 분분하다. 말기상태에서 현실 문제로 죽음 직전에 있을 때에 종종 자살을 한다는 보고도 있는 반면, 여성에 비해 남성 환자 중에는 진단 결과를 통보 받은 직후 앞으로 발생할 사태를 두려워하여 자살하는 예가 많다는 보고도 있다. 의학적으로 암의 객관적 악성도 그 자체보다도 환자가 주관적으로 품고 있는 암에 대한 불안이 자살 위험에 밀접하게 관여한다는 해석도 설득력이 있다.

정리하면 여성보다 남성 암 환자는 진단 결과를 들은 직후 자살 위험이 높아질 가능성이 있고, 이 위험은 그 후에도 얼마 동안(약 5년 정도)은 지속된다. 여성도 같은 성향을 보이지만 남성만큼 현저하지는 않다.

또한 화학요법 치료를 받고 있는 암 환자가 오히려 외과 치료를 받은 환자보다도 자살률이 높다는 보고도 있다. 화학요법 외에 치료법이 없는 경우는 이 자체가 악성이라는 사실을 의미하고 화학요법으로 발생한 정신증상의 결과, 자살충동이 행동화될 가능성도 생각할 수 있다.

게다가 암 그 자체의 중증도도 자살 위험과 밀접하게 관련이 있다. 국소성 암보다도 전신에 전이된 암이 당연히 자살 위험을 증가시킨다. 또 소화기계 암은 남성 환자의 자살률을 높이고 호흡기계 암은 남성, 여성 모두 높은 자살률을 보인다고 지적한다. 두경부 암은 다른 부위의 암에 비해 자살률이 매우 높다는 점이 자주 지적되었다. 이 부위의 암 환자는 과도한 음주나 흡연과 관련(예를 들면 후두암)이 깊고 수술 결과, 안면 변형과 목소리 상실 등이 높은 자살률의 원인이라는 지적도 있는데 인과관계에 대해서는 충분히 검증되지 않았다.

3. HIV 양성(AIDS)

AIDS의 존재가 널리 알려진 것은 1980년대부터이므로 다른 악성질환에 비하면 통계나 기록이 비교적 상세하고 정확하다(Grant et al., 1987 ; Marzuk et al., 1988).

AIDS와 자살이 밀접하게 관계한다고 가끔 보고되었지만 AIDS라는 질환이 직접 자살의 모든 것을 설명하기에는 의문이 남는다. 일본에서는 HIV(인간 면역 결핍 바이러스)양성 환자나 AIDS환자 대부분은 혈액제제를 통해 이환되거나 발병하였기 때문에 심각한 문제는 아니다. 하지만 미국에서는 AIDS 위험군의 일각에 동성애자와 약물남용자가 있다. 원래 예전부터 동성애자는 상실체험에 취약하다는 지적을 받아왔고 지금도 사회 편견이 심한 것도 사실이기 때문에 자살 위험군으로 분류되었다. 또한 최근에는 치료약이 개발되고 있지만 당시에는 언론을 통해 예후가 극히 어렵다고 보도되면서 동성애자에 대한 사회적 편견과 맞물려 환자가 주변의 도움을 받기도 힘든 상황이었다.

AIDS는 진행성 질환이므로 경제적 자립도 점차 어려워진다. 말기가 되면 중추신경계도 손상되어 우울 증상과 지적능력 저하가 나타나는 것도 자살 위험을 증가시킨다. 또한 중추신경계가 손상되기 훨씬 이전 단계에서도 예후가 좋지 않다는 점을 환자가 인식하고 있기 때문에 자살률은 높아진다. 게다가 치료에 사용하는 약물의 부작용으로 인한 의식장애와 우울 증상도 무시할 수 없다.

그리고 계속 AIDS의 비참한 상황과 환자의 자살이 보도되는 속에서 한 자살자로부터 촉발된 형태로 다른 환자가 자살하는 연쇄 자살도 주시하여야 한다. 자기파괴 목적으로 약물을 남용하거나 여러 명과 성교를 가지고 고의로 AIDS에 이환되어 스스로 죽음을 유발하는 행위도 서구에서는 보고되고 있는데, 이 자체가 자살행위라고도 볼 수 있다.

이처럼 어떤 질환에 이환된 경우 높은 자살률이 나타난다고 모든 것을 직접적으로 설명하는 것은 어렵고 수많은 심리, 사회적 요인이 복잡하게 얽혀있다는 점에서도 AIDS와 자살의 관계가 보여주는 문제는 심각하다.

HIV 양성이라는 검사 결과를 통보받는 것만으로 자살 위험이 높아지는 사람이 있다. HIV 양성이더라도 바로 AIDS로 발병하는 것은 아니고, 오랜 기간 높은 QOL을 유지하는 사람도 있다. 일반인 중에는 「HIV 양성→AIDS→비참한 최후」라는 선입견을 가진 사람이 있는 것도 사실이고 HIV 양성이라는 결과만으로 자살 위험이 높아진 예도 있다. 검사 결과는 세심하게 배려하여 알려주고, 심리적 보살핌을 소홀히 해서는 안 된다. 현재는 AIDS에 효과적 치료법도 개발되고 사망률 격감, 입원 기간 단축과 외래 통원 일상화, 만성질환과 생활습관병이라는 측면이 부각되었지만, 일반적으로 AIDS가 불치병이라고 널리 알려져 있다는 점에 유의해야 한다.

4. SLE(전신성 홍반성 낭창)

SLE 환자는 일반 인구에 비해 약 4배의 자살률을 보인다는 보고가 있다. 직접 SLE의 영향으로 중추신경계 증상이 나타날 가능성이 있고 급성 정신병상태, 우울증, 인지장애 등이 일어날 수 있다. SLE의 증상 중 하나로 만성신부전도 합병증으로 나타날 수 있고, SLE의 치료약으로 사용되는 스테로이드제의 부작용으로 정신병 비슷한 증상과 우울 상태도 초래될 수 있다. 이 결과 SLE 환자의 자살률이 높아진다.

5. 척수손상

척수손상 환자의 자살률은 일반 인구보다도 높다(Ducharme et al., 1980 ; Wilcox et al., 1972). 그러나 이 경우에도 몇 가지 문제점을 안고 있다. 우연한 사고로 본인의 의지와는 상관없이 척수손상과 같은 외상을 입는 사람도 있겠지만 한편으로 본래 위험한 스포츠 등을 즐기다 척수손상을 입은 사람도 많다는 보고가 있다. 즉, 위험을 쫓아 충동적 행위를 하는 성향이 척수손상을 일으켰다고 할 수 있는 예도 있다.

갑작스러운 마비로 운동과 일상생활의 동작이 극단적으로 제한을 받아 자기애와 자존감정이 치명적 상처를 받게 된다. 척수손상만이 아니라 이 때 같이 두부손상을 입은 결과 자기 행동을 컨트롤할 수 없는 사태도 발생해 이것이 자살 위험으로 이어질 수 있다.

척수손상 환자는 특히 손상 후 3년 이내의 짧은 시기에 자살하는 경향이 강하다고 보고되었다. 장애 정도가 심각할수록 자살률도 높아진다. 일반 인구에 비해 완전 사지마비에서는 4배, 불완전 사지마비에서는 3배, 완전 대마비에서는 2배, 불완전 대마비에서는 1.5배나 자살률이 높다고 한다.

이것은 어디까지나 일본이 아닌 외국에서 보고된 예이지만 척수손상을 입은 사람은 과거에 알코올 의존증, 약물남용, 우울증 등의 과거력도 높은데 이런 현상이 자기파괴적 행동에 영향을 미쳤다는 연구도 있다(Ducharme et al., 1980). 두부외상과 자살 관계에서도 같은 지적이 있다(Achte et al., 1971 ; 사키자키 등, 2000).

6. 헌팅턴병

헌팅턴병은 상염색체우성유전의 신경 질환으로 성인기에 발병하여 점차 정신장애와 지적장애가 합병되어 나타난다. 헌팅턴이 1872년에 처음 증례 보고를 하였는데 이 때 이미 자살에 대한 지적을 할 정도로 자살 위험에서 자주 논의되는 신체 질환이다(Dewhurst et al., 1970 ; Huntington, 1872). 성격 변화도 나타나는데, 그 결과 주변 사람들과의 관계에서도 알력이 심해져 삐걱거린다. 결정적 치료법이 없을뿐더러 대를 거듭하면서 젊은 층에서 발병하고 환자는 같은 병으로 사망한 가족을 가까이서 경험하면서 언젠가는 자신도 같은 운명에 처한다는 것을 알게 된다.

최근에는 DNA진단이 가능해져 발병하기 훨씬 이전부터 장래 발병 위험성을 통보받을 수 있다. 이런 의미에서 DNA진단 결과를 설명할 때도 세심한 마음의 배려가 필요하다.

7. 다발성 경화증

자기면역질환의 하나인 다발성경화증은 중추신경계의 탈수 질환으로 주로 백질에 다발성 병변을 초래한다. 전형적으로는 20~40세에 발병하고 여성에게 많다. 때때로 인지장애도 수반한다. 전 과정 중에 40~50% 환자에게 우울증 상태가 합병증으로 나타난다는 보고가 있다.

다발성경화증 환자의 자살률도 일반인보다는 훨씬 높다. 하지만 이것이 이 질환에 특유하게 합병하는 우울 상태에 근거한 것인지, 질환으로 인한 일상생활의 행동제한으로 인하여 발생한 이차적 우울 상태에 빠진 것인지, 혹은 치료에 사용하는 스테로이드, 혈압강하제, 항경련약의 부작용에 따른 것인지, 그 결론은 일치하지 않는다(Kahana et al., 1971). 다발성경화증도 발병한 지 5년 이내에 확실하게 자살률이 높다고 보고되었다.

8. 소화성궤양

비교적 오래된 문헌에 소화성궤양 환자의 높은 자살률을 지적한 것이 많다(Berglund, 1986 ; Knop et al., 1981). 최근에 소화성궤양 치료율은 H_2수용체길항약과 프로톤펌프저해약이 개발되면서 극적으로 개선되고 대부분의 궤양이 약물치료로 치유가 가능하다. 예전 보고에서 소화성궤양의 남성 환자 자살률이 높다고 한 것은 본래 알코올 의존증 등으로 소화성궤양이 유발된 것을 반영하였을 가능성도 있다.

9. 당뇨병

당뇨병 환자의 자살률은 그렇게 보고가 많지 않고 결과도 일치하지 않는다(Teutsch et al., 1984). 단 당뇨병 때문에 발생하는 전신의 여러 합병증을 고려하면 자살률이 높은 것은 쉽게 예상된다. 콩팥장애, 심근경색, 뇌혈관장애 등의 합병증이 출현하였을 경우, 결과적으로 우울 상태가 나타나는데 이것은 자살 위험인자와 직접 관련된다.

환자 본인이 인슐린 치료를 중단해 버리는 것은 당뇨병성 케톤산증(DKA)을 일으키는 원인 중 약 4분의 1을 차지한다고 한다. 고의적으로 인슐린을 다량 투여하고 저

혈당으로 사망하는 예도 임상 현장에서 흔히 볼 수 있다. 이 중에는 단순히 지식이 부족해서 적절한 자기관리를 할 수 없는 경우만이 아니라 분명한 자기 파괴적 충동을 행동화한 경우도 있다고 볼 수 있다. 따라서 당뇨병 환자의 자살률은 일반인보다도 높다고 판단하는 것이 타당할 것이다. 이처럼 당뇨병 환자는 자살과의 관련을 따지면 어려운 문제가 있다. 의료 관계자가 아무리 적극적으로 관여하고 문제점을 지적하여도 예후에 악영향을 미칠 만큼 건강을 해치는 생활을 하고 치료를 받으려고 하지 않는 환자는 사고경향성과 만성 자살 측면에서 접근해야 한다. 또한 당뇨병 환자 중에는 인슐린을 다량 투여하여 저혈당이 원인으로 사망하는 사람이 있어도 단순 우발적 사고로 처리하는 것이 통례이다. 하지만 이 중 자살로 다루어야 할 증례도 존재한다.

10. 뇌전증

뇌전증 중에도 특히 측두엽 뇌전증 환자의 자살률이 높다는 사실은 반복적으로 지적되었다(Mattews et al., 1981). 측두엽 뇌전증은 성격 변화와 정동이 불안정해지는 경우가 있다. 이런 증례는 다른 심리, 사회적 문제가 겹칠 경우 자살 위험에 주의해야 한다. 발작 그 자체는 자살과 관계가 없고 오히려 발작이 잘 컨트롤된 증례에서 정신증상이 문제가 되는 예도 있다.

11. 만성 관절류머티즘

만성 관절류머티즘에서도 일반 인구보다도 자살률이 높게 나타난다는 몇몇 보고가 있다(Dorpat et al., 1968). 동통, 관절변형, 일상생활 제한 등과 더불어 종종 치료 목적으로 사용되는 스테로이드제의 영향도 살펴봐야 할 것이다.

12. 기타

자살과 직접적 관계는 지적되지 않았지만 뇌기저동맥장애(특히 좌전두엽 경색), 알츠하이머병, 파킨슨병 등은 종종 우울증이 합병되어 나타난다. 이 점을 고려하면 자살 위험이 높을 것으로 예측되지만 지금까지 이런 부류의 질환과 자살에 대해 상세한 보고는 많지 않기 때문에 앞으로 연구해야 할 과제이다(이토 등, 2002 ; 사키자키 등, 1999). 그러나 이런 질병에도 자살 위험은 당연히 높을 것으로 예상되므로 정신과 치료의 필요성을 인식해 둘 필요가 있다.

신체 질환과 자살의 관계성을 논하였지만 1960년대부터 1970년대 무렵까지 다루어진 것처럼 양자의 관계는 생각만큼 단순한 것은 아니다. 직접적 인과관계보다 어떤 신체 질환에 이환됨으로써 발생하는 심리, 사회, 생물학적 여러 변화가 자살 위험을 초래한다고 봐야 한다.

신체 질환 그 자체가 중추신경계에 문제를 일으켜 의식 혼탁과 우울 상태 같은 자살 준비 상태를 조장하는 경우도 있다. 혹은 신체 질환 때문에 일상생활이 극단적으로 제한을 받은 결과 이차적 우울 상태에 빠지기도 한다. 나아가 신체 질환 치료를 위해 사용한 약물의 부작용도 살펴야 한다. AIDS 같은 질환은 예후불량인 점이 언론을 통해 널리 알려지거나 사회적 편견이 심해 환자의 절망감을 더욱 악화시킬 가능성도 있다. 또 본래의 생활스타일이 질환이나 외상의 원인이 되는 환자도 있다. 따라서 환자 개개의 경우는 앞에서 자세히 설명한 자살 위험인자를 검토하고 환자가 실제로 주변 사람들로부터 받을 수 있는 도움의 질 등도 검토할 필요가 있다.

III. 증례 제시

자살 예방에 관한 수많은 견해가 축적되어 일상 임상에서 활용되고 있다고 정신과 의사는 생각한다. 그러나 다른 일반과 의사도 정신의학의 새로운 견해를 활용하고 있다고 하기는 어렵다. 일반과 의사도 환자 자살에 접하지만 자살을 이해하지 못하거나 환자가 정신장애를 앓고 있었기 때문에 자살하였다고 처리하는 경우도 적지 않다. 자살자의 반수 이상은 자살을 실행하기 1개월 이내에 뭔가 다른 신체 증상을 주소로 하여 정신과 이외의 의료 기관에서 진찰을 받는다는 보고가 있다(Robins et al., 1959). 이런 의미에서도 일반과 의사의 자살 예방을 위한 역할은 크다(쿠로사와, 1988). 평소 상담 활동을 통해 정신장애에 관한 올바른 지식을 일반과 의사에게 계몽하고 교육하는 것은 정신과 의사의 의무라고도 할 수 있다.

신체 질환 치료를 위해 일반과에 입원한 환자가 우울 상태로 자살 위험이 높다고 판단하여 정신과에 진찰을 의뢰하는 경우는 종합병원에서는 흔히 있는 일이지만 이 때 몇 가지 문제가 발생한다(Takahashi, 1990 : 다카하시, 2001b). 악성질환에 이환된 환자를 예로 들어보자.

Kubler-Ross는 말기 환자가 다음 5단계 과정을 거치면서 죽음을 받아들인다고 제창하였다(Kubler-Ross, 1969). 즉 ①부인, ②분노, ③타협, ④우울(침체), ⑤수용이다. 이 설은 아주 유명하지만 반론이 많은 것도 사실이다. Feigenberg들과 Weisman는 스트레스에 대처하는 기제는 개개인에 따라 다르고 모든 사람이 이렇게 같은 과정을 거쳐 죽음을 받아들인다고 가정하는 것은 잘못이라고 하였다(Feigenberg et al., 1979 ; Weisman, 1972). Shneidman도 보편적 순서를 거쳐 단계가 진행되는 경우는 절대 없다고 주장한다(Shneiddman, 2008). 죽음에 이르는 과정은 복잡한 지적 및 감정 상태가 혼재한 것으로 변색하기 쉽고 단기간에 어느 단계에서 다른 단계로 변화하고 그 인물의 전인격, 인생관(본질적으로 낙관적 태도와 인생에 대한 감사, 혹은 광범위한 염세관과 인생에 대한 남을 시기하고 의심하는 마음)과 같은 배경에 관련되어 있다고 한다. 필자의 경험에서도 악성질환에 이환된 환자의 죽음에 대한 반응은 실로 다양하다. Kubler-Ross의 증례에서는 모든 증례에서 그 진단과 예후에 대해 환자 당사자에게 알려주었다. 이와는 대조적으로 오늘날에도 일본에서는 악성질환에 걸리면 본인에게 충분한 설명이나 고지가 이루어지지 않는다는 점을 고려한다면 이 의견을 그대로 일본 임상 현장에 응용하는 데는 분명히 위험이 따를 것으로 예상된다. 악성질환에 대한 반응도 지금까지 인생의 위기 상황을 환자가 어떻게 극복해 왔는지에 따라 크게 다르게 나타나고 있다.

【증례 11】　　34세 여성 설암

현병력 : 환자가 자주 자살을 암시해서 담당 구강외과의가 정신과에 상담을 의뢰하였다. 이미 설암 수술은 끝났지만, 근치술이 아니고 그 예후는 좋지 않다고 판단되었다. 전이는 쇄골하 림프절까지 퍼져 있

었다. 환자는 정신과 의사에게 다음과 같이 설명하였다.

「저는 처음부터 암이라고 생각했어요. 의사 선생님은 계속 암이 아니라고 하면서 안심시키려 하셨지만 저는 처음부터 알고 있었어요. 그래도 선생님이 열심히 검사하고 치료해 주시는 동안에는 조금은 희망도 있었어요.『수술이 끝나면 퇴원할 수 있다』는 선생님 말씀을 지푸라기라도 잡는 심정으로 믿고 있었어요. 근데 수술이 끝나고 화학요법과 방사선치료도 끝나자 선생님이 제 방에 오시는 일도 눈에 띄게 줄었어요. 젊은 다른 선생님이 대신 와서 마치 기계를 만지듯이 상처 치료를 할 뿐 제 말 따위는 들어주지도 않아요. 그래서 저는 드디어 절망이구나 하는 생각이 들었어요. 지금 죽는 거나 나중에 병으로 죽는 거나 별반 다를 게 없어요.」

이 증례처럼 효과는 차치하고 집중적으로 검사와 치료가 진행되는 동안에는 자살 위험이 꼭 높은 것은 아니다. 그런데 이런 치료와 검사가 종료되고 다른 유효한 수단이 없으면 환자의 자살 위험이 급격하게 높아지는 경우가 있다. 환자를 구할 효과적 수단이 없어진다는 것은 모든 일을 할 수 있다는 의사의 능력에 대한 최대의 도전이기도 하고, 주치의 자신도 스스로를 자책하는 경우가 있다. 이런 단계에 이르면 주치의가 환자 병동에 가는 횟수도 환자를 대하는 시간도 극단적으로 줄어든다.

의사의 이런 태도를 접하며 환자는 실제로 듣지 않더라도 예후가 절망적이고 생이 얼마 남지 않았다는 것을 직감한다.「반드시 나을 것이다」는 말에 의지하여 힘든 검사나 치료를 버텨온 만큼 환자는 이것을 일종의 버림받았다는 체험으로 생각하는 경우가 종종 있다. 결과적으로 우울 증상과 자살갈망이 더 심해진다.

그리고 정신과 상담을 의뢰하게 되는데 이것이 환자에게 갑작스러운 일이면 환자는 주치의에게 이중으로 버림받았다는 체험으로 인식할 가능성이 높다. 즉, 주치의에게「회복 가능성이 없다」고 버려지게 되고, 또한 정신과 의사에게 보내져「정신병자 취급을 당하였다」고 주장하는 환자도 있다. 정신과 진료를 받게 한 것에 대해 격렬하게 화를 내는 환자를 만나는 일은 종종 있다. 정신과 진료에서 증상을 전부 부정하거나 그 자리를 박차고 나가는 환자도 흔히 볼 수 있다. 첫 번째 면담에서는 환자의 분노와 오해를 풀어주고 소통을 성립시키는 데 시간이 걸리기도 한다.

이 밖에도 주치의 자신은 순수하게 의학적 판단에 근거해 환자를 위해 바람직하다고 생각하더라도 환자에게는 액면 그대로 받아들여지지 않고 주치의에게 버림받았다고 느끼기도 한다. 예를 들면, 과를 옮기는 전과, 병원을 옮기는 전원, 주치의 교체 등이다. 충분한 시간을 두고 이런 방침이 어디까지나 환자의 병상 개선에 필요불가결하다는 점을 설명하여야 한다. 또 환자가 주치의의 방침에 저항을 보이거나 하면 주치의는 실행을 잠시 미루는 유연성을 보일 필요가 있다. 동시에 환자를 도와주는 주체로서 가족을 치료 동맹에 초기부터 포함시키는 노력도 하여야 하고 환자의 고립감에 대해 보살피는 것도 소홀히 해서는 안 된다.

이것은 정신과 상담을 부정하는 것이 아니고 오히려 중요성에 관해 재차 강조하고 싶다. 여기에서 요점은 특히 정신과 이외의 다른 진료과 환자에 대한 치료 주체의 동일성이다. 의사의 입장에서만이 아니라 환자가 생각하는 치료 주체도 고려할 필요가 있다. 바꿔 말하면 우울 상태로 자살에 대한 갈망이 심각한 상황에서는 정신과 상담도 중요하지만 모든 치료 주도권을 바로 정신과로 옮겨서는 안 된다. 정신증상의 판단만으로 바로 정신과로 전과시키는 일이 자살 위험을 자극할 수도 있다. 어디까지나 주체는 본래의 주치의이고 환자 자신도 이것을 바라는 경우가 많다. 설령 치료 수단이 없어도 병상 옆에서 환자 이야기에 귀를 기울여주는 의사, 병을 낫게 할 수는 없어도 극한 처지에 공감을 해 주는 의사를 환자는 필요로 한다.

IV. 내과에서 자살 증례 컨퍼런스의 경험

어떤 병원의 내과 병동에서 약 1년 사이에 3례의 자살과 1례의 자살기도가 있었다. 그 중 2례의 자살과 1례의 자살미수는 약 1개월 동안에 집중해서 발생하였다. 병동 의사와 간호사가 거의 전원 출석하여 증례 컨퍼런스가 개최되었다. 이 때 필자는 정신과 의사 입장에서 자살에 관한 코멘트와 자살 예방 전반에 관한 강의를 요청받았다(다카하시, 1990a, 1994a).

정신과 이외의 과에서 개최된 자살 증례 컨퍼런스와 관련된 보고는 거의 없다. 다음 증례는 타과의 의료 관계자가 환자의 자살을 어떻게 받아들이는가 하는 점에서 중요한 교훈을 제시하고 있다. 필자에게는 타과 의사가 자살 예방에 어떤 지식을 가지고서 어떻게 대처하는지를 알 수 있는 귀중한 자리였다. 필자는 자살 혹은 자살미수가 발생하기 전의 증례 치료에는 전혀 관여하지 않았기 때문에 다음 증례에 대한 개략은 내과 주치의와 간호사의 기록을 바탕으로 하였다.

먼저 주치의와 간호사가 각각의 증례에 대한 경과를 교대로 보고하고 다른 스태프가 사실 관계에 대해 질문하였다. 모든 증례에 대해 제시가 끝난 단계에서 필자가 자살 위험인자에 관해 설명하고 그 다음 모든 증례에 대해 의견을 말하였다. 마지막에 참석자들이 자유롭게 질문을 하고 감상을 발표하며 의견을 나누었다.

【증례 12】　60세 남성 담도염증

현병력 : 수년 전부터 우계늑부통이 있었는데 이것이 심해져 담도염증이 의심되어 긴급 입원을 하였다. 입원한 후 복부 증상은 빠르게 개선되었다. 그러나 입원 다음 날부터 양 손가락 팽창감과 동통, 불면, 구갈을 호소하였다. 입원 6일째 한밤중에 「2년 전 교통사고로 협박을 받고 있다. 경찰에 전화해야겠다. 이 상태로는 병원에 폐를 끼치게 된다」고 흥분하면서 간호사에게 털어놓았다. 교통사고를 일으켜 폭력단에게 협박을 받은 사실이 과거에 있었는데 이미 합의가 끝난 상태였다.

정신과 진료를 권하였지만 환자는 거부하였다. 그 다음 날, 환자는 부인과 웃으며 이야기도 하고 표정이 밝아졌다고 간호사와 주치의는 느꼈다. 그 날 저녁 무렵, 병동에서 뛰어내려 사망하였다(입원 7일째). 사망 후, 수첩이 발견되었는데 거기에는 「나는 우울하다」「미래가 없다」「죄」「바보다」라고 휘갈겨져 있었다.

정리 : 피해 관계망상과 죄업망상이라고 판단되는 증상이 보이고 정신증상의 존재가 의심되며 상세한 정신과 평가가 필요하였다. 경도

의 의식 혼탁이 있었던 점도 부정할 수 없다. 정신병 기왕력, 이전 자살미수와 환자가 주변에서 어느 정도 도움을 받을 수 있었는지에 관해서는 확실하지 않다.

【증례 13】 ## 59세 남성 췌장암

현병력 : 건강검진에서 췌장체부 암이 발견되어 수술을 받았지만 이미 간으로 전이가 되었고 근치술은 불가능하였다. 입원과 퇴원을 반복하였지만 상태는 개선되지 않고 약 1년 후 이 병원을 소개받아 왔다.

환자는 암이라는 통보를 받지 않았다. 「췌장에 염증이 있어 통증이 있다. 염증이 간에도 퍼져 있다」는 설명을 들었다. 그러나 환자는 암이라는 사실을 알고 있었던 것 같다.

지속성 복배부통이 있고 각종 검사에서 간에 넓은 범위에 전이 소견이 있었다. 전이를 확인하기 위해 검사를 더 진행시키려고 하던 참에 환자와 가족이 거절하였다. 그 후 처치는 주 1회 정도의 채혈에 그치고 대증적 동통치료만 하고 있었다.

주치의가 통증클리닉을 전문으로 하는 병원으로 옮길 것을 조언하였다. 가족들은 찬성하였지만 환자는 「이 정도로 큰 병원의 의사가 아무리 그래도 동네 의사보다도 낫지 않겠냐」며 의문을 강력하게 제기하였다. 또한 추천받은 병원의 의사에 대해서도 신뢰하지 못하는 마음을 드러내 주치의는 소개하는 의사가 얼마나 훌륭하고 뛰어난지를 계속해서 설명하였다. 「좀만 더 생각할 시간을 달라. 내일은 어떻게든지 결정하겠다」고 환자는 대답하였다. 다음 날 새벽 4시, 환자는 목을 매어 자살하였다(입원 26일째).

정리 : 초로기의 남성이다. 만성 동통이 있고 증상이 개선되지 않는 상태에서 병원을 옮길 것을 권유받았는데 환자는 납득을 하지 못하고 일종의 버림받은 것으로 해석한 부분이 있다. 병원을 옮기는 것에 대한 의학적 판단과 환자의 주관적 판단 사이에 골이 깊었다. 그리고

입원과 퇴원을 반복하면서 암이라고 직접 듣지는 못하였지만 환자는 암이 아닌가 하고 내심 강하게 의심하였다. 우울증 평가도 충분하지 않고 오전 4시에 발생한 자살은 우울증으로 인한 불면과 조조각성이 강하게 의심된다. 과거의 충동성과 자살미수에 관해서도 자세한 내용은 확인되지 않았다.

【증례 14】 78세 여성 식도암

현병력 : 연하곤란과 구토를 주소로 하여 입원하였다. 검사 결과, 식도암이 발견되었지만 수술은 불가능하고 방사선요법을 받았다. 점점 경구섭취가 힘들어지고 중심정맥영양을 시작하였다. 상복부부터 배부에 걸쳐 동통도 심해졌다.

암은 알리지 않았다. 「식도 하부에 염증이 생겨 음식물을 넘기지 못하고 아프다. 오래전부터 그랬기 때문에 치료에도 시간이 걸린다. 지금은 염증을 없애기 위해 약을 조금씩 주사하고 있다. 통증은 약이 효과를 나타내기 시작한 징후일 수도 있다」고 설명을 하였다. 가족들은 협조적이고 딸 둘은 매일 밤 환자를 찾아와 격려하였다.

자주 구토를 해서 식사는 금지되었다. 환자는 「왜 먹으면 안 되는지」하고 여러 번 간호사에게 물었다. 「자살할 거다」 「진짜로 죽을 거다」고 하였지만 간호사가 주의를 주면 환자는 바로 자살갈망을 철회하였기 때문에 주치의에게는 보고되지 않았다. 그날 밤 9시 왼쪽 손목을 5센티 정도 그어 자살을 시도하였다. 절창은 좌요골동맥에 이르고 동맥성출혈이 있었지만 목숨은 건졌다(입원 120일째. **증례 13**의 자살이 있고 난 3주 후).

정리 : 식사 섭취가 불가능한 고령 환자였는데 본인은 식사를 해서는 안 되는 이유를 충분히 이해하지 못하고 불만에 차 있었다. 가족들의 보살핌은 충분하였다. 우울증 정도, 자살미수 경력, 지적기능 등은 확실하지 않다. 환자가 보여 준 자살 경계 징후를 자살미수에 이를 때까

지 병동 스태프들이 제대로 파악하지 못하고 있었다.

【증례 15】 70세 여성 간암

현병력 : 10년 이상 전부터 간기능장애가 있다고 들었다. 복부팽만을 주소로 5년 전에 병원 진찰을 받았다. 간경변 때문에 치료를 받았고 간암도 발견되었다. 지금까지 총8회 입원 경력이 있었지만, 환자에게는 암이라는 사실을 알리지 않았다.

성격은 밝았지만 희로애락의 변화가 심하였다. 장남 일가와 같이 살고 있었지만, 며느리와 딸들과의 사이는 좋지 않고 혼자 고립되어 있었다.

입원 후에도 증상은 일진일퇴였다. 이번 입원을 한 지 3개월쯤 되었을 때 믿고 따르던 주치의가 다른 병원으로 옮겨 주치의가 교체되었다. 이 무렵 「이렇게 힘들어서야 죽는 게 낫다」고 푸념하는 것을 간호사가 들었지만 환자가 곧바로 이를 부인하였기 때문에 제대로 주의가 이루어지지 않았다.

그 무렵 같은 병실의 환자(**증례 14**)가 자살을 시도하였다. 점차 환자는 오심, 구토가 현저하게 나타났다. 복부팽만감과 숨이 차는 증상을 호소하며 가끔 퇴원을 간절히 원하였다. 소양감도 심해졌고 시력과 청력도 저하되어 갔다.

자살 전날 오랜만에 가족이 면회를 와서 몹시 기뻐하였다. 가족들이 가지고 온 음식을 감사히 먹고 「언제까지나 이렇게 폐를 끼쳐서는 안 되지」라고도 하였다. 하지만 가족, 간호사, 주치의는 환자의 언동에 나타난 변화를 알아차리지 못하였다. 다음 날 심야 2시, 7층 병동에서 뛰어내려 사망하였다(입원 130일째. **증례 14**의 자살기도가 있고 1주일 후).

정리 : 고령의 여성 환자로 여러 번 입원을 해도 증상은 개선되지 않고 시력과 청력장애도 출현하였다. 자살갈망을 드러내도 받아들여지

지 않고 가족들의 도움도 만족스럽지 않았다. 자살 직전에는 같은 병실에 있던 환자의 자살미수가 있었고, 주치의도 교체되었다. 오전 2시에 자살한 것은 불면이 의심되지만, 우울증 평가는 제대로 이루어지지 않았다.

Murphy는 일반 진료과 의사가 환자 자살을 제대로 막지 못하는 이유를 다음과 같이 지적하였다(Murphy, 1986).

① 정신장애, 특히 우울증 진단이 정확히 이루어지지 않고 있다.
② 이 결과, 적절한 치료가 실시되지 않고 있다. 우울증 환자에게 항불안약만 투여하고 항우울약이 처방되어도 양이 충분하지 않아 임상 효과는 보지 못하고 있다. 치료 방침도 가끔 잘못된 경우가 있다.
③ 자살에 관해 구체적이고 직접적으로 질문을 하지 않는다.

증례 12는 확실하게 정신병적 증상을 보였다. **증례 13~15**도 Murphy가 지적한 것처럼 정신장애에 대한 일반과 의사들의 지식이 부족하다는 사실이 인정되었다.

모든 증례에서 자살 위험인자는 많이 가지고 있었다. 그런데 증례를 제시한 의사나 간호사가 이구동성으로 「자살을 하리라고는 꿈에도 생각하지 못했다」고 하는 말에 정신과 의사로서 증례 컨퍼런스에 참석한 필자는 매우 놀랐다. 환자가 우울증 증상을 띠고 있었는지도 주치의나 간호사의 기록과 설명으로는 충분히 파악할 수 없었다. 예를 들면 **증례 13**과 **증례 15**가 새벽에 그리고 심야에 자살한 점으로 미루어보아 불면과 조조각성이 우울증 증상으로 존재하였을 가능성도 있었는데, 환자가 말하지 않아 정신증상에 관한 상세한 기록이 남아 있지 않았다.

처방도 벤조디아제핀계 수면제가 가끔 소량 투여되었을 뿐, 항우울약을 투여한 환자는 없었다. 그리고 「악성질환 말기라서 다소 우울 상태가 나타나도 당연하다」는 의료 관계자의 지나친 심리적 반응도 우울 증상을 적확하게 진단하는 데 방해가 되었다. 그리고 자살 위험인자, 특히 정신장애 기왕력, 자살미수 경력, 충동성, 주변의 도움 등도 이해할만한 검토가 이루어지지 않았다.

다른 예이지만 간기능장애로 입원한 환자가 자살을 기도하여 정신과 평가를 의뢰 받았다. 결과는 확실히 알코올 의존증 진단기준에 합치하는 증례로 사회적으로도 정신적으로도 파탄에 이른 환자였다. 이런 증례에서도 간 기능에만 주의가 쏠려 배경에 있는 정신적, 사회적 문제에는 관심을 보이지 못하는 위험이 일반 진료과에서는 있을 수 있다.

그리고 환자가 외견상 표출하는 감정과 언어적 표현에 의사도 간호사도 많이 의존하여 판단을 하는 경향이 인정되었다. 특히 환자가 자살을 넌지시 내비치는 표현을 하여도 그 다음에 자살 의도를 철회하면 이를 전반적으로 신뢰하는 경향이 있었다(**증례 14, 증례 15**). 외견상의 감정 상태에 의존해 자살 위험이 높은 환자를 평가하는 경우도 종종 볼 수 있는 실수였다. 아무도 의존하지 않겠다고 굳게 결심하면서 지금까지의 절망감이 소멸되고 표면적으로는 밝아진 듯이 보이는 환자도 있다.

자살 직전에 불안과 우울 상태가 소실된 것처럼 보였기 때문에 그 다음 발생한 자살은 이해가 되지 않는다고 하는 의료 관계자들도 많았다. 그러나 Shneidman과 오하라는 자살을 결심한 환자나 자살미수 직후의 환자에게 우울 증상이 일과성으로 해소되어 얼핏 보기에 밝게 행동하는 경우가 있다고 지적한다(Shneidman, 1993 ; 오하라, 1979). 일반 진료과 의사와 간호사는 평소에는 「병이 낫기를 바라는 환자들」의 치료에 종사하고, 「직접 목숨을 끊으려는 환자」를 다루는 데 망설이는 경우가 많다. 의료인들은 환자가 목숨을 구해달라는 절대적 신뢰감을 너무 당연시 여긴다. 따라서 의식적으로, 또는 무의식적으로 의료인들은 환자에게 「스스로 목숨을 끊는다」는 의도가 존재할 것이라는 가능성을 부정하는 경우가 있게 된다.

그리고 환자가 「버림받은 체험」이라고 여기는 상황에도 충분히 주의를 기울어지지 않고 있다. 다른 병원으로 옮길 것을 설득 받거나(**증례 13**) 주치의의 교체(**증례 15**) 등에서도 환자 심리를 충분히 배려하지 못하고, 기계적으로 움직이고 있었다는 인상을 받았다. 의사가 의학적 입장에서 올바르다고 판단하여도 이 판단과 환자의 주관적 의견에 커다란 틈이 생긴 경우에는 환자의 주장에 귀를 기울이는 여유가 필요하다.

음성 역전이의 위험한 상황에 빠져 있는 점도 충분히 인식하지 못하고 있었다. Maltsberger들은 치료자가 환자에게 품는 음성 역전이를 제대로 인식하지 못하면 환자가 발신하는 자살 경계 징후를 부인하고 결국 자살이 발생할 수 있다는 위험을 거듭 지적하였다(Maltsberger et al., 1974 ; Maltsberger, 1986). 이 지적은 정신과만이 아니라 타과의 의료 관계자에게도 해당된다(다카하시, 2009b).

버림받았다는 경험과도 밀접한 관련이 있는데, 여기에 말기 치료(End-of-life care)에 대한 문제점이 있다. 참석한 젊은 의사들이 다음과 같은 발언을 하였다.「말기 환자로 효과는 거의 기대할 수 없더라도 뭔가 치료나 검사가 남아 있는 동안은 그래도 괜찮다. 이것마저 끝났을 때 환자를 어떻게 대해야 할지 앞이 캄캄하다. 나도 모르게 이런 환자들의 병실을 멀리하게 된다」는 이야기를 하였다. 완벽함과 사명감이 넘치는 젊은 의료인들에게는 더 이상 치료할 수단이 없는 말기 환자를 대하는 것은 본인의 존재에 대한 도전이기도 하다. 치료 효과가 현저하게 나타나는 환자에게 밤잠도 자지 않고 쉬지도 않고 치료와 간호에 임하던 의료인들이 말기 환자에게는 찾는 빈도도 줄어들게 된다. 이렇게 되면 이런 환자들이 보내는 자살 암시도 눈치 채지 못하고 지나치게 된다. 치료효과가 나타나지 않는다 하더라도, 돌보는 태도도 중요한데 현실적으로 젊은 의사들에게 여기까지 대처할 여유는 없는 것 같다. 관련 병원으로 이송하거나 주치의가 교체되어「솔직한 심정으로 겨우 해방되었다는 생각」이 들었다고 어느 레지던트는 있는 그대로 자신의 생각을 고백하였다. 젊은 의사가 말기 환자를 접하면서 할 수 있다는 능력이 침해당하면서 느끼는 좌절감, 환자에 대한 역전이의 적의를 의식하지 못하면 환자를 무의식적으로 수용하지 못하게 된다. 이러는 와중에 환자 자살에 영향을 미치는 최악의 상황이 나타날 수도 있다.

또 참석자들은 모두 우연이라고 생각하고 있었지만 **증례 13**부터 **증례 15**까지의 2건의 자살과 1건의 자살미수가 약 1개월간이라는 단기간에 집중적으로 발생한 것은 일종의 연쇄 자살이라고 볼 수 있다(다카하시, 1998a, 2006b). 일반 사회에서는 젊은 이에게 연쇄 자살이 잘 일어난다고 알려져 있지만 위험률이 높은 사람들이 많이 입원해 있는 병원에서도 연쇄 자살이 일어날 가능성이 있다. 어떤 환자의 자살 또는 자살미수가 일어나면 같은 문제(이 경우는 악성질환과 만성질환)를 안고 있는 다른 환자가 자살자에 자기를 동일화하여 자살 행동이 유발될 위험은 높다.

한 환자에게 자살미수 혹은 자살이 발생했으면 이번 자살 행동에 자기를 동일화하기 쉬운 다른 환자를 조기에 결정하고 그 환자에게는 특별히 주의를 기울일 필요가 있다. 위험이 높은 환자는 자살자와 친한 환자, 같은 병실 환자, 지병과 처한 사회환경이 유사한 환자, 과거에 정신장애 기왕력과 자살미수 경력이 있는 환자, 가족의 도움이 없는 환자 등을 들 수 있다.

또 악성질환에 대한 고지를 포함한 말기 의료에서 심리적 치유에 대한 중요성도 부각되었다. 일본의 사회생명윤리간담회(1990)의 「설명과 동의」에 관한 보고에 따르면 특히 암 고지에 관해 현시점에서는 ①고지 목적이 분명한 점, ②환자, 가족에게 수용능력이 있는 점, ③의사 및 의료 관계자와 환자, 그리고 환자 가족과의 관계가 양호한 점, ④고지 후 환자의 정신적 보살핌과 도움을 줄 수 있는 점, 이상 4항목의 전제 조건이 갖추어져 있는 경우에 한하여 고지를 해야 한다고 한다. 악성질환 이환이 확실한 증례에서 일률적으로 사실을 알리지 않은 점도 주목할 부분이다. 병동 전체에서 합의가 이루어지지 않고 어림으로 대충 진행되고 있는 것이 현 상황인 것 같았다.

이상을 정리하면 신체 질환에 이환된 환자의 자살 위험은 특히 다음과 같은 점에 유의하여 평가를 해야 한다. 그 다음 자살 위험을 초래하는 원인을 분류하여 증상을 경감시키고 사회의 도움과 의료 관계자의 협력을 요구하여 자살 위기를 회피할 수 있도록 노력한다.

① 환자는 어떤 정신증상이 있는지?
② 치료를 목적으로 투여하는 약물의 영향은 없는지?
③ 환자에게 나타나는 정신증상은 신체 질환으로 인한 직접적 영향인지, 아니면 이차적인 것인지?
④ 지적 기능과 의식장애는 없는지?
⑤ 환자가 무엇 때문에 괴로워하는지? 동통인지, 남겨질 가족인지. 경제적 문제인지,

이유 없는 불안감과 공포감인지?

⑥ 가족에게 충분한 도움을 받을 수 있는지?

⑦ 의료 관계자간의 협력 태세는 충분한지? 의료 관계자가 환자에게 어떤 무의식 감정을 품고 있는지?

맺는말

신체 질환도 자살의 중요한 위험인자이다. 예전부터 어떤 특정 신체 질환과 자살에 대해 수많은 조사연구가 실시되었다. 이런 연구가 많은 정보를 제공해 주었지만 이것을 개개의 경우에 적용시켜 자살 위험을 판단하는 것은 매우 어렵다. 결국 증례를 바탕으로 환자에게 나타나는 정신증상, 주변에서 받을 수 있는 도움의 질, 신체 질환 자체가 일으키는 중추신경계장애, 치료에 사용하는 약물 영향, 병을 앓게 되면서 지금까지의 일상생활이 장애를 받거나 미래의 계획을 단념할 수밖에 없는 사태 등의 여러 요인을 고려할 필요가 있다. 당연한 일이지만 신체 질환일지라도 자살 위험을 올바르게 평가하기 위해서는 심리학적, 사회학적, 생물학적 측면에서도 이해할 필요가 있다.

제 6 장

인생주기와 자살

자살 위험을 평가할 때 인생주기의 각 단계에 나타나는 특유의 위험인자를 평가한다는 관점도 빼놓을 수 없다. 이를 위해서는 각 연령대의 독특한 문제점에 주목하면서 면담할 필요가 있다. 또한 주요 정보를 얻기 위해서는 환자의 발달 단계에 맞는 면담방법도 생각해 봐야 한다(Blumenthal el., 1990).

I. 소아기

실제로 어린 아이가 자살이라는 것을 할까 하는 논쟁이 있다. 제1장에서 설명한 것처럼 엄밀한 자살 정의의 입장에서 살피면 소아 자살은 존재하지 않는다고 할지도 모르겠다. 물론 정식 통계를 보면 10세 이하의 자살률은 인구 10만 명 당 1이하이고, 이 숫자는 일반 인구에 비하면 훨씬 낮다. 그러나 실제임상에서 경험한 인상은 실제보다도 훨씬 더 낮은 수치가 아닌가 하는 생각이 든다. 전학동기(5~7세)부터 자살을 발견한다는 보고도 있지만(Pfeffer, 1986), 임상 현장에서 접하는 자살은 초등학교 저학년부터이다(다카하시, 1997c, 1998b, 2007q, 2008a).

이 시기에 발생할 가능성이 있는 스트레스로서 동생이 태어남 혹은 형제가 사망, 근친자 사망, 유치원이나 학교 입학, 전학, 학업 부진, 이사, 부모 문제(예: 불화, 별거, 이혼, 실업), 가족과 환자 본인의 질병, 부상, 친구들로부터 소외, 극단적인 경우에는 학대 등의 체험이다(Kasler-Heide, 2001).

10살 정도까지의 소아가 생각하는 죽음에 대한 개념은 성인과 다르고 일단 자살을 하면 다시는 생명을 되돌릴 수 없다는 점도 이해하지 못하고 있다(Nagy, 1948).

예를 들면 가정과 학교에서 곤란한 상황에 직면한 초등학교 저학년 학생이 자살을 하여 부모, 형제, 동급생들이 자신의 장례식에 참석해 슬퍼하는 모습을 상상하고, 다음날에는 다시 살아나서 모두 앞에 나타나면 이번에는 두 번 다시 자신을 괴롭히지 않겠지 하는 몽상조차 한다. 이런 아이는 한번 죽으면 다시는 살아 돌아오지 못한다는 사실을 이해하지 못하는 것이다. 그렇다 하더라도 죽음을 초래할 행위를 저지를 위험이 숨어있다. 설령 죽음에 대한 개념이 어른과 다르다 하더라도 죽고 싶다는 마음이 들어 행동에 옮기고 실제로 죽을 위험이 있다고 한다면 즉각 개입이 들어가야 한다.

먼저 다른 연령층에 비해 첫 번째로 생각해야 할 점은 언어발달 문제이다 (Mattsson et al., 1974 ; 오타, 1987). 아이가 자살갈망을 언어로 잘 설명하지 못하거나 부정하는 경우가 있다. 이것은 언어 발달이 불충분하고 은둔 경향이 있는 성격, 또는 죽음을 입에 올리는 것을 주변 어른들이 금지하고 있다고 막연히 느낄 때 이런 현상을 보일 수 있다.

그래서 아이와 놀면서 놀이 방법을 관찰하고 공상세계 이야기를 시켜보면서 먼저 소통을 하는 것이 바람직하다. 지금까지 그렸던 그림을 화제로 삼는 것도 하나의 방법이다. 아이가 너무 기분 나쁘고 무서운 그림을 그리는 것을 보고 유치원 보모가 아이를 의료기관에서 치료받을 수 있도록 부모에게 권해 결국 배경에 정신병리가 있다는 사실이 밝혀진 예도 있다(다카하시, 2008j).

특히 사춘기 전 단계에서는 자신의 생각과 행동을 충분히 언어화할 수 있다고는 볼 수 없으므로 비언어적 수단이 내포하는 의미는 크다. Pfeffer는 자살 위험이 높은 소아에게 나타나는 놀이 특징으로서 다음 네 가지 점을 지적한다((Pfeffer, 1986).

① 놀이 중에 나타나는 상실과 재획득의 주제가 분리불안과 자립 사이의 갈등을 상징한다.
② 자신의 몸을 마치 장난감처럼 취급하며 무모한 행위를 되풀이 하여 실제로 위험한 상황에 빠진다.
③ 때리거나 던지거나 하는 장난감이 아닌데도 본래의 사용 목적과는 다른 잘못된

방법으로 난폭하게 다룬다. 놀이 상태가 강렬해지면 자살 위험이 높은 아이는 자아 경계가 미분화 상태이므로 자신과 장난감을 구별하지 못하는 일도 생긴다.

④ 완전무결한 공상 세계를 행동화한다. 가학적이며 위험한 방법으로 그 주제를 집요하게 파고든다. 싸우는 장면을 자주 표현하며 폭력적이고 누군가 부상을 당하는 이야기를 좋아한다. 죽음을 초래하는 위험한 행동을 시작하기도 한다.

위험인자가 많이 있는 아이에게 앞에서 지적한 놀이 특징이 발견되었을 때는 특히 자살 위험을 눈여겨봐야 한다. 이런 특징은 하나씩 별개로 생각하면 정상 발달이 이루어진 아이들에게도 가끔은 나타나지만 자살 위험이 높은 아이들은 이런 내용이 집요하게 반복되며 자주 현실과의 접점을 상실한다. 또 심한 정서를 수반하고 강렬한 공격성과 충동성을 컨트롤하지 못하고 자기 보존 능력이 떨어지는 현상이 나타난다.

충분히 감정과 사고를 언어화할 수 있는 아이는 발달 단계에 적합한 언어를 통해 자살에 관한 생각을 물어 확인한다. 분명하게 말로 물어보는 것은 문제점이 무엇이고, 왜 절망적 상태가 되었는지, 어떤 해결 방법이 있는지를 찾는 데 도움이 될 수 있다고 주장하는 심리요법가도 있다. 아이가 말로 절망적 감정을 표현하였다고 하면 아이가 어떤 기분인지를 해석하여 부모에게 설명하고 이해시키는 것도 치료하는 사람의 역할이다.

자살 위험이 높은 아이에게는 정신장애 기왕력(예: 기분장애, 행위장애, 발달장애, 적응장애, 섭식장애)이 있다. 죽음을 지나치게 의식하고, 요즘 들어 몹시 공격적이 되고 최근에 중요한 상실체험을 겪는 등의 특징이 나타나고, 가족이나 지인의 죽음을 최근 경험하였다면 이것을 어떻게 생각하고 또 어떻게 느끼고 있는지도 물어본다.

소아에게도 우울증은 중요한 자살 위험인자이다(다카하시, 2010e). DSM-5 진단 기준의 우울증 증상이 성인과 마찬가지로 소아에게도 존재한다는 인식이 오늘날의 정설이다(American Psychitaric Association, 2000 ; 덴다, 2013). 흥미와 기쁨 상실, 정신운동억제, 우울기분, 불안, 초조감, 증상의 일내변동, 각종 신체 증상, 불면, 식욕부진과 체중 감소 등이 소아 우울증 환자에게도 나타난다.

여기에 덧붙이면 소아에게는 이런 특유한 특징도 있다(다카키, 1980). ①성인처럼 비애감을 언어적, 주관적으로 표현하지 못한다. ②비정형 내지 혼합성 임상증상이 잘 나타난다. 가끔은 피해 관계망상과 환청 등도 출현한다. ③자율신경증상과 신체 증상이 자주 나타난다. 불면, 식욕부진, 두통, 두중감, 복통, 미열 등이 주증상인 경우도 많다. ④신경증증상과 행동 면에서 문제가 전면에 나타난다. 예를 들면 강박 증상, 틱, 공포증, 학습곤란, 야뇨, 음식행동 이상, 비행, 공격 등이다.

또 소아 우울증은 발달 수준에 따라 다른 양상을 보인다(Phillips, 1970). 예를 들면 유아기에서는 발육부전, 은둔, 비활발이 발견된다. 전학동기가 되면 분리불안, 지나친 활동성, 신체 증상 호소와 같은 퇴행반응을 보이는 경우가 있다. 학동기 이후가 되면 학업 부진, 등교 거부, 학교생활 태만, 반항, 비행, 싸움, 가출, 야뇨, 틱 등의 문제 행동에 심신증 비슷한 증상이 더해져 점차 성인 우울증과 유사한 증상을 띠기 시작한다.

그래서 아이의 생활사와 최근 행동에 대해 자세히 알고 있는 부모와 교사로부터 정확한 정보를 모을 필요가 있다(Gispert et al., 1985). 특히 아이의 가정과 학교에서 적응 상태, 최근 아이가 경험하였지만 제대로 언어화할 수 없을 것이라고 생각되는 스트레스와 상실체험에 관해서도 정보를 수집한다.

복잡한 가정 상황, 부모의 우울증, 가족 중에 자살 행동을 일으킨 사람이 있는가 하는 문제도 아이의 자살 위험을 부추긴다. 치료 초기부터 가족 상호 관계를 파악하고 부모와 다른 가족을 치료 동맹으로 포함시키는 것은 자살 위험의 정확한 평가와 치료에서는 불가결하다. 가족 내에 우울증에 이환된 사람이 있는 경우도 꽤 있는데 이런 경우에는 아이의 치료와 병행하여 다른 가족의 우울증 치료도 필요하다. 또 첫 번째 면담에서 부모에게 충분한 협력을 받지 못할 것 같으면 관계 기관과 협력하여 아이를 보호할 필요도 있다.

그리고 부모의 질병, 별거, 이혼, 사별과 같은 가정 내의 변화를 아이가 어떻게 받아들이는지를 조사한다. 예를 들면 실제로는 아이에게는 아무런 책임도 없는데 가정에서 일어난 문제의 원인이 모두 자신에게 있다고 확신하여 우울 상태가 나타나는 경우가 있다. 「내가 착하지 않아서 엄마 아빠가 이혼한다」고 생각해 자책하는 아이도 꽤 있다. 또한 성적, 신체적, 심리적 학대를 받은 적이 없는지도 조사한다.

심리적으로 중요한 역할을 하던 가족 누군가가 사망(병사, 사고사, 자살)하지는 않았는지, 아이가 여기에 대해 어떻게 반응하였는지도 확인해 둔다.

【증례 16】　10살 남자 아이, 형의 죽음이 가족 전체에게 영향을 미친 예

현병력 : 최근에 다시 야뇨증이 나타나기 시작하였다. 아침이 되면 복통과 미열을 호소해 등교하지 못하는 날이 일주일에 2, 3일 정도 있었다. 여기저기 병원에서 진찰을 받았지만 이상 증상은 발견하지 못하였다. 가끔 학교에 가도 수업에 집중하지 못하고 뻔한 거짓말을 하거나 여학생을 괴롭히는 일도 많아졌다. 압정이나 유리 파편을 다른 학생 자리에 놓아두는 아주 못된 장난도 쳤다. 숙제나 수업에 필요한 물건도 자꾸 잊어버렸다.

어느 날 방과 후, 담임교사는 학생을 교실에 남겨 놓고 주의를 주었더니 잠시 듣고 있다가 갑자기 울음을 터뜨렸다. 교사는 얼마 동안 그대로 놔두었다. 그리고 일단 울음을 그치자 아이에게 태도가 갑자기 달라진 것이 매우 걱정된다고 하였더니 또 큰 소리로 울기 시작하였다. 교사는 학생에게 2개월 전에 병사한 3살 위의 형과 이번 일이 관계가 있는 것이 아닌가 하고 물었다. 교사는 이전에 형의 담임교사였다. 형은 성적이 좋았는데 뇌종양으로 사망하였다. 형에 비해 이 학생은 성격이 소탈하며 밝고 재미있는 아이로 성적은 별로 눈에 띄지 않았지만 언제나 형을 따랐다.

학생은「이제 죽고 싶다. 천국에 가면 형을 만날 수 있다. 실은 모두 형이 아니라 내가 죽기를 바랐다」고 하였다. 죽은 형을 떠올리면 어떻게 해야 할지 몰라 여학생을 괴롭힌 일도 이야기하였다. 또 어째서 친구들을 괴롭히는지 진짜 이유는 자신도 모르겠다고 하였다. 동급생 의자에 놓아둔 유리 파편은 실은 본인이 집어삼켜서 죽으려고 한 것이라고 하였다. 전 날에는 집 근처 맨션 8층까지 올라가 거기서 뛰어내리려고 했다고 털어놨다.

교사가 그 날은 학생을 집까지 바래다주고 어머니를 만났다. 2개월 전 장남 장례식 때와는 판연하게 달라진 초췌한 어머니의 모습에 교사는 놀라움을 금치 못했다. 게다가 술 냄새를 풍기며 혀도 제대로 돌아가지 않았다.

아버지는 원래 집안을 돌보지 않아 어머니가 아르바이트로 가계를 꾸려나갔다. 주변에 도움을 받을 만한 친척이나 가족은 없었다. 어머니는 총명한 장남에게서 남편의 모습을 찾고 있었다. 이런 장남이 죽어 어머니는 살아갈 목표를 상실한 것이나 마찬가지라고 하였다. 점점 어머니는 불안, 죄책감, 자살갈망이 깊어졌다. 장남이 악성질병으로 죽은 것은 자신이 일만 하느라고 영양 섭취나 건강에까지 신경 쓰지 못한 탓이라고 스스로 책망하게 되었다. 원래도 술은 잘 마셨지만, 그 양은 점점 늘어갔다. 이런 일이 쌓이면서 남편은 갈수록 집에는 안 돌아오게 되고, 최근 1개월 동안 전화 한 통 없었다. 어머니는 차남이 장남을 대신할 수는 없다는 얘기를 교사에게 털어놓기도 하고, 실제로 이런 말을 차남에게도 직접 하였다. 뿐만 아니라「같이 죽어 형을 만나러 가자」고 술에 취해 말한 적도 있다고 한다. 이 무렵부터 아이는 학교에서 문제 행동을 일으키기 시작하였다.

이 예는「자살 위험이 높은 아이의 배후에는 자살 위험이 높은 부모가 있다」, 동시에「자살 위험이 높은 부모의 배후에는 자살 위험이 높은 아이가 있다」는 전형적 예이다. 부모와 아이의 동반자살 위험도 생각할 수 있는 증례이다.

본래의 역할을 완수하지 못하는 아버지를 대신해 가족의 기대를 한 몸에 받았던 장남이 병사하고, 이를 계기로 어머니는 심한 우울 상태에 빠져 어머니 자신도 자살 위험이 높아지게 되었다. 여기에 아버지가 가족을 챙기지 않은 위기 상황에 빠져 있었다.

여러 신체 증상, 등교 거부, 다른 학생에 대한 충동 행위 같은 형태로 반응하였지만, 실은 이 아이도 주변이 모르는 사이에 우울 증상과 자기파괴 행동을 보였다. 모든 불행의 원인이 자신에게 있다고 해석하는 것은 이 연령대의 아이들에게는 흔한 일이다(사춘기 정도의 연령대까지 이런 증상을 보이는 경우도 있다).「나만 없어지면」「내가 형 대신 죽었으면」하는 절망감이 이 아이를 짓누르고 있었다.

소아 자살 위험을 대처하는 데에 있어서 같은 병적 증상이 있는 가족도 병행하여 치료가 필요하다는 사실을 이 예는 단적으로 보여주고 있다. 교사의 끈질긴 설득 끝에 환자는 아동정신과 진료를 받게 되고 아이와 어머니가 정신과 치료를 받게 되었다.

(아이가 자살하면 최근에는 「왕따」에만 초점이 맞추어져 학교와 교사가 공격 대상이 되는 경우가 많다. 그러나 실제로는 이번 예가 보여주듯이 부모도 위기 상황에 빠져 있어 아이의 도와달라는 외침을 들을 여유가 없다. 이런 경우에도 교사가 아이뿐 아니라 부모의 문제도 살펴 양쪽을 구한 사례를 정신과 의사인 필자는 지금까지도 여러 번 경험하였다. 따라서 아이의 자살 위험을 초기단계에서 꿰뚫어보고 적절한 대처를 하는 중요한 지킴이(gatekepper) 역할을 교사가 하고 있다고 필자는 생각한다.)

II. 사춘기

사춘기는 인생의 가장 큰 시련에 부딪치는 시기라고도 할 수 있다. 내 자신은 무엇인가, 주변 사람들과 비교해 다른 점은 무엇인가, 사회에서 무엇을 해야 하는가 하는 징체싱 문제가 대두된다. 사춘기에서 자립에 내한 과세 자체가 거나란 스트레스로 나타날 수도 있다. 친구들과의 갈등, 학업, 학교 내에서 문제, 진학, 이성 교제, 취직, 여러 반사회적 행위, 가족 문제 등과 더불어 다른 연령대처럼 신체 및 정신장애도 중요한 스트레스 요인이다. 특히 우울증 증상은 성인의 전형적 우울증 증상과 유사하고, 이 시기는 우울증과 조현병의 호발연령이기도 하다.

충분히 소통을 하는 것이 첫 번째 과제인 것은 말할 것도 없다. 다른 연령대에서의 자살 위험이 높은 환자와는 달리 사춘기 환자는 자살에 관해 단도직입으로 정확하게 물어봄으로써 원하는 반응을 얻을 수 있다. 괜스레 빙 돌려서 질문을 하면 환자 쪽에서 「어떤 의미입니까?」 「요컨대 묻고 싶은 것은 자살에 관한 거죠?」 하는 식으로 역으로 물어오는 경우도 있다. 성실한 태도로 환자의 어려운 상황에 뭔가 도움의 손길을 내밀고 싶다는 자세가 분명하면 자살갈망과 자살 방법에 관해 솔직하게 자세히 질문하는 것을 기어코 막을 필요는 없다. 그리고 환자의 답변을 세심하게 받아들인다. 비판적 태도를 보이거나 도덕적 말을 하는 것은 금물이다. 이런 태도로 인하여 어렵게 열리기 시작한 마음의 문이 순식간에 다시 닫혀버릴 수도 있다.

사춘기 자살의 위험인자는 자살하겠다는 위협, 자살미수, 약물과 알코올 남용, 정신장애, 독특한 내향적 성격 등이 나타난다.

내향적, 은둔 경향, 조용함, 고독, 민감함과 같은 성격 특징을 보이고, 특별히 문제도 일으키지 않고 친구도 거의 없는 사람은 사춘기 자살의 위험군으로서 염두에 둘 필요가 있다. 학교에서도 가정에서도 특별히 주변 사람의 이목을 끄는 문제 행동도 없이 갑자기 자살을 한 경우는 이런 유형의 청소년 중에 많다.

또한 지금까지 비교적 적응을 잘한 사람에게서는 학교에서 반칙 행위, 스트레스, 상실체험, 이유도 없이 분노를 폭발시키는 일 등이 자살 행동 전에 자주 볼 수 있다. 또한 이 세대에서는 최근 다른 사람의 자살, 자살미수, 비극적 죽음을 직접 혹은 간접적으로 경험한 사실이 있는지도 조사한다. 연쇄 자살이 이 연령대에서 많이 일어나는 것은 여러 연구에서 일치된 의견이다(Gispert et al., 1985 ; Gould et al., 1986 ; Maris, 1981).

사춘기가 되면 우울기분, 정신운동억제, 자율신경증상, 불안 초조감 등을 보이는 전형적 우울증이 출현하게 된다. 또한 조현병도 이 세대에서 처음으로 나타나는 예가 많기 때문에 정신증상 평가는 철저하게 실시한다.

그런데 우울증 증상이 별로 심각하지 않은데 다른 문제 행동을 일으키는 사춘기 환자도 있다. 격한 분노 폭발, 반사회적 행동, 약물남용 등을 수반하고 본인도 우울증 증상을 부정한다. 그러나 최근 경험한 스트레스와 상실체험에 관해 상세히 물어보면 본인이 처음에는 부정하던 우울증 증상이 확실해지는 경우도 꽤 있다. 시험 삼아 투여한 항우울약이 효과를 나타내는 경우도 있다. 우울증, 약물남용, 충동성은 사춘기 환자 자살의 세 가지 징후라는 점에 특히 주목할 필요가 있다.

소아기와 같이 가족적 배경에 관해서도 정보를 수집한다. 부모의 불화, 별거, 이혼, 가정 내에서의 성적, 신체적, 심리적 학대 등이 밝혀지고 이것이 자살 위기와 직접 연관되는 경우도 있다. 가족 친지나 친한 친구의 자살 행동이 있거나 부모에게 정신장애가 있는 경우는 사춘기 자살의 중요한 위험인자이다(Shafii et al., 1985). 가출소년 중 30%에 자살미수 경력이 있고 반수 이상에 자살갈망이 나타났다는 보고도 있다. 가정 내 혼란은 사춘기 자살의 중요한 위험인자라는 점을 증명해주고 있다. 겉으로 보기에 가족 문제가 드러나지 않는 경우도 있지만 자세히 조사하다 보면 부모의 불화, 대화 부족, 부모의 정신장애, 가정 내의 여러 스트레스가 밝혀지는 경우가 많다.

또 적응을 아주 잘하고(과잉적응이라고 하는 편이 적절할지도 모르겠다), 성적이 우수하며 재능이 뛰어난 일군에 자살 위험이 높은 환자가 있다는 사실에는 별로 주의를 기울이지 않는 것 같다(Delisle, 1986). 이들이 받아들이는 실패에 대한 인식은 다른 일반 학생들이 생각하는 것과는 다르다. 성적과 장래에 대한 불안은 주변 사람들에게는 충분히 이해되지 않을 수도 있지만 환자의 불안을 심각하게 인식하여야 한다. 「계속 달리지 않으면 넘어져 버리는 자전거처럼 나에게는 쉴 틈이 전혀 없다」고 말한 사춘기 소녀가 있었다. 극단적으로는 「100점이 아니면 0점이나 마찬가지다」고 생각하는 경향을 이런 환자에게서 볼 수 있다. 주변의 기대에 부응해 우수한 성적과 활동을 계속 유지하여 가족과 교사, 친구들의 신뢰와 애정을 붙잡아두려고 힘껏 노력을 한다. 주변 평가와는 반대로 이들은 자신의 능력에 대해 깊은 불신과 불안감에 싸여 있다. 이것을 보완하고자 필사적으로 노력한다. 그러나 이 노력이 결실을 맺지 못하면 주변에서 보면 별일 아니라고 생각되는 실패도 인생을 망치는 대실패로 인식하게 된다.

【증례 17】　16세 여자. 부모 이혼을 계기로 자살 위험이 높아진 예

　　　현병력 : 수업 중에 외국인 교사가 학생들에게 영어로 몇 가지 간단한 지시를 하였다. 그 중 하나가 자신의 모습을 그리는 것이었다. 다른 학생들은 말 그대로 자화상을 그리기 시작했는데 이 학생의 그림은

다른 학생과는 확연히 다르게 아주 섬뜩하였다. 동체에서 손발과 머리가 잘려나가고 목에서 피가 쏟아져 나오고 튕겨져 나간 얼굴을 까맣게 칠하여 표정이 없었다. 교사는 한눈에 이상함을 느끼고 그림을 설명해 보도록 유도하였다. 그러나 학생은 입을 다문 채 슬픈 눈매로 교사를 쳐다볼 뿐 입을 열려고 하지 않았다. 즉시 이 외국인 교사는 담임교사와 연락을 하여 학생의 현재 상황을 파악하였다. 학생이 처해 있는 최근 상황은 다음과 같았다.

반년 전에 부모가 이혼을 하고 학생은 어머니와 둘이서 생활하였다. 원래 친정의 반대를 무릅쓰고 한 결혼이었기 때문에 어머니는 친정에 도움을 청할 수가 없었다. 전 남편으로부터는 위자료와 생활비 지급도 연체되고 있었다. 어머니는 매일 16시간이나 일을 하고 있어서 딸과 함께 지낼 시간은 거의 없었다.

아버지를 잘 따랐던 학생은 아버지에게 다른 여자가 생겨 집을 나간 것에 실망하였다. 또 본인이 더 착한 아이였더라면 부모가 사이좋게 지낼 수 있지 않았을까 하는 생각도 하였다.

어머니는 생활비를 벌기만도 바쁜 나날을 보냈고 이혼에 대한 딸의 반응까지 배려할 여유가 없었다. 바쁘게 일하는 어머니의 모습을 보며 자기만 없으면 어머니가 이렇게 고생하는 일도 없을 텐데 하고 자책하였다. 그리고 자신들을 떠난 아버지만을 그리워하였다.

최근에는 식욕도 없고 잠도 충분히 자지 못하고 항상 「나만 없으면」하는 기분에 빠져 있었다. 체중도 감소하고 이전의 밝은 모습도 사라졌다. 학교는 어떻게든 빠지지 않고 다녔지만 친구는 없고 성적도 하향추세였다. 유복한 가정의 자녀들이 다니는 학교였지만 동급생 속에서 자신은 「미운 오리 새끼」처럼 느껴졌다. 며칠 전 칼로 손목을 그어 자살기도를 하였지만 근처 외과의원에서 비밀리에 처치를 받았을 뿐이다. 결국 도와달라는 신호는 받아들여지지 않고 절망감만 더 심해지는 결과를 초래하였다. 어머니도 도대체 어떻게 딸을 대해야 할지 모르고 도저히 어떻게 할 수 없는 분노를 직접 딸에게 퍼붓는 일도 가끔 있었다.

먼저 교사는 정신과 의사에게 연락을 하여 다음 같은 조언을 받았다. 「자화상이나 자살미수는 절망 속에서 필사적으로 도움을 청하는 외침이라고 생각해야 하며 결코 경시해서는 안 된다. 곧바로 정신과 진단과 치료가 필요하다. 자살 위험은 상당히 높다고 판단하는 게 좋다. 본인의 치료와 병행하여 어머니도 포함한 가족요법이 필요하다. 어머니도 본인도 정신과 치료에 저항감을 가지고 있을 수 있지만, 학교 측에서도 정신과 진료를 받을 수 있도록 끈기를 가지고 권해주길 바란다. 이 동안에는 교사가 지금처럼 계속 관심을 보이고 학생을 따뜻하게 지켜봐주길 바란다」고 하였다.

그리고 담임과 외국인 교사는 어머니와 딸이 정신과 진료를 받도록 시간을 가지고 설득하였다. 어머니는 이혼 후 하루하루 먹고 사는 일에만 정신이 빼앗긴 점을 인정하였다. 정신과 진료가 필요하다고 느꼈지만 어떻게 하면 좋을지 몰랐다고 하며 교사들의 설득에 응하였다.

Ⅲ. 성인기

이 세대는 가정에서도, 사회에서도 중요한 역할을 하게 되면서 여기에 수반되는 스트레스도 늘어나는 시기이다. 결혼, 별거, 이혼 등의 문제와 어린이, 배우자, 그리고 나이 든 부모를 살펴야 하는 문제도 생긴다. 사회적으로도 취직, 승진, 전근, 지위 하락, 실업 등의 문제가 출현할 가능성도 있다. 다른 연령대와 마찬가지로 신체 질환과 정신장애에 이환되는 일도 과도한 스트레스가 된다(다카하시, 2000a, 2000b, 2000f, 2003a).

사춘기는 「나란 어떤 존재인가」 「나는 다른 사람과 어떻게 다른가」 「사회를 위해 어떤 역할을 할 수 있을까」하는 이른바 정체성 문제가 대두되고 인생에서 마음의 균형이 깨질 위험이 높은 최초의 시기이다. 그리고 중년기는 바로 제2의 위기 상황이라고도 할 수 있다. 중년 위기(mid-life crisis)라는 말도 있을 정도이다. 중장년도 또한 새로운 문제에 부딪친다. 인생의 전환점도 지나고 슬슬 정년도 시야에 들어온다. 남은 인생에서 자신이 할 수 있는 일은 무엇인가, 할 수 없는 일은 무엇인가, 꼭 달성하고 싶은 일은 무엇인가를 조용히 생각해야 될 시간이다.

자신보다도 훨씬 능력이 떨어진다고 생각한 동료가 주변에서는 높은 평가를 받는 현실도 목격하게 될 것이다. 그러나 젊을 때처럼 다른 사람을 비난하고 있을 수만은 없다. 문제가 생겨도 묵묵히 인정하고 받아들일 수밖에 없는 일도 생긴다.

지금처럼 젊다는 것만 믿고 무리를 할 수도 없다. 건강에 대해 불안을 느끼거나 실제로 병에 걸려 인생을 궤도 수정해야 할 때도 있다. 이전과 변함없이 일상을 보내고 있다고 생각하는데 알게 모르게 체력이 떨어지고 예전처럼 생활하는 데 어려움을 느낀다. 뿐만 아니라 건강만큼은 자신이 있었던 사람이 갑자기 병으로 쓰러지는 일도 생긴다. 바로 인생을 되돌아볼 기회가 눈앞에 바짝 다가온다.

문제는 본인에게만 일어나는 것이 아니다. 결혼한 사람이라면 자녀들의 자립도 목전에 버티고 있다. 지금까지의 부모 자식 관계가 어느 날 갑자기 변하여 독립된 개체로서 아이의 존재를 인정해야 되는 상황에 당혹해 한다. 관계 변화는 자신과 아이의 관계만이 아니라 배우자와 사이에도 나타난다. 겉으로 행복해 보이는 부부에게 이혼 문제가 대두되는 것도 이런 중년 위기와 관련이 있다.

게다가 부모도 늙어가 병에 걸리면 병구완 문제가 발생한다. 당연히 죽음도 현실 문제로 다가온다.

일반적으로 40~50대라면 한창 일할 나이이고 한 집안의 기둥이라는 이미지가 강하지만 실제로는 자기 자신은 물론이고 주변에도 큰 변화가 생기며 많은 문제를 안고 있는 세대이다. 우울증의 호발연령도 이 연령대와 겹치지만 인생주기에서 중년의 역할 변화가 밀접하게 관련되어 있다. 그런데 이 세대의 사람들이 인생에서 위기를 맞을 가능성이 높다는 점에 대해 일본에서는 그리 높은 관심을 보이지 않았다.

1990년대 이후 특히 40~50대 남성의 자살 급증이 문제가 되자 대중 매체는 오로지 경제적 상황과 관련 지어 거기에만 초점을 맞추고 있다. 이미 몇 번이고 지적했듯이 자살은 복합적 요인으로 발생하는 현상으로 한 가지 이유만으로 설명할 수 있는 문제가 아니다. 사회변동이 일어났을 경우, 보통 젊은 남성의 자살률이 상승하는 것이 세계적 추세라고 알려져 있지만 일본처럼 중년층 남성의 자살이 급증한 현상은 다른 예에서 찾아볼 수 없다. 1990년대 말부터 일본의 연간 총 자살자수가 급증한 것은 이미 언급한 대로 너무 갑작스럽게 증가하여 외국 연구자들은 「일본은 1998년에 자살의 정의를 변경하였는가」하는 질문도 하였다. 최근의 자살 증가에 대해 다음과 같은 요인을 생각할 수 있다.

① 역시 장기간에 걸친 불황이 커다란 영향을 미친 것은 부정할 수 없다.
② 현재의 중년층은 조직에 자기를 동일화하는 마지막 세대라고 할 수 있다. 일단 취직을 하면 정년퇴직까지 근무하는 것을 이상적으로 여기는 세대이다. 만약 회사업적이 부진해서 정리해고 대상이 되었을 경우 본인에게 책임이 있다고 생각해 자기의 존재 자체를 근본부터 뒤흔드는 체험을 할 수도 있다.
③ 불황의 영향을 가장 크게 받는 것은 이 중년 남성 세대이다. 이 연령대는 불황이 아니더라도 중년 위기로 대표되는 마음의 위기를 초래하기 쉬운 세대로 우울증의 호발연령이기도 하다.
④ 이 세대는 특히 정신과 진료에 저항이 심하고 어떤 문제를 자각하더라도 좀처럼 정신과 전문의에게 도움을 청하려고 하지 않는다.
⑤ 이 세대는 20대의 젊은 나이에서도 자살률이 높았다. 같은 시대에 태어난 인구가 각 세대에서 어느 현상(여기에서는 자살률)에 관해 비슷한 경향을 보이는 코호트 효과도 나타난다.

사춘기 환자가 주변에 적의를 쏟아 붓는 것처럼 하여 자살갈망을 확실하게 말로 표현하는 것과는 대조적으로 연령이 높아지면 점점 감정 표출에 조심스러워한다. 오히려 적의는 외부가 아닌 자신에게 향하는 것을 볼 수 있다. 원래 자살 위험인자는 성인기를 대상으로 연구가 이루어진 것이기 때문에 이미 설명한 위험인자는 이 연령대에 가장 적합하다. 자살미수 경력, 정신장애 기왕력, 주변의 도움 부족, 중장년 남성,

여러 상실체험, 알코올 의존증, 약물 의존, 성격 경향, 자살 가족력, 사고경향성 등의 인자에 주의한다.

일본에서 종종 사회의 주목을 끄는 부모와 아이의 동반자살이나 자책자살 등도 이 연령대에서 많이 나타난다. 사회적 역할이 늘어가면서 주변을 끌어들이는 이런 유형의 자살 빈도도 증가하게 된다.

가족 전원이 연루된 확대 자살은 중년의 우울증 남성 환자에게도 나타난다. 하지만 부모와 아이의 동반자살에는 20대부터 30대의 젊은 엄마가 어린 아이들을 데리고 자살하는 예가 압도적으로 많다. 한 집안 동반자살 중 80%는 모자 동반자살이다. 정신장애 기왕력과 자살미수 경력이 있고 육아 부담을 견디지 못한 어머니가 가정불화 등으로 사회의 도움을 충분히 받지 못하는 상황에서는 특히 이런 자살이 발생할 위험을 예측하고 대처해야 한다. 어머니의 자살 예방과 함께 아이의 안전 확보를 위해 가능한 한 도우미를 활용한다. 모자 동반자살은 남편이 부재중일 때 발생하는 경우가 많고 자살 위험이 있는 환자가 낮에 아이하고만 지낼 거라고 상정될 때는 특별한 주의가 필요하다. 가족, 부모님, 지역 보건담당의, 사회 복지사 등의 협조를 받고 필요하다면 아이를 시설에 수용하고 어머니가 치료에 전념할 수 있도록 한다. 일가 전원이 가담하는 동반자살에서 주도권을 쥐는 것은 남성(아버지)인 경우가 압도적으로 많고 모자 동반자살의 어머니보다도 보통 연령대가 높고 정신장애를 앓은 경우도 있다.

인책자살도 이 연령대의 자살 특징에서 일각을 담당한다. 후세(1985)가 지적한 것처럼 일본에서는 정치적, 사회적 스캔들과 부정사건이 생기면 가끔 자살이 발생한다. 그것도 사건의 중심인물보다도 중견 관리직이나 정치가의 비서 같은 사람이 자살하는 경우가 많다. 이런 커다란 사건이 아니더라도 본인과 일을 동일화하는 중년 남성이 업무상의 문제와 과도한 부담을 견디지 못하고 갑자기 자살하는 일은 결코 드문 일이 아니다.

De Vos는 자기를 직업적 자기로 지나치게 동일화하는 태도를 「역할자기애(role narcissism)」라고 하였다(De Vos, 1962). 자기 자신 혹은 자기가 책임을 져야 할 사람이 관여한 업무상 중대한 실패(혹은 앞으로 밝혀질 것이라고 예상되는 실패)가 존재

156

할 때 이 역할자기애는 자신을 체벌하는 것과 결부시켜 자살로 이어질 중요한 요인이 될 수 있다. 단순히 우울증만으로 자책자살을 설명할 수 없으며 이런 점도 고려해야 한다.

환자가 성인인 경우는 자살 위험에 관해 직접 질문한다. 예를 들면 「실제로 자살 계획을 실행으로 옮길 확률이 본인은 어느 정도라고 판단하고 있습니까?」하는 식이다. 또 이전에 자살미수가 있었는지도 반드시 확인한다. 특히 현재 상황에 대한 환자의 인식과 불만, 지금까지 가치를 둔 일을 상실할 위험 등의 정보도 상세하게 확보하여야 한다.

【증례 18】 42세 남성 우울증

생활사 : 대학을 졸업한 이후 한 회사에서 오로지 영업 부분에서 일을 해왔다. 사내 결혼을 한 부인과의 사이에는 중학교 1학년 아들과 초등학교 3학년 딸이 있고 도쿄 근교에 살았다.

현병력 : 성실하고 주변 사람들의 평판도 좋다. 꼼꼼하고 착실한 사람이라고 누구나가 인정하였다. 본인은 영업 업무에 잘 맞는다고 생각하고 있었다. 정기 인사이동에서 승진 소식이 있었다. 자신의 일을 인정받았다고 뿌듯하게 생각하는 한편 전근에 따른 불안이 있었다.

이대로 정든 곳에서 익숙한 고객들을 상대하는 것이 편안하다고 생각하였지만 더 이상 본인의 주장을 밀어붙이거나 하지는 않았다. 예정대로 지방 지점에 지점장으로 부임하였다. 이 연령에서 지점장이라는 자리는 장래를 보장받은 인사 발령이었다. 장남이 사립중학교에 합격하였고, 장모가 암으로 입원과 퇴원을 반복하고 있었기 때문에 부인과 아이들을 도쿄에 남겨두고 혼자서 부임하였다.

몇 년 지방에서 열심히 일하면 다시 도쿄 본사로 돌아올 수 있을 것이라고 자신에게 다짐하면서 부임지로 향하였다. 그런데 부임지는 처음 가본 곳으로 아는 사람이 아무도 없었다. 현지 채용 부하 중에는 대부분 본인보다 나이가 많았으며, 본사에서 내려온 젊은 지점장에 대한 부하들의 반응은 어딘가 서먹서먹하였다. 본인이 직접 돌아다니면서 영업을 하는 것이 적성에 맞았기 때문에 승진하여 새로운 임지에 부임하였다고 해도, 이번에는 부하들을 지도하는 입장에 서게 되자 다소 혼란스러움이 생기게 되었다.

이런 변화에 익숙해지기까지 누구나 1년 정도는 걸린다고 본사 상사에게 들었지만, 하루라도 빨리 현지에 적응하려고 애를 썼다. 게다가 본인에게는 전혀 책임이 없지만 전임자가 남겨놓은 문제도 어쩔 수 없이 처리해야 할 입장이었다.

부임한 지 1개월 정도 지났을 무렵부터 날마다 피곤에 지쳐 사택에 돌아오는데도 잠자리에 누우면 잠이 오지 않았다. 잠깐 졸다가 깊이 잠들지 못하고 바로 눈을 떴다. 다음 날 직장에 나가야하기 때문에 자두지 않으면 안 된다는 생각에 위스키를 마셔보았지만 잠깐 잠들었다 깨어나게 되었다. 본래 혼자서 술을 마시는 일은 없었는데 이 무렵부터 조금씩 주량이 늘어갔다.

가족과 떨어져 혼자 부임한 곳인지라 영양 부족이나 편식에도 주의하였지만 이 무렵부터 식욕이 완전히 떨어져 버렸다. 식사 시간이 되어 먹어야지 하면서도 음식을 입에 넣으면 모래를 씹는 것 같고 전혀 맛이 느껴지지 않았다. 체중도 급격하게 줄었다.

직장에서는 소소한 일들이 거슬리고 간단한 지시도 내릴 수 없게 되었다. 평소 같으면 바로 할 수 있는 간단한 일인데 온종일 걸려서도 끝내지 못하는 일이 발생하였다. 골프를 엄청 좋아하였지만, 같이 필드에 나가자고 권유를 받아도 클럽을 손에 쥐고 싶은 생각이 들지 않았다.

직장 동료들은 환자의 이전 모습을 알지 못하기 때문에「정력적으로 일하는 젊은 지점장이 온다고 들었는데 꽤 점잖은 사람인데」하는 정도로 받아들이고, 최근의 이상 증상은 알아차리지 못하였다.

어느 날 아침, 출근 도중에 심한 동계와 현기증을 자각하고 이대로 죽는 것이 아닌가 할 정도로 무서운 공포감에 휩싸였다. 아버지와 작은 아버지가 40대에 심근경색으로 돌아가셨는데 이 일이 뇌리를 스쳤다. 바로 응급실에 실려가 검사를 받았지만 이상 증상은 발견되지 않았고 다음 날에는 퇴원을 하였다. 이상은 없다고 들었지만 꼭 집어 뭐라 할 수 없는 몸의 이상 증상은 사라지지 않았다.

그 후에는 무리를 해서라도 직장에는 나갔지만 이상 상태가 최고에 달하였다. 어느 날 점심 시간에 회사에서 외출한 채 행방을 감추었다. 문득 정신을 차리고 보니 3일이나 지나 있었고 그 사이의 일은 기억나지 않았다. 퍼뜩 정신이 들고 보니 수백 킬로미터 떨어진 칸사이 지역에 와 있었다. 일을 내팽개쳤다는 생각이 맨 먼저 떠오르고 이제 회사에는 돌아갈 수 없다는 불안만 머릿속에 꽉 찼다. 비즈니스호텔을 전전하며 계속 자살을 생각하고 있었다.

술에 취한 상태에서 목을 매어 자살을 시도하였지만 다행히 미수로 끝났다. 「이제 내 인생은 끝났다」고 어이없어 하고 맥이 빠진 느낌이었다. 이 단계에 이르러서 간신히 부인에게 연락을 하였다. 자택에 돌아온 후 주변 권유에 따라 결국 정신과 진료를 받기로 결심하였다.

초진 : 환자는 부인, 남동생과 함께 정신과 외래를 받았다. 완전 초췌해진 모습으로 질문을 하여도 대답에는 시간이 걸렸다.

우울기분(기분이 우울하고 감정이 완전히 메말라 버린 느낌, 자신을 책망하고, 사살을 생각), 정신운동억제(불면, 식욕 부진, 체중 감소, 동계, 현기증, 전신권태감) 등의 증상이 있고 전형적 중증 우울증이라고 진단받았다.

지금 생각해 보면 우울증이라는 사실은 누가 봐도 확실하다고 할지도 모르겠다. 부임 후 1개월 정도 지나 여러 신체적 이상이 나타났는데 이 무렵 우울증을 의심해 정신과 진료를 받았다면 그 후 상당히 다르게 전개되었을 것이다. 불행히도 가까이에 가족이 없었다. 평소의 환자 모습을 잘 알고 있는 가족이 옆에 있었더라면 언동의 변화를 알아차렸을 수도 있다. 그러나 환자의 예전 모습을 알지 못하는 새로운 부임지의 부하들은 「정력적인 젊은 지점장이 온다고 들었는데 왠지 그렇지 않다」는 정도로 생각하고, 최근의 이상 증상은 알아 채우지 못하였다. 그러나 이 증례처럼 중년의 우울증 환자가 상당히 궁지에 몰린 후에야 겨우 정신과 진료를 받는 일은 결코 드문 일이 아니다.

환자의 성격은 좀 고지식한 데가 있고 어떤 일도 대충대충은 안 되는 일벌레의 전형적 집착 성격이었다. 승진 발령을 받아 가족과 떨어져 혼자 전근을 하게 되고 책임 증가, 낯 설은 새로운 부임지, 전임자가 남겨놓은 문제 해결 등의 스트레스가 겹친 상황에서 우울증이 발병하였다.

중증 우울증으로 자살미수 직후였다. 자택에서 휴양을 하면서 외래 통원으로는 충분히 안전이 확보된다는 보장이 없었다.

현실적으로는 일을 할 수 없는 상태인데 이 단계에 이르러서도 「내가 없으면 일이 안 된다」「쉬고만 있어서는 모두에게 폐를 끼친다」고 고집을 부렸다. 그러나 입원의 필요성을 끈기 있게 설명하자 환자는 모든 것을 부인의 판단에 맡긴다는 대답이었다. 이제는 본인이 입원에 대한 판단도 내리지 못할 정도라는 현실을 깨닫게 되었다. 그 날 정신과에 입원하였다.

직장의 견해 : 회사에서 홀연히 모습을 감추고 나서 어디 있는지를 알게 되기까지 2주 정도 걸렸다. 이해가 부족한 회사라면 무단으로 직장에 나오지 않았기 때문에 징계면직 대상이거나 가족에게 의원퇴직을 권하는 경우도 있다. 그러나 이것은 우울증 때문에 일어난 해리성 도피성 배회 상태이고 본인이 의도적으로 일으킨 사고가 아니다. 오히려 본인 의사를 벗어난 행위라고 이해해야 한다. 우울증 환자에게 가끔 나타나는 이런 종류의 실종은 자살 대리행위라고도 할 수 있는 위험한 상태로서 신중히 받아들여야 한다. 그런데 일반 사람은 좀처럼 이렇게는 생각하지 않고 본인의 안전 확보가 필요할 때 오히려 처

분 등이 검토될 수도 있다.

가장 다행이었던 것은 환자가 지금까지 성실히 일해 온 것을 회사 사람들도 알아주고「그 사람이 우울증에 걸린 것은 부득이한 사정이 있었을 것이다」라고 생각하였다는 점이다. 좀 더 증상이 가벼워지면 지점 근처 병원에서 외래 치료를 받는 방법도 있었지만, 자택에서 가까운 병원에 입원하여 치료에 전념하는 것을 회사 측도 이해해 주었다. 「임시로 다른 사람을 세워 둘 테니까 지금은 치료에만 전념하도록」이라며 배려해 준 회사 지시를 본인과 부인은 감사히 받아들였다.

이처럼 직장의 이해를 얻을 수 있는지가 중년 환자의 경우 회복의 열쇠가 되기도 한다. 환자의 이익을 최대한 생각하여 협조적 태도를 보이는 사람을 찾아 가족과 함께 환자의 버팀목이 되어 줄 필요가 있다. 이것은 입원 중에만이 아니라 퇴원 후에도 중요하다.

입원 후 경과 : 입원의 이점은 전문 스태프 밑에서 환자의 안전 확보가 가능하고 효과나 부작용을 직접 확인할 수 있기 때문에 약물 투여량 조절도 충분히 가능하다.

항우울약과 함께 야간에 충분한 수면을 취할 수 있도록 수면약도 처방하였다. 그 때까지는 알코올의 힘을 빌려 몇 시간 자는 것이 다였지만 입원하였다는 안도감도 있어서인지 입원 당일부터 숙면을 취할 수 있었다.

정신과 입원 병동에서는 다양한 레크리에이션과 활동이 있다. 하지만 처음부터 이런 활동에 참가할 필요는 없기 때문에 처음에는 충분히 휴식을 가지는 것이 가장 중요하다고 몇 번이고 환자에게 설명하였다. 간호사들도 환자가 안심하고 요양에 전념할 수 있도록 배려하였다.

심한 불안, 초조감과 정신운동억제가 있었기 때문에 다소 부작용의 위험은 있지만 좀 더 효과를 기대할 수 있는 오래 전부터 사용되어온 고전적 삼환계 항우울약을 사용하였다. 입원으로 부작용 확인도 충분히 가능하였다. 입원 치료에서는 우울약의 링겔 주사도 실시할 수 있기 때문에 이런 점은 외래 치료보다도 여러 이점이 있다.

가장 먼저 수면이 개선되었다. 그 후 서서히 식욕도 돌아왔다. 몇 주일 지나자 조금씩 권태감이 줄었다. 다른 사람과 이야기하는 것도 두려움이 없어지고 하루 종일 본인의 병실에서 누워 지내던 환자가 병동 식당에 와서 다른 환자와 이야기를 하는 모습도 눈에 띄었다.

환자 치료와 함께 가족을 살피는 것도 중요하다. 부인은 남편이 죽음을 생각할 정도로 힘들었는데 본인은 아무것도 모르고 있었다고 자신을 질책하였다.「전근 때 혼자 보내는 게 아니라 가족이 같이 이사를 하였더라면 남편은 이렇게 되지 않았을 텐데」하는 생각이 머릿속을 떠나지 않았다. 그러나 스트레스를 받고 있었던 것은 환자만이 아니라 부인도 마찬가지였다. 상황을 생각하면 대부분의 부부가 비슷한 선택을 했을 것이라고 하며 부인을 다독였다. 지나간 일에 자신을 책망하지 말고「지금 여기서부터」무엇을 할 수 있는지를 생각하자며 부인을 위로하였다.

환자의 옛날 상사가 대학 선배로 이 부부를 가족처럼 챙겨준 것도 다행한 일이었다. 이처럼 환자를 도와주는 주변 사람들의 도움이 없으면 우울증에 걸려 힘들어하는 본인은 당연하지만, 가족에게도 심한 스트레스가 된다.

심리요법: 결국 2개월간 입원하고 자택으로 돌아갔다. 그 후 1개월간 자택요양을 한 후 직장에 복귀하였다.

입원 당시에는 먼저 안전을 확보하고자 약물요법을 실시하였다. 처음 얼마동안은 충분한 휴양과 복약이 최선의 치료라고 설명하였지만, 증상이 어느 정도 개선되어 감에 따라 심리요법으로 접근을 시도하였다. 심리요법은 결코 일방적 지도가 아니다. 환자 자신이 안고 있는 문제를 스스로 깨닫고 변화를 시도하는 것이 중요하다.

지적 수준도 높고 자신의 성격 특징에 대해 상당히 객관적으로 파악하고 있었다. 하루는 이렇게 말하였다.

「저는 제 자신이 일에 빠져서 가족도 돌보지 않고 일만 해 온 것은 아닌가 하고 요즘은 가끔 생각합니다. 직장 사람들은 모두 저를 성실하고 일을 열심히 하는 사람이라고 합니다. 하지만 이것은 진짜 내 모습이 아닌 것처럼 생각됩니다. 이렇게 열심히 일에 매달리지 않으면 언젠가 무너져 버릴 것 같은 불안감이 있었던 겁니다. 의식은 못하였지만 가면 같은 것을 쓰고 있었는지도 모르겠습니다. 실은 저는 자신감이 없어서 온 힘을 쏟아 노력을 하고 사람들의 기대에 부응하는 역할을 하지는 않았는가 하는 생각이 듭니다. 본인의 능력으로 할 수 있는 일이라면 묵묵히 일을 하는 것은 싫지 않습니다. 하지만 윗자리에 앉아 통솔하는 일은 제 적성에는 맞지 않았는지도 모르겠습니다. 죽을 힘을 다해 일을 하였던 것은 주변 사람들에게 인정받고 싶어서였고 사실은 생각만큼 일을 즐긴 것은 아닐 수도 있습니다.」

물론 한 번에 이런 통찰이 이루어진 것은 아니다. 거울에 비친 자신의 모습을 서서히 받아들이는 데는 그만큼 시간이 걸렸다.

또 상태가 악화되어 가는 과정을 인식시키는 것도 중요하다. 만약에 앞으로 같은 일이 발생하더라도 빠른 단계에서 적절한 대응을 할 수 있게 되기 때문이다. 환자는 다음과 같이 말하였다.

「바빠도 부탁받은 일은 거절하지 못하고 떠맡고 만다→점점 일이 쌓여 간다→다른 사람에게 부탁하지 못하고 모든 일은 자신의 힘으로 처리하려고 한다→쉽게 피곤해진다→잠을 자지 못하게 된다→식욕이 급격히 줄어든다→일을 하는 데 자꾸 실수를 하게 된다→주변에서 본인을 질책하는 것처럼 느낀다→자신이 있을 곳이 없어진다→기분이 우울해진다→자기 자신을 책망하고 비난한다→죽음이 머릿속을 스친다」

입원 전과 같이 자살미수에 이르기 전 단계에서 증상이 악화되는 과정을 파악할 수 있으면 다음에는 좀 더 적절한 대응을 할 수 있다.

인생의 메시지 : 치료 과정을 정리하면 매우 간단하다고 생각되지만

매우 힘든 중증 증례였다. 그 해 가을이 깊어질 무렵에는 직장 복귀도 거론되었다. 원래 직장으로 돌아가 잠시 상태를 살피는 것이 일반적이지만 집에서 멀리 떨어진 곳에서 다시 혼자서 생활하는 데는 본인도 가족도 불안이 컸다. 또 대학 졸업 후 20년 가까이 일만 해 오며 가족과의 시간을 많이 갖지 못한 삶에 의문을 가지기 시작하였다.

결국 직장에서의 지위는 낮아졌지만 본사로 돌아와 정든 곳에서 익숙한 일에 복귀하기로 하였다. 이것은 기나긴 인생에서 다소 담보상태가 될 수도 있지만 본인은 긍정적으로 받아들였다.

「특별히 신앙심이 깊은 것도 아니지만 이번 일은 마치 하느님이 저에게 경고장을 줬다는 생각이 들어요. 『너는 인생에서 무리하고 있는 부분이 있다』고 알려 준 게 아니었나 싶어요. 일도 중요하지만 가족 이상으로 중요한 게 있을까요. 아무리 좋아한다고 하더라도 자살과 바꿀 만한 일이 있을까요. 지금부터는 저에게 맞는 일을 성실하게 하려고 합니다. 앞으로 몇 년을 더 살지 모르겠지만 인생 막바지에 이르러 가족하고 보낸 시간보다도 직장에서 보낸 시간이 많았다는 후회는 하고 싶지 않으니까요」

증상이 간단히 치유되었다는 것만으로 우울증 치료가 성공하였다고 할 수도 있을 것이다. 한편 병이 난 것에 좀 더 긍정적 의미를 부여하는 이런 환자를 만나면 치료는 한 단계 더 성공하였다는 생각이 든다. 치료는 여기에서 끝난 것이 아니다. 앞으로도 외래에서 신중히 지켜볼 필요가 있다.

이 증례는 성인 환자로 지금까지 사회적응을 비교적 잘한 사람이었다. 좀 더 젊은 환자인 경우는 앞에서 설명한 방법 외에도 지금까지 살아오면서 경험하지 못한 대인관계 기술(방법)을 익히도록 한다. 문제가 있을 때 자살만을 해결책으로 생각해 몰입하는 점에 초점을 맞추어 적응력이 높은 선택의 폭을 넓혀가는 접근도 필요하게 될 것이다.

Ⅳ. 노년기

현대 사회에서 소아와 사춘기(그리고 최근에는 중년기)의 자살 예방은 높은 관심을 가지고 접근하고 있다. 하지만 어느 문화권에서든 노년기 자살이 전체 인구에 차지하는 비율이 매우 높은데도 불구하고 여기에 걸맞은 대책을 세우지 않고 있는 것이 현 상황이다(Achte et al., 1985 ; Chiu et al., 2003 ; Conwell et al., 1991 ; Osgood, 1985 ; Pearson et al., 1997 ; 다카하시, 1993a, 1994b, 1995a, 2009a).

예를 들면 2013년, 일본에서 65세 이상의 인구는 전체 인구의 25.1%를 차지하였는데 2035년에는 33.4%까지 증가할 것으로 예측되어 전체 인구 3명 중에 1명이 고령자가 된다. 이미 지적한 것처럼 고령자는 일관되게 높은 자살률을 보여 왔다. 고령화가 진행됨에 따라 고령자 자살은 지금 이상으로 심각한 문제가 될 가능성이 있다(현재, 40~50대의 자살이 사회문제가 되고 있지만 이 연령대가 가까운 장래에 고령자 층에 속한다고 생각하면 사태는 훨씬 심각해지는 것을 알 수 있다).

퇴직, 실업, 수입 감소, 사회적 역할 축소, 여러 신체 질환, 지인과 배우자 사망 같은 상실체험과 스트레스도 다른 연령대에 비하여 많고 심각하다. 노년기는 상실의 세대라고도 할 수 있다(다카하시, 1996a, 2000e). 고독감, 사회적 고립, 절망감이 자살 위험이 높은 고령자에게 종종 나타난다. 여러 상실, 이별, 버림받은 체험은 일반적으로 자살 위험이 높은 환자에게 빈번하게 나타나지만 특히 고령 환자에게도 해당된다. 고령자를 보살피는 것은 오늘날 일본사회가 떠안고 있는 가장 심각한 문제 중의 하나라고도 할 수 있다. 현실적으로 죽음까지 얼마 남지 않은 고령 환자는 대부분 자실 위험 인자가 극히 일상화되어 있다고 하여도 지나치지 않을 것이다(다카하시, 2009a).

Kerkhof들은 노년기에 자살 위험이 높은 환자를 다음 3군으로 분류하였다(Kerkhof et al. 1991). 여기에서는 이 분류를 보충하여 고찰한다.

1. 불치병에 걸린 집단

회복 불능의 불치병에 걸려 결국 자살을 희망하는 집단이다. 단 병색이 깊은 신체 질환에 우울증이 합병된 경우도 많은데 배경에 존재하는 우울증을 치료하여 자살 위기에서 벗어날 가능성이 남아 있다. 실제로 악성 질환이 직접 자살 동기가 되는 사람이 꼭 많다고는 할 수 없다(Takahashi et al., 1995 ; 다카하시, 1999c, 2001d).

2. 만성 자살위험군

젊은 시절부터 자기파괴 경향을 보이며 자살미수도 되풀이하고 인격 면에서 장애가 확실한 환자로 노년기에서도 자살 행동을 반복하는 군이다. 일생을 통하여 문제 행동을 일으키고 정신과 치료 경력과 입원 경력도 있으며 지금까지도 자살 행동을 되풀이하고 사회적 관계도 깨져 있다. 자살 행동과 그 밖의 자기파괴 행동이 성격 특징인 경우가 많은데 Diekstra는 이런 환자를 자기파괴 행동 그 자체가 생활 스타일의 일부가 된 부류라고 하였다(Diekstra, 1981). Maris도 자살로 운명 지어진 인생이라고 하였다(Maris, 1981). 단 Diekstra는 이런 군은 고령자 자살에서 극히 일부에 불과하다고 하였는데 필자의 경험에서도 같은 경향이 보인다.

3. 급성 자살위험군

노년기에 관해서는 오해가 많다는 지적이 종종 있었다. 고령 환자가 안고 있는 문제가 결코 모두 해결이 안 되는 것이 아니라, 적절한 대응을 취하여 해결의 실마리를 찾을 수 있는 예가 많다. 고령자 중에도 대부분이 이 군에 해당되고 갑작스럽게 자살 위험이 증가되었으며 보살핌의 여지는 충분히 있다.

a. 갈등 산적형

특이적으로 노년기에 환경이 과도하게 악화되고, 스트레스가 산적(만성질환, 배우자와 지인의 죽음, 경제적 문제, 가족 간의 갈등)한 결과 갑자기 자살 위험이 증가하는 예이다.

b. 극심한 우울증형

심한 우울증으로 자살 위험이 높아지는 것은 다른 연령층과 같다. Batchelor들을 비롯해 많은 연구자가 고령자의 자살 행동은 우울증과 밀접히 관련되어 있다는 사실을 지적하고 우울증을 정확하게 진단하여 적절한 조기치료 도입의 중요성을 거듭 언급하였다(Batchelor et al., 1953 ; Blazer et al., 1980 ; Gardner et al., 1964 ; O'Neal et al, 1959 ; 다카하시, 2009a). Gardner들은 자살을 예방하는 데 먼저 우울증 존재 여부에 충분히 주의를 기울여야 한다고 강조하였다(Gardner et al., 1964). 특히 고령자는 우울증 증상이 종종 부인과 기질적장애로 인해 은폐되는 사실도 놓쳐서는 안 된다. 또 환경요인과 환자 생활사에서 다른 요인도 살펴야 한다. 심한 불안 초조감, 자책감, 망상을 수반한 증례에서는 자살 위험이 매우 높다는 점도 주시한다. 물론 오랫동안 우울증을 앓은 환자가 갑자기 자살 위험이 높아지는 경우도 종종 있다.

c. 신체화형

병고는 고령자에게 주요 자살 동기로 지적되기도 하는데 이 자체가 생명을 위협하는 위독한 질병인 경우는 오히려 많지 않다. 우에노들(1981)의 조사에서도 고령자 자살에서 병고가 실질적 동기였던 예는 많지 않았다. 병고 내용을 검토하면 암을 제외한 고혈압, 암 노이로제, 신경통 등으로 가족들의 정성어린 보살핌이 있으면 충분히 이겨낼 수 있는 질환이었고, 그 동기는 오히려 가정 내의 문제에 있었다고 한다. 이 지적은 필자의 공동연구에서도 확인되었는데 자살 위험이 높은 고령 환자는 복수의 신체 질환에 이완되었다 할지라도 이 자체는 적절한 관리가 가능한 경우가 많았다(Takahashi et al., 1995).

노령기 우울증 특징 중 하나는 환자가 우울증을 인정하고 싶지 않아 우울 증상을 신체적 호소와 심기증적 호소로 표현하는 경향이 있다는 것이다(Batchelor, et al ; 1953). 특히 고령자는 신체화된 증상이 전면에 드러나기 때문에 진짜 우울 정도가 표면상에서는 경감되었다고 해석하거나 과소평가될 위험이 높다.

한마디로 신체화형이라고 하여도 ①우울증의 심기망상, ②우울증에 수반되는 신체 증상, ③심기증, ④실제로 존재하는 증상을 과장해서 호소, ⑤가면 우울증 등이 있는데 고령자에서는 정확하게 구별하기 어렵다(Takahashi et al, 1995 ; 다카하시, 1998d, 2001c). 그리고 다른 우울 증상이 명확하지 않은데 신체에 관련된 여러 호소를 집요하게 되풀이 하는 예가 드물지 않다. 그러나 이런저런 치료에도 저항을 하고 치료받기를 차일피일 미루는 고령 환자가 병의 장기 경과 끝에 신체 증상을 집요하게 호소하면 단순한 심기증이나 신경증화라고 치부하려는 의사의 태도도 문제이다. 오히려 이런 증례에서는 오래된 우울증 증상의 하나로 신체화된 증상을 관리하는 것이 현명하다.

De Alarcon은 심기증을 보이는 고령 환자는 종종 자살 기도를 일으킨다고 지적한 다(De Alarcon, 1964). 60세 이상의 고령 우울증 환자 152명을 대상으로 심기증상 을 수반하지 않는 환자는 7.3%에 자살미수가 있었지만, 심기증상을 수반한 환자 중 24.8%에 자살미수가 나타났다. 자살 위험은 심기증상이 존재하는 경우는 그렇지 않 는 경우에 비해 3배나 높다고 한다. 키도(1985)도 노인의 심기증상을 경시하여 발생 할 수 있는 위험을 강조하고 있다.

d. 자기관리 포기형

고령 환자 중에는 신체화 된 증상이 극단적으로 증상 전면에 나타나는 유형과 더 불어 자기관리 포기형도 특필할 만하다. 이것도 우울증과 관련해서 다룰 필요가 있 지만 증상이 악화되면서 자기관리를 완전히 포기해 버리는 유형이다. 예를 들면 당 뇨병이나 고혈압과 같은 만성질환에 이환된 경우는 고령자에게 흔한 일이다. 여기에 정신증상이 악화되어 지금까지 적절히 잘해 오던 만성질환 관리를 마치 자기 일이 아닌 것처럼 소홀히 하는 경우가 있다. 이것이 정신증상을 더욱 악화시키는 악순환 을 초래하게 된다. 자기관리 포기형은 만성 자살이나 사고경향성이라고도 할 수 있 다(Menninger, 1938 ; Osgood, 1985).

e. 섬망, 인지증형

섬망도 인지증도 인지장애를 수반하고 그 결과 주변 상황을 바르게 또 확실하게 파악하지 못하여 사실과는 전혀 관계가 없는 오해로 인한 행동이 갑자기 자살기도로 이어지는 예가 있다(이토 등, 2002). 인지증이라고 해도 하세가와 식 간이지적 정신 기능평가 스케일에서 10점 이하의 강도 높은 인지증은 없고 오히려 20점대의 비교 적 가벼운 예가 대부분이다. 인지증 초기에 우울과 섬망이 합병되었을 때 위험도 크 다. 다른 신체 질환과도 결부시켜 수술 전, 수술 후 심한 불안과 섬망도 주의 깊게 살 핀다. 우울 증상도 당연히 중요하지만 심기 경향, 경도의 인지증, 섬망이 자살을 일으 키는 세 가지 위험한 징후일 가능성이 높다.

Sendbuehler도 60세 이상에서는 5%~10%밖에 기질성뇌증후군이 나타나지 않 는 것에 비해 같은 연령층의 자살미수자 중 50%에 기질성 뇌증후군이 보였다고 한다(Sendbuehler, 1977). 현실검토능력 등의 장애가 나타나기 때문에 원래 자살 위험이 높다고 예측되는 군에서 기질성 뇌증후군은 자살기도가 실제로 죽음으로 이어질 가능성을 증가시킨다.

4. 향후 대책

이상 검토한 결과 다음과 같은 점이 고령자의 자살률을 증가시킨다고 지적할 수 있다. 이를 바탕으로 앞으로의 대책을 세워야 할 것이다.

① 고령자 문제에 고령자 자신 그리고 주변 사람들의 지나치게 불필요한 이해가 있다. 고령자는 여러 상실체험을 겪었기 때문에 다소 우울 증상이 나타나더라도 당연하다고 고령자 자신은 물론, 주변 사람들도 생각하는 경향이 있다. 이런 선입견이 조기 개입을 곤란하게 만들고 있다.

② 고령기에도 지금까지의 양호한 사회적응을 계속 유지하고 있다고 주변에서는 기대하고 있다. 따라서 위기 상황에서도 환자에게 필요한 도움을 소홀히 하는 면도 있다.

③ 고령기 우울증 특징 중 하나는 환자가 우울증을 인정하려 하지 않고 우울 증상을 신체적 호소와 심기증으로 표현하는 경향이 강하다는 것이다(Chiu et al., 2003 ; Takahashi et al., 1995 ; 다카하시, 1993a, 1994b, 1999b, 2002b, 2003c). 특히 고령자에게 볼 수 있는 정신과 진료에 대한 편견과 정신병에 걸렸다고 취급받는 것에 대한 공포감이 맞물려 신체 증상을 주소로 정신과 이외의 의료기관에서 진료를 받는 예도 많다. 우울 증상이 심하게 나타나지 않는 경우 경험이 풍부한 정신과 의사조차도 환자의 정신증상을 정확하게 진단하는 것은 쉽지 않다. 하물며 정신과 영역의 훈련을 제대로 받지 않은 일반 진료과 의사는 더욱 심각하다. 일반 진료과 의사가 환자의 신체 증상에만 관심을 쏟는 것도 당연하고 그러면서 환자와 의사 모두 신체 증상에만 주목하게 된다. 그 결과 배경에 존재하는 정신증상을 올바르게 진단하여 치료할 기회를 상실하고 예방 가능한 자살이 실제로 발생하기도 한다.

④ 고령자는 종종 실제로 신체 질환에 이환되어 있지만 이 일차적, 이차적 영향, 혹은 신체 질환 치료를 위해 투여되는 약물 영향으로 우울 상태를 띠는 경우도 많다. 이런 부분에 관해서도 검토가 필요하다.

특히 고령자 중에는 실제로 죽음을 부르는 극히 위험성이 높은 자살 수단을 사용하는 경향이 있어 조기 진단, 조기 개입이 중요하다. 이 때문에도 단순히 정신과 영역의 의료 관계자들뿐만 아니라, 자살 위험이 높은 고령자가 진찰을 받을 것이라고 예측되는 단골 의사, 그리고 고령자 가족과 같은 일반인들에게도 고령자에게 나타나는 특유의 우울증과 자살 위험에 대해 계몽할 필요가 있다.

【증례 19】 65세 여성 우울증

기왕력 : 30대 중반부터 당뇨병을 앓고 있었지만 식사요법, 운동, 약의 복용을 지키며 잘 조절하고 있었다. 일상생활도 활동적으로 하였다.

현병력 : 64세 때 지인과의 사소한 오해가 계기되어 불면, 불안이 출현하였다. 그 무렵, 손자를 돌봐야 되는 일도 부담이 되었다. 「가난해져 궁상맞게 될 것이다」 「형제들이 자기만 따 돌린다」 등의 언동도 나타났다. 이 무렵부터 당뇨병 관리도 등한시하였다. 이로 인해 내과에 입원하게 되고 그때까지는 경구 치료약을 복용하였는데 인슐린을 피하 주사하게 되고 불안 초조감, 우울기분, 불면이 심화되었다. 빈곤망상, 죄업망상, 심기망상 등이 나타났다. 정신과에 입원하여 항우울약 치료로 증상은 개선되어 갔다.

약 2개월 후 퇴원하게 되었다. 그러나 얼마 지나지 않아 눈꺼풀이 무겁다, 머리가 명쾌하지 않다, 변비가 생겼다, 식욕이 없다, 자리에서 일어날 때 현기증이 난다고 집요하게 호소하였다. 가족에 대한 죄책감도 심해져 재가입원하게 되었다.

다시 입원은 하였지만 초조감이 심해지고 자주 죽음을 입에 담으면서 퇴원하기를 바랐다. 가족이 환자 고집에 손들고 일단 외박을 신청해 왔다. 주치의는 자살 위험에 대해 거듭 설명을 하였지만 가족 책임 하에 외박을 허락받고 집으로 돌아갔다. 귀가 도중에 환자는 도로에 뛰어 들어 중상을 입었다.

이 예에서는 우울증 증상이 심해지면서 그때까지 잘 조절해 오던 당뇨병의 자기 관리를 하지 못하게 되었다. 또한 정신증상의 악화라는 스트레스가 당뇨병을 심화시키고 경구 당뇨약으로 컨트롤할 수 없는 사태를 불러일으켰다. 그리고 일단 우울증이 개선되었지만 집요한 심기적 호소를 수반한 우울 상태가 나타나고 결국 자살미수에 이르게 되었다.

5. 니가타 현의 고령자 자살 예방 활동

최근에 몇몇 지방에서 고령자 자살 예방에 착수하기 시작하였지만 1980년대 중반부터 실시해 온 니가타 현 히가시쿠비키 군 마츠노야마마치에서 실시하고 있는 노년기 정신보건활동은 전국에서 선구자적이다(다카하시 쿠니아키 등, 1998). 이것은 지역 활동을 통한 계통적 대처에 대한 노력이 결실을 맺은 아주 의의 있고 세계에 자랑할 만한 활동이다.

다른 연령대에 비하여 고령자 자살률은 일반적으로 높지만, 특히 니가타 현은 고령자 자살률이 전국 평균보다도 훨씬 높다. 그리고 이 중에서도 히가시쿠비키 군은 한층 더 높은 자살률을 보이고 있다. 히가시쿠비키 군은 인구 감소와 고령화가 두드러지는 전형적 과소지역이기도 하다.

니가타 현 환경보건부는 「노인들 마음의 건강증진 및 자살 방지」 사업을 1985년도부터 시작하여 모델 지구로서 히가시쿠비키 군의 여섯 군데의 촌락이 선정되었다. 먼저 니가타 대학교 의학부 정신과와 니가타 현 정신보건센터가 중심이 되어 이 지역의 노년기 우울증의 역학조사를 실시하여 우울증의 조기 발견, 조기 치료를 목표로 하였다.

지역에는 정신과 의료기관이 없었기 때문에 니가타의학부 정신과, 국립요양소 사이가타병원, 관내보건소, 지역 진료소, 보건간호사 등이 서로 협력하여 이 사업을 추진하였다. 정신과 치료에 대해 아직 일본에서는 저항감이 심하다. 그리고 이런 경향은 특히 고령자에게 현저하다. 따라서 니가타 현의 활동에서는 전문 정신과 의사가 지역에서 활동하는 단골 의사(내과의)를 적극적으로 지원하는 체제를 갖추었다. 자살 위험이 높다고 판단된 고령자에게 지역 단골 의사를 통해 항우울약을 투여하였다. 또 지역 보건간호사가 정기적으로 환자를 방문하였다.

조사 결과 고령자의 높은 자살률 배경에는「고령자의 고립 성향」이 있다는 사실이 밝혀졌다. 자살을 용인하고 긍정하는 문화, 나이를 들어 일을 못하게 되면 살 가치가 없다고 생각하는 풍조가 고령자의 자살 배경에는 있다는 것이다. 고령자 우울증을 치료해 가면서 지역 주민들에게 노인기의 정신건강에 관한 올바른 지식을 교육시키고, 만약 고령자가 안고 있는 문제라 할지라도 빠른 시기에 알아차려 적절하게 대처하면 해결가능하다는 점을 알리는 것도 중요한 과제였다. 니가타 현 히가시쿠비키 군 마츠노야마마치의 고령자 자살률은 활동 개시 이전의 1985년에는 인구 10만명당 434이었지만 1996년에는 123까지 떨어졌다. 이 지역에서 정신건강 활동은 다음과 같은 주요 항목으로 이루어진다.

① 고령자 우울증을 조기에 발견하여 집중적으로 치료한다. 정신과 의사의 조언을 바탕으로 하되 치료 주체는 고령자와 친근한 단골 의사(내과의)가 실시하였다.
② 고위험군의 고령자를 보건간호사가 정기적으로 방문하였다(다카하시, 2006j).
③ 보건간호사가 지역 사람들에 대한 계몽활동을 동시에 실시하고 고령자가 안고 있는 문제도 적절한 대응으로 해결이 가능하다는 점을 교육하였다.

종종 의료 관계자 중에도「고령자가 죽고 싶다고 하는데 이것을 막을 필요가 있을까」「애당초 자살 예방은 가능할까」하는 의문을 던지는 경우가 있다. 그러나 니가타 현 히가시쿠비키 군에서 이루어진 실천 활동은 이런 의문에 대한 명백한 답이 되었을 것이다. 현 상황을 올바르게 파악하고 조기에 적절한 개입을 실시하면 고령자 자살을 줄일 수 있다. 그리고 이를 위해서는 지금 바로 위험한 상태에 있는 환자를 적절하게 치료하며 그 환자를 둘러싼 지역의 일반인들에 대한 교육도 빼놓을 수 없다.

맺는말

자살 실태를 이해하고 예방하는 데는 발달론 시점을 빼놓을 수 없다. 발달 단계가 다르면 당연히 자살 위기 배경에 숨어 있는 심리사회적 문제도 천차만별이다. 예를 들면 소아기나 사춘기에서 종종 자살 행동은 가족 전체가 보내는 도와달라는 신호인 경우가 있다. 또 사춘기에서는 자립 문제와 친구와의 관계 등이 자살 위기와 크게 관련된다. 그리고 장년기에서는 직장과 가족과의 관계 변화도 자살 계기가 될 수 있고, 장년기 그 자체도 자살과 밀접하게 관련이 있는 우울증의 호발연령이기도 하다. 그런데 마음의 문제를 안고서도 쉽게 이를 인정하려 들지 않고 정신과 진료에 대한 저항감도 강하다. 고령자는 우울증이 비정형적 병상을 보이는 경향이 심하여 초기단계에서 우울증이라고 제대로 진단하기 어렵다. 이들은 극히 일부에 지나지 않지만 인생주기의 특유한 문제에 대해 올바른 지식을 갖추고 있지 않으면 자살 실태도 파악할 수 없고 유효한 예방 대책도 세우지 못한다.

제 7 장

자살 예방과 치료

자살을 예방하거나 자살을 시도한 사람을 치료할 수 있을까, 애초에 이런 필요성은 있는 걸까 하는 의문이 종종 제기된다.

필자는 이전에 공동 연구로 일본과 미국의 자살에 대한 태도를 비교 조사한 적이 있다. 조사 결과, 미국에서는 자살이 대부분 마음의 병으로 인해 발생한다고 보는 데 반해 일본에서는 자살이 정상 행위의 범위 안에서 일어나며, 상황에 따라서는 자살도 용서받아야 한다는 생각이 강하다는 사실을 알게 되었다(Domino et al., 1991 ; Takahashi, 1997a ; Takahashi et al., 1996). 이런 조사 결과를 기다릴 것까지도 없이, 일본에서는 「자살 방지는 불가능하다」 「죽고 싶은 사람은 죽게 내버려 두는 것이 좋다」 「내과에서 암 환자가 사망하듯이 자살은 정신과 환자의 병사와 같은 것이다」 등의 의견이 일반인들뿐만 아니라 정신보건 전문가 사이에서도 보편적이었음을 부인할 수 없다(중증 정신장애를 치료하는 정신과 의사일수록 이런 비관론이 뿌리 깊다는 생각이 든다). 이런 견해에 대해 필자의 생각을 간단히 언급하고자 한다.

첫째, 만성직으로 자실 위험이 높은 환자는 분명히 존재하지만, 그때그때 일어나는 자살 위기는 결코 그 자체가 장기간 지속되는 것이 아니고 환자 자신이 생각하는 죽음에 대한 감정도 양가적이라는 점을 지적하고 싶다(Takahashi, 1993a). 「죽고 싶다」고 강렬히 원하면서도 한편으로 「도와주길 바란다」 「더 살고 싶다」는 희망을 갈구하는 마음이 반드시 있다. 궁지에 몰려 유일한 탈출구는 자살밖에 없다는, 즉 몹시 사고 범위가 매우 좁은 상태에 빠진 것이라고 볼 수 있다.

둘째, 자살을 선택할 수밖에 없다고 생각하는 많은 환자들은 이런저런 정신장애를 앓고 있지만 대부분은 현대 정신의학으로 치료가 가능하다. 또 만약에 예후가 좋지 않은 악성 신체 질환에 걸려 자살 위험이 높은 환자라도 대부분은 합병된 정신장애로 인해 자살을 생각한다. 이런 경우도 치료를 통해 남은 인생을 의미 있게 보낼 수 있다(Dorpat, 1968 ; WHO, 2004). 자살을 마치 자유 의지로 선택하는 죽음으로 받아들이는 풍조가 있지만, 실은 정신장애와 사회적 문제로 인해 막다른 상태에 내몰린 끝에 발생하는「강요받은 죽음」이다.

셋째, 다른 커뮤니케이션과 같이 자살기도도 특정한 누군가에게 보내는 메시지가 존재한다는 사실이다. 이 특정한 사람에게 보내는 메시지가 어떤 형태로 받아들여질 때 자살을 막을 수 있는가 하는 점을 살펴야 한다.

넷째, 안락사, 존엄사 문제와도 관련이 있는데 자살이란 죽는 사람만의 문제가 아니다. 자살과 자살미수로 정신적 충격을 크게 받는 사람은 적게 잡아도 1건 당 최소 5~6명은 있다고 한다. 특히 가족은 이런 갑작스러운 죽음, 게다가 스스로 목숨을 끊었다는 사실에 정신적 타격을 받게 되고, 자살에 대한 편견이 심한 일본에서는 평생 무거운 짐을 짊어지고 살아가야 하는 사태도 발생한다. 앞에서도 논하였지만 자살 가족력이 한 개인의 자살 위험을 높인다는 사실은 많은 조사에서 나오는 공통된 의견이다. 이처럼 자살 예방은 자살하려는 본인만의 문제가 아니다.

I.「자살하고 싶다」고 하면

먼저「자살하고 싶다」는 이야기를 들었을 때 그 대응 원칙을 생각해 보자. 환자가「살아가는 데 지쳤다」「자살하고 싶다」고 털어놓을 때, 어떻게 반응하면 좋을지 몰라 낭패를 보기도 한다. 대부분 이런 자리에서 어떻게 대응해야 하는지 그 방법에 관해 정보도 없고 교육을 받은 적도 없는 것이 현 상황이다. 잘못 대처하면 실제로 자살이 일어날 수 있고, 반대로 적절하게 대응하면 환자의 고뇌를 이해하고 자살을 예방하는 중요한 첫 단계가 될 수 있다. 이것은 심리요법이라기보다는 오히려 자살 위험이 높은 사람에 대한 가장 기본적 대응 방법이다. **표 16**에 환자가「자살하고 싶다」고 털어놓을 때의 원칙을 정리하였다(다카하시, 2006b ; 후지하라 등, 2005).

표 16. 「자살하고 싶다」고 하면

· 아무나에게 고백한 것은 아니다	· 가볍게 격려하지 않는다
· 환자는 삶과 죽음의 사이를 오가고 있다.	· 비판하지 않는다
· 시간을 들여 호소하는 내용을 잘 듣는다	· 세상의 일반적 가치관을 강요하지 않는다
· 침묵을 공유해도 좋다	· 고민을 이해하려는 태도를 보인다
· 이야기를 다른 데로 돌리지 않는다	· 충분히 이야기를 들어본 후 다른 선택지를 제시한다

1. 아무에게나 고백하는 것은 아니다

자살은 아무런 전조도 없이 일어나기보다는 그에 앞서 다양한 신호를 보낸다. 대부분 자살갈망이 누군가를 향해 나타난다. 「죽을 거야, 죽을 거야 하는 인간은 죽지 않는다」고 생각하는 것은 100퍼센트 오해다. 자살자 대다수는 마지막 행동을 옮기기 전에 특정의 누군가를 선택해 절망적 기분을 털어놓는다. 이 「고독한 영혼의 부르짖음」을 수용할 수 있는지의 여부가 자살 예방의 성패에 직접 관여한다.

그러나 환자가 이런 기분을 솔직하게 말하면 보통은 심한 불안감이 밀려온다. 모두가 환자의 호소를 정면에서 받아들일 수 있는 것은 아니다.

이 때 먼저 알아둘 것이 있다. 자살 의향을 밝히는 사람은 아무에게나 무관하게 「자살하고 싶다」고 말하는 것이 아니다. 의식적, 무의식적으로 특정의 「누군가」를 정해 절망적 기분을 전한다. 특정의 누군가는 가족일 수도, 친구일 수도, 의사일 수도 있다. 그리고 입원 중에 친절하게 대해준 간호사일 수도, 초등학교 은사일 수도 있다. 자살 외에는 달리 해결책이 없다는 생각에 사로잡혀 절망적 상태에 놓인 사람이 마지막으로 도움의 손길을 애타게 찾고 있다. 이제까지의 관계에서 이 사람이라면 자신의 고민을 털어놔도 세심하게 들어줄 것이라는 지푸라기라도 잡는 심정으로 이야기를 꺼내는 것이다.

예를 들면 병원에서 어떤 환자가 약을 나눠 주는 간호사에게 무심결에 「자살하고 싶다」고 고백한 것처럼 보여도 실은 같은 병동의 많은 직원 중에서 어느 특정 직원을 선택하고 있다는 사실이다. 「이런 이야기를 하면 바보 취급을 받는다」「야단 맞는다」

「머리가 이상해졌다」고 할 것이다」고 지적받을 것 같은 상대에게는 절망적 감정을 절대로 이야기하지 않는다.

따라서 뭐라 할 수 없는 강한 불안감이 밀려들더라도 환자의 고민은 반드시 정면에서 부딪치길 바란다. 심각한 고백을 받고 얼떨결에 그 자리에서 벗어나고 싶은 충동에 휩싸이는 것은 당연한 반응이다. 그러나 이때의 대응에 실패하면 환자는 한 번 열었던 마음을 다시 닫아버리고 결국 최후의 행동으로 실행할 수도 있다.

2. 환자는 삶과 죽음 사이를 오고 간다

「자살하고 싶다」는 환자는 그 의지가 100퍼센트 확고한가 하는 문제인데, 필자는 이런 사람을 만난 적이 없다.

가끔 자살밖에 선택지가 없는 「이성적 자살」이나 「합리적 자살」등이 논의되지만 이것은 탁상공론에 지나지 않는다. 「자살 하겠다」고 호소하는 환자도 실은 「자살하고 싶다」는 기분과 「(마음 혹은 신체)통증이 낫기를 바란다. 더 살고 싶다」는 기분 사이에서 심하게 흔들리고 있는 것이 현실이다. 이 양가적 감정은 다름 아닌 자살 위험이 높은 사람의 심리 특징이다.

「죽고 싶다」는 말은 여러 의미를 내포하며 내뱉는다. 이것은 「고통을 완화시켜 주길 바란다」「인생을 다시 살고 싶다」「가족들한테 부담이 되고 싶지 않다」「부당한 취급을 하는 사회에 저항하고 싶다」「마지막까지 버림받고 싶지 않다」등 각각의 환자, 각각의 상황에서 다른 의미를 지니고 있다.

「자살하고 싶다」는 사람은 본인의 마음속에서 이렇게 생각하더라도 실은 의식적, 무의식적으로 「나를 좀 봐주길」「도와 달라」는 진지하게 도움을 요청하는 외침이기도 하다. 종종 의료 관계자 중에서도 「사람한테는 죽을 권리도 있다」「죽고 싶은 사람은 죽게 내버려 두면 되지 않는가」「어른이 신중히 생각했다면 자살은 막을 수 없다」는 의견도 있지만 자살 위험 높은 사람이 삶과 죽음에 대해 양가적 감정을 가지고 있다는 점을 잊어서는 안 된다. 절망적 기분을 털어놓으며 어떻게든지 도와 달라고 몸부림치는 환자를 먼저 이해할 필요가 있다.

3. 충분한 시간을 가지고 호소를 잘 듣는다

환자가 「자살하고 싶다」고 할 때는 위기 상황이기도 하지만 고민을 들어줄 절호의 기회이기도 하다. 지금까지 힘들게 감추고 있던 절망감을 처음으로 타자에게 고백하는지도 모른다. 예를 들면 정해진 시간에 약을 나눠주는 간호사에게 환자가 혼잣말처럼 「죽고 싶다」고 했다고 하자. 간호사는 다른 업무도 있기 때문에 바쁠 것이다. 그러나 먼저 일손을 멈추고 환자 가까이에 앉아 환자와 눈높이를 맞추고 이야기를 듣도록 한다. 그 자리에서는 일이 너무 바빠 느긋하게 시간을 갖지 못하는 경우도 있다. 하지만 환자의 호소를 흘려듣고 바로 다른 일을 할 것이 아니라, 일단 이야기를 들어주길 바란다. 될 수 있으면 시간의 여유를 가지고 환자가 편안함 속에서 있는 그대로의 감정을 표현할 수 있도록 해 준다.

어쩔 수 없이 그 자리에서 시간을 내지 못할 때는 「이 일이 끝나면 꼭 다시 올 테니까 그 때 천천히 이야기를 들려주세요. 그 때까지 기다려주세요」하며 이야기를 들을 수 있는 시간을 구체적으로 정해 두는 것도 하나의 방법이 될 수 있다. 몇 시간 후보다 가능한 빠른 시간을 제시하고 시간을 지정해 둔다. 먼저 이쪽이 환자 이야기를 듣겠다는 자세를 확실하게 보여주는 것이 중요하다.

그리고 시간을 들여 철저하게 듣는 역할을 하는 것이 최대 원칙이다. 이것은 간단하게 보일지 모르겠지만 실은 매우 어려운 일이다. 절망감이 절절히 전달되어 듣는 쪽이 오히려 불안해져 자살을 멈추게 하는 뭔가 한 마디를 해 줘야지 하는 기분이 강하게 밀려든다. 의료 관계자는 병으로 고통 받고 스스로 도움을 청하는 사람은 헌신적으로 치료와 간호를 한다. 그러나 본인 스스로 목숨을 끊으려는 환자 앞에서는 어찌할 바를 모를 수도 있다.

고백을 받는 입장은 건강하기 때문에 문제가 발생했을 때 해결책을 이것저것 생각할 수 있다. 그러나 자살 위험이 높은 사람은 자기가 안고 있는 문제는 영원히 해결되지 않고 해결 방법은 자살밖에 없다는 망상에 가까운 강한 확신을 가지고 있다. 건강한 사람의 생각을 옳다고 밀어붙여도 상대방 귀에는 들리지 않을 수도 있다. 너무 성급하게 자신의 의견을 전하려고 하면 「이 사람도 내 절망적인 기분을 이해 못하는구나」하고 결론을 내리고 자살을 결행할 가능성도 있다.

서두르지 말고 시간을 가지고 환자의 절망적 호소에 귀를 기울이는 사이에 환자도 의료 관계자도 조금씩이지만 심리적 여유가 생긴다. 여러 조언을 하고 싶겠지만 우선은 철저하게 듣는 역할이 필요하다.

가만히 귀를 기울이는 것이 고통스러워 뭔가 말을 해주고 싶다는 기분을 억누를 수 없을 때는 상대가 하는 말을 그대로 반복하는 방법도 좋다. 「더 이상 살아가는 게 괴롭습니다」는 말에 「그러세요? 더 이상 살아가는 게 괴롭다고 할 정도로 힘드시죠?」하는 식으로 대응한다.

4. 침묵을 공유해도 좋다

「자살에 관해 이야기하면 오히려 자살 가능성을 부채질하는 것은 아닌가」하고 불안을 느끼는 사람이 있다. 그러나 이것은 이야기를 듣는 측의 불안을 표현하는 경우가 많다. 죽음에 대한 갈망을 호소하는 사람과 여기에 귀를 기울이는 사람 사이에 신뢰관계가 있으면 자살에 대해 이야기하는 것은 결코 위험하지 않다. 오히려 말로 자신의 감정을 분명히 표현할 수 있도록 도와주어 혼란스러운 상태에서 조금이라도 벗어날 수 있고 당사자의 고뇌를 주변 사람들이 알게 되는 계기가 된다.

「자살하고 싶다」고 했을 때 진지하게 들어준다는 것을 알게 되면 둑이 허물어지듯이 하나씩 고민을 털어놓는 사람이 있는 반면 혼잣말처럼 한 마디 던진 후, 다음 말이 나오기까지 엄청 시간이 걸리는 사람도 있다. 후자 쪽이 대응하는 데 훨씬 어렵다. 이렇게 되면 무슨 말인가 해서 격려해야 되는데, 조언을 해줘야 되는데, 하는 이런 기분이 든다.

그러나 이런 침묵도 참고 상대방 이야기에 집중한다. 이 침묵의 시간을 공유하는 것도 중요하다. 침묵에도 중요한 의미가 있다. 너무 괴로워 말로 표현할 수 없는 상태를 잠시 동안 그대로 받아들인다. 설령 침묵 상태일지라도 「나는 지금 당신과 함께 여기에 있다」는 감각이 환자에게 전달되는 것만으로도 커다란 효과를 기대할 수 있다.

5. 해서는 안 되는 일

환자의 죽고 싶다는 갈망을 접하고 의료 관계자 자신이 강한 불안감을 느낀다. 극히 일반적 반응은 화제를 비껴가려고 하거나 표면적으로 격려나 야단을 치고, 사회적 가치관을 강요한다. 이런 태도는 금물이다. 환자가「자살하고 싶다」고 하는데「오늘은 날씨가 좋네요」라는 식으로 이야기를 다른 데로 돌리려는 경우조차 있다. 혹은 이제 치료 방법도 거의 없는 말기 암 환자에게「빨리 좋아져서 퇴원 합시다」처럼 성의 없는 격려를 할 수도 있다.「바보 같은 소리를 해서는 안 돼」「목숨을 소홀히 여겨서는 안 된다」「자살은 무책임한 행위이다」「가족도 생각해야지」등등의 누구도 반론할 수 없는 흔한 말로 대응하기도 한다.

그러나 이 때 이야기를 얼버무리거나 세상의 일반적 상식을 강요하는 것은 금물이다. 이러면 그 사람은 두 번 다시 마음속 생각을 털어놓지 않고 자살을 결행할 수도 있다. 이런 반응은 첫 번째 단계에서는 금물이다. 먼저 환자 본인의 기분을 정확하게 받아들여야 한다.

6. 고민을 이해하려는 태도를 전한다

상대방에게 어떤 문제가 있지, 이 문제를 본인 자신이 어떻게 생각하고 있는지, 어떤 감정에 싸여 있는지, 어떻게 반응하고 있는지, 왜 자살을 하려고 생각하게 됐는지 하는 의문이 이야기를 듣는 측에도 생긴다. 이런 점을 이해하려고 하면서 귀를 기울이는 것은 중요하다. 그렇다고 해서 너무 성급하게 질문하는 것은 피한다.

경청한다고 해서 그저 듣고 있을 것이 아니라, 때때로「그건 정말 힘들었겠네요」「피곤해 지친 것처럼 보여요」「아주 힘든 경험을 했군요」처럼 아주 자연스럽게 나오는 반응을 그 환자의 호소에 공감을 표현한다는 의미로 봐도 좋다. 이런 한 마디의 말로 환자의 절망적 고민을 이해하려는 태도를 전달하는 것이다.

또「…라는 것은 …라는 것처럼 느끼고 있군요」하는 말로 상대의 생각과 느낌을 정리할 수 있도록 도와주는 것도 좋다. 그러나 이것도 지나치면 위험하다.

반면 확연하게 모순된 호소에 대해서는「…라고도 느끼고 한편으로 그 반대로 …라고도 생각한다는 겁니까?」하고 환자에게 재확인해 봄으로써 본인이 모순을 알아차리도록 유도할 수도 있다. 본인이 스스로 모순을 깨닫는 것이 중요하고, 들려준 말에 상대방이 강하게 부정하면 설령 그것이 현실을 지적한다고 하여도 밀어붙여서는 안 된다. 어떤 경우든 환자의 주장에 철저하게 귀를 기울이는 자세가 기본이다.

7. 충분히 이야기를 들은 후에 다른 선택지를 제시한다

환자가 오랫동안 아무에게도 털어놓지 못한 마음 깊숙이 감추어 둔 막연한 감정 그것도 자살까지 결심하게 만든 감정을 드디어 누군가 상대를 찾아 이야기할 수 있게 되었다고 하자. 이 기분을 비난받지 않고 자유롭게 있는 그대로 이야기할 수 있는 분위기를 경험하면 그것만으로도 환자 본인의 마음의 짐, 중압감은 상당히 줄어들게 된다.

말로 고민을 표현하는 것은 중요하다. 이것은 보통 생각하는 것 이상으로 중요한 역할을 한다. 이렇게 하여 그때까지 전혀 출구가 보이지 않던 문제에 다소나마 거리를 두고 문제를 객관적으로 받아들여 냉정하게 대처하는 첫 단계가 된다.

물론 여유를 가지고 이야기가 소통되었다는 감촉을 느낀 단계에서 의료 관계자의 의견을 내놓아도 절대 늦지 않다. 자살 위험이 높은 사람은 절망감에 빠져 있고 자살 말고는 해결책이 떠오르지 않는 상황에 놓여있다. 건강한 사람이 보면 상황을 타개할 방법이 여러 가지 보이는데도 자살 위험이 높은 사람은 일종의 심리적 시야협착에 빠져 있다. 충분히 시간을 가지고 편안한 분위기 속에서 이런 생각을 솔직하게 이야기하고 마음의 여유가 생긴 다음 다른 선택지를 화제로 삼아야 한다. 그렇지 않으면 환자는 그 가능성을 시험해 보려고도 하지 않을 것이다.

지금까지 「자살하고 싶다」고 고백을 받았을 때, 그 대응 원칙을 다루었다. 캐나다의 자살 예방 Living Works(2012)라는 자살 예방 단체가 자살 위험이 높다고 생각되는 사람에 관한 대응 방법을 TALK의 원칙으로 정리하였는데 이를 소개한다. TALK는 tell, ask, listen, keep safe의 머리글자이다.

T : 분명하게 말로 상대를 걱정하고 있다고 전한다.

A : 자살 위험을 느꼈다면 자살에 관해 질문한다. 진지하게 듣는 자세를 보여주면 자살을 화제로 삼아도 자살을 자극하지 않는다. 오히려 자살 위험을 평

가하고 예방할 수 있는 첫행보가 된다.

L : 경청한다. 철저하게 듣는 역할을 완수한다.

K : 위험하다고 느끼면 혼자 두지 않는다. 함께 있어 주고 외부에서 필요한 도움이 있으면 요구하도록 한다. 자신의 몸에 상처 입히는 행위를 하는 단계라면 반드시 전문 정신과 의사에게 보인다.

다음은 구체적으로 어떤 점을 배려하여 자살 위험이 높은 환자를 발견하고 치료해야 하는가를 생각한다. 치료 요점으로서 ＊조기 발견, ＊위기에 대한 철저한 치료, ＊장기 추적조사, ＊자살 위험이 높은 환자 가족의 특징, ＊심리요법(특히 인지행동요법에 초점을 맞추어), ＊환자에 대한 치료자 반응 등을 중심으로 논한다.

그림 12에 자살 위험이 높은 사람에 대한 치료 순서를 제시하였다. 자살 위험이 높은 환자 치료에는 다음 3가지 항목을 조합하여 치료방침을 세워야 한다. 즉, ＊약물요법, ＊심리요법, ＊주변 사람들과의 관계 회복이다.

자살미수가 발생하였을 때, 먼저 신체적 치료를 하는 것은 당연하다. 물론 자살미수를 일으키지 않는 단계에서 자살 위험을 평가하고 적절한 치료로 이어진다면 가장 이상적이다. 자살 위험 배경에 정신장애가 존재하는 경우에는 정확한 진단과 중증도에 근거한 집중적, 장기적 치료가 요구된다. 자살 위기는 한 번으로 끝나는 경우는 드물고 대부분 되풀이된다. 따라서 이런 사태에 대비하여 치료 계획을 세운다.

외래와 입원에서 밀접하게 연락을 취하는 곳에서 치료하고 치료에 일관성을 유지하는 것이 바람직하다. 자살 위험이 높은 환자 치료는 장기간 이루어진다는 사실을 처음부터 각오하지 않으면 안 된다.

배경에 존재하는 정신장애에 적절한 약물요법을 실시하고 자살 위험이 눈앞에 닥친 경우에는 입원 치료와 전기경련요법도 결정해야 한다.

자살 위험이 긴박한 경우에는 먼저 환자 자신의 안전을 확보하는 것이 우선이지만, 이 위기가 지나고 비교적 정신 상태가 안정되면 심리요법 접근이 중요시된다. 일상에서 문제가 있을 때 자살 행동이라는 비적응적 문제 해결에 나서는 경향을 조금씩 수정해 간다. 인지행동요법 접근도 이 단계에 이르면 응용가능해지고 충분히 시

그림 12. 자살 위험이 높은 사람의 치료 순서

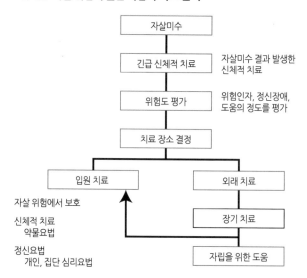

간을 가지고 실시하면 효과를 기대할 수 있다(다카하시, 2006g).

자살 위험이 높은 환자는 스스로 주변 사람들과의 관계를 단절시키는 상황이 종종 발생한다. 따라서 주변 사람들과의 관계 회복을 위해 손을 쓰는 것도 중요하다. 의료 관계자의 노력만으로 환자의 안전을 확보하는 것은 불가능하다.

다음은 구체적으로 각 단계의 예방과 치료를 설명한다.

Ⅱ. 초진

올바른 평가 기초가 되는 정보를 얻기 위해서는 환자와 충분히 교감하고 소통을 하는 것이 중요하다. 공감을 표하고 비판을 하지 않는 중립적 태도로 환자를 대한다. 먼저 환자 기분을 물어본 다음 차근차근 하나씩 「이제 더 이상 살아가는 것도 싫을 정도로 지친 건가요?」하는 질문 등을 한다. 자살해서는 안 된다든가, 치료자의 개인적 생각과 비판을 늘어놓으며 환자를 몰아붙이며 설득하는 것은 초기 단계에서는 특히 피하도록 한다(Takahashi, 1989b).

자살갈망과 그 계획에 대해 정확한 정보를 입수하는 것은 위험 평가에는 불가결하고 솔직하게 질문하는 것도 중요하다. 하지만 환자가 면담실에 들어서자마자 이런 질문을 속사포처럼 쏘아대서는 안 된다. 필자는 반드시 「질문에 대답할 마음의 준비가 된 것만 대답하시면 됩니다. 지금 이야기하고 싶지 않으면 마음이 내킬 때 말씀해 주세요」하는 식으로 강요하는 분위기를 최대한 피한다. 너무 성급하게 감정을 표출시키는 것이 위험할 수도 있다는 점은 일반 심리요법 현장과도 일치한다. 스스로 자살갈망을 문제 삼아 내원한 환자도 있지만 최근 행동에 변화를 보여 가족과 지인 등이 강력히 권해 썩 내켜하지 않으면서 내원하는 환자도 있다. 조용한 진료실의 편안한 분위기 속에서 면담을 시작한다. 질문 전에 환자와 함께 침묵의 시간을 서로 공유하는 것도 필요하다.

가족과 지인이 따라와서 같이 진료를 받을 경우에는 「먼저 당신에게 이야기를 듣고 싶은데 같이 오신 분이 함께 있는 게 좋으신가요? 아니면 처음에는 동행하신 분께 이야기를 듣고 그런 다음 당신이 보조 설명을 하는 게 좋으신가요?」라고 물어본다. 환자의 의향을 확인한 후 면담을 시작한다. 동행한 가족이나 지인을 끼우지 않고 환자와 의사 둘만의 면담에서 솔직한 감정과 생각을 털어놓는 환자도 있는 반면, 불안감이 너무 심해 함께 온 사람이 동석하기를 바라는 환자도 있다.

충분히 소통이 되고 내원 이유 등이 분명히 밝혀지면 자연스럽게 환자 쪽에서 자살에 관한 화제를 꺼낸다. 이 때 절대로 도덕적, 비판적이 되지 않도록 한다. 오히려 자살을 시도하여 누구에게 무엇을 전달하려고 하였는지, 지금 상황에서 어떤 변화가 일어나면 자살할 필요가 없어지는지를 일관되게 성실한 태도로 질문한다. 이러면서 환자는 조금씩 본인의 태도를 분명히 드러낼 것이다. 「뭐가 가장 괴로운가요?」「자살하면 뭐가 바뀐다고 생각하나요? 누가 무엇을 이해해주길 원하나요?」「당신이 힘든 상황에 처해 있다는 것은 잘 알겠습니다. 같은 입장에 놓인 사람들도 많은데 어째서 당신은 자살을 하려고 하는지 설명해 주세요」하고 면담을 진행한다.

이 단계에서는 자살갈망과 자살 행동에 관해 환자에게 질문하는 것을 주저해서는 안 된다. 때로는 자살에 대해 직접 질문하여 죽음에 대한 충동을 자극하는 것은 아닌가 하고 걱정하는 사람이 있다. 하지만 자살갈망을 언어화하는 것은 죽음의 갈망을 증강시키지 않는다. 자살갈망을 막연히 표현하는 쪽이 오히려 위험하다.

표 17에 자살 위험 평가의 요점을 제시하였다(다카하시, 2001a, 2006b). 이것은 어디까지나 자살 위험 평가의 지침이다. 구조화 면담법 등이 아니고 순서대로 질문을 위한 조사 용지라고 생각하지 않길 바란다. 자살 위험이 높은 환자 상태에 대한 평

표 17. 자살 위험 평가 정리

인구동태학적 특징	인구동태학적 특징이 환자의 특징과 일치하는가?(자살 위험인자 항목을 참조)
정신증상	우울해 하는가? 멜랑꼴리 진단기준에 해당하는가? 우울증의 중증도는 어느 정도인가? 반복성인가? 망상이 수반되는가?
	조현병 증상을 보이는가?
	병적 증상에 지배당한 행동을 일으킬 위험성은 없는가?
	만성 알코올 의존증인가?
	다른 약물 의존에 이환되어 있는가?
	성격장애는 없는가? 어떤 유형인가?
	의식은 청명한가?
	지적 능력 저하는 없는가?
	우울기분이 갑자기 개선되지는 않았는가?(표면상의 증상 개선은 자살로 모든 문제를 해결하고자 하는 결심일 수도 있다)
	기질적 원인이 보이지 않는데 여러 신체적 불안 호소는 없는가?
	최근 항정신약을 복용하기 시작하였는가, 혹은 갑자기 복약을 중지하지는 않았는가?
건강상태	신체 질환을 앓고 있는가?(동통이 심한 만성 질환, 최근 수술을 받은 악성 질환 말기, 예후를 어떤 식으로 받아들이고 있는가?)(불안, 초조, 우울, 수용)
	치료에 적극적인가? 본인의 질병에 관심이 조금도 없는가?
	의사의 조언을 지키지 않는가?
	사고나 부상을 반복하고 있는가?
	신체 증상에 지나치게 매달리지 않는가?(심기적, 심기망상)
의료 기관에서 진료	정신과 입원경력, 통원경력은 있는가?
	일반과 입원경력, 통원경력은 있는가?
가족력	정신장애의 가족력은 없는가?
	가족 중에 자살자는 없는가?
	환자가 어렸을 때 가족 중에 병사나 사고사가 없는가?
사회적 적응	특히 충동성, 사고경향성, 반사회적 행동이 보이는가?
	학교와 직장에서 문제는 없는가?
	지역 주민과의 관계는 양호한가? 고립 경향이 강한가?
	생활 태도에 급격한 변화는 없는가?(갑자기 실종된다. 장래 계획도 없이 갑자기 퇴직을 신청한다.)
	도박과 성적 일탈 행동을 보이는가?

가와 치료의 기초자료로서 확인해 두어야 할 항목이다. 한꺼번에 질문을 전부 할 필요도 없다. 상황에 따라서 중요한 항목부터 확인하고 수차례 면담을 통해 시간을 가지고 모든 항목을 체크한다. 그래서 환자의 생활사와 그 속에서 싹튼 자살갈망을 행동화하는 위험성을 이해하도록 한다.

성격 특징	충동적, 미열, 의존적, 강박적, 완전주의, 고립적, 반사회적
자살미수 경력	이전에 자살미수를 한 적이 있는가? 그 시기와 횟수는?
	죽을 위험이 높은 방법을 사용하였는가? 구조될 가능성을 남겨두었는가?
	자살미수를 인정한 경우 목숨을 구한 것을 어떻게 생각하고 있는가?
죽고 싶다는 욕망	죽고 싶다는 욕망을 표명하는가? 어떤 형태로든지 타자에게 전하려고 하였는가?
	죽고 싶다는 욕망을 부정하는가? 죽고 싶다는 욕망을 언급하는 것조차 거절하는가?
	죽고 싶다는 욕망을 부정하지만, 행동이 자살 의도를 나타내고 있는가?
	절망감과 자책감을 호소하는가?
자살 계획	자살을 실행하기 위해 구체적으로 현실적 계획을 세우고 있는가?
	자살 계획은 실행가능한가? 죽고 싶다는 욕망을 행동화할 가능성은 있는가?
	자살 방법은 죽음 위험이 높은가?
	정신적으로 중요한 관계에 있는 타자를 자살에 끌어들일 가능성은 없는가?
최근 중요한 상실 체험	인생주기에 따라 중요한 상실 체험을 검토한다.
	구체적으로 어떤 상실 체험이 있었는가?
유아기 정신적 외상 체험	신체적, 성적, 심리적 학대
	붕괴 가정
	부모의 정신장애, 범죄
	유아기에 심각한 신체 질환과 정신장애를 앓은 적이 있는가?
주변의 도움 상황	결혼 상태는 어떤가?
	직장에서 도움을 받을 수 있는가?
	이 중에는 정신적으로 중요한 역할을 해 주는 사람이 포함되어 있는가?
	혼자 생활하는가, 가족과 동거하고 있는가?
	의료 관계자에게 터무니없이 반감을 드러내는 태도를 환자가 보이는가?
인간관계와 소중히 여기는 개인 물품을 정리한다	최근 중요한 인간관계와 소중히 간직하고 있는 물건들을 정리하지는 않았는가?
타자의 죽음	친밀한 관계에 있던 사람이 최근에 자살, 사고사, 병사하지 않았는가?
	지인은 아니지만 최근 연쇄 자살이 발생한 것에 영향을 받지는 않았는가?
주요 도우미	지금까지 주로 어떤 도우미에 의존해 왔는가?(가족, 배우자, 연인, 일, 신체 능력, 성적 능력, 애완동물, 신앙, 어떤 단체에 대해 과도한 동일화 등)

III. 위기에 대한 집중 치료

자살미수가 일어나기 전에 치료를 시작하는 것이 바람직하겠지만, 여기에서는 자살을 시도하여 병원을 찾은 환자를 먼저 상정해 보자. 환자에게 생명의 위험이 있는 경우에는 당연히 각과와 연계하여 목숨을 구하는 것이 최우선이다. 또한 불안감과 초조감이 심각한 경우에는 충분히 진정된 다음 자살 위험 평가를 실시한다. 각각의 상황에 맞추어 유연한 대응을 취한다.

신체 관리를 어느 정도 실시한 다음 배경에 존재하는 정신장애 유무, 중증도, 자살 기도를 반복할 위험, 환자가 주변에서 받을 수 있는 도움의 정도 등도 검토한다.

이런 평가를 바탕으로 입원 치료를 할 것인가 외래 치료를 할 것인가를 결정해야 한다. 급성 자살 위험이 높은 상태가 진정될 때까지 환자의 완전을 확보하는 것이 최우선시 되어야 한다. 종종 환자의 자살 위험 정도에 대해 치료자가 판단을 내리는 데 주저함이 있으면 먼저 입원 결정을 하는 것이 현명하다는 지적이 있다. 자살 위험을 과대평가하여 발생하는 위험보다도 과소평가로 인한 위험 부담이 훨씬 크다. 자살이 일어나면 더 이상 손 쓸 여지가 없다. 환자의 목숨을 위험에 처하게 하기 보다는 잘못된 판단으로 필요 이상으로 환자를 입원시키는 편이 환자의 목숨을 지킨다는 점에서 아직은 바람직하다. 판단이 어려울 때는 일단 입원 수속을 밟은 후에 단기간이라도 환자의 현재 상태를 곁에서 관찰한 다음 입원을 계속할 것인지 필요성을 재검토해도 된다. 또한 환자 자신은 가끔 결단 불능 상태에 빠지기도 하므로 정신과 의사가 주도권을 가지고 가족에게 잘 설명하여 입원 결정을 내려야 하는 경우도 많다.

1. 외래 치료

외래 치료에는 환자가 입원 치료를 끝낸 다음 계속 외래 치료를 받는 경우와 입원을 하지 않고 처음부터 외래 치료를 받는 경우가 있다. 여기에서는 외래 통원 환자에게 자살 위험이 감지되었을 경우 대응 방법을 생각해 보기로 한다. 다음은 자살 위험이 높은 환자일지라도 외래 치료를 선택하는 경우이다. 물론 이것은 어디까지 기준이고 증례에 따라 판단은 달라진다. ①자살갈망은 보이지만 구체적 계획은 없다. ② 정신증상이 있지만 외래 치료로 효과를 기대할 수 있다. ③불안 초조감이 비교적 가볍다. ④가족이 적극적으로 환자를 지켜보고 책임을 지는 것에 동의한다. ⑤자살갈망이 있다는 것을 환자가 인정하면서도 외래 치료에 본인이 적극적이다.

치료 원칙 : 외래 치료의 일반 원칙을 다음과 같이 정리하였다(다카하시, 2007c, 2007e).

a. 자살하려는 생각이 들면 반드시 연락한다고 약속

필자는 자살 위험을 인정하는 환자에게 자살하려는 생각이 들면 반드시 연락한다는 약속을 받고 있다. 「자살을 떠올리지 못하게는 할 수 없어도 자살을 할 것 같으면 반드시 연락 주세요. 연락하기 전에는 자살을 실행에 옮기지 않겠다고 약속할 수 있습니까?」하고 환자에게 물어본다. 다음 진료 예약까지 자살하고 싶다는 충동이 커지면 반드시 주치의에게 연락할 것을 환자에게 약속을 받는다. 물론 이런 것으로 자살을 반드시 예방할 수 있다고는 생각하지 않지만 의사가 환자 상태에 높은 관심을 가지고 언제든지 도움을 줄 수 있다는 뜻을 표하게 된다.

필자는 1987년부터 1988년까지 풀브라이트 연구원 자격으로 미국에 유학을 갔었다. 미국에 가기 전, 문헌 등을 통해 「자살을 하지 않는다는 계약」(contract against suicide, no-suicide contract)에 대해 어느 정도는 알고 있었지만 아주 묘한 생각이 들었다. 불행하게도 환자가 자살을 했을 경우 이런 계약을 맺었다고 해서 치료자는 법적 면책이라도 받을 수 있다고 생각하는지 등, 아주 생소한 개념이었다. 실제로는 다음과 같이 환자에게 전한다(Chiles & Strosahl, 2005).

「당신이 열심히 살아온 것은 저도 알겠습니다. 하지만 이야기를 들어보면 당신이 정말로 비참한 생각이 들어서 자살하는 게 아닐까 하고 걱정이 됩니다. 만약 그런 기분이 들면 먼저 저에게 전화를 걸어 당신의 기분을 이야기해 주세요. 그러기 전에는 자살기도를 하지 않겠다고 저에게 약속해 줄 수 있습니까? 우리가 함께 문제를 해결해 가는 데 그런 일은 저지르지 않겠다고 약속할 수 있습니까?」

만약 환자가 자살을 했을 경우 이런 약속을 했다고 해서 치료자가 법적으로 면책을 받는 것은 아니다. 우울증 환자는 꼼꼼한 성격의 소유자이므로 이런 약속을 한 이상 이것을 지킬 것이라고 굳게 믿고 있는 정신과 의사를 만난 적도 있지만, 자살 위기 같은 긴급 사태에서 우울증 환자의 이런 성격에만 기대는 것도 너무 낙관적이다. 이런 약속 자체가 자살을 예방하는 데 효력이 있다고 보고 전화 상담 마지막에 반드시 상담을 해 온 사람에게 이렇게 약속을 받는 기관이 있다는 사실에 필자는 놀란 적이 있다.

그러나 실제로 미국에 건너가서 이런 계약을 맺는 장면에 맞닥뜨려 보니 치료자는 앞의 내용을 설명하고 환자의 반응을 신중히 관찰하는 것을 잘 알 수 있었다. 치료 동맹을 구축하는 하나의 방법이라고 생각하는 심리요법가도 있었다. 치료자와 환자 양쪽이 치료 관련을 상호 간에 확인한다는 의미가 내포되어 있다고 해석할 수 있다. 또 이 약속에 환자가 자발적으로 동의하는지를 판단하여 환자가 치료 동맹을 구축하는 데 적극적인가 아닌가를 파악하려 한다는 심리요법가도 있다(Resnik, 1980). 물론 약속만으로 충분하지 않고 그 한계에 주의를 기울이면서 언제나 자살 위험에 대한 임상적 평가를 소홀히 해서는 안 된다. 이런 계약을 맺었다고 해서 환자 자살에 결코 주치의의 법적 책임이 면제되는 것은 아니다.

예를 들면 이런 약속을 환자에게 설명을 할 때 환자가 일언지하로 「이런 약속은 절대 할 수 없습니다」고 반응하거나 혹은 입을 다물고 어떤 대답도 하지 않는 경우에는 (당연히 다른 위험인자와 종합하여 판단해야겠지만) 이 자체가 자살 위험이 높다는 것을 증명하는 또 하나의 신호라고 판단해야 한다. 반대로 곰곰이 생각한 끝에 「100퍼센트 약속은 자신 없지만 최선을 다해 그렇게 하도록 노력 하겠습니다」와 같은 답이 돌아온다면 앞으로 시작하는 치료에 환자 자신이 적극적으로 임할 마음이 있다는 태도라고 볼 수 있다.

「자살하지 않는다」 「자살하고 싶은 마음이 들면 반드시 연락 한다」라는 약속을 한 이상, 치료자는 긴급 시에 반드시 대응 가능한 태세를 갖추는 도의적 의무를 지닌다.

치료자가 부재중일 때도 대체할 수 있는 방법을 강구하고, 휴가 중에도 동료가 환자의 긴급 상황에 대응할 수 있는 연락망구축은 당연하다.

환자에게 치료자의 전화번호를 알려줘야 할지는 자주 논의된 사항이다. 필자가 정신과 레지던트였던 1980년대 무렵에는 치료자와 환자 사이에는 엄격한 경계 설정이 필요하고 치료자의 전화번호를 환자에게 알려주는 것은 금기라고 배웠다. 그러나 최근 심리요법가 중에는「환자가 자살하였다」는 연락보다는「지금 당장 자살할 것 같다. 도와달라」는 전화를 받는 쪽이 훨씬 낫다는 의견도 있다(Miller et al., 2007). 그러나 현재는 치료자 자신도 근무 시간 외에 휴식 시간과 개인 시간을 가질 필요가 있다는 점을 환자에게 알려준다는 의미에서 적절한 치료 틀은 필요하고 개인 전화번호를 환자에게는 알려주지 않는다는 심리요법가도 물론 있다(Brent et al., 2010). 어느 쪽 방침을 선택할 것인지 치료자 자신의 스타일을 검토한 다음 결정해야 될 사항이다.

b. 가족을 치료 동맹에 포함

도움을 주는 가족을 치료에 적극적으로 참가시킨다. 이점에 관해서는 본 장의 다른 항목에서 상세히 기술한다.

c. 처방약 주의

입원 환자의 경우 약물은 병원 직원의 관리 하에 있지만 외래 환자는 언제든지 처방 받은 약물을 손에 넣을 수 있는 환경에 있다는 점을 잊어서는 안 된다. 당연히 치사량의 약물이 환자 손에 닿지 않도록 처방하는 양도 계산한다. 약은 다음 예약 날짜까지 필요한 최소 양만을 처방하고 그 이유도 설명한다. 자살 위기가 소멸될 때까지는 가족에게 약을 관리하도록 지시하고 환자에게 규칙적으로 약을 건네주고 복약을 확인하는 방법도 있다. 또 환자가 다음 내원할 때 남은 약은 모두 가지고 오는 약속을 치료 초기부터 반드시 지키도록 습관화한다. 이렇게 하여 수중에 약이 많이 남아있지 않도록 관리한다. 물론 수면제만을 과량 복용하여 자살 위험을 초래하는 것은 아니고 어떤 종류의 약이라도 과량 복용하면 죽을 위험은 높아진다. 많은 양의 약물을 처방할 필요가 있으면 내원하는 횟수를 늘리고 여분의 약물이 남지 않도록 주의를 기울인다. 또한 처방하는 약물은 언제까지 복용해야 하는지, 효과는 언제쯤 나타나는지, 예상되는 부작용 등에 대해서도 설명한다.

필자의 개인적 이야기지만 아직 젊었을 때 당직을 하고 있는데 어떤 정신과 의사의 환자가 우연히 약물 과량 복용으로 이송되어 왔다. 상태가 심각하였기 때문에 이 정신과 의사에게 「약 관리를 고려해 보는 게 어떨까」하고 조언하였다. 그러나 이 정신과 의사의 답은 「약을 입수하지 못한다 하더라도 다른 수단을 사용하므로 결과는 마찬가지예요」하는 것이었다. 필자는 과연 그럴까 하는 생각이 들었다. 치사량의 약이 환자 수중에 있다는 것을 묵인하는 주치의는 죽음을 허용한다는 메시지를 환자에게 무의식적으로 보내고 있다고는 생각할 수 없을까. 의사는 어디까지나 환자가 스스로 극복할 수 있도록 도움을 준다는 의미에서 약을 처방하는 것이고, 직접 생명을 끊는 수단으로 건네는 것은 아니라고 환자에게 언어적 혹은 비언어적으로 설명할 필요가 있다고 필자는 생각한다.

그리고 약뿐만 아니라 자살기도에 사용될 가능성이 있는 수단을 확보하지 못하도록 하는 것도 필요하며 가족에게 협조를 구한다. 자살을 기도한 사람이 어떤 기준으로 특정 수단을 선택하는가에 대해 현재까지 납득할 만한 설명은 없다. 무의식의 목적에 따라 수단을 선택한다, 입수하기 쉬운 방법을 선택한다, 평소 숙지하고 있던 수단을 사용한다는 몇몇 설명이 있을 뿐이다. 당연히 농가에서는 일반 가정보다도 농약을 구하기 쉽기 때문에 가끔 농촌에서 자살 수단으로 농약이 사용된다. 자살갈망이 높아진 순간에 옆에 있는 수단을 별 생각 없이 이용하는 경우가 대부분이다. 물론 이런 수단을 모두 없앤다는 것은 불가능하지만 생각이 미치는 수단과 방법을 집에서 치운다. 이를 통해 가족이 환자에게 「살아주길 바란다」는 무언의 메시지를 전하고 환자가 자살을 갈망하는 기분을 좀 더 깊이 이해할 수 있었다는 가족도 많다.

자살 수단을 구하기 힘들면 그 때는 다른 방법을 사용하지 않겠는가 하는 반론도 있었다. 그러나 중요한 점은 한 번이라도 자살기도를 막는 데 있다. 일단 자해행위에 이르게 되면 이런 행위에 대한 저항감이 떨어지고 이른바 문턱이 낮아져 거듭 스스로를 상처 입힐 수도 있다. 이런 의미에서도 처방약 관리는 중요하다.

d. 지지적 심리요법

위기 상황에서는 주로 지지적 심리요법을 실시한다(다카하시, 2009d). 정신적 혼란과 자살갈망을 일으키는 인지 과정을 이해하는 데 중점을 둔 공감 가득한 심리요법이 최초 단계에서 권장된다. 내성과 통찰을 강요하는 심리요법은 너무 성급하게 실시해서는 안 된다.

어느 정도 환자와 양호한 관계가 형성된 단계에서 자살 이외의 다른 해결 수단을 검토하기 시작한다. 어떤 상황에서, 어떤 과정을 거쳐 자살로 내몰리고 있는가도 함께 검토하고 환자의 조기 자살 위험의 경계 조짐을 사전에 잘 파악해 둔다.

e. 자살 위험이 높은 환자의 담당 수를 어느 정도 제한한다

자살 위험이 매우 높은 환자를 치료하는 것은 치료자에게 심리적 부담이 크기 때문에 이런 증례를 많이 다루는 것을 경고하는 사람도 있다. 치료자의 뭐든지 할 수 있다는 능력 때문에 소개받은 자살 위험이 높은 환자를 모두 맡으려고 하지는 않는지, 끊임없이 자문해 본다. 자살 위험이 아주 높은 환자의 치료는 기껏해야 3명에서 5명 정도로 한정시켜야 한다는 심리요법가도 많다. 또한 치료에 불안감이 있거나 자신이 없는 경우에는 초기 단계에서 환자를 적절한 기관에 소개할 필요성도 논의되고 있다. 또 하나의 기준으로 레지던트 종료 후의 정신과 의사가 2년 동안 2명 이상의 환자 자살을 경험했다면 증례에 관해 전문적 지식이 있고 경험이 풍부한 심리요법가의 감독이 필요하다고 권유하는 미국의 심리요법가도 있다. 요는 장점 및 단점을 포함하여 자신의 능력을 파악해 두는 것이다.

그러나 이렇게 자살 위험이 높은 환자의 숫자를 제한할 만큼의 여유가 일본의 정신의료에서는 힘들다는 반론도 있다. 그렇다면 차선책으로 어느 시점에서 자살 위험이 높은 환자의 순위를 매겨, 각 시기에 맞추어, 가장 주의를 기울여야 할 환자의 위험도 우선순위를 계속 갱신해 가는 것도 하나의 방법이다.

f. 팀 치료

어느 특정 의료 관계자가 치료에 책임을 지는 것은 당연하지만 자살 위험이 높은 환자를 치료하는 데 팀 치료를 활용하는 것도 중요하다. 이용 가능한 자원을 모두 동원하여 환자 치료에 임할 것을 권장한다. 요컨대 자살 위험이 높은 환자는 주변과의 연결고리를 항상 복수로 설정해 둔다.

치료에 주로 참여하는 정신과 의사 외에도 임상심리사, 사회복지사, 간호사 등으로 구성된 팀을 만든다. 처음부터 환자에게 이런 취지를 알려줘도 좋고 혹은 치료자가 팀 존재를 의식해서 서서히 환자에게 그 존재를 알리는 것도 중요하다. 이전에 입원한 적이 있는 환자는 특정 간호사에게 뭔가 상담을 해 오는 경우가 있는데, 해당 간호사에게는 팀의 일원으로 참가하도록 요청한다. 상담을 할 때 환자 자신에게 의식적 혹은 무의식적 선택이 작용한다.

나중에 자세히 설명하겠지만 치료자와 환자의 관계가 극히 긴장된 상황에서 이런 팀플레이 치료가 효과를 발휘한다. 환자가 치료자의 음성 역전이를 이끌어내려는 무의식적 시도를 하는 것은 자살 위험이 높은 환자에게는 결코 드문 일이 아니다(다카하시, 1992 ; Weinberg, 1996). 많은 요구가 있어 주변에서도 이에 응하고 있는데도 전혀 만족하지 못하고 오히려 적의를 보이기도 하는 의존·적대형 환자에게 치료자가 언제까지나 이성적으로 대할 수만은 없다. 이런 환자에게는 본래 일대일의 안정된 관계를 유지하기 힘들다는 특징이 있으며, 이런 의미에서도 팀플레이 의료가 도움이 된다. 또한 의료 관계자의 역전이가 일대일의 치료 관계에서는 인식되지 않을 위험도 크다.

복수의 치료자가 치료 상황에 대해 서로 정보를 빈번하게 교환하고 검토하여 치료자가 의식하지 못하고 저지르는 잘못이나 실수를 알게 되는 기회가 되기도 한다. 따라서 팀 구성원은 서로 치료 상황에 대해 이해를 도모하고 조언을 받을 수 있도록 평소부터 협력 관계를 확립해 둘 필요가 있다.

g. 감독(supervision)의 필요성

자살 위험이 높은 환자를 치료하는 데 치료 진행 상황에서 경험이 풍부한 지도자나 동료에게 조언이나 감독을 종종 요청한다. 이를 통해 치료자 자신은 해결이 어려운 문제를 실제로 해결할 수 있는 조력자를 확보하고 치료를 실시하는 데 적절한 대책을 세웠다는 객관적 증거가 되기도 한다. 조언을 받은 내용은 반드시 진료 기록에 남겨 두고 치료의 정당성과 객관성을 유지한다. 자살 위험이 높은 환자를 치료하는 과정에서 전이와 역전이의 정체 상황에서 치료자와 환자 양쪽이 서서히 막다른 골목으로 몰릴 가능성이 높다는 점을 지적하기도 한다. 이것을 방지한다는 차원에서도 될 수 있으면 감독 지휘를 받도록 한다.

h. 기록의 중요성

진료 기록을 적절하게 관리하는 것은 아주 중요하다. 나중에 치료 과정을 검토하는 데도, 치료 팀 이외의 구성원이 참고하는 데도, 치료 상에 이루어진 일을 아주 자세하게 기재해두어야 한다.

진단, 진단 근거, 증상 평가, 병상 진행, 치료법 및 치료법 선택에 대한 이유를 기재한다. 환자에게 한 설명과 환자의 반응 등에 대해서도 구체적으로 메모를 해 둔다. 진단을 할 때는 신뢰할 만한 사람들로부터 정보를 충분히 확보해 두어야 한다. 병상 평가에 여러 명의 의료 관계자의 평가를 종합한 것도 요구된다. 또한 치료의 흐름을 기록하고 어떤 식으로 이것이 변화되어 갔는가를 명확하게 기재한다. 특수 치료를 할 때는 이 치료를 선택한 근거를 반드시 기록한다. 상세한 기록은 치료가 정체 상태에 빠졌을 때 지금까지의 과정을 되짚어보는 중요한 열쇠를 제공해 준다.

2. 입원 치료

입원 치료에는 여러 목적이 있지만 주된 목적으로 다음과 같은 점을 들 수 있다. ①스트레스 상황에서 환자를 일시적으로 격리시킨다, ②급성 자살 위험에서 환자를 보호한다, ③자살 위험 인자를 줄인다, ④보호인자를 촉진한다, ⑤자살 행동에 대한 취약성을 경감시킨다(예: 환자가 획득하지 못한 대인관계 기술을 익히도록 한다), ⑥ 다음 위기를 대비해 구체적으로 대처 계획을 세운다, ⑦장기적 심리요법을 진행할 수 있도록 관계를 구축한다. 즉 입원이라는 보호적이고 충분한 간호의 손길이 닿는 환경에서 진단을 검토하고 문제점을 찾는다. 그리고 약물요법을 포함한 적절한 치료를 실시하며 환경을 조정하고 치료자와의 연결고리를 형성하는 것이 목표이다.

물론 입원하였다고 해서 환자가 절대로 자살하지 않는다는 보장은 없다(Chiles & Strosahl, 2005). 정신 상태와도 관련이 있지만 입원 당시는 특별한 주의가 필요하다. 입원을 통해 환자의 자살 행동을 살피면서 지켜주고 스트레스를 받는 환경에서 격리하여 보호적 환경을 만들어 줄 수 있다. 가족도 자살 위험이 높은 환자를 언제고 지켜봐야 한다는 부담감에서 잠깐이라도 해방되고, 병적 가족 시스템에 변화를 가져올 기회를 부여하게 된다. 가족들이 느끼는 불안을 살피는 것도 잊어서는 안 된다(다카하시, 2009e). 또한 충분히 훈련받은 직원들의 관찰을 종합함으로써 빈틈없는 진단과 치료의 검토도 가능해진다.

스태프 간의 연계는 불가결하고 자살 위험이 높은 환자에 관해서는 병동에 근무하는 모든 직원들이 컨퍼런스에 참가하여 전 단계에서부터 모든 정보를 함께 파악해 두는 것이 중요하다. 한 직원이 무심결에 지나친 일이 나중에 자살을 암시한 중요한 단서였던 경우가 자주 있는 일이기 때문에 판단에 확신이 서지 않으면 곧 바로 병동 회의에서 다루도록 한다.

입원 당시, 생명에 위험이 느껴지면 타과 의사와 협력하여 목숨을 구하는 것이 우선이다. 불안과 초조감이 아주 심한 경우에는 진정시키는 것이 첫 번째 치료 목표가 된다. 자살 수단이 쉽게 구할 수 있는 것인지를 검토하는 것도 중요하다. 예를 들면 가족들에게 가정 내의 상황을 자세히 듣는다. 처방한 약물만 복용한 것인지, 사전에 상당한 양의 약물을 모아 두지는 않는지, 다른 의료기관과 일반 약국에서 구입한 약물을 동시에 복용하지 않았는지, 농약 같은 것을 마시지 않았는지, 알코올을 같이 많이 마시지 않았는지, 등등 정보를 수집한다.

입원해 있는 동안 여러 단계에서 거듭 자살 위험을 확실하게 평가하여야 한다. 그러나 겉으로 보이는 정신증상을 근거로 잘못된 판단을 내릴 위험도 있기 때문에 주의가 필요하다. 자살미수 직후, 환자가 자살 의도를 부정하고 외견상 기분이 몹시 고양되어 있거나 자살미수를 다른 사람 일처럼 이야기하는 경우도 흔하다. 자살미수가 심리적 카타르시스가 되는 측면과 약물 과량 복용으로 억제가 풀려 정신증상을 고양시키는 예도 많다.

이 시기에는 환자 상태를 항시 주시해야 한다. 화장실에 갈 때도 환자를 혼자 두지 않도록 한다. 당연하지만 병실에 위험한 물건은 전부 없앤다. 불안 초조감이 너무 심할 때는 충분한 진정제 투여와 경우에 따라서는 보호실도 사용한다. 신체적 이유 때문에 약물을 사용하지 못할 때와 약물 효과가 나타날 때까지 기다리지 못하는 경우에는 전기경련요법 적응증이 되기도 한다. 직원이 파악한 환자의 모든 변화를 의료 관계자 전체에게 알리도록 체제를 갖춘다.

그리고 가장 중요한 점은 입원 초기부터 치료 동맹을 구축하는 노력을 시작하는 것이다. 이것은 의사와 환자 사이만이 아니라 의료 관계자 전체와 가족을 포함시킨 형태가 아니면 안 된다. 어디까지나 처음에는 지지적 심리요법으로 충분하다. 치료가 반드시 효과가 있다는 점을 의료 관계자는 일관되게 낙관적 태도로 보여주고 「자살하려고 생각한 배경에는 많은 문제가 있겠지만 천천히 시간을 가지고 함께 생각해 봅시다」고 다독거린다.

가족을 치료 동맹에 참가시키는 것은 병원 밖에서 생활을 재개할 때 환자의 지원 태세를 강화시키는 하나의 방법이 된다는 차원에서 자살 위험이 높은 환자 치료에는 빼놓을 수 없다. 의료 관계자가 자살 위험이 상당히 높다고 판단하더라도 일단 자살 미수가 발생하면 가족은 이에 대한 자책감과 세상에 대한 체면을 생각해 자살 위험을 한층 과소평가하려는 경향이 종종 있다. 또한 환자의 자살 위험을 지적받으면 치료자를 적대시하는 가족조차 있다.

가족의 반응을 잘 살핀 후, 사태의 심각성과 치료의 필요성에 대하여 끈기를 가지고 설명한다. 물론 아무리 노력해도 협조를 얻지 못하는 가족도 있다. 이런 경우에는 처치 입원 수속을 밟아 입원 치료를 시작한 후에도 계속 가족에게 사태의 심각성과 치료의 중요성을 설명한다. 가족을 적으로 만들어서는 자살 위험이 높은 환자의 치료는 성립되지 않는다. 인내를 가지고 위험에 대해 설득하다 보면 가족 중에서 환자를 지켜줄 주체가 누구인지 서서히 명확하게 드러난다. 이런 역할을 할 수 있는 인물을 중심으로 가족에게 조금씩 도움을 요청하는 것도 좋다. 이 때 환자가 그 중심인물을 어떻게 생각하는지도 확인해 둔다.

환자에게도 같은 노력을 해야 되겠지만 이번 자살 위험에 이르게 된 상황을 초기 단계에서 발견할 수 있는 단서가 되는 사건이나 증상을 가족에게 교육할 필요가 있다. 자살 위기라는 것은 매회 전혀 다른 상황에서 일어나기보다 환자의 (성격적, 사회적, 정신의학적) 취약성에서 발생하고 비슷한 유형으로 출현하는 예가 많다. 이런 자살 위기가 일어나는 과정을 같이 검토한다. 입원 치료가 끝나 외래로 바꾼 단계에서도 시기를 놓치지 않고 위기가 올 가능성을 가족이 발견하여 의료 관계자에게 연락을 취하는 관계를 형성해 둔다(Brent, et al, 2011).

모든 치료의 연결 고리가 환자와 주치의 사이에서 구축된다고 해서 해결되는 것이 아니다. 뒤에서 자세히 설명하겠지만 자살 위험이 높은 대부분 환자는 지금까지 인생에서 거듭 버림을 받은 체험이 있고 대인관계가 매우 긴장되기 쉽다. 물론 환자 자신은 의식하고 있지 않지만 환자 스스로 의료 관계자가 환자를 상대하지 않도록 조장하는 경우도 흔히 있는 일이다. 이런 경우 의사와 환자 관계가 긴장되기 때문에 환자가 다른 치료자에게 조언을 구할 수 있는 시스템을 갖추는 것도 권유된다. 이러한 관계는 단시간에 형성되는 것이 아니기 때문에 입원해 있는 동안 환자와의 관계를 담당 주치의뿐만 아니라 담당 수련의도 조금씩 깊이 관여하는 노력이 필요하다.

입원은 또한 외래 통원 치료에 비해 충분히 훈련받은 의료 관계자가 관찰을 한다는 의미에서 배경에 있는 정신증상의 철저한 평가와 치료를 실시할 수 있다는 커다란 이점이 있다. 기초 질환에 대해 검사와 치료를 입원 중에 빠짐없이 집중적으로 실시하는 것도 가능하고 시간을 들여서 환자와 환자 가족의 상호 관계를 관찰하는 좋은 기회이기도 하다. 부작용에 대해 신속하게 대응할 수 있고 직원이 약물을 관리하기 때문에 충분한 양의 약물을 투여하고 그 효과도 확인할 수 있다.

입원 초기만이 아니라 전체 기간을 통하여 자살 위험 평가는 여러 번에 걸쳐 철두철미하게 실시한다. 자살 위험이 비교적 줄었다고 생각되는 단계에서도 평가는 소홀히 해서는 안 된다. 그리고 이 때 자주「위험과 이익 분석」(risk-benefit analysis:RBA)이라는 개념이 화제가 된다(Simon, 1987 ; 다카하시, 1989a). RBA는 어떤 상황에서 환자에게 유리한 조건과 위험을 초래하는 조건을 종합적으로 판단하는 것이다. 현재 개방 병동에서의 치료 효과는 널리 인정되고 있다. 자살 위험이 높은 환자라고 해서 언제나 구속과 감시 밑에 두는 것이 꼭 치료 효과가 있는 것은 아니라는 사실은 알려져 있다. 단순히 구속 상태를 늘리는 일은 병을 만연시키고 장기적 자살 위험을 증가시키기도 한다. 따라서 타당한 면담과 임상 평가가 이루어지고 치료자가 환자 치료에서 어떤 치료적 개입이 가져올 이익이 위험성을 넘어선다고 판단되면 이를 진행할 수 있다. 예를 들면 아직 자살 위험이 완전히 없어졌다고 볼 수 없는 환자를 치료 차원에서 외박을 하게 하는 경우를 생각해 본다. 이때 초래할 이익과 위험을 충분히 평가하여 이익이 위험을 앞서는지를 분석하고 외박을 허락한다. 치료 단계에서 위험을 범할 수밖에 없다 하여도 위험의 이면에는 증상 개선을 기대하는 어떤 조건이 예상

된다. 이처럼 이익과 위험의 상관관계를 분석하는 것이 RBA이다.

그리고 차차 초기 급성 자살 위험이 줄어들었다면 자살 경향을 낮추는 방법을 다양하게 검토하기 시작한다. 자살을 시도하였을 때 감정과 문제점을 다루면서 어떤 사고법에 빠져있는지를 검토한다. 그러면서 자살 외에 다른 해결 방법은 없었다는 점에 대해 치료자와 환자가 함께 생각해 간다. 어떤 상황이 어떤 누구에 의해 해결되면 자살을 시도하지 않고서도 끝났는가, 스스로 받아들일 수 있는 적절한 타협을 제시하며 갈망을 충족시키는 방법에 대해 서로 이야기를 나눈다. 문제 해결의 다른 방법을 검토하는 이런 과정은 퇴원 후 외래 통원 치료에서도 계속 필요하다. 궁극적으로는 환자의 자존 감정을 높이고 삶의 의미를 재확인시키며 문제 장면에서 공격적이고 충동적 반응으로 맞서는 경향을 수정하는 데 중점을 두고 심리요법을 진행시킨다.

자살 위험이 소멸되고 표면상 정신증상이 경쾌해진 것만으로는 입원 치료의 목표가 달성되었다고 볼 수 없다. 철저한 증상 평가에는 정신 의학적 평가, 신체 의학적 평가, 사회적 평가가 포함되고 자살 위기에 처한 진짜 문제점에 대한 평가가 이루어져야 한다. 이와 함께 퇴원 후 치료 계획도 구체적이고 현실적으로 세우면 진정한 입원 치료가 달성된 것이다. 퇴원 후의 치료 계획에는 위기 대처 계획도 포함된다. 요컨대 문제 장면에서 이전에는 자살을 하려고 하였지만 다음에 같은 상황이 벌어지면 어떻게 대처해야 할지 환자와 같이 생각하고 구체적으로 계획을 짤 필요가 있다. 이번 자살위기가 일시적으로 사라졌다고 해서 진짜 위험이 소멸되는 데는 아직 긴 여정이 남아있다. 이 목표를 달성하기 위해 외래 통원 치료에서 장기 심리요법이 필요하다.

이상 자살 위험이 높은 환자의 위기에 대한 치료 골자를 설명하였다. 자살은 모든 것을 정신장애만으로 설명할 수 없다는 점에 어려움이 있다. 배경에 있는 정신장애 치료는 원래부터 환자 자신의 성격 구조와 주변 사람들로부터 받을 수 있는 구조 조직의 강화 등도 중요한 과제가 된다. 이처럼 자살 위험이 높은 사람 치료에는 크게 나누어 세 가지 항목이 있다.

① **심리요법** : 문제가 있을 때 자살을 시도하려는 사실에 초점을 맞추고 지금까지 환

자가 획득하지 못한 대인관계 기술을 익힐 수 있도록 한다(예: 자살 이외의 다른 적응도가 높은 선택지를 시도한다, 충동성과 감정 컨트롤, 적절한 자기주장, 불확실함을 견디는 능력을 향상시킨다).

② **약물요법** : 자살 위험 배후에 확실한 정신장애가 존재하는 경우에는 이에 대한 적절한 약물요법을 실시한다.

③ **주변 사람들과 관계 개선** : 환자가 스스로 끊어버린 주변 사람들과의 관계 회복에 도움을 준다.

이나무라(1980)는 자살 위험이 높은 환자 치료로 「마음의 관계요법」을 제창하였다. 마음의 관계요법은 급성기 치료 및 장기 치료로 이루어진다. 급성기 치료는 ①위기 개입, ②마음의 관계 형성, ③다음 약속(마음의 관계 지속), ④가족과 연계, ⑤의료, ⑥도움 체제 형성으로 이루어진다. 그리고 장기 치료는 ①마음의 관계 장기 지속, ②단계적 사회 적응(일, 면학, 대인 관계), ③자아 형성, 정체성 확립, ④장기 추적 조사로 이루어진다. 이처럼 「마음의 관계요법」의 골자를 개관하여도 긴급 위기 개입만으로 자살 위험이 높은 환자 치료가 끝나는 것이 아니다. 이 치료법은 장기간에 걸쳐 치료 관계를 유지하고, 환자 주변 사람들의 도움 체계를 발전시키며 또한 인격적 성장을 촉진시킨다는 점에 중점을 두고 있다는 것은 확실하다.

Ⅳ. 장기 추적조사

본래 자살 위험이 높은 환자 치료는 꽤 장기간 치료 과정이 필요하다. 그리고 그 주체는 문제가 있을 법한 장면에서 자살 같은 충동적 행동에 이르는 경향을 수정하고 선택지를 넓혀 가는 심리요법이다.

장기 추적조사는 다음의 목표를 달성한다.

① 자살 위험을 반복적으로 철저하게 평가한다.
② 각각의 위기 상황에 개입한다.

③ 환자의 문제 해결 능력을 향상시키는 것을 목적으로 하는 심리요법을 실시한다.

④ 환자에게 정신적으로 중요한 역할을 하는 사람들에게 나타나는 병리에도 도움의 손길을 내민다.

⑤ 환자를 지탱해 주는 지원 태세를 확립한다.

⑥ 최종적으로는 환자가 자립된 존재로서 스스로 문제 해결에 나서고 필요하다면 다른 사람들에게도 적절한 도움을 받을 수 있도록 돕는다.

자살 위기가 한 번으로 끝나고 그 후에는 비슷한 상황을 만들지 않는 환자도 분명 존재한다. 그러나 새로운 자살 위기가 재삼 발생하는 경우가 훨씬 많다. 그래서 장기 추적조사에서는 앞에서 설명한 방법을 통해 반복적으로 철저하게 자살 위험을 평가하면서 위기가 닥쳤을 때는 바로 환자가 치료자에게 연락을 취하는 관계도 형성해야 한다. 위기가 나타나면 그 때마다 적절한 위기 개입을 실시하고 입원이 필요하다고 판단되면 이 절차를 밟는다.

장기 심리요법 과정에서는 자살을 시도하는 것이 문제 해결의 유일한 수단이라고 집착을 보이는 환자의 왜곡된 인지 구조에 개입한다. 한편으로 환자를 돕는 태세를 환자 주변에 구축하는 노력도 필요하다. 이런 지원 태세에는 의료 관계자는 물론이고 가족과 지인도 참가하도록 배려한다. 마지막으로는 인생의 의미를 환자 자신이 이끌어내고 사회 속에서 자기 입장을 확립시킬 수 있게 돕는다. 그리고 위기 때는 본인이 자살 이외의 적절한 문제 해결 수단을 찾아내거나 타자에게 필요한 도움을 요청하는 능력을 키우는 데 노력해야 한다(후지하라, 2013).

이것은 환자가 지금까지의 인생에서 획득하지 못한 살아가는 데 필요불가결한 기술을 익히는 점도 포함된다. 예를 들면 변증법적 행동요법에서 다루는 기술에는 다음과 같은 것이 있다(Miller et al., 2007).

① Mindfulness 기술 (예: 어떤 일이나 감정은 냉정하게 있는 그대로 관찰하고 경험을 말로 표현하고 극단적 판단을 내리지 않고 효율적으로 기능할 수 있도록 한다.)

② 정동제어 기술 (예: 자신이 어떤 감정을 품고 있는지를 인식하고, 감정에 압도당하

는 태도를 수정하고 감정을 컨트롤하는 힘을 기른다.)

③ **대인관계 효율기술** (예: 자신의 입장을 적절하게 주장하면서 상대 입장도 인정하고 자신이 바라는 것을 손에 넣을 수 있도록 한다. 이 결과 대인 관계가 개선되고 긍정적이고 효율적 감정을 형성하고 자존 감정도 유지할 수 있게 된다.)

④ **고뇌 내성 기술** (예: 여러 수단을 통해 일시적으로 주의를 갈등에서 벗어나게 한다. 어떤 사건이나 생각에 대해 장점과 단점을 검토한다. 바로 변화를 가져올 수 없을 때는 우선 사태를 전면적으로 받아들이도록 한다.)

⑤ **「중도를 걷는다」기술** (예: 「A인가 B인가」(이자선택)이 아니라 「A도 B도」(변증법적)으로 사고하고 행동한다. 자기와 타자를 인정한다.)

지금까지 자살을 시도한 적이 있는 환자가 장래 같은 행위를 되풀이하고 결과적으로 죽음에 이를 위험은 극히 높다. 자살미수를 일으킨 환자는 철저한 추적조사가 필요하다. 얼핏 보기에 문제가 해결된 것처럼 보이는 환자일지라도 장기간 외래 통원을 통해 경과를 지켜보는 태세를 갖추지 않으면 안 된다. 특히 환자 쪽에서 외래 통원을 중단하려고 하면 의료 관계자가 적극적으로 개입하여 연락을 취한다. 환자를 다른 의료기관에 소개하거나, 치료를 종료하는 경우에도, 문제가 생겼을 때 지금까지의 치료자가 도울 일이 있으면 언제든지 문은 열려 있다는 것을 확인해 둔다. 또한 특별한 문제가 생기지 않아도 정기적으로 연락을 하도록 부탁하는 치료자도 있다.

치료 종료, 중단, 소개에 대해서도 한 마디 덧붙이고자 한다. 이럴 때도 환자가 치료자에게 「버림받았다」고 인식하지 않도록 세심히 배려한다. 치료를 종료할 때는 어디까지나 쌍방이 동의하여 환자가 납득할 수 있는 모양을 갖춘다. 충분히 이행 기간을 가져 환자를 상처 입히는 일이 없도록 조심한다.

경과 중에 환자가 스스로 치료를 중단해도 이것이 결코 치료자가 환자를 포기한 것이 아니라는 사실을 증명하기 위해 미국에서는 다음 세 단계에 걸쳐 편지를 보낼 것을 장려하는 전문가도 있다. 제1단계로 다음과 같은 내용의 편지를 보낸다. 「당신은 최근 진료를 받지 않고 있습니다. 또 아무런 연락도 없습니다만, 어떻게 지내고 있습니까? (중략) 그래서 ○주 이내에 연락을 받을 수 있으면 좋겠습니다」만약 이 편지에 대해 답신이 없는 경우에는 제2단계로서 「○주가 지났습니다만, 당신에게서 아무런 연락도 없었습니다. 꼭 ○월 ○일까지 연락을 주고 근황을 알려 주십시오」라는 편지를 보낸다. 마지막에는 다음과 같은 내용의 편지를 보내 치료 중단이 서로 동의하여 이루어진 것임을 명확하게 해 둔다. 「오랫동안 당신에게서 연락이 없습니다. 이제는 저의 치료를 필요로 하지 않는다고 저는 생각합니다. 그러나 만약 앞으로 당신이 원하여 저에게 뭔가 할 수 있는 일이 있다면 언제든지 도움이 되고 싶습니다. 연락 주십시오」라는 마지막 편지에서도 어디까지나 치료자가 언제든지 치료를 재개할 준비가 되어 있다는 것을 반드시 명기한다고 한다.

이렇게까지 철저히 하지 않더라도 적어도 자살 위험이 높다고 판단된 환자가 예약 시간을 지키지 않거나 혹은 갑자기 내원하지 않으면 환자와 가족에게 연락을 하고 사회복지사와 지역 보건간호사에게도 연락하려는 노력은 있어야 할 것이다. 환자가 예약을 여러 번 바꾸면 치료 과정에서 무슨 일이 생긴 것이니 이를 검토한다. 치료를 종료할 때는 언제든지 위기에 몰리면 치료자의 문은 열려 있다는 것을 확인시킨다. 일단 치료를 종료한 후에도 어느 일정 기간은 정기적으로 연락을 하도록 시키는 것도 하나의 방법이다.

또한 외래 치료를 받던 환자에게 입원 치료가 필요해져 다른 병원을 소개하는 경우에는 그 환자가 입원 치료를 시작하기 전에는 지금까지의 외래 치료자에게 도의적 책임이 있다고 생각한다. 그저 소개장을 써 주고 입원을 의뢰한 병원에 가도록 지시만 해서는 치료자로서의 책임을 다하였다고 할 수 없다. 소개한 의료기관이 환자를 치료하는 데 충분한 능력이 있는가도 살펴야 한다. 환자가 소개받은 곳에 대해 지나친 기대를 품지 않도록, 있는 그대로 설명하는 것도 강조된다.

V. 자살 위험이 높은 환자와 가족의 특징

가족을 치료 동맹에 참가시키는 것은 매우 중요하다. 이것은 특히 소아나 사춘기 환자는 자살 위험이 가족 전체의 병리를 보여주기도 하므로 환자만이 아니라 가족에게 충분한 협조를 받지 못하면 치료는 성공하지 못한다(Brent et al., 2011). 또한 이런 시점은 소아나 사춘기 환자에 국한하지 않고 성인 환자에게도 해당된다. 환자 병상에 가족의 병리가 어떤 영향을 미치는지, 가족 중에 환자 이외에도 치료를 필요로 하는 사람은 없는지, 환자를 치료하는 데 가족이 어느 정도 도움을 줄 수 있는지 등을 치료 초기 단계부터 검토한다. 가족에게 환자 상태에 대한 정보를 얻는 것뿐만 아니라 환자 치료에 적극적으로 가족이 참가하도록 한다. 또한 필요하다면 환자 가족에 대한 치료도 시작하여 환자 증상을 개선한다.

도움의 주체로서 가족에게 협조를 구하는 것도 물론 중요하지만 때로는 가족 자체의 병리로 환자의 자살 위험이 심화된 경우도 꽤 있다. 환자가 자살 위험에 몰려 가족의 병적 평형상태가 간신히 유지되는 경우도 있다. 이런 경우에는 환자 자립은 가족 전체에게 위협이 되고 만에 하나 실제로 환자가 자살을 하게 되면 가족 모두의 적의가 치료자에게 향할 수도 있다. 환자 치료에 협조를 받을 수 있다는 측면과 가족 자체의 문제를 함께 해결해 간다는 의미에서도 가족을 적극적으로 치료 현장에 끌어들일 필요가 있다. 가족을 치료 동맹에 참가시키는 것만으로도 충분하다. 있지만 좀 더 적극적으로 가족 요법이 필요한 경우도 있다.

가족 시스템이론에 따르면 증상은 가족 전체의 항상성을 유지하기 위해 가족과 환자가 지불하는 희생의 대가라고 볼 수 있다(다카하시, 2008d).「자살 위험이 높은 부모의 배후에는 자살 위험이 높은 아이가 있다」또「자살 위험이 높은 아이의 배후에는 자살 위험이 높은 부모가 있다」고 자주 거론되지만 이것은 어린이 환자만은 아니다. 자살 위험이 높은 사람과 가족 전체의 상호 관계는 언제나 염두에 두어야 할 사항이다(다카하시, 2007l, 2007m).

1. 대용품 아이

먼저 자살 위험이 높은 소아와 사춘기 환자에 대해 논한 Sabbath의 대용품 아이(expendable child)의 개념을 살펴보자(Sabbath, 1969). 자살 위험이 높은 어린이와 부모의 일대일 관계를 다루고 있다. Sabbath는 자살 위험이 높은 환자 가족에게 자주 볼 수 있는 부모 자식 간의 문제 유형을 살펴보았다. 자살 위험이 높은 사람은 대용품 아이라는 역할을 배정받는다고 한다.「의식적 혹은 무의식적으로, 말로 혹은 무언으로, 자신을 제거하려고 하고 죽는 게 낫다, 아이가 해석하는 부모의 갈망이 존재한다. (중략) 또한 부모는 아이가 부모의 행복을 위협한다고 보고 아이도 부모를 박해자나 억압자로 생각한다」고 한다. 대용품 아이란 가족에게도 더 이상 참기 힘들거나 필요로 하지 않는 존재라는 의미이다. 대용품 아이라는 사고는 아이가 태어나기 전으로 거슬러 올라가기도 한다. 가끔 부모는 이 아이와 자신의 부모를 동일시한다. 아이는 반복적이고 강박적인 방법으로 부모가 자신과 부모 사이에 예전에 존재한 채워지지 못한 관계를 지속시키는 데 이용된다. 이처럼 가족의 본질적 정신역동은「자살 위험이 높은 아이는 각각 부모의 특정 정신증상의 필요성에 들어맞기 때문에 가족 구조 속의 불안정한 평형을 유지하는 데 공헌하고 있다」고 한다.

2. 희생양(scapegoat)론

Sabbath는 자살 위험이 높은 아이와 부모의 일대일 관계를 다루었지만, 가족요법가인 Richman은 자살 위험이 높은 사람과 가족 전체의 관계를 고찰하였다. Richman에 따르면 이런 가족은 어느 특정 인물을 희생양으로 삼아 가족의 병적 평형상태를 간신히 유지하고 있다.

Richman은 자살 위험이 높은 가족 중 희생양이 하는 역할 특징을 다음과 같이 정리하였다.

① 가족 중 모든 문제의 책임을 전부 어느 특정 구성원에게 귀착한다(희생양화). (예: 어떤 문제가 발생하여「나쁜 것은 언제나 너다」는 말을 듣는 아이가 존재한다.)
② 이로써 좀 더 합리적 문제 해결을 회피한다.
③ 가족 간의 병적 평형상태를 유지하고 분리불안을 해소한다.
④ 가족이 느끼는 죄책감을 해소한다.
⑤ 이 일련의 행위를 통하여 가족은 직접, 간접으로 희생양이 된 인물의 자살 행동에 가담하게 된다.

자살 행동은 부적응 행동의 일종이지만 다른 커뮤니케이션과 마찬가지로 자살 행동을 통하여 메시지를 전달하는 상대가 있다는 사실도 잊어서는 안 된다. 누구에게, 무엇을 전달하려 고 환자가 자살을 시도하였는지를 파악하는 것이 중요하다.

Richman은 자살미수자가 병원에 이송된 단계에서 치료자가 직접 연락을 하고 될 수 있는 한 가족이 많이 내원하도록 해야 한다고 한다. 그리고 먼저 개별적으로 이번 자살미수에 대해 어떻게 생각하는지, 왜 이런 일이 생겼다고 생각하는지 이야기를 듣는다. 다음은 모두 한 자리에 동석시켜 좀 전과 같은 문제에 대해 이야기를 나눈다. 이 단계에서 부정적이고 공격적으로 반응하더라도 오히려 이 병적 과정을 치료자는 중립적 태도로 받아들이고 환자 가족의 커뮤니케이션 상태를 파악하는 데 주력한다.

Richman은 자살 위험이 높은 환자 치료에 가족요법을 도입하는 중요성을 주장한다(Richman, 1986). 자살 위험이 높은 환자 가족에게 심각한 문제가 없는 듯이 보일지라도 잘 관찰해 보면 여러 문제점을 안고 있다고 한다. Richman은 자살 위험이 높은 환자 가족에게 자주 나타나는 문제점을 **표 18**에 정리하였다. 자살 행위는 단순히 자살 위험이 높은 개인만의 문제가 아니다. 가족 전체 병리의 한 측면인 경우가 많다. 가족요법은 가족 내의 역동이 자살 행동 원인에서 어떤 역할을 하는지에 초점을

표 18. 자살 위험이 높은 환자의 가족 특징(Richman, 1986)

1. 필요한 변화를 수용하는 능력 결여
· 분리를 견디지 못한다
· 공감을 수반하지 않은 공존 및 의존관계가 나타난다
· 그 후의 애착을 희생해 가면서까지 초기 애착에 집착한다
· 비애를 경험하지 못한다
2. 역할과 대인 갈등, 실패, 병적 집착
3. 가족구조 장애
· 폐쇄적 가족 시스템
· 가족 이외의 사람과 친밀한 관계를 맺는 것을 금지
· 자살위험이 높은 사람을 가족 내에서 고립
· 가족전체가 안고 있는 취약성
4. 균형이 잡히지 않은 일방적 가족 관계
· 특수한 희생양 취급
· 이중구속 관계
· 자학적이면서 가학적 관계
· 양가적 관계
5. 감정장애
· 일방적 공격 유형
· 가족전체에게 나타나는 우울증
6. 교섭장애
· 커뮤니케이션 장애
· 극단적 비밀주의
7. 위기에 대한 내성 저하

맞추므로 이는 자살을 예방하는 중요한 기법이 된다. 치료 최종 목표는 가족 한 사람한 사람의 자립을 도우며, 가족 전체가 스스로 돕는 조직으로 기능할 수 있게끔 지원한다.

Richman은 자살 위험이 긴박한 상황은 위기이기도 하지만 개입을 할 수 있는 절호의 찬스라고 주장하기도 한다. 지금까지는 어떻게든 감추어진 병리가 드디어 표면으로 드러났기 때문에 적절한 개입이 가능해진 것이다.

3. 다세대에 걸친 자살 병리

소아정신과 의사 Pfeffer도 자살 위험이 높은 소아와 사춘기 환자의 가족 구성에 관한 이론을 전개하였다(Pfeffer, 1986). 이런 가족에게는 다세대에 걸친 다음과 같은 다섯 가지 특징이 있다(그림 13).

① 세대 간 경계 상실 : 부모가 자신의 부모(환자에게는 조부모)로부터 충분한 분리개체화를 달성하지 못하고 있다. 부모에게 나타나는 특징으로 자기 부모에 대한 적의, 상실감, 자존감정 저하, 부모에 대한 과도한 애착이 있다.

② 심각한 갈등에 빠진 부부 관계 : 부부 간에는 현저한 공존과 의존적 관계가 존재하고 강한 분노를 표출하며 의존과 동시에 분리에 대한 공포가 항상 존재한다. 부모의 어느 한 쪽이 우울증이나 자살 위험이 높은 경우도 많다.

③ 아이에게 투영된 부모의 감정 : 부모의 의식적, 무의식적 감정이 아이에게 투영되어 유연성이 부족하고, 부모 자식 간의 만성적 갈등이 존재한다. 아이의 요구에 부모가 유연하게 반응하며 상호관계를 수정할 수 없다.

④ 공존적 부모 자식 관계 : 특히 모자 사이에 현저한 공존과 의존적 부모 자식 관계가 존재한다. 이런 부모 자식 관계 때문에 아이는 자립 기능을 발달시켜 갈 수 없다.

⑤ 유연성이 결여된 가족 시스템 : 이상과 같은 결과로 전체적으로 유연성이 없는 가족 시스템이 형성된다. 가족은 유연성이 결여된 상태에서 서로 연결되어 있고 어떤 변화도 위협으로 받아들인다. 따라서 약간의 변화에도 심한 불안을 낳는다. 비밀로 하는 양상이 두드러지고 자유로운 커뮤니케이션이 성립하기 힘들다. 적의에 찬

상호관계가 형성되고 가족 말고 다른 사람들에게 공감이나 지지를 표명하는 것을 금지한다. 개인의 목적 달성과 개별화는 가족 전체에 대한 반역이라고 여겨진다.

이렇게 하여 가족 전체가 환자에 대한 병적 동일화를 형성하고 환자가 독립하여 자립된 기능을 달성할 수 없게 된다. 따라서 부모의 영향에서 완전히 독립할 수 없게

그림 13. 다세대에 걸친 가족 병리(Pfeffer, 1986)

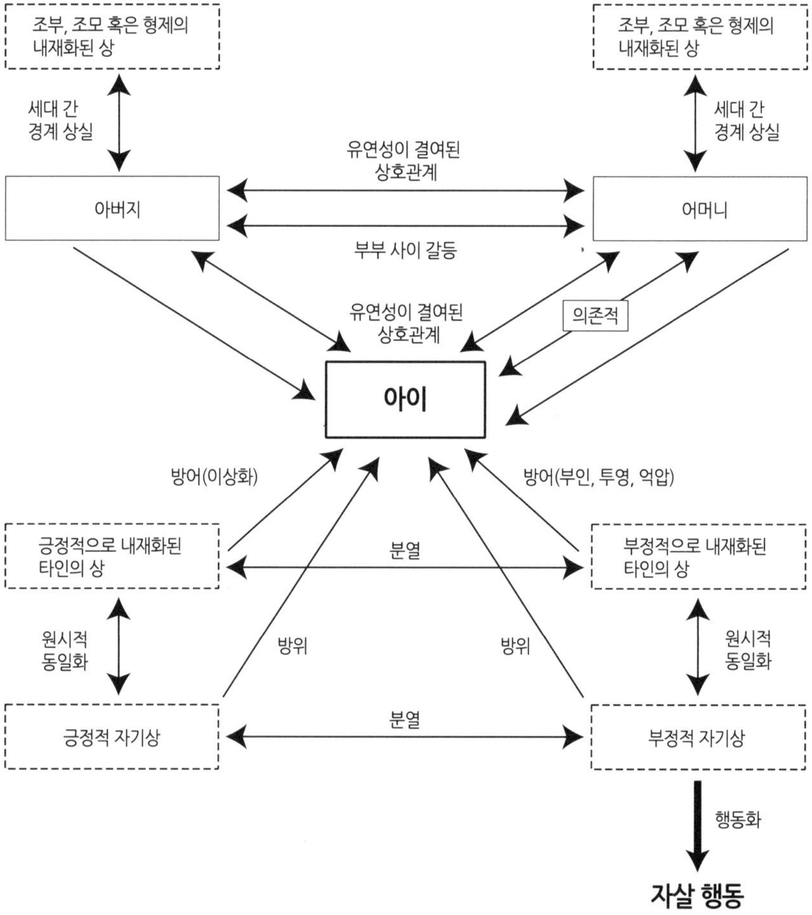

될 뿐만 아니라 안정된 독자적 동일성과 적극적 자존심을 충분히 발달시킬 수 없게 되는 위험도 높아진다.

치료자가 갖추어야 할 조건으로 **치료적 낙관주의** 혹은 절대로 환자의 절망감에 굴복하지 않는 **희망적 태도**를 많은 임상가가 강조하고 있다. 자살이 실제로 일어날 가능성이 높은 위기 상황이 위험한 사태라는 것은 말할 것도 없지만 동시에 환자와 가족이 성장하고 양호한 적응을 획득할 절호의 찬스라고도 할 수 있다. 지금까지는 감추어진 가족 병리가 가족 누군가의 자살미수로 분출된 현상을 해결해 가면 오히려 자살을 시도한 사람만이 아니라 가족 전체가 한 단계 성장할 수 있는 기회가 되기도 한다.

자살 위험이 높은 환자 가족은 한 마디로 말하면 공존 및 의존과 분리불안이라는 특징이 나타난다. 각각의 가족 구성원이 개인의 독자성을 존중받지 못하고 공존과 의존관계로 가족 전체의 병적 평형상태를 유지하고 있다. 가족 내 발생한 아주 작은 변화는 가족 전체에게 위협이 된다. 특히 가족 누군가가 어느 인생주기에 맞춰 과제를 달성하고 자립을 시도하려고 하면 이 시도 자체가 가족 관계에 반역이라고 가족 모두가 해석하고 받아들이게 된다. 자립을 저지하려는 움직임은 때로는 자살 위기를 조성하며 가족 내의 병적 평형상태가 간신히 유지되기도 한다.

개인요법과 병행하여 가족요법을 실시하면 자살미수자만이 아니라 가족 모두의 자립을 돕게 되고 결과적으로는 가족의 정신 건강을 도모한다. 때로는 급격한 변화에 가족은 버티지 못하므로 가족 전체의 성장을 바란다면 시간을 두고서 각 단계에서 가족의 능력에 맞는 변화를 기대하여야 한다. 최종 목표는 위기 상황에서 가족끼리 이른바 자조 조직으로 기능할 수 있도록 한다. 서로 어느 성노는 의존하면서 동시에 자립된 개개인의 관계를 가족이 인정하고 받아들일 수 있으면 치료는 성공하였다고 볼 수 있다. 가족요법에서 중요한 점은 인생을 풍요롭게 가족 모두의 애정과 치유력을 키워나가는 데 있다. 이 과정에서 치료에 참가한 심리요법가도 개인적으로 성장하게 된다.

이상으로 치료에 가족의 협조를 구하고 필요하면 가족도 함께 치료해야 된다는 점을 논하였다. 환자만을 대상으로 치료를 진행하였을 때 생각지 못한 함정에 빠지는 경우가 있다. 치료가 성공하였다 하더라도 이것이 독특하고 병적이라면 그런대로 평형 상태를 유지하고 있던 가족에게 오히려 위기를 초래할 수도 있다. 또 본래 가족 중 어떤 특정 누군가를 자살 위기로 내몬 것은 가족 모두였음에도 불구하고 실제로 당사자가 자살해 버리면 금방 범인 색출(다른 희생양 찾기)이 시작되기도 한다. 즉 가족 전체의 공격성이 이번에는 치료자에게 향하고, 의료 소송을 불러일으키기도 한다(다카하시, 1989a, 1993c).

이처럼 가족을 제외시킨 치료는 자살 위험이 높은 환자 치료에서는 치료의 유효성도 손상하고 그로 인해 발생할 위험도 크다. 치료 초기부터 가족을 치료 동맹에 가담시키는 것이 얼마나 중요한지를 잊어서는 안 된다.

자살 위험이 높은 환자 치료에는 가족을 치료 동맹으로 참여시키는 것은 불가결하고 필요에 따라서는 가족요법도 적응이 된다. 치료 목표는 다음과 같은 점을 들 수 있다.

① 가족에게 협조를 구해 환자에 관한 정보를 모은다.
② 환자를 보호하고 자살 위기를 극복할 수 있도록 한다.
③ 가족 누군가가 심한 정신증상을 보이는 경우에는 병행하여 그 사람도 치료한다.
④ 가족 전체의 병리를 다루어 가족 갈등을 경감시키는 것에 초점을 둔다.
⑤ 환자가 청소년으로 부모의 알력이 환자의 자살 위기에 영향을 미치는 경우에는 그 문제를 다루어 부모로서의 역할을 제대로 기능할 수 있도록 한다.

VI. 인지요법

자살 위험이 긴박할 때는 환자의 안전을 확보하는 것이 우선시되고 약물요법 등의 신체 치료(몹시 긴박한 경우에는 전기경련요법 응용도 고려한다)를 먼저 실시한다. 그리고 긴장 상태가 지나갔다고 해서 이것으로 모든 문제가 해결되었다고 할 수 없는 것이 자살 예방의 어려운 점이다. 문제가 있을 때 자신을 상처 입히는 행위에 개입해서 보다 적응력이 높은 해결 수단을 익히도록 하지 않으면 진정한 치료라고 할 수 없다. 자살 위험이 높은 환자의 심리요법 접근 목표를 **표 19**에 정리하였다.

자살 위험이 높은 환자의 심리요법에는 과거 심리요법 외에도 최근에는 인지요법 접근도 검토, 실시되고 있다.

1. 인지요법 목표

Beck는 인지요법 기초를 구축하였는데 이 이론에서는 인지, 감정, 행위 사이에는 밀접한 관련이 존재한다고 가정한다(Beck, 1967, 1976). 심리요법 모델로서 인지요법 목표는 다음과 같다(Ellis et al., 1996 ; Suhuyler, 1991).

① 현재 문제에 관련된 인지를 확인한다.
② 인지, 감정, 행위 사이의 관계를 인식하고 자동적 사고를 확인한다.
③ 중요한 확신을 지지 또는 반론하는 사실을 검증한다. 이렇게 하여 인지 실수와 스키마를 검증한다.

표 19. 자살 위험이 높은 환자에 대한 심리요법 원칙

· 자존감정을 고양시킨다(자신을 마땅히 지켜야 할 존재로 받아들이도록 한다)
· 위험을 예측하는 능력을 높인다
· 적절하게 도움을 청하는 태도를 기른다
· 문제 해결 능력을 높인다
· 자살 이외의 해결 수단을 찾아내도록 한다
· 양자택일 사고에서 해방시킨다
· 불확실성에 견디는 능력을 높인다
· 적절한 자기주장을 할 수 있도록 한다
· 우선순위를 설정할 수 있도록 한다
· 건강한 체념(모든 일이 항상 달성될 수 있는 것은 아니다) 태도를 취하도록 한다
· 과거에 매달리는 태도에서 「지금, 여기」의 발상으로 전환한다
· 정서를 컨트롤할 수 있도록 한다
· 타자와의 관계를 재구축한다
· 위험이 닥쳤을 때의 구체적 대책을 세운다
· 치료자의 음성 역전이에 주의한다

④ 다른 선택지를 실행하도록 환자에게 작용한다.

⑤ 최종 목표는 치료자의 도움 없이도 환자 자신이 인지요법 과정을 실시할 수 있도록 하는 것이다.

2. 기본 개념

우울증 인지이론의 기본 개념인 스키마(schema), 인지 삼제(cognitive triad), 자동적 사고(automatic thought), 그리고 인지 실수(cognitive error)를 먼저 설명한다.

스키마 : 스키마란 비교적 장기간 지속되는 일련의 확신 전체를 가리키고 거기서부터 어느 시점에 왜곡된 인지가 발생한다. 스키마는 어느 개인이 어떤 사건에 대해 그 사람 특유의 의미를 부여하는 일종의 규칙이라고 할 수 있다. 스키마를 통해 우울증 환자가 왜 인생의 긍정적 요소를 객관적으로 수용하지 못하고 부정적 측면을 고집하는가를 설명한다. 다양한 자극에 특정의 주의를 기울여 이 주의를 인지의 어느 특정 유형에 도입하는 것이 일반적으로 실시되고 정보를 해석하는 기초를 형성한다. 그러나 우울증 환자가 자신이 처한 상황에 대한 인식을 어떤 식으로 개념화하는지를 검토하면 반드시라고 할 정도로 이것을 자기 스키마에 맞도록 왜곡하는 것이 분명해진다. 이로 인해 우울증이 악화되면 우울증 환자의 사고는 부정적 사고만이 점점 우세해진다.

인지 삼제 : 인지 삼제란 ①자기 자신이 과거에 행한 일에 대한 부정적 견해, ②현재의 자기에 대한 부정적 해석, ③장래에 대한 절망적 견해로 이루어진다. 즉, 우울증 환자는 자신은 결점뿐이고 가치가 없는 존재라고 확신하고 있다. 지금까지 자신이 행한 일은 모두 실패로 가득하고 현재의 자기 자신에 대해서도 부당하게 낮은 평가밖에 할 수 없다고 믿고 있다. 이런 과거, 현재에 대한 부정적 견해의 당연한 결론으로서 미래도 반드시 실패할 것이라는 확신을 가지게 된다. 자살경향은 해결할 수 없다고 믿는 문제와 견디기 힘든 상태에서 도피하려는 갈망의 궁극적 표현이라고 이해할 수 있다.

자동적 사고 : 자동적 사고라는 개념도 중요하다. 자동적 사고는, 어떤 상황에서 거

의 반사적으로 나타나는 생각과 이미지이다. 스키마에 비하면 좀 더 마음의 표층에 있고 진중하게 주의를 기울이면 의식적으로 다룰 수 있다고 한다. 단기 치료에서는 자동적 사고의 확인과 검토가 초기 목표이다. **그림 14**를 보면 자동적 사고에 대해 쉽게 이해할 수 있을 것이다. 자극과 반응 사이에서 발생하는 변수 중에 반응을 이해하는 열쇠가 존재한다. 이것은 개입변수라고도 한다. 이 개입변수는 직접 관찰할 수 없는 일종의 블랙박스처럼 되어 있다. 어떤 인물이 특정 자극을 받으면 매회 거의 같은 감정을 느끼고 비슷한 사고유형에 빠져 언제나 같은 반응을 보인다. 이것이야말로 자동적 사고의 본질이고 이것은 「자기 자신에게 침묵으로 표현하는 내용」 「자기에 대한 이야기」 등으로 불린다. 좀 더 간단히 설명하면 이 과정을 통해 자극에 의미가 주어지고 어떤 식으로 반응할지 반사적으로 선택된다. Beck는 이 일련의 관정을 자동적 사고라고 불렀다. 이른바 이 블랙박스를 열어 왜 특정 자극에 정해진 특정 반응을 일으키는가를 치료자와 환자는 함께 모색하게 된다.

인지 실수 : 인지 실수는 **표 20**에 다루었다. 이 중에서도 이분할 사고, 개인화, 과잉 일반화가 주요 인지 실수라고 여긴다. 이밖에도 인지 실수를 몇 가지 더 들 수 있다. 단 이들은 반드시 명확하게 구분되는 것이 아니고 **표 20**을 보면 알 수 있듯이 서로 중복되는 부분도 많다.

3. 인지요법의 진행 방법

인지요법의 원칙은 단기간에 제한된 시간 내에 실시하는 심리요법이다. 감정, 사고, 행위가 서로 영향을 미친다는 전제하에 이루어진다. 그래서 이 중 한 가지라도 변화를 가져올 수 있으면 다른 영역에도 변화가 생길 가능성이 있다. 이 과정에서 어디까지나 치료자와 환자는 협조하여 「지금, 여기서」라는 시점에서 초래된 특정 문제에 초점을 맞추어 논리적 사고의 내적 모순과 잘

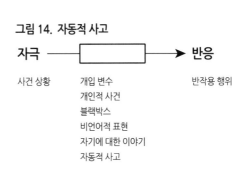

그림 14. 자동적 사고

자극 ──────→ 반응

사건 상황   개입 변수   반작용 행위
                  개인적 사건
                  블랙박스
                  비언어적 표현
                  자기에 대한 이야기
                  자동적 사고

못을 찾아 적극적으로 이야기를 나눈다. 따라서 환자의 사고는 실증을 요구하는 가설처럼 다루어지며 치료가 진행된다. 인지요법 과정에서는 심리요법가와 환자 관계가 활발하고 양자가 나누는 과정은 구조화된 대화가 된다. 치료 과정은 목표를 향하

표 20. 인지 왜곡의 예(Ellis et al., 1996을 일부 수정)

이분할 사고(dichotomous thinking) : 흑백으로 사물을 바라본다. 예를 들면 업적이 불만족스러우면 자신은 완전히 패배자라고 생각하는 양자택일 사고법이다. 「완벽한 성공이냐 완벽한 실패냐」 「흑이냐 백이냐」, 「100점이냐 0점이냐」하는 사고법으로 그 중간이 존재하지 않는다. 어느 한쪽이 아니면 그 정반대의 결론을 내리고 막연하게 애매한 중간 영역에 대한 내성이 매우 약하다는 특징이 있다. **모 아니면 도라는 사고법**(all-or-nothing thinking), 분극화(polarization)라고 불리기도 한다.

개인화(personalization) : 실제로는 아무런 책임도 없는데 외부에서 일어난 부정적 사건의 원인이 모두 자신에게 있다고 생각한다. 어떤 상황과 자신 사이에 적절한 거리를 두지 못하고 모두 자기와 관련지어 생각하는 경향이 있고 어떤 사건과 자신과의 관련성을 과대시하고 지나치게 개인적 의미를 두기도 한다.

과잉 일반화(overgeneralization) : 오직 하나의 부정적 사건을 언제까지나 계속되는 실패의 확실한 증거로 취급한다. 정보의 본질적 의미를 훨씬 뛰어넘은 타당성이 없는 과잉 일반화를 시킨다.

심리적 필터(mental filter) : 하나의 부정적 사건을 들어 언제까지나 여기에 집착하여 모든 현실을 우울하게 받아들인다.

긍정적 면을 무시(disqualifying the positive) : 「그런 일은 중요하지 않다」고 하며 긍정적 경험을 무시한다. 그 결과 실제와는 다른 부정적 세계관을 유지하게 된다.

성급한 결론(jumping to conclusions) : 자신이 내리는 결론을 충분히 지지하는 완전한 사실이 없는데도 곧바로 부정적 결론을 내린다.

독심술(mind reading) : 항상 타자는 자신에 대해 부정적으로 생각한다는 결론을 내리지만 이것을 지지할 만한 정당한 사실은 보이지 않는다.

예언(fortune-telling) : 미래를 확실하게 예측할 수 있다고 생각하며 장래에 대해 항상 부정적 예측을 한다. 또한 예측한 일이 반드시 일어날 것이라고 확신한다.

과대시(magnification)와 **과소시**(minimization) : 부정적 사건(예를 들면 실패)의 의미를 필요 이상으로 심각하게 생각한다. 혹은 긍정적 사건(예를 들면 자신이 이루어낸 일)을 중요하지 않다고 취급한다.

감정적 추론(emotional reasoning) : 부정적 감정은 반드시 현실에 반영될 것이라고 생각한다. (예를 들면 「나는 처절히 절망에 빠졌다. 그렇기 때문에 이것은 틀림없다」)

~해야 한다 사고법(shoulds, musts, and oughts) : 실제로 무언가를 하려고 하면 언제나 지독한 벌을 받는 것처럼 항상 「~하지 않으면」, 「~해서는 안 된다」는 사고법에 근거하여 행동한다.

표시화(labeling) : 과잉 일반화의 극단적 예이다. 잘못된 것을 그대로 논하는 것이 아니고 「나는 패배자다」하는 식으로 자신에게 부정적 이미지를 부여한다.

여 문제를 해결하기 위한 공동작업이라고 할 수 있다. 또한 심리요법가와 환자는 환자의 사고를 형성하는 기본적 태도, 신념, 가정을 같이 확인해 가는 협력자라고 생각할 수 있다.

인지요법은 본래 시간을 정해 단기간 실시하는 심리요법이지만 이 기법을 장기 심리요법에 활용하는 경우도 있다. 자살 위험이 높은 환자에 대한 심리요법은 대부분 단기간으로 끝나지 않는다. 상당히 시간을 들여서 환자에게 문제가 생겼을 때 자기 파괴 행동이라는 적응도가 낮은 해결방법을 모색할 가능성을 다룰 필요가 있다.

Beck가 인지요법을 시작한 당시에는 인지요법 대상은 주로 우울증 환자였다. 그러나 최근에는 인지요법 적응 범위는 우울증에 한하지 않고 성격장애, 약물의존, 조현병환자의 치료에까지 확대되었다(Freeman et al., 1990). 인지요법 과정을 크게 분류하면 다음 단계를 거친다. 장기 인지요법에서는 인지 실수의 발생 원천인 스키마를 바꿔보는 시도도 이루어진다.

표 21과 같은 표를 사용하여 면담 중에 혹은 면담과 면담 사이에 환자 자신이 경험한 일을 검토하기도 한다. 이는 다섯 가지 컬럼법이라고 한다. 즉, ①최근 경험하고 곤란한 상황은 무엇인가, ②그 때 어떤 감정이 들었는가, ③평소 어떤 사고에 몰입하였는가(자동적 사고), ④거기에는 어떤 인지 실수가 있었는가, ⑤지금보다 적응력이 높은 다른 선택지는 무엇인가, 하는 점을 치료자와 환자가 협조하여 모색한다. 끈기

표 21. 다섯 가지 컬럼법

상황	감정	자동적 사고	인지 실수	다른 선택지

를 가지고 이를 반복하며 우울증을 비롯한 마음의 문제를 초래하는 자동적 사고뿐 아니라, 최종적으로는 스키마의 수정까지 이어진다.

심리요법에 관해 다음과 같은 비유 설명이 있다. 정신분석에서는 치료가 정체 상태에 빠지는 것을 환자 책임이라고 하는데, 행동요법에서는 치료자 책임이라고 한다. 그런데 인지요법에서는 치료가 성공하지 못할 때는 심리요법가와 환자 모두에게 책임이 있다고 한다. 이처럼 인지요법은 치료자와 환자 상호 공동작업의 측면을 강조한다(Ellis et al., 1996 ; Schuyler, 1991).

자살 위험에 대한 단기적 위기 개입 때는 오히려 지지적 심리요법이 필요하고 환자의 모든 것을 수용한다는 태도를 취하며 위기에 대응한다. 물론 원 질환에 대한 적극적 약물요법도 중요하다. 또 환경면에서 자살이 일어나지 않도록 배려한다. 이렇게 그때그때 자살 위기가 없어지고 경과를 지켜보며 장기치료를 진행하는 단계에서는 인지요법과 같은 심리요법은 상당히 효과를 나타낸다. 인지 왜곡을 날카롭게 지적할 수 있는 환자만 있는 것은 아니지만 예를 들어 선택 가능한 다른 문제 해결책을 같이 검토해 가는 일은 모든 환자에게 실시할 수 있다.

VII. 변증법적 행동요법

최근 변증법적 행동요법(dialectical behavior therapy : DBT)으로 자살 위험이 높은 환자 치료에 효과가 있었다는 보고가 늘고 있는데 필자도 관심이 있다. 우연히 「Dialectical Behavior Therapy with Suicidal Adolescents」(Miller & Rathus, 2007)를 번역할 기회가 있어서 자살 위험이 높은 사춘기 환자의 DBT를 배울 수 있었다. 이 내용은 일반 심리요법가에게도 시사하는 바가 커서 DBT를 소개한다(다카하시, 2007d).

1. 심각한 사춘기 자해행위 및 자살 행동

DBT가 발달한 미국 사회에서 사춘기의 자해행위와 자살 행동에 관해 간단히 살펴보자. 미국에서는 10세부터 24세에서 자살은 사고사, 살인 다음으로 많은 사인(死

困)이다. 또한 과거 1년 동안 중학생과 고교생 약 20%가 세심하게 자살 시도를 고민하였다는 보고가 있다. 미국의 질병대책센터(Centers for Disease Control : CDC)가 실시한 젊은이의 위험 행동에 관한 대규모 조사에서 사춘기 중 15%가 구체적으로 자살을 계획한 경험이 있고 8.8%가 실제로 자살미수를 일으켰다고 보고하였다(CDC, 1992). 매년 100만 명 이상의 십대가 자살미수에 이르고 약 70만 명이 자살미수로 치료를 받고 있다고 한다.

사춘기보다도 어린 연령층에서는 자살미수는 그렇게 빈번하게 나타나지 않지만 사춘기가 되면 자살미수는 급증하고 16세부터 18세 사이에 절정에 이른다. 사춘기에서는 자살이 1건 발생할 때마다 약 100건에서 200건의 자살미수가 있었다고 한다. 자살미수에 그친 사춘기 환자 31%에서 50%가 다시 자살을 시도하고 첫 번째 자살미수가 발생한 후 3개월 이내에 남자는 27%가, 여자는 21%가 다시 자살미수를 일으켰다(Lewinsohn et al., 1996).

CDC가 1999년에 실시한 젊은이의 위험 행동에 관한 조사 결과를 분석해 보면 수많은 문제 행동을 안고 있는 사춘기에서는 자살 행동을 일으킬 위험도 높다는 사실을 Miller들은 밝혔다(Miller et al., 2005). 「문제 행동」은 폭력 행위, 음주 과다, 흡연, 위험한 성행위, 섭식장애, 위법 약물 사용 등이다. 자살미수로 의학적 치료를 받을 위험도는 문제 행동이 전혀 없는 젊은이에 비해 문제 행동이 하나인 사람은 2.3배, 두 개인 사람은 8.8배, 세 개인 사람은 18.3배, 네 개인 사람은 30.8배, 다섯 개인 사람은 50.0배, 여섯 개인 사람은 277.3배였다.

Miller와 Rathus는 많은 문제를 안고 있고 우울한 기분에서 자살 위험도 높은 사춘기 환자의 효과적 치료를 열심히 찾았지만 유감스럽게 기대할만한 치료 방법은 좀처럼 발견되지 않았다. 그들이 유일하게 희망을 가질 수 있었던 것이 DBT였다(Miller et al., 2007). Linehan은 DBT를 창시하였는데 경계성 성격장애(borderline personality disorder : BPD) 환자 치료가 성과를 거두었다. 그녀는 1993년에는 「Conitive-behavioral Treatment of Borderline Personality Disorder」와 「Skills Training Manual for Treating Borderline Personality Disorder」을 출판하였다(일본어 번역판이 있음).

Miller와 Rathus는 자살 위험이 높은 사춘기 환자에게도 DBT를 응용할 수 있지 않을까 하여 Linehan에게 DBT 집중훈련을 받았다. 그 후 Miller들은 그들의 외래 프로그램에서 사춘기 환자를 대상으로 DBT를 실시하였다. 그들은 Linehan의 DBT 원래 방법을 충실히 실시하며 그 과정에서 특히 사춘기 환자에게 응용하기 위해 약간의 수정을 거쳐 현재의 형태를 만들었다.

2. 대상 환자

Miller들의 외래 프로그램에서는 자살 위험이 높고(과거 16주 이내에 자살미수가 있든지, 현시점에서 자살 염려가 보인다), BPD 특징이 있는 (BPD의 진단 기준 9항목 중에 적어도 3항목을 충족시킨다) 환자이다(DSM-5에서는 9항목 진단 기준에서 5항목 이상이 해당하면 BPD라고 진단하지만 이 진단 기준에 미치지 않는 사춘기 환자도 대상으로 한다 - 저자 주). 환자는 BPD 이외에도 기분, 불안, 섭식, 물질에 관련된 문제 행동을 보인다. 단, 곧바로 구급 의학적 처치가 필요하거나 긴급한 자살 위험은 이 프로그램의 대상이 아니고 이런 긴박한 위기 상태를 벗어난 단계에서 환자에게 DBT를 시작한다. 중증 조현병, 중도 학습장애와 정신발달지체는 대상이 아니다. 명백한 자살 행동과 자해행위가 없더라도 감정과 행동이 통제 되지 않는 환자를 대상으로 하는 다른 프로그램도 있다.

3. DBT란?

변증법은 현실을 지속적, 동적, 총체적으로 다룬다. 현실은 모든 것을 포함하고 상반되는 모순도 포함시킨다. 변증법적 진리는 상반되는 입장에서 이루어지는 요소(「테제」와 「안티테제」)가 통합(참 테제)되어 발생한다. 긍정과 부정, 선과 악, 부모와 자식, 환자와 치료자, 사람과 환경 등, 각 시스템에서 테제와 안티테제의 긴장, 그 결과로서 통합이 변화를 가져온다. 통합을 통하여 거듭 변화가 발생하고 새로운 상태가 만들어지면 여기에도 상반되는 모순이 나타난다. 따라서 변화는 항상 일어나고 이것은 인생의 본질이다.

DBT는 1970년대 표준적 행동요법을 자살 위험이 높은 환자 치료에 응용하면서 시작되었다. 이 치료의 기본 전제는 죽고 싶다고 생각하는 사람은 인생이 살만하다고 받아들이는 기술을 습득하지 못한 경우라는 것이다. 그러나 이 요법을 발전시켜 가는 과정에서 단순히 변화에만 초점을 맞추어서는 효과가 상승하지 않는다는 사실이 밝혀졌다. 자살미수를 일으킨 환자 대부분은 비판에 매우 민감하고 감정 통제가 불안정해지는 측면이 있다. 이런 환자가 변화를 가져오는 것에만 집중하여 도움의 손길을 뻗으면 과도한 불안을 일으키고 환자는 여기에 압도당할 수도 있다. 이렇게 하여 변화와 동시에 수용도 강조하는 접근 방법이 생겨나게 되었다.

변화에만 혹은 수용에만 지나치게 초점을 맞추는 것도 효과적이지 않다. 환자와 치료자는 협조하여 지금 안고 있는 문제를 해결하기 위해 치료 과정에서 수용도 변화도 동시에 다루어야 한다. 고통에 찬 경험을 변화시키고 싶은 갈망과 함께 인생에서 피할 수 없는 고통을 받아들이려는 노력과의 사이에서 균형을 잡을 필요가 있다. 이런 접근 방법에「변증법적」이라는 단어를 사용한 것은 바로 통합이 요구되기 때문이다.

4. 사춘기 환자의 DBT 구조

DBT는 포괄적 치료 프로그램이고 본질적 목표가 다섯 가지 있다. ①변화를 목적으로 환자의 동기를 고양시킨다. ②환자의 능력을 높인다. ③새로운 행동을 낳는다. ④환자가 처한 환경을 구조화한다. ⑤치료자의 능력과 동기를 고양시킨다.

목표를 달성하기 위해 다양한 치료 양식이 있고 각각의 양식에 맞추어 초점과 주의의 정도는 달리한다. 전형적 DBT에서는 다음 4종류의 양식을 사용한다. 즉, ①개인 심리요법, ②집단 기술 습득 훈련, ③전화 상담, ④치료자를 위한 상담 및 미팅이다.

DBT이론에 따르면 자살 위험이 높은 사춘기 환자는 공통되게 감정통제에 문제가 있고 치료 목표는 다음과 같다. ①감정에 중대한 영향을 미치는 비적응 행동을 조절할 수 있도록 된다. ②감정에 영향을 받지 않고 목표를 설정한 행동을 한다. ③흥분을 스스로 조절할 수 있게 된다. ④필요에 따라서는 감정을 뒤흔드는 자극에서 일시적으로 주의를 다른 곳으로 돌릴 수 있도록 된다. ⑤대인 관계에서 갈등이 있어도 바로 은둔해 버리거나 부정적 감정을 가지지 않고 본인의 감정을 받아들이게 된다.

5. 치료에 앞선 합의

치료를 시작하기 전에 환자(사춘기 환자는 가족도 포함)와 치료자는 다음 항목에 합의를 하여야 한다. ①DBT에서는 환자와 치료자는 서로 힘을 모아 노력한다. DBT는 자살 예방 프로그램이라기보다는 오히려 생명력을 높이는 프로그램이고 환자와 치료자가 협력하여 인생을 살만한 가치가 있는 것으로 만들어 간다. ②DBT란 문제가 많은 행동을 분석하고 좀 더 높은 기술을 수반한 행동으로 전환하는 점에 초점을 맞춘 인지행동요법 중 하나이다. ③DBT는 환자가 자신의 인생을 살아가는 데 현 단계에서 부족한 기술을 획득하기 위한 훈련에 초점을 맞춘 심리요법이다.

6. 개인심리요법

사춘기 환자를 대상으로 한 Miller들의 치료 프로그램은 **그림 15**에 제시하는 것처럼 개인심리요법과 그룹 기술 훈련 기간을 병행하여 진행된다. 개인심리요법 1 단위는 16주이고 성인을 대상으로 한 DBT프로그램보다도 기간이 짧다. 이것은 사춘기 환자는 장기 치료를 제시하면 그만큼 치료 의욕을 감퇴시킬 수 있기 때문이다.

기술훈련그룹을 담당하는 치료자(기술트레이너)가 따로 있지만 환자 치료에 책임을 지는 것은 개인심리요법을 담당하는 주 치료자이다. 개인심리요법의 주된 목표는 사춘기 환자가 그룹에서 배운 기술을 실생활에서 활용할 수 있도록 하는 것이다. 따라서 단순히 기술 능력만이 아니라 효율적 대처 방법을 방해하고 비기능적 대처 행동을 강화하는 동기나 환경도 치료자는 개선해 간다. 주 치료자는 구체적으로 다음 사항을 담당한다. ①문제 행동과 부족한 기술을 평가한다. 실제로 문제가 발생하였을 때는 그 내용을 환자와 같이 분석해 간다. ②이런 문제 행동을 해결한다. ③문제를 다루기 위해 적절한 방법을 설정한다.

개인심리요법은 보통 주 1회 50분에서 60분 실시한다. 다루는 문제는 우선순위가 있는데 ①생명의 위험을 초래하는 행동, ②치료를 방해하는 행동, ③생활의 질을 방해하는 행동 순이다.

주 치료자와는 일기 카드(diary card)를 활용한다. 이것은 문제 행동의 우선순위를 정하는 데 도움이 된다. 환자는 일기 카드에 일어난 일들을 기입하고 매주 모임에 지

그림 15. 변증법적 행동요법 구조

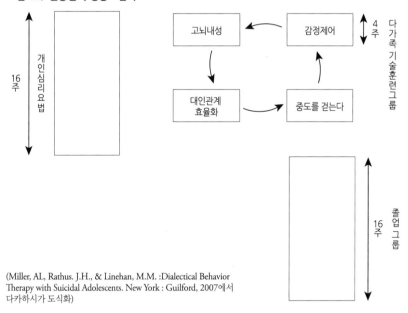

(Miller, AL, Rathus. J.H., & Linehan, M.M. :Dialectical Behavior Therapy with Suicidal Adolescents. New York : Guilford, 2007에서 다카하시가 도식화)

참한다. 일기 카드에는 자살미수, 자해행위, 자살염려, 자살 행동에 대한 충동, 일상생활에서 일어난 비참한 일, 약물 사용, 활용 가능했던 기술에 관해 환자가 기입한다. 치료자는 반드시 매시간 가장 먼저 카드를 검토한다. 만약 카드에 자살 행동과 자해행위가 기록되어 있으면 이 부분에 주의를 기울여 이야기를 나눈다. 심각한 자살 염려에 대한 기록이 있으면 환자에게 자살 위험이 있는지 평가할 필요가 있다. 일기 카드는 문제 행동을 모니터하는 데만 사용되는 것이 아니고 증상 개선 정도를 파악하는 구체적 지표로서 활용할 수도 있다.

주 치료자는 환자가 일상생활에서 경험한 갈등과 문제에 관해 환자와 함께 검토하고 습득한 기술이 실제로 활용되는지 혹은 부족한 기술은 무엇인지를 검토한다. 이런 정보는 기술 트레이너 등 다른 치료자와도 공유하며 환자의 적응도 증강에 도움이 된다.

환자가 치료와 치료 사이에 전화로 주 치료자에게 연락을 취하도록 하는 것도 외래 DBT의 독특한 점이다. 전화 연락은 몇 가지 중요한 목적이 있다. ①기술을 지도하고, 기술의 일반화를 촉구한다. ②긴급 사태 위기에 개입한다. ③환자가 좋은 소식도 치료자와 함께 나누며 자살 위험이 닥쳤을 때만 치료자의 관심을 끌려고 하는 태도를 개선한다.

과거의 심리요법에서는 정해진 치료 틀을 지키려고만 하다 보니, 치료자는 치료 시간 외에 환자가 전화를 걸어오는 일 등은 웬만한 긴급 상황이 아니면 생각지도 못하였다. 그러나 사춘기 환자를 대상으로 한 DBT에서는 오히려 환자에게 이런 행동을 장려한다. 자해행위를 저지른 후에는 환자 자신이 비적응적 행동을 선택한 것이므로 오히려 자해행위에 이르기 전에 전화를 걸도록 치료자는 적극 강조한다. DBT에서는 환자가 치료자에게 전화를 하는 것이 너무 적어도 또 너무 많아도 치료를 방해하는 행위라고 간주한다.「환자가 자살했다는 연락보다도 환자가『도와 달라』고 연락을 하는 것이 훨씬 기쁘다고 치료자는 생각할 것이다」라는 DBT 치료자의 치료적 낙관주의라고도 할 수 있는 태도는 매우 인상적이다.

전화가 왔을 때는 해결해야 될 문제의 복잡함과 심각함, 치료자가 전화에 얼마 정도 시간을 들일 수 있는지에 따라 초점이 바뀐다. 환자가 무엇을 해야 할지 비교적 파악하기 쉬운 상황에서는 환자를 위한 초점은 (비기능적 행동이 아님) 문제 그 자체에 작용하는 기술을 사용한다. 문제가 몹시 복잡하여 환자가 바로 해결할 수 없으면 다음 심리요법 치료까지 고뇌를 완화시키고 여기에 견뎌내며 비기능적 문제해결 행동을 억제시키는 것이 초점이다.

7. 그룹 기술훈련

환자는 개인심리요법을 받고 그룹 모임에서 여러 기술을 획득하는 기회를 가진다. Miller들은 기술의 일반화를 꾀하고 환자의 환경을 좀 더 바람직하게 바꿔 나가는 것을 목적으로 가족도 기술 훈련에 참여시키는 것이 유용하다고 주장하고 있다. 이것을 다가족 기술훈련그룹(multifamily skills training group)이라고 한다. 기술 훈련에 임하는 것은 기술 트레이너이다. Miller들의 프로그램에서는 매주 1회 2시간 다가족 기술훈련그룹을 실시하였다. 환자와 함께 부모에게도 기술 훈련을 실시하고 항상 곁에서 코치로서 시범을 보일 수 있도록 한다. 이는 환자가 기술을 더욱 더 일반화시키는 데 도움을 줄 수 있다. 환자를 있는 그대로 승인하지 못하는 가정환경에 직접 개입하여 앞으로는 부모 입장에서 아이에 대해 적절한 승인과 지지를 해 줄 수 있도록 가정의 능력 강화를 목적으로 한다. 다음의 몇 가지 요소로 효과를 나타낸다.

· 아이만이 아니라 부모에게도 같은 기술을 교육한다.
· 가족을 상대로 현실에서 기술을 연습할 기회를 부여한다.
· 가족의 부정적 상호관계를 개선한다.
· 가족끼리 서로 도와준다(부모와 사춘기 아이, 부모끼리).
· 다른 어른들이 동석하여 사춘기 환자의 파괴적 행동을 줄인다.
· 부모가 환자와 함께 그룹에 참가하여 환자가 치료를 계속 받을 수 있도록 촉구한다(부모만을 대상으로 다른 기술훈련그룹을 운영하는 프로그램도 있다. 부모는 아이와 다른 그룹에서 아이와 같은 커리큘럼을 배운다. 또는 부모에게 다른 커리큘럼을 가르치는 그룹도 있다. 예를 들면 아이 교육에 관해 부모 지도, 스트레스 매니지먼트, 심리교육 등을 실시한다).

또한 DBT의 원래 방법에서 배우는 기술은 BPD 증상 네 가지의 커다란 영역과 직접 대응하는 통제장애로 작용한다.

1. 대인 관계의 통제장애 : 대인관계 효율 기술
2. 행동과 인지의 통제장애 : 고뇌 내성 기술
3. 감정 통제장애 : 감정 통어 기술
4. 자기 통제장애 : 중핵적 mindfulness 기술

이 네 가지 기술 양식에 덧붙여 Miller들은 사춘기 환자와 그 가족을 위해 균형이 깨진 사고와 행동에 초점을 맞추어 「중도를 걷는다」기술 양식을 제5의 양식으로 구

성하였다.

다가족 기술훈련그룹은 네 개 단위로 구성되고 각각 4주 실시한다. 대인관계 효율 기술, 고뇌 내성 기술, 감정 통어기술, 「중도를 걷는다」기술, 이라는 네 개 단위의 기술양식을 마치면 16주가 끝난다. 이 그룹은 개방양식으로 네 개 단위 중 어디서부터 시작할지는 개개의 환자와 가족에 따라 다르다. 중핵적 mindfulness기술은 기술 중에서도 다름 아닌 「중핵적」이므로 각 단위의 맨 처음부터 반복해서 실시한다. 예를 들면 어느 1단위에서는 처음 1주째에 오리엔테이션을 한 후 중핵적 mindfulness기술을 다루고 이어서 3주에 걸쳐 대인관계 효율화 기술 훈련을 한다. 다음 단위에서는 이 단위의 오리엔테이션을 한 후 중핵적 mindfulness를 다루고 다음에 3주에 걸쳐 이번에는 고뇌 내성 기술 훈련을 한다는 식이다.

각종 기술 양식은 다음 기술로 구성된다.

- 중핵적 mindfulness 기술(Core Mindfulness skills) : *사건이나 감정을 있는 그대로 관찰한다, *경험을 말로 표현한다, *경험 속으로 들어간다, *중립적 상태를 유지하고 판단을 내리지 않는다, *얼마 동안 한 가지 일에 주의를 집중한다, *효율적으로 기능하는 것을 실시한다.

- 감정 제어 기술(Emotion Regulation skills) : *감정을 확인한다, *감정에 지배당하는 태도를 수정한다, *지배력과 효율을 증강시킨다, *즐거운 활동을 한다, *장기적 목표를 향해 노력한다, *일과 놀이를 계획한다. *현재 감정과는 반대 행동을 한다.

- 대인관계 효율 기술(Interpersonal Effectiveness skills) : *자신의 입장을 적절하게 주장하면서 상대 입장도 인정하여 자신이 바라는 것을 획득한다, *대인 관계를 개선한다, *효율적 감정을 유지한다, 자존감정을 유지한다, *부정적 감정에 대항하도록 격려한다.

- 고뇌내성 기술(Distress Tolerance skills) : *여러 수단을 통해 일시적으로 주의를 갈등으로부터 벗어나게 한다, *오감을 통해 자기 자신을 위로한다, *어떤 사건이나 생각에 대해 장점과 단점을 검토한다, *우선 사태를 전면적으로 수용

한다.

- 「중도를 걷는다」기술(Walking the Middle Path skills) : *자기와 타자를 승인한다, *긍정적 사건과 사고방식을 강화한다, *「A인가 B인가」(양자택일)가 아닌 「A도 B도」(변증법적)으로 사고하고 행동한다.

8. 치료자를 위한 상담 미팅(consultation meeting)

자살 위험이 높은 환자를 치료하는 데는 환자만이 아니라 치료자 행동에도 주의를 기울여야 한다. 자살 위험이 높은 환자를 치료하는 것은 스트레스가 많이 쌓이고 DBT의 틀 속에 머무르는 것이 어렵기도 하다. 따라서 치료자를 치료하는 일이 치료의 본질적 부분이다. DBT 상담 미팅은 매주 개최되고 실제로 환자에게 DBT를 실시하고 있는 치료자가 참가한다. 이 미팅은 약물요법, 퇴원 계획, 병동 흐름과 같은 일반적 직원 미팅과는 확연히 다르다.

상담 미팅은 치료 현장에서 발생한 문제에 대해 중립적이고 지지적 분위기 속에서 논의할 수 있도록 하고, 치료자의 동기부여와 능력을 개선하도록 힘쓴다. 각 치료자를 치료 틀 속에 두고서 치료 과정 중에 나타난 문제를 다루는 것이 목적이다. DBT 상담팀은 DBT 일환이고 이것은 치료자를 위한 집단심리요법이라고 할 수 있다.

9. 졸업 그룹

16주에 걸쳐 함께한 개인심리요법을 받고 다가족 기술훈련그룹에 참가하여 개선이 보였다고 하자. 이 단계에서 충분히 치료효과가 나타나면 치료는 종결한다. 만약 증상이 여전히 심각하고 치료 목표가 충분히 달성되지 않았다고 판단되면 개인심리요법과 기술 훈련을 다시 한 번 다 같이 받는 환자도 있다.

또한 어느 정도 치료 목표에 도달하였지만 자립하기까지는 아직 불안이 남은 경우에는 졸업 그룹에 참가할 수도 있다. 상급 기술 그룹, 혹은 졸업 그룹에는 다음의 주된 목표가 있다. ①지금까지의 기술훈련그룹에서 획득한 진보를 강화시켜 재발을 예방한다. ②기술의 일반화를 돕는다. ③환자가 생활의 질을 높이기 위한 기술을 늘리고, 상대적으로 생활의 질을 감소시키는 행동을 줄인다.

동료와의 관계가 대인적 기술의 발달과 정체성 형성을 촉진하므로 그룹요법은 사춘기 환자에게 특히 효과가 있다. 이 때 개인심리요법과 다가족 기술훈련그룹을 종료한다. 졸업 그룹으로 옮겨가면 그룹의 멤버에게는 지금보다 훨씬 책임이 많아진다. 예를 들면 부모는 졸업 그룹에 참가하지 않는다. 멤버 스스로가 그룹 내에서 적극적으로 교육과 지도 역할을 담당한다, 동료들과 함께 문제 해결을 시도한다. 졸업 그룹은 매주 1회 2시간 그룹 모임을 16주 실시한다. 재계약을 몇 번씩 하며 졸업 그룹 참가가 1년을 넘는 사춘기 환자도 있다.

「변증법」「행동요법」과 같은 술어가 나오면 상당히 딱딱하고 전문적으로 들리지만 실제는 실용적이면서 절충적이고 유연성이 풍부한 치료라는 것을 잘 알 수 있다. 그리고 특히 DBT와 인지행동요법을 전문으로 하지 않는 치료자에게도 암시하는 바가 많이 포함되어 있다. 자해행위를 하는 사춘기 환자 때문에 아주 힘들어하는 치료자가 많은데, 이런 치료자는 DBT에서 배울 점이 많을 것이다.

「자살 위험이 높은 아이의 배후에는 자살 위험이 높은 부모가 있다」「자살 위험이 높은 부모의 배후에는 자살 위험이 높은 아이가 있다」는 것은 임상에서 볼 수 있는 현실이다. 아이가 보이는 자살 행동을 가족 병리의 일부로서 파악하여야 한다고 수많은 심리요법가가 재삼 지적하고 있다. 가족을 다가족 기술훈련그룹에 참가시켜 부모와 아이 모두에게 부족한 기술을 익히고 커뮤니케이션 능력을 고양시킨다. 많은 치료자들은 이 책에서 해설하고 있는 것만큼 계통적은 아니라하더라도 거의 날마다 임상에서 실시하고 있는 일이다. Miller들은 환자가 개인심리요법을 담당하는 주 치료자에게 적극적으로 전화를 걸어 조언을 구하도록 권하고 있다. 환자가 종종 무제한으로 치료자에게 연락하는 것을 경계하고 처음부터 틀을 정확하게 짤 것을 강력히 조언하는 사람이 있다. 그러나 Miller들은 전화도 습득한 기술을 환자가 다양하게 응용하는 중요한 수단이라고 한다. 「힘드니까 도와 달라」라는 전화가 걸려오는 편이 「환자가 자살하였다」는 연락보다 얼마나 기쁜 일인지는 말 그대로이다.

개인심리요법과 병행하여 그룹 기술훈련을 실시한다는 것은 일본의 정신과 임상 현실을 고려하면, 그대로 실시하는 것은 매우 어렵다고 느낄 수도 있다. 하지만 기술 훈련의 각 항목들은 일반 치료자가 아주 당연히 매일 임상 현장에서 실시하고 있는 내용을 계통적으로, 집단을 대상으로 이루어지고 있는데 불과한 것이다. 어떤 경험을 하였을 때 감정, 사고, 반응(행위)에는 개개의 환자에게 특정 유형이 있다. 종종 적응도가 낮은 반응을 보이며, 최악의 경우에는 자해행위와 자살 행동에 이르는 경우도 있다. 이런 유형을 수정해 가기 위해 독특한 감정과 사고 유형을 확인하고, 이것을 컨트롤하여 타자와의 관계를 적절하게 유지하고 합리적인 자기주장을 하여 타당한 요구를 할 수 있도록 치료한다. DBT가 개인심리요법과 다가족 기술훈련그룹을 통해 계통적으로 환자를 교육하고 일상생활 속에서 일반화를 목적으로 훈련시키는 기술은 바로 이를 두고 말하는 것이다. 이런 의미에서 현시점에서 특히 DBT 실시를 고려하지 않은 일반 심리요법가에게도 변증법적 행동요법의 이념만큼은 유용한 사고 방식이라고 이해를 해주었으면 한다.

또한 다음 항목에서 자세히 다루겠지만 자살 위험이 높은 환자를 치료하는 데 치료자에게 발생하는 음성 역전이를 충분히 이해하지 않으면 환자의 최후 행동을 유발할 위험이 있다. 이점도 변증법적 행동요법의 구조 속에 음성 역전이의 위험에 대해 엄중하게 주의를 기울일 것을 강조하는 점은 실용성이 있다고 본다. 치료자와 환자만의 일대일 관계에서 긴장이 쌓여 전이 및 역전이의 정체 상태에 빠질 위험은 특히 자살 위험이 높은 환자를 치료할 때 조심해야 한다. DBT 치료 구조 틀에서 치료자를 위한 상담 미팅이 처음부터 설정되어 있는 점은 상당히 참고가 되는 부분이다.

DBT 개념은 흥미롭지만 개인요법과 병행하여 기술을 교육하는 그룹을 운영하는 것이 어렵기 때문에 기술 훈련을 개인요법 속에 통합시키고자 하는 움직임도 있다. 예를 들면 Brent들은 이런 시도를 하였다(Brent et al., 2011). DBT이든 아니든 자살 위험이 높은 환자는 정신증상 완화만으로는 치료가 효과를 거둘 수 없다고 주장한다. 반복되는 자해행위를 다음 위기 상황에서 구체적으로 어떻게 대처해야 하는지를 치료자와 환자는 협력하여 계획(위기 대처 계획)을 세울 필요가 있고, 환자가 지금까지의 인생에서 획득하지 못한 여러 기술을 익힐 수 있도록 해야 한다는 것이다.

VIII. 자살 위험이 높은 환자에 대한 치료자의 반응

전이(transference)라는 정신의학 개념이 있다. 즉, 소아기에 중요한 인물(대부분 어머니, 아버지, 혹은 형제) 사이에 구축된 감정적 원형에 기초하여 환자가 치료자를 접한다. 이 때문에 환자는 그것을 마치 현재 자신의 진실 된 감정과 태도처럼 생각하게 된다. 그러나 객관적으로는 발달 초기에 체험한 특정 감정과 욕구를 무의식적으로 치료자에게 향하게 되는데, 이것을 전이라고 한다. 환자 본인은 「지금」치료자에게 보이는 감정과 태도가 사실은 「과거」소아기의 중요한 관계를 무의식적으로 반복하는 것이다. 겉으로 표현되는 감정 내용이 의존, 신뢰, 애정, 존경, 동경 등이라면 양성 전이라고 한다. 대조적으로 불신, 적의, 혐오, 공포, 비난, 경멸 등의 감정이라면 음성 전이라고 한다.

마찬가지로 치료자가 환자에게 품는 전이감정도 있는데, 이를 **역전이**(counter-transference)라고 한다(Freud, 1926). 역전이에도 양성 역전이와 음성 역전이가 있다. 좁은 의미에서 역전이는 심리요법가가 환자에 대해 가지는 무의식적 감정을 말한다. 하지만 미국 등에서는 좀 더 넓은 의미로 해석하고 치료자가 환자에 대해 본인의 소아기에 중요한 인물 사이에 존재한 감정을 무의식적으로 반복하는 것을 가리킨다.

역전이는 치료에 영향을 미칠 수도 있다. 프로이드는 어떤 치료자도 자신의 콤플렉스와 내적 저항이 허용되는 범위에서만 치료를 진행시킬 수 있다고 주장한다.

치료자는 본인의 역전이를 충분히 의식화하지 못하면 환자를 이해할지 못할 뿐더러 치료를 혼란시키거나 증상을 악화시킬 위험도 있기 때문에 세심한 주의가 필요하다. 그러나 역전이는 무의식이기 때문에 바로 역전이라고 할 수 있고 이를 언제나 의식적으로 인식하는 것은 결코 쉬운 일이 아니다. 따라서 경험이 풍부한 치료자라 할지라도 정기적으로 교육을 받을 것을 권장한다.

Menninger는 역전이를 의식하기 위해 구체적으로 다음과 같은 항목을 들었다(Menninger, 1938). 이것은 본래 정신분석 의사에 대해 지적한 내용이지만 대부분은 일반 의료 관계자에게도 해당된다고 생각한다. 이 중에서 자살 위험이 높은 환자를 대할 때 참고가 될 만한 항목을 몇 가지 들어본다.

① 환자 이야기에 감정적 긴장을 띠고 공감하지 못한다.
② 환자에게 이유 없이 혐오감을 느낀다.
③ 환자의 고민에 지나치게 감정적이 된다. 이야기하고 있을 때, 또는 그 후 불쾌감
　과 우울한 기분이 남는다.
④ 특정 환자에게 특별한 애착을 가진다.
⑤ 환자와의 약속을 잊어버리거나 지각하거나 한다.
⑥ 환자와 논쟁에 휩쓸린다.
⑦ 환자를 대하고 있을 때 환자와 직접 관련이 없는 개인적 일에 마음이 쏠린다.
⑧ 환자에게 공격적 태세를 취하고 지나친 비판에 감정적이 된다.
⑨ 환자 마음에 들려고 초조해한다.
⑩ 불필요하게 기운을 북돋아 환자를 의존적으로 만든다.
⑪ 특정 환자의 꿈을 자주 꾸거나 반복적으로 성적 감정을 느끼거나 한다.

　이상의 항목에 해당되면 치료자에게 심리적 동요가 발생한 것이 명백해지고, 따라서 그 원인이 무엇인지를 검토할 필요가 있다. 원인이 제대로 인식되지 않으면 치료자의 언동이 환자에게 예기치 못한 위험이 될 수 있다. 즉 독을 품은 칼날이 되어 영향을 미칠 수도 있다.

　자살 위험이 높은 환자를 치료하는 데 치료자가 언제나 주의해야 할 사람은 다름 아닌 치료자 자신이라고 하여도 과언이 아니다. 자살 위험이 높은 환자가 모두 치료자의 노력에 협조하고 감사하는 마음을 갖는 것은 아니다. 자살 위험이 높은 환자는 정신증상 때문에 자살 위기가 발생하는 경우 말고도 지금까지의 인생에서 여러 상실 체험을 겪고, 그 결과 자살로 내몰린 경우가 많다. 환자는 치료자와 관계에서도 치료자에게 자신이 버림받을지도 모른다는 불안을 느끼고 종종 환자 자신이 무의식적으로 치료자에게 버림받도록 행동하는 경우도 드물지 않다. 이렇게 하여 과거에 경험한 것과 같은 일을 치료자와 사이에서도 일어날 수 있다는 사실을 확인하려는 예

도 있다. 자신이 하찮고 가치가 없는 존재라는 점을 치료자에게 버림받아 확인하려는 행위이다. 환자는 물론 이런 무의식 기제를 이해하고 있지는 않다. 「도와주길 바란다」 「도움을 받고 싶다」고 강력하게 호소하고 환자는 치료자를 더 자극하여 자신을 저버리도록 행동하기도 한다.

의존적으로 보이지만 실은 불만에 차 있고 도발적인 이런 환자는 치료자에게 몹시 위험한 존재가 될 가능성이 있다. 본래 의료 관계자는 「환자를 도와야 한다」 「치료가 이루어지지 않으면 안 된다」는 의무감과 무엇이든지 할 수 있다는 능력을 안고 있다. 그래서 스스로 목숨을 끊으려는 환자는 치료자의 완전무결성을 침해하는 존재로 될 수 있다. 그리고 때로는 치료자는 이런 환자에게 의식하지 못하는 적의나 혐오감을 느낄 수 있다. 이런 적의와 혐오감을 의식하는 것은 치료자의 전지전능감을 이중으로 침해하는 것이 되므로 치료자의 방어기제로서 이 적의를 의식하는 것을 회피하기 시작한다. 그 결과 환자 상태가 완전히 개선되지 않았는데도 불구하고 치료를 중단하거나 환자가 치료를 가장 필요로 하는 시기에 다른 치료자를 소개하거나 환자가 병동 규칙에 위반, 혹은 치료가 맞지 않는다는 등의 이유를 들어 치료를 중단하는 구실로 삼기조차 한다. 그러면 환자는 초기의 무의식 속 갈망을 달성하게 된다. 즉, 환자는 지금까지와 마찬가지로 자신의 주변 사람들만이 아니라 치료자에게도 버림받았다는 사실을 다시 한 번 확인하게 된다. 그리고 최후 해결수단으로 오랫동안 생각해 온 자살 계획을 결행할 수도 있다.

이런 환자에 대한 역전이로 발생한 잘못은 모든 치료 단계에서 심각한 문제가 된다. 자살 위험이 높은 환자가 의료 관계자에게 야기 시키는 적의는 특히 의료 관계자가 이를 알아차리지 못하면 임상적 판단을 왜곡시킬 가능성이 높다. 역전이가 가지는 적의를 임상가가 제대로 알아차려 컨트롤하지 못하면 서로 파괴적 작용을 일으킬 수도 있다는 점을 Maltsberger들은 지적한다(Maltsberger, 1986 ; Maltsberger et al., 1974).

역전이가 초래하는 환자에 대한 가학 행동을 파악하고 이를 정확하게 의식하는 것은 치료자에게는 치열한 고통이다. 자살을 암시하거나 자해행위를 하는 환자가 치료자 심리에 있는 적의를 자극한다 해도 이상하지 않다. 이런 충동이 무의식 수준에서 자극받아 의식하게 되면 치료자 대부분은 심한 불쾌감과 불안감을 느끼게 되고, 따라서 환자로부터 도망치거나 혹은 반감을 가지고 대응하기도 한다.

역전이가 초래하는 무의식적 적의에 영향을 받아 필요한 정보를 수집하고 이를 통합하는 시간을 충분히 갖지 못하고, 오히려 치료자가 환자를 다른 기관에 소개하는 것을 정당화시킬 수도 있다. 스태프를 몹시 괴롭히는 환자가 있으면 증례 검토를 형식적으로 마친 후 성급한 퇴원을 정당화하는 사유로 이용되는 경우도 있다. 또한 환자가 직원을 자극하고 이와 더불어 증상 개선이 더딘 경우, 스태프는 환자를 퇴원시킴으로써 동반될 위험을 과소평가하는 결론을 내릴 수도 있다.

이런 환자 때문에 매일 치료에 애쓰고 있는 스태프는 환자의 생활사와 인생의 중요한 문제를 보지 못하고 지나치기도 한다. 단순히 이런 환자를 「병원 규칙을 위반한다」「자신의 이익을 위해 타자를 조종하려 한다」「치료에 비협조적이다」「치료 동기가 약하다」「치료할 가치가 없다」「자살을 하겠다고 위협만 하고 실제로 자살 위험은 낮다」등의 의견서를 달아 결론을 내려버릴 수도 있다. 환자가 우울해 보이지 않고, 얼마 동안 자살에 대해 언급하지 않게 되면, 이러한 성급함으로 의료인의 환자에 대한 무의식적 미워하는 마음으로 판단이 내려지기도 한다. 이것은 마치 합리적인 판단인 것처럼 비쳐지지만, 이 위험성은 매우 높다. 단순하게 정신증상만을 평가하여 환자의 퇴원을 정당화하는 이유가 되기도 한다. 환자가 현실적으로 주변 도움을 필요로 하고 있는지, 나아가 이것이 가능한지를 냉정하게 검토한 것이 아니다. 오히려 감추어진 반감으로 초래된 결론일 가능성조차 현실에서는 있을 수 있다.

지료자가 자살 위험이 높은 환자에세 품는 음성 역전이에서 발생하는 이런 위험은 치료자 자신이 쉽게 의식하지 못한다는 점에 심각성이 있다. 음성 역전이로 발생한 의료 관계자의 적의가 환자 자살을 유발할 가능성을 방지하기 위해서는 평소부터 자살 위험이 높은 환자에 대해 동료나 감독관과 증례를 검토할 기회를 가진다. 혹은 같은 시기에 치료를 담당하는 자살 위험이 높은 환자 수를 제한시키는 방법도 필요하다. 자살 위험이 높은 환자를 치료하면서 환자와 치료자가 전이와 역전이의 정체 속에서 서서히 해결책을 놓쳐 궁지에 몰린 상황이 종종 목격된다. 환자만이 아니라 치료자 자신이 고립되지 않도록 주의를 기울이는 것도 중요하다.

맺는말

자살 위험이 높은 환자의 치료에는 ①정신증상 완화만이 아니라 지금까지 획득하지 못한 기술을 익히도록 하거나 다음 위기 상황에 대한 대처법을 구체적으로 생각하는 **심리요법**, ②배경에 존재하는 정신장애에 대한 적절한 **약물요법**, ③주변 사람들과의 **관계 회복**을 중요한 세 가지 축으로 삼아 계획을 세워야 한다. 자살 위험이 아주 높은 상황에서는 환자의 안전을 확보함과 동시에 지지적 심리요법이 중심이 되지만 어느 정도 임상증상이 안정된 시기가 되면 선택지를 늘려 적응력을 높이는 것을 목적으로 한 적극적 심리요법이 필요하다. 약물요법과 심리요법은 자동차 바퀴와 같이 상호 협조하는 관계이다. 그리고 자살 위기는 반복해서 일어나기 때문에 외래와 입원이 밀접히 연계할 수 있는 곳에서 치료를 진행시킬 필요가 있다. 최근 관심이 아주 높아진 인지요법과 변증법적 행동요법도 다루었다. 이 장에서는 치료자에게 나타나는 음성 역전이가 초래하는 위험도 언급하였다. 자살 위험이 높은 환자를 치료하는 데 치료자는 항상 자기 자신에게 일어나는 심리적 반응에 주의를 기울일 필요가 있다.

제 8 장

불행하게도 자살이 일어났을 때의 대응

자살 예방에 온 힘을 쏟아야 하는 것은 당연하지만 아무리 노력하여도 안타깝게 자살이 발생하는 것 또한 현실이다. 이 장에서는 자살 후 남은 사람들에 대한 보살핌(사후 대응)을 중심으로 논한다(다카하시, 2003b, 2006m, 2008c). 자살은 실제 자살한 사람만의 문제가 아니다. 가족, 지인, 그리고 의료 관계자까지도 자살의 영향을 크게 받는다(다카하시, 2011j). 이 영향은 병사나 사고사보다도 훨씬 심각하다. 자살 예방에 최선을 다하여도 현실은 그 노력이 반드시 보상받는 경우만 있는 것은 아니다. 혹시 우리들이 죽음을 통해 배울 점이 있다면 거기에서 눈을 돌리지 말고 겸허하게 받아들이는 자세와 보살핌을 필요로 하는 남은 사람들을 정성껏 돌보는 태도가 요구된다(다카하시, 2008i, 2012d). 연간 자살자 3만 명 시대를 맞이하여 자살 예방에 힘써야 함은 말할 것도 없지만, 그렇다하여 자살을 단순히 제로로 한다는 것은 현실적으로 불가능한 일이다. 따라서 불행히도 자살이 일어났을 때는 남은 사람들에 대한 적절한 대응이 필요하다(다카하시, 2007p, 2011a).

I. 남은 사람들에게 나타나는 증상

유대 관계를 끈끈히 맺고 있던 사람이 죽으면 유족 중에는 심각한 타격을 받는 사람도 있다(다카하시, 2012e). 예를 들면 어떤 사람이 불치병에 걸려 회복 가능성이 없는 상태라고 하자. 그러면 처음에는 본인만이 아니라 가족들도 이제 나을 가망이 없다는 현실을 당장 받아들이기 힘들 것이다. 뭔가 잘못되지 않았을까 하는, 말도 안되는 희망조차 품을 수도 있다. 최신 치료를 받고 가족도 최선을 다해 간병하였지만 그래도 피하지 못한 죽음을 머리로는 이해한다 하더라도 죽음이란 현실을 받아들이기까지는 상당한 시간이 소요된다.

병사에 비하여 사고사는 죽음을 수용하기가 더욱 어렵다. 바로 얼마 전까지도 건강하던 사람이 갑자기 사고로 죽었다는 사실을 인정하는 것은 그리 쉽지 않다. 그리고 가해자에게 격렬한 분노를 느끼는 경우도 있다.

표 22. 남은 사람들의 심리적 반응

경악	기억의 가공
망연자실	비난
부인, 왜곡	다른 사람 탓으로 돌림
이인감	의문
자책	합리화
우울	은폐
불안	구제받은 느낌
분노	2차적 트라우마

이런 병사나 사고사보다도 자살의 경우는 남은 사람들에게 더 심각한 타격을 가한다는 점은 쉽게 상상할 수 있을 것이다. 물론 타격 정도는 자살한 사람과 얼마나 깊은 관계였는가, 얼마 동안 알고 지낸 사이였는가, 애정과 갈등은 어느 정도이었는가 등에 따라 제각각 다르다. 단순히 아는 사람이라기보다도 자살한 사람이 가족, 연인, 친한 친구였다면 그 영향은 치명적으로 커진다. **표 22**에 자살 후 유족에게 나타난 반응을 정리하였다(다카하시, 2011b). 남은 사람들에게 나타나는 반응을 살펴보자(다카하시, 2003b).

경악, 망연자실 : 유대 관계가 깊었던 사람의 자살을 직면하면 기분이 우울해지거나 망연자실 상태가 된다. 하지만 결코 여기에서 그치지 않는다. 먼저 자살 소식을 접하면 몹시 놀라서 어떻게 하면 좋을지 모르는 감정 상태에 놓인다. 예 :「자살 소식을 듣고 머릿속이 새하얘졌다. 뭘 생각했는지 떠오르지 않는다」

부인, 왜곡 : 자살이 일어났다는 현실을 곧바로 받아들이지 못하고 현실을 부정하려는 마음조차 생긴다. 예 : 남편이 자살하였다는 소식을 접한 여성이「동성동명의 다른 사람일 수도 있다」「자살하였다는 말은 잘못 들은 것이고 아직 살아서 어느 병원에서 치료를 받고 있을 것이다」「차를 타고 외출하였으니까 틀림없이 교통사고가 난 것이다」「반드시 누군가가 발견해 줄 것이라고 믿고 약을 조금 더 많이 먹었을 뿐이다. 마침 그 날 모두 귀가가 늦어 죽은 것이다. 단순 사고사이다」

이인감 : 나중에 이야기를 들어보면 주변에서 일어난 일이 잘 기억나지 않는다는

유족도 많다. 주변 세계가 마치 자신과는 상관없이 움직였다고 그 느낌을 설명하는 유족도 있다. 이것은 정신의학 용어에서 말하는 이인감에 가깝다. 예 : 부인이 자살하여 경찰서에 안치되어 있다는 연락을 받은 남편이 경찰서로 달려갔다. 이 남성은 다음과 같이 말하였다.「일을 동료에게 부탁하고 바로 경찰서로 향했습니다. 시체를 확인한 다음 경찰관이 아내의 최근 상태에 대해 질문을 하였습니다. 그리고 친척들에게 연락하여 장례식 준비도 하였습니다. 이런 일을 저는 전부 혼자 하였습니다. 주변에는 제가 다부지게 일을 처리하는 것처럼 보였다고 합니다. 하지만 나중에 생각해 보면 부분적으로 기억나지 않는 일도 있습니다. 확실히 기억하고 있는 부분도 저와 주변 사람들 사이에 커튼 같은 게 쳐져서 마치 흐릿한 창문 너머로 내다보는 느낌입니다.」

자책, 우울, 불안 : 자살이 발생한 것을 자기 자신과 결부지어 생각하고 자살을 막지 못하였다며 자신을 책망한다. 이 결과 우울과 불안이 심해지는 경우도 있다. 예 :「그 사람은 도와달라는 신호를 안간힘으로 보내고 있었다. 어째서 막지 못했을까」「자살을 한 것은 내 책임이다」「좀 더 세심하게 이야기를 들어주었다면 자살까지는 가지 않았을지도 모른다.」

어린 아이가 부모의 자살을 경험하였을 때「내가 말대답을 해서 어머니는 자살하였다」「내가 말을 듣지 않아서 아버지는 자살하였다」며 자책하는 경우도 있다. 자살뿐 아니라 아이는 가족에게 일어난 불행의 원인이 본인에게 있다고 인식하는 경향이 강하다.

또한 형제가 자살한 후 부모가 비탄에 잠겨 하루하루를 보내는 모습을 보고「형이 자살하여 부모님은 너무나 슬퍼한다. 형이 아니라 내가 자살했더라면 더 나았을 텐데. 내가 살아 있어서 아버지와 어머니는 화가 나는 것이다」고 해석하기도 한다. 참고로 미국의 한 조사에 따르면 아이가 자살한 후 그 부모의 70%가 이혼하였다고 한다(Fein, 1997). 물론 부부 문제가 아이 자살의 간접적 원인이 되기도 하지만 아이의 자살이 부부 사이의 갈등을 심화시킨 경우도 있다. 어찌됐든 가족의 죽음, 그것도 자살은 가족 내의 역동을 크게 바꾸게 된다.

분노 : 자살 원인을 제공하였다고 생각되는 대상에게 분노를 폭발시키거나 자살

한 사람에게 남은 사람들이 분노를 느끼는 경우도 있다. 그러나 이런 분노를 발산하고 싶어도 상대는 이미 이 세상 사람이 아니다. 그리고 자살한 사람에게 이런 분노를 느낀 사실을 자각하고 남은 사람들이「나는 어쩜 이렇게 매정하고 냉혹한 인간일까」하며「그래서 그 사람이 자살한 것이다」고 오히려 자책감이 심해지는 경우도 있다. 예 :「어째서 나한테 보란 듯이 이런 일을 저질렀는지」「아버지는 비겁하다. 자살로 현실에서 도망쳤다. 우리들을 내버리고.」

기억의 가공 : 어떤 일에 대한 기억을 상실할 뿐 아니라 자살 직전의 기억이 가공되어 고인과 관련된 특정 사건이 강렬하게 기억에 남는 경우도 있다. 예 :「그 사람과 마지막으로 만났을 때 이야기한 내용, 표정, 복장 등 세세한 것까지 생생하게 기억하고 있습니다.」「그 사람은 일산화탄소중독으로 자살하였습니다만, 아무리 시간이 지나도 가스 냄새가 코에 배어 없어지지 않습니다.」

비난 : 우울, 불안과 함께 주변의 비난도 절절히 느낀다. 이것은 현실적으로 이런 지각없는 소문을 퍼뜨리는 사람이 있기도 하지만, 남은 사람들이 주변에서 소문이 돌고 있다고 감지하는 경우도 있다. 예 :「저 집에 자살한 사람이 있다」「부인이 정신을 차리지 못하여 남편은 자살해 버렸다」「며느리가 시어머니를 죽인 거나 마찬가지이다」

다른 사람 탓으로 돌림 : 분노가 타자를 향해 결국 다른 곳으로 책임을 전가시키거나 희생양을 찾기 시작한다. 이미 발생한 자살의 원인을 타자에게서 찾으려고 할 때도 있다. 의료과실 소송이 일어나는 배경에도 유족들의 이런 복잡한 감정이 존재하는 경우가 많다. 예 :「그렇게 주의해 달라고 직장 상사에게 부탁해 두었는데」「자살할지 몰라 가족들이 걱정하고 있다고 주치의에게 몇 번이고 말하였다. 그런데 아무 대책도 세워주지 않았다. 입원은 필요 없다고 조차 하였다. 자살을 한 것은 주치의 책임이다」

의문 : 순수하게 유족들 입장에서는 도대체 무슨 일이 있어서 사랑하는 사람이 자살까지 했는지 하는 의문은 당연히 제기된다. 동급생, 동료, 지인에게 자살 전에 무슨 일이 있었는지를 꼬치꼬치 캐물어 확인하는 유족도 있다. 자살에 관련된 대부분의 소송은「진실을 밝히고 싶다」는 유족들의 간절한 소망의 결과이다. 예 :「내

가 알고 싶은 것은 자살 전에 학교에서 내 자식에게 무슨 일이 일어났는가 하는 것뿐입니다」

합리화 : 자책감을 회피하기 위해 일종의 정당화와 합리화 같은 마음의 작용이 유발되는 경우도 있다. 예 :「자살이 아니다. 그렇게 성실한 사람이 다음날에는 고객과 만날 약속도 하고 있었는데 죽을 리가」「여름휴가 때 가족 여행을 학수고대하고 있었다. 아이들을 사랑하는 그 사람이 자살할 리가 없다」「중중 암 환자가 병으로 죽는 것처럼 중증 우울증 환자의 몇 퍼센트는 자살한다. 자살은 마음의 병에 걸린 사람의 병사(病死)와 같다」

은폐 : 자살의 의미와 원인을 적극적으로 찾으려는 유족은 오히려 소수에 지나지 않는다. 대부분은 지금도 자살을 수치스러운 행위라고 생각하고 이 사실을 죽기 살기로 감추려고 한다. 예 : 학교에서 돌아온 초등학생이 목을 매어 자살한 아버지의 첫 번째 목격자였다. 그러나 어머니와 친척들이「아버지는 심장마비로 죽었다」고 몇 번이고 반복해서 들려주며 절대로 자살에 관해 다른 사람에게 말해서는 안 된다고 엄중히 주의를 준다. 이렇게 되면 죽음에 대해서만이 아니라 아버지와의 추억도 입 밖에 꺼내서는 안 된다는 분위기가 가족에게 형성된다. 또한 아이가 부모의 자살을 알지 못했을 경우는 부자연스럽게 부모의 죽음을 감추려고 하고, 죽음에 대해 절대 화제로 삼지 않는 가족도 있다(실제로 부모가 자살한 경우, 이 사실을 언제, 어떻게 아이들에게 말할지는 중요한 사항이다).

구제받은 느낌 : 자살을 하지 않을까 하는 걱정을 오랫동안 해 왔는데, 예감대로 역시 자살이 일어났나고 하는 사람노 있다. 지금까지 괴로웠던 세월을 되놀아보며 이것으로 본인도, 우리 가족도 구제받았다는 생각을 하게 된다. 즉 어딘가 모르게 안도감을 느끼는 사람도 실제로는 존재한다는 것이다. 그러나 일종의 구제받은 감정을 느끼면서도 반대로 자신을 책망하기도 한다. 예 :「아들이 조현병이었습니다. 10년 넘게 투병생활을 하며 본인도 가족도 완전히 파죽음이 되었습니다. 자식이 스스로 목숨을 끊어 이것으로 우리 아이도 더 이상 괴로워하지 않아도 되고 가족들도 이제 휘둘리지 않아도 된다고 생각하면 솔직히 안도감도 듭니다. 하지만 이런 매정한 생각을 하는 어머니라서 아들은 자살한 겁니다」

이차적 심적 외상(secondary trauma) : 남은 사람들이 이중으로 마음의 상처를 받는 경우가 있다. 선의의 격려라도 이차적 심적 외상이 될 가능성이 있다. 주변 사람들이 유족을 위로하려고 이런저런 말을 한다. 그러나 이것이 마음의 상처를 달래주기는커녕 상처를 더 깊게 만들 수도 있다. 예 : 아이를 자살로 잃은 어머니에게「당신에게는 아직 아이가 세 명이나 있으니 이 아이들을 열심히 키우세요」「아직 젊으니까 한 명 더 낳으면 된다」고 한다. 남편을 자살로 떠나보낸 여성에게「언제까지 매달려 있지 말고 빨리 잊고 새로운 인생을 시작하세요」「누구 좋은 사람 찾아 재혼하는 것은 어때요」「좋은 사람을 소개해 줄게」하는 식이다.

경찰관의 질문이 이차적 심적 외상을 일으키는 경우도 있다. 직무상 경찰관은 이 죽음이 병사인지, 사고사인지, 자살인지, 타살인지를 검증하여야 한다. 자살 직후 유족에게 아무리 사실을 확인하기 위해서라지만 배려 없이 질문을 던지는 경우가 있다. 예 : 어떤 사람은 옥상에서 친한 친구의 고민을 들어주고 있었다. 친구는 갑자기 벽을 넘어서더니 그대로 떨어져 죽었다. 눈앞에서 친한 친구가 자살을 하였다는 충격적 상황을 경험한 직후인데 경찰관으로부터 심문을 받고 마치 범인 취급을 당했다는 느낌을 받았다고 한다.

기타 : 고인의 모습을 찾아 헤매는 일도 자주 볼 수 있는 반응이다. 아버지의 자살을 경험한 어느 여성은 혼잡한 곳에서 아버지와 비슷한 연배의 뒷모습을 보면 문득 아버지인가 하는 생각이 들어 가슴이 두근두근 뛴다고 한다. 물론 그럴 리가 없다고 생각하면서도 잰걸음으로 앞으로 가서 아버지가 아닌 사실을 확인해야만 그 동계가 멈추었다. 또한 아버지가 운전하던 것과 같은 차가 지나가면 아버지가 운전하고 있나 싶어 눈으로 그 차를 쫓았다. 아무도 없는 집에서 문득 아버지의 인기척을 느끼고 무심결에 말을 건넨 적도 있다. 이 여성은 아버지의 죽음을 이성적으로는 받아들이지만 가끔 이런 감정 상태에 빠졌다.

자신도 언젠가 병적 상태가 되어 자살을 시도할까 봐 불안한 마음을 털어놓는 사람도 있다. 어느 중년 남성은 형제가 다섯 명이었는데 형과 여동생을 자살로 떠나보냈다. 이 사람은 형과 여동생의 죽음을 슬퍼하는 데 그치지 않고 자신도 문제가 생겼을 때 자살이라는 해결 수단을 선택할지 모른다는 불안이 항상 머릿속 한편에서 떠나지 않았다. 「자살은 유전일까. 그렇다면 나한테도 이런 위험이 잠재되어 있지 않을까」하는 불안에 싸여 신문이나 텔레비전에서 자살이 보도될 때마다 말로 표현 못할 심한 충격을 받는다고 한다.

아주 당연시되는 일상조차 허용되지 않는다고 느끼는 유족도 있다. 남편이 자살한 지 얼마 지나지 않았을 때 부인이 치통으로 고생하고 있었다. 남편이 이렇게 고통스럽게 살다 자살을 했는데 치통 정도로 치과에 가도 되는지 자책하며 망설였다고 한다. 또한 영화를 본다, 레스토랑에서 식사를 한다, 여행을 즐긴다, 동창회에 참석한다, 등등 이런 일조차 남편을 자살로 잃은 자신에게는 용서받지 못한다고 생각하였다. 자책감이 이렇게 여러 형태를 달리하면서 나타나는 경우가 있다. 그리고 어느 정도 회복되었어도 사랑하는 사람이 자살한 날, 제삿날이 다가오면 또 새로운 슬픔이 엄습해 온다. 이외에도 기념일(생일, 결혼기념일, 승진한 날)과 평소 같으면 관례적으로 가족들이 모이는 날(추석, 설, 크리스마스)등도 몹시 힘겨워한다.

회복탄력성(resilience) : 정신보건 전문가는 극도의 스트레스를 경험한 후 부정적 증상이 나타나는 점에 주목하는 경향이 있는데 실제는 인간 본래의 강인함을 보여주는 사람도 꽤 많다는 사실을 잊어서는 안 된다고 한다. 예를 들면 9·11 미국동시다발테러에서 딸을 잃은 어머니가 딸의 죽음을 몹시 가슴아파하면서도 그 다음 주부터는 예전과 다름없이 직장 일을 해나갔다는 예도 있다(Bonanno. 2009). 과혹한 일을 겪었음에도 불구하고 이런 기운찬 모습을 보여주는 사람이 있는 것 또한 현실이다. 사별반응의 표현은 모두 제각각이다. 정해진 단계를 거쳐 애통함을 수용해 간다는 이론만 굳게 믿고 있다 이런 사람을 접하면 「애통함을 부정한다」고 잘못된 해석을 하게 될 위험도 있다. 예를 들면 어머니가 자살한 후 딸은 비탄에 잠겨 온전히 본래의 생활로 돌아가지 못하고 있었다. 이런 사람이 전혀 아무렇지 않게 생활하는 듯이 비치는 다른 형제들을 보고 「오빠는 어머니의 자살을 슬퍼하지 않는다. 어머니를 사랑하지 않았다」고 하며 가족끼리 적대시하는 일도 일어날 수 있으므로 치료자는 이런 종류의 마음가짐에도 배려할 필요가 있다. 가족 중에도 사별 반응에 대한 제각각 다른 형태를 취할 가능성이 있다는 점을 충분히 이해해야 한다.

또한 자살이 발생한 후의 관리로서 심리적 관리에만 주목하는 경향이 있다. 이것은 물론 중요하지만 신체적 관리에도 세심한 배려가 필요하다. 유대 관계가 깊었던 사람이 스스로 목숨을 끊었다는 극도의 스트레스를 받아 남은 사람들이 여러 신체적 문제를 일으키는 경우가 있다. 지병 악화, 예전에 걸렸던 병의 재발 등이 일어날 수 있다. 유족들이 본인의 건강관리에까지 신경 쓰지 못하는 경우도 있기 때문에 주변 사람들의 손길이 필요하다.

이상에서 본 것처럼 자살이 발생하면 남은 사람들에게 복잡한 감정이 한꺼번에 몰려온다. 이것은 병사나 사고사보다도 한층 복잡하고 장기간 영향을 미친다. 자살이 발생한 직후 심각한 반응이 나타나기도 하는 반면 당시에는 특별히 심각한 문제가 없다고 하더라도 상당히 시간이 흐른 후 어렵고 복잡한 문제로 등장하는 경우도 있다. 가족의 자살을 경험한 사람은 그렇지 않은 사람에 비해 자살률이 3배나 높다는 보고도 있다.

유족들에게 나타나는 심리적 문제는 주변의 도움을 받아 서서히 자연스럽게 해결되는 종류부터 확실히 병적으로 정신과 치료 대상까지 다양하다.

끈끈한 유대관계에 있던 사람의 자살을 경험한 사람은 여러 심리적 고통을 겪게 된다. 하지만 이런 감정을 솔직하게 표현할 기회가 제공되지 않으면 우울증, 불안장애, ASD(급성 스트레스장애), PTSD(심적 외상 후 스트레스장애) 같은 심각한 문제가 발생할 수도 있다. 방치해 두면 남은 사람 자신이 자살 위험으로 휩싸일 환경에 직면할 수 있다.

자살 직후부터 격심한 반응을 보이는 사람도 있지만 한편으로 얼마 동안은 흔들림 없이 씩씩하게 생활하는 사람도 있다. 그런데 몇 년이 지나 확실하게 병적 반응이 나타나는 사람도 있다. 반응이 겉으로 드러나는 시기가 언제인지는 그 사람의 성격, 죽은 사람과의 관계정도에 따라 크게 다르다.

자살에 대한 터부가 너무나 심한 일본에서는 남은 사람들에게 도움의 손길을 내밀어 마음속 감정을 있는 그대로 표현하게 하는 것을 조심스러워한다. 그러는 사이 남은 사람들의 마음의 상처는 점점 깊어질 수가 있다. 적절한 대응을 했더라면 상처가 덧나는 것을 막을 수 있었을 것이다. 그런데 그렇게 하지 않았기 때문에 남은 사람 본인에게 정신과 치료가 필요할 정도로 중증의 문제가 생기기도 한다. 누군가의 자살을 경험하였다는 것은 자기 혼자서만 가슴 속에 품고 있기에는 너무 가혹하다. 그런데 다른 사람에게 상담하는 것은 말할 것도 없고, 이런 문제로 정신과 진료를 받으려는 사람은 극히 소수에 불과하다는 것이 현재 일본의 실정이다.

따라서 누군가 자살을 한 경우에는 남은 사람들에게 앞으로 일어날 수 있는 문제를 설명하고 적절한 대처를 하도록 유족을 대해야 한다.

자살 후 가족에게 발생하는 문제에 대해 아시나가육영회가 폭넓게 활동해 온 것은 잘 알려진 사실이다. 지금까지는 자살이라고 하면 입에 담아서는 안 되는 문제처럼 취급되었다. 이들의 활동이 없었다면 지금도 일본에서는 자살 문제를 터부시하고 있을 가능성은 높다. 관심 있는 분은 「자살이라고 말 못하였다」(自死遺兒편집위원회, 아시나가육영회, 2002)를 한 번 읽어보길 바란다. (아시나가육영회 : 질병, 재회, 자살 등으로 부모를 잃은 아이들과 부모가 중증도의 후유장애로 일을 하지 못하는 가정의 아이들을 물심양면으로 지원하는 민간영리단체이다. 나라에서 보조금은 받지 않고 전부 기부금으로 운영되며 기부금의 90% 이상은 개인 기부로 이루어진다. http://www.ashinaga.org/ – 옮긴이)

II. 자살 후의 대응

여기에서는 정신과 입원 중인 환자가 자살하였을 경우를 상정하여 이에 대한 일반적 반응과 전문가도 관여하는 대응에 관해서 설명한다(다카하시, 2004b, 2004c). 이런 대응은 병원에 한하지 않고 직장과 학교에서도 이용가능하다(Khan et al., 2008 ; 다카하시 등, 2010). 대상을 누구로 하여 언제 사후 대응을 해야 하는지를 생각해 둘 필요가 있다. 정신과 병동은 위험성이 높은 환자가 치료를 받는 곳으로 자살이 발생하였을 때 대응을 어떻게 해야 하는가는 위기관리의 일환이다.

정신과 의료 분야에서 일하는 사람이 환자의 자살 경험은 어느 정도일까. 주로 북미의 보고인데 다음과 같은 조사 결과가 있다(Chemtab et al., 1988 ; Littman, 1965 ;

Sacks, 1989 ; Takahashi, 1997b ; 다카하시, 1990d, 2001e ; Weiner, 2005). 정신과 의사:50~56%, 임상심리사:22~29%, 사회복지사:28~33%, 카운셀러:24%, 기타:20~34%이다. 필자의 개인 경험에서는 어느 정도 경력이 있는 정신과 의사는 대부분 환자의 자살을 겪은 적이 있다는 인상이지만, 정신과 의사의 50~56%가 환자의 자살을 경험하고 있다는 결과는 의외라는 인상을 받았다. 이 자료는 정신과 의사 자격이 있더라도 행정 분야에서 일하거나 기초 연구에 종사하여 직접 환자 치료에 참여하지 않는 의사도 포함되어 있기 때문이라고 생각된다.

새삼스럽게 언급할 것도 없지만 다음에서 논하는 원칙이 모든 상황에서 일률적으로 응용 가능한 것은 아니다. 여기에서 설명하는 항목 중 어느 내용이 실제로 그대로 활용할 수 있을지, 수정이 필요한 부분은 어디인지를 임기응변으로 적절히 사태에 대응할 수 있기를 바란다.

자살이 때로는 다른 복수의 자살을 불러일으키는 연쇄 자살이라는 현상은 알려져 있다(다카하시, 1998a). 자살 예방에 온 힘을 쏟아 부어야 하는 것은 물론이지만 어쩔 수 없이 자살이 발생하면 제이, 제삼의 자살을 예방하는 대책을 세워야 한다. 환자가 자살한 경우에는 다음과 같은 사람들에 대한 보살핌이 필요하다(다카하시, 2007i). 1)유족, 2)다른 환자, 3)일반 의료 및 간호 스태프, 4)주치의 및 간호사.

1. 유족 대응

자살이 발생하여 가장 심각한 타격을 받는 것은 보통 유족이다(Brent et al., 2011 ; 다카하시, 2006). 사랑하는 사람을 자살로 잃은 사람에게는 세 가지의 「T」가 필요하다는 지적이 있다.

Time(시간) : 사랑하는 사람의 자살을 단기간에 인정하는 것은 불가능하다. 충분히 시간을 두고서 죽음을 받아들일 필요가 있다.

Talk(이야기) : 진중하게 귀를 기울여 줄 사람을 찾아 사실 그대로의 기분을 전달한다.

Tear(눈물) : 이 때 자연스러운 기분을 표현해도 된다.

다음은 구체적 대응에 관해 생각해 본다.

① **성심성의껏 대응한다** : 불행한 사태에 대해 성실한 태도로 유족에게 설명한다. 자살이 발생하였을 때 유족이 가장 알고 싶어 하는 것은 「자살 전에 도대체 무슨 일이 있었는가」하는 점이다. 따라서 그 자리를 빨리 벗어나기 위해 나중에 밝혀질 일들을 감추거나 해서는 안 된다. 현시점에서 알고 있는 사실을 설명하고 모르는 사항에 관해서는 사실이 밝혀지는 대로 차차 설명한다.

② **중심인물은 누구인가** : 자살 발생에 대해 유족이 의료 기관에 뿌리 깊은 불신을 가지는 경우도 있다. 어쩌면 생전에 가족이 면회를 왔을 때 따뜻하게 상담에 응해 준 간호사나 사회복지사 등을 중심으로 유족과 연락을 취해야 할 때도 있다. 유족 중에도 비교적 냉정하게 대처할 수 있는 사람과 이야기를 하는 것이 좋다.

③ **심신 양면의 보살핌과 더불어 일상생활에 대한 도움이 필요** : 유족 중에는 심신 상태가 불안정하다고 호소하는 사람이 있다. 따라서 유족들의 마음을 살필 뿐 아니라 신체적 건강관리와 기본적 일상생활을 보낼 수 있는지도 주의할 필요가 있다. 일상생활을 하는 데 필요한 일을 세세하게 돌봐줘서 도움이 되었다는 유족도 상당수 있다. 예를 들면 한 집안의 기둥이 자살하였을 경우 부인은 슬픔으로 넋을 놓고 있어도 처리해야 될 일이 많다. 퇴직 절차, 은행계좌의 명의 변경, 생명보험금 신청, 유산 상속 절차, 아이들의 장학금 신청 등, 여러 가지 일이 현실로 다가 온다. 그러나 이것을 해낼 힘이 남아있지 않다. 그래서 친구와 친척들이 이런 일들의 절차를 도와주어 몸과 마음의 버팀목 못지않게 든든한 힘이 되었다는 이야기를 자주 듣는다. 혹은 아이들의 식사를 챙겨주고 쓰레기를 버려주는 등 일상생활을 거들어 준 것이 가장 고마웠다는 의견도 있었다. 호들갑스럽게 도와주려고 할 필요는 없다. 주변 사람들은 남은 사람들에게 자신이 뭘 할 수 있을까를 살피면 된다.

④ **고인을 항상 잊지 않고 있다는 점을 기회를 봐가면서 전달한다** : 치료 및 간호 스태프도 열심히 보살펴 온 환자를 잃고 괴로워한다고 틈을 봐서 유족에게 전하는 배려도 위로가 될 수 있다.

2. 다른 환자에 대한 대응

여기에서는 입원 환자를 상정하여 이에 맞는 대응을 다룬다. 자칫 다른 환자를 동요시키지 않으려는 배려에서 자살 자체를 그저 숨기기만 하고, 어제와 변함없이 오늘도 의료 스태프가 일을 하는 경우가 있다. 그러나 대부분 다른 환자는 자살이 있었다는 사실을 소문이나 억측으로 알게 된다. 그런데도 의료 스태프가 마치 아무 일도 없었던 것처럼 행동하는 것을 보면 다른 환자는 「내가 자살하여도 의사나 간호사는 이렇게 평소와 똑같이 일을 할까」하는 생각이 들어 고립감이 깊어진다. 스태프들은 병동에서 같이 생활하던 누군가가 스스로 목숨을 끊었다는 현실을 다른 환자와 같이 고민할 필요가 있다.

① 환자 수는 반응을 파악할 수 있을 만큼만 모은다 : 너무 많은 환자에게 한꺼번에 전달하면 개개인의 환자 반응을 놓칠 위험이 있다. 많아야 10명 정도의 그룹, 혹은 병실 단위로 알린다. 반응을 놓치지 않기 위해 보조자도 동행한다.

② 자살 사실을 중립적 입장에서 전달 : 아무리 자살을 숨기려고 애써도 소문이나 억측으로 순식간에 퍼진다. 자살을 담담하게 알리고 동요하는 환자를 적절하게 대처하는 것이 원칙이다. 고인을 심하게 폄하하거나 반대로 극단적으로 미화시키면 병적 동일화를 촉진시킬 수 있기 때문에 세심한 주의가 필요하다.

③ 감정을 솔직히 표현할 기회를 제공 : 다른 환자에게는 감정이 폭풍처럼 한꺼번에 밀려든다. 그래서 감정을 솔직히 표현할 기회를 마련한다. 단, 말하고 싶지 않은 사람에게는 침묵의 권리도 보장한다. 격렬한 감정을 힘겹게 억누르고 있는 사람에게 무리해서 감정을 표출시켜서는 안 된다.

④ 일어날 수 있는 반응과 증상을 설명 : ASD, PTSD, 다른 불안장애, 우울증 등 다른 환자의 자살 후 발생할 가능성이 높은 증상을 환자에게 알아듣기 쉬운 말로 구체적으로 설명한다. 이런 증상이 보이면 스태프에게 상담할 것을 강조해 일러둔다. **표 23**과 같은 리플릿을 작성해 두고, 이를 바탕으로 설명하는 것도 도움이 될 것이다. 어디까지나 대상자가 알기 쉽게 설명할 필요가 있다.

⑤ 개별적으로 이야기를 원하는 사람에게는 기회를 제공 : 당연히 그룹에서가 아닌 개

별적으로 이야기를 원하는 사람도 있을 수 있기 때문에 이런 사람에 대한 배려도 소홀히 하지 않는다.

⑥ 영향을 크게 받을 가능성이 있는 사람을 특별히 배려 : 정신과 입원 환자는 모두 위험이 크다고 말할 수 있겠지만 그 중에서도 고인과 유대 관계가 깊었던 환자, 지금까지 자살미수를 한 적이 있는 환자, 시체를 발견한 환자, 고인과 처지가 비슷한 환자, 자살에 대해 책임을 느끼는 환자, 다른 환자가 자살한 후 태도가 변한 환자, 여러 문제를 안고 있지만 가족들의 도움이 충분하지 못한 환자는 특히 고위험군으로 다루어야 한다(**표 24**). 위험이 높은 환자는 환자가 스스로 도와달라고 할 때까지 기다릴 것이 아니라 스태프가 적극적으로 도움의 손길을 내밀 필요가 있다.

표 23. 지인의 자살을 경험한 사람에게

유대 관계가 깊었던 사람이 죽는다는 사실은 남은 사람들에게 많은 문제를 불러일으킬 수 있습니다. 병사나 사고사보다도 자살은 훨씬 크게 영향을 미칩니다.

이런 경험을 한 사람 중에는 다음 증상이 나타나기도 합니다. 시간이 흐르면서 서서히 완화되는 것부터 오랜 시간 마음의 상처로 남을 수도 있는 것까지 다양합니다. 때로는 우울증, 불안장애, PTSD(심적 외상 후 스트레스장애)가 발병하여 전문 치료가 필요할 수 있습니다. 다음 증상이 있으면 절대 혼자서 고민하지 말고 ○○○(전화○○○)로 연락 주십시오. 주변 사람들에게 비슷한 증상이 보이면 상담을 하도록 조언해 주십시오.

· 잠을 자지 못한다
· 일단 잠이 들어도 바로 깨어난다
· 무서운 꿈을 꾼다
· 자살한 사람을 가끔 생각한다
· 지인의 자살 장면이 눈앞에 나타난다
· 자살에 대해 자신을 질책한다
· 죽음에 사로잡혀 있다
· 자신도 자살하는 것이 아닐까 하는 불안에 쌓인다
· 심하게 깜짝깜짝 놀란다
· 주변에 베일이 쳐진 듯이 느껴진다
· 의욕이 생기지 않는다
· 일을 건성으로 한다
· 집중이 안 된다

· 사소한 일이 신경쓰인다
· 작은 일에도 결정을 내리지 못한다
· 아무도 만나고 싶지 않다
· 흥미가 안 생긴다
· 불안으로 떤다
· 혼자 있는 것이 무섭다
· 심장이 두근거린다
· 숨이 차다
· 왠지 모르게 계속 몸 상태가 안 좋다
· 안절부절못하다
· 슬픔에 어찌할 바를 모른다
· 눈물이 흘러 넘친다
· 감정이 불안정하다
· 심한 분노가 일어난다

3. 의료 및 간호스태프들의 컨퍼런스

예를 들면 병동에서 환자가 자살하였는데도 이 일을 전혀 언급하지 않고 있으면 스태프(특히 젊은 스태프) 중에는 「어제까지 열심히 치료하고 간호하던 환자가 스스로 목숨을 끊었는데 모두 아무 일도 없었던 것처럼 행동하는 것은 이상하다」고 분노에 가까운 감정을 느끼기도 한다. 혹은 환자가 자살하는 사태가 발생했는데도 이전부터 예정되어 있던 병동의 친목모임을 그대로 개최하는 것에 저항감을 느끼는 스태프도 있다. 따라서 돌이켜 생각하는 회고의 자리를 적절하게 만들 필요가 있다.

① 진행자는 누가 할 것인가 : 컨퍼런스를 냉정하게 진행시킬 수 있는 사람이 진행자 역할을 하는 것이 좋다. 같은 직장에 있는 사람이 진행자 역할을 하기 힘들면 외부에서 적임자를 선출하여 이 역할을 의뢰하는 방법도 있다.

② 죽음을 통해서만 배울 수 있는 것은 무엇인가 : 최선을 다해 치료와 간호를 해 온 환자가 자살하였다는 불운한 사태에서 무엇을 배울 수 있는지, 이것을 앞으로 어떻게 살려가야 하는지 하는 자세로 컨퍼런스를 진행해 간다. 절대로 「나쁜 사람 찾기」「범인 찾기」의 분위기를 만들어서는 안 된다.

③ 자살 발생까지의 상황을 되짚어본다 : 처음에는 어디까지나 사실에 바탕을 두고 경과를 쫓아간다. 처음부터 단순히 인과관계를 파헤쳐서는 안 된다.

④ 반응과 대처를 되짚어본다 : 사실 관계가 어느 정도 검토가 된 상황에서 자살 후의 반응과 실제로 현장에서 실시한 대처 방법을 살펴본다.

⑤ 일어날 수 있는 반응과 증상을 설명한다 : 자살 사태를 경험하였을 때 일어날 수 있

표 24. 타자의 자살에 영향을 받을 가능성이 있는 사람

· 자살자와 유대 관계가 깊었던 사람	· 장례를 치르면서 특히 기력을 상실한 사람
· 정신장애가 있는 사람	· 지인의 자살 후 태도가 변한 사람
· 지금까지 자살을 시도한 적이 있는 사람	· 문제가 많이 있는 사람
· 첫 번째 발견자, 시체를 이송한 사람	· 도움을 충분히 받지 못하는 사람
· 자살자와 처지가 비슷한 사람	· (모르는 관계일지라도 영향을 받는 사람이 있다)
· 자살 발생에 책임을 느끼는 사람	

는 반응과 증상을 설명한다. 젊고 경험이 많지 않은 스태프는 특히 배려가 필요하다. 표 23과 같은 리플릿을 준비해 환자의 자살 후 발생할 가능성이 있는 ASD, PTSD, 다른 불안장애, 우울증, 알코올 남용, 신체의 나쁜 증상들이 나타날 가능성에 대해 설명한다.

⑥ 개별적으로 상담을 원하는 사람에게는 자리를 마련한다 : 다른 스태프 앞에서는 이야기를 할 수 없다는 사람도 있기 때문에 개별적으로 상담할 기회를 가지도록 한다.

⑦ 미래에 대한 제언 : 같은 비극을 반복하지 않기 위해서는 어떻게 대처해야 하는가에 대해 각 스태프들의 의견을 듣는다. 이것을 모임이 끝나기 전에 정리하여 앞으로의 교훈으로 삼는 태도가 바람직하다.

⑧ 모임의 마무리 : 자살한 환자를 추모하기 위해 컨퍼런스가 끝나기 전에 일동 묵례를 올리는 방법도 권장한다.

⑨ 사후 지도 : 모임 중에 침묵으로 일관한 사람, 갑자기 감정이 불안정해진 사람 등은 모임이 끝난 후 개별적으로 만나 이야기를 들을 수 있는 자리를 마련한다. 확실하게 병적 증상이 인정되는 사람들은 그 다음의 적절한 사후 지도 계획도 세운다.

4. 주치의 및 담당 간호사에 대한 대응

심한 충격을 받았다고 생각되는 사람들은 그룹으로 상대하지 말고, 개별적으로 보살피는 것이 원칙이다(다카하시, 2007h). 여기에서는 주치의를 상정하여 설명한다.

① 감독관은 비판과 해석을 자제하고 주치의의 이야기를 잘 듣는다 : 평소에도 증례에 대해 조언을 구할 수 있도록 감독관과의 관계를 미리 형성하여 두는 것이 바람직하다.

② 먼저 충분히 시간을 들여 사실을 있는 그대로 받아들인다 : 자살 발생에 대해 단순히 인과관계를 찾는 데 그치지 않고 처음에는 주로 사실관계에 초점을 맞추어 시간별로 정리한다.

③ 환자의 자살 소식을 들었을 때의 감정, 사고, 반응에 관해 주치의에게 있는 그대로 설명하도록 한다 : 환자 자살에 대해 이야기할 준비가 되어있다고 판단되고 또한 주

치의가 생각할 여유가 있다고 보면 가치판단을 결부시키지 않고 검토해 간다. 치료가 필요할 정도로 중증의 정신 증상이 출현하였는지에 대한 판단도 요구된다.

④ 환자 자살 후 일어날 수 있는 증상을 다룬다 : 주치의도 정신보건 전문가이기 때문에 ASD, PTSD, 다른 불안장애, 우울증, 알코올 남용, 여러 신체증상 등이 없는지 감독관과 함께 검토한다. 환자의 자살에 관해 감독관 자신의 경험을 이야기하는 것도 도움이 된다.

⑤ 구체적으로 치료과정을 되짚어본다 : 치료에서 명백한 실패와 시도하지 않은 다른 선택 상황에 대해 주치의가 냉정하게 말할 수 있으면 이것도 화제로 삼는다. 필요에 따라서는 감독관 자신의 의견을 들려준다.

⑥ 죽음과 자살에 대한 주치의의 생각을 되짚어본다 : 주치의가 지금까지 인생에서 경험한 친한 사람의 죽음, 자살과 죽음에 대한 본인의 생각, 음성 역전이를 회고하는 것을 돕는다. 주치의 자신의 가치관과 도덕관을 충분히 파악하지 못하면 이것을 무의식적으로 환자에게 강요해 환자 자살의 간접적 원인이 될 수도 있기 때문에 감독관은 적절한 단계에서 이 점을 다룬다(Maltsberger, 1986).

⑦ 문제가 재연되었을 때의 대응에 관해 이야기를 나눈다 : 감독이 한 번만으로 충분한지, 앞으로 수차례 계속해야 될지, 혹은 전문 정신과 치료가 필요한지를 감독관은 판단한다. 앞으로 비슷한 문제가 발생하였을 때 어떻게 대응할지도 이야기를 나눈다. 그리고 이번에 이렇게 감독을 요청한 것은 주치의로서 용기 있는 적절한 선택이었다는 사실을 감독관 입장에서 주치의에게 설명한다.

감독을 실시하는 시기와 횟수 등은 상황에 맞추어 결정한다. 환자의 자살 직후 치료자 자신이 혼란스러운 상황에서는 오히려 가족과 지인에게 전면적 수용을 받으면 위기를 넘길 수도 있다. 어느 정도 시간이 흘러 객관적으로 자신의 심정을 표현할 수 있고 또한 말하고 싶은 생각이 든 다음 이런 유형의 감독을 요청해도 결코 늦지 않다. 물론 자살이 발생하고 나서 조언을 구하는 것이 아니라 평소부터 감독관에게 조언을 받는 것이 중요하다는 점을 재차 강조하는 바이다. 하지만 특히 이런 종류의 비극이 일어났을 때는 치료를 담당한 사람 자신도 심리적 도움을 받을 필요가 있다.

Ⅲ. 디브리핑(debriefing, 심리적 경험보고)

앞에서는 자살이 발생하였을 때의 일반적 대응 원칙에 대해 설명하였다. 디브리핑, 즉 psychological debriefing에 대한 오해가 아주 많기 때문에 이 점에 대해서 잠깐 언급하고자 한다.

원래 디브리핑은 군사용어이다. 예를 들면 임무 전에 목적 등을 설명하는 것을 브리핑(briefing), 임무 종료 후 임무 중에 일어난 일과 획득한 교훈 등을 보고하는 것을 디브리핑(debrifing)이라고 한다. 필자는 예전에 방위의과 대학교에서 근무하던 시절, 현직 군인에게 디브리핑에 관해 강의를 한 적이 있다. 그 때 방위대학교를 졸업한 현장의 젊은 지휘관이 「디브리핑이란 AAR(after action review)과 비슷하네요. AAR에 「감정」부분을 덧붙이면 디브리핑이 될 것 같은데요」라고 했던 것을 생생하게 기억하고 있다. AAR은 훈련 종료 후 참가자가 훈련을 반성하고 실시한 대처 방법을 검토하여 실패한 점과 성공한 점에서 앞으로의 교훈을 찾으려고 하는 것이다.

디브리핑은 예를 들면 대재해가 발생한 후 피해자에게 일률적으로 실시하는 것은 오히려 금기이다. 디브리핑은 직무상, 이미 어느 정도 심한 스트레스를 경험한 적이 있는 전문 구급요원을 대상으로 실시하는 기법이라는 점을 잊어서는 안 된다. 전문 구급요원은 소방관, 경찰관, 병사, 의료 관계자 등을 가리킨다. 이들이 긴급 사태를 다시 살펴보는 것은 당연한 일이다.

그룹을 대상으로 디브리핑을 중심으로 하는 CISM(긴급 사태 스트레스 매니지먼트) 기법은 상황에 따라 임기응변으로 응용할 필요가 있다. 디브리핑은 긴급 사태를 경험한 사람들 (특히 전문 구급 요원)이 심적 외상에서 초래될 타격을 최대한 완화시키기 위해서 실시하는 그룹을 대상으로 한 접근 기법이다. 단 이것은 응급처치로 예방법도 아니지만 그렇다고 치료도 아니다.

대상은 같은 긴급 사태를 경험한 비슷한 집단이다. 긴급 사태는 대규모 재해만이 아니라 동료의 돌연사나 자살도 포함된다. 디브리핑 참가자는 10명 전후로 한정시키는 것이 참가자의 반응을 정확하게 파악할 수 있다. **그림 16**에 제시한 것처럼 정신보건 전문가가 중심 debriefer가 되고 또 한 사람의 보좌역의 peer staff도 참여한다.

peer staff란 참가자와 같은 직종에서 지금까지 디브리핑을 진행한 유경험자로서, 심리학이나 정신의학에 조예가 깊은 사람이 이상적이다.

전형적인 디브리핑에서는 **그림 17**에 제시하는 것과 같이 ①도입(introduction), ②사실(fact), ③사고(thought), ④반응(reaction), ⑤증상(symptoms), ⑥교육(education), ⑦재가입(re-entry)의 단계를 거친다. 인지 성향이 강한 단계부터 시작하여 서서히 감정을 중심으로 다루는 단계에 이르고 다시 인지 성향이 우세하는 최종 단계로 진행된다.

① **도입** : 디브리핑의 진행 방법과 목적에 관해 설명한다. 긴급 사태를 경험한 후 복잡한 감정을 솔직하게 말할 기회가 없으면 나중에 여러 심리적 문제가 발생할 가능성이 있다. 따라서 기분을 있는 그대로 감추지 않고 이야기하도록 한다. 물론 말

그림 16. 디브리핑 배치

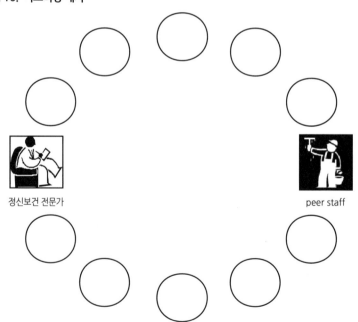

정신보건 전문가

peer staff

을 하고 싶지 않은 사람은 다른 참가자의 이야기만 들어도 괜찮다고 일러둔다. 감
정을 표출하는 것을 절대로 강요해서는 안 된다. 간신히 억누르고 있는 감정을 무
리하게 분출시키는 것은 금기 사항이다. 무슨 이야기를 해도 자유지만 다른 참가
자의 의견을 방해하거나, 이야기 내용을 기록하지 않기로 약속을 한다. 그리고 여
기에서 나눈 이야기 내용은 방을 나가면 다른 사람에게 말하지 않겠다는 점도 약
속을 받는다.

또한 디브리핑은 범인을 찾는 자리가 아니고 어디까지나 같은 비극을 다시 경험
하지 않기 위해 무엇을 할 수 있는지를 논의하는 데 목적이 있다는 것을 강조한
다. 그리고 이 자리에서 나눈 대화 내용은 절대 다른 곳에서 발설하지 않는다는 것
도 서로 약속한다.

② **사실** : 다음은 사실을 확인하는 단계에 들어간다. 이 단계에서는 직접 감정을 건드
리는 일은 많지 않기 때문에 비교적 저항 없이 이야기할 수 있다. 무슨 일이 일어
났는지 충분히 알고 있는 줄 알았는데 의외로 국한된 사실들에 지나지 않는 경우
도 많다. 따라서 먼저 실제로 무슨 일이 일어났는지 정보를 공유한다. 서로 이것저

그림 17. 디브리핑 과정

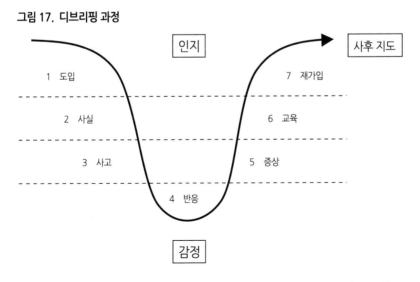

것 알고 있다 하더라도 단편적이거나 유언비어에 가까운 내용도 많다. 일본 사람은 그룹으로 이야기하는 자리에서 솔직하게 자신의 의견을 말하기 꺼려한다고 한다. 하지만 실제로 진행해 보면 예상외로 활발하게 의견들이 나온다.

③ 사고, ④ 반응 : 그 때 자신은 무엇을 생각하고 어떻게 반응하였는지를 살피는 것이 ③사고, ④반응의 단계이다. 일본 사람은 ③과 ④의 과정이 반드시 명확하게 구분되는 것은 아니고 양쪽이 혼재하는 경우도 종종 있다. 이 점은 임기응변으로 대응한다.

⑤ 증상 : 긴급 사태 후 본인에게 일어난 여러 증상에 대해 이야기를 나눈다. 「잠을 못 잔다」, 「식사를 못한다」는 증상부터 급성 스트레스장애의 환각재현으로 보이는 증상까지 나타난다. 이때도 앞에서 제시한 **표 23**의 리플릿을 통해 설명하는 것도 도움이 된다. (환각재현은 flashback으로서 심한 심적 외상을 받았을 경우 나중에 그 기억이 갑자기 매우 선명하게 떠오르거나 같은 꿈을 반복해서 꾸는 현상. 심적 외상 후 스트레스장애(PTSD)와 급성 스트레스장애의 특징적 증상 중 하나이다. – 옮긴이)

어느 심리적 경험보고의 「증상」단계에서 참가자 중 한 명이 동료가 욕실에서 자살한 것을 발견한 후, 그 모습이 지워지지 않고 계속 생각나 목욕을 할 수 없다고 두려움에 떨며 이야기하였다. 그러자 다른 동료도 혼자서 목욕하는 것이 무서워서 대중목욕탕을 이용한 후 귀가한다고 하였다. 대중목욕탕은 사람이 많아 무서움을 조금은 떨쳐버릴 수다는 것이다. 이처럼 긴급 사태를 경험한 후 다양한 증상이 나타나는 것은 본인만이 아니라고 확인하면서 불안감과 긴장도 상당히 완화된다.

참가자들이 반응에 대해 별로 이야기하지 않으면 긴급 사태를 경험하였을 때 발생하는 증상을 debriefer가 설명한다. 이것을 참고로 참가자가 여러 증상을 이야기한다.

⑥ 교육 : 이 단계는 ⑤의 증상 단계와 밀접하게 관련되어 있다. 예를 들면 자살이 우울증과 깊이 관계되어 있다고 판단되면 debriefer이 우울증 증상과 치료법을 교육한다. 관련이 있다고 생각하면 알코올 의존증 문제도 교육하고 질문을 받는다.

일반적으로는 이런 증상은 몇 주 이내에 자연스럽게 소멸되지만 그 이상 계속 되는 경우에는 전문 치료도 필요하다는 점을 구체적으로 설명한다. 물론 너무 강렬한 증상이 이미 나타난 경우에는 적확하게 의료 치료를 받을 수 있도록 조치를 취한다. 또한 자살이 발생한 후 심리적 경험보고를 하는 경우에는 자살예방 교육의 절호의 기회이다. 스트레스 관리법에 대한 원칙도 설명한다.

⑦ 재가입 : 이 단계에서는 참가자에게 질문도 받고 거기에 대답한다. 심리적 경험보고 그 자체는 그룹에 대한 개입이지만 개별 상담을 희망하면 심리적 경험보고 후 자리를 마련한다. 전문상담기관에 대한 정보도 제공한다. 그리고 참가자가 감상을 이야기하고 심리적 경험보고를 마친다. 마지막에 필자는 참가자와 함께 고인에 대한 묵례를 하는 것으로 정해 놓았다. 심리적 경험보고는 보통 한 번할 때 1시간에서 1시간 반 정도로 마친다.

참가자가 거의 의견을 말하려 하지 않거나 혹은 반응에 감정적 혼란이 심한 경우에는 오히려「교육」단계에 역점을 두어 임기응변으로 대응할 필요가 있다. 앞에서 언급한 7단계는 어디까지나 가이드라인이고 이것을 완강히 지키려고 하는 것도 문제가 된다.

또한 필자도 심리적 경험보고에 관해 비판이 많다는 사실을 잘 알고 있다. 즉, 긴급 사태를 경험한 바로 다음 그에 대한 감정을 설명하는 것이 오히려 마음의 상처를 깊게 만든다고 한다. 심리적 경험보고를 실시한 후에도 우울증과 PTSD의 발생률을 낮추지 못한다는 지적도 있다.

디브리핑, 즉 심리적 경험보고는 만능통치약이 아니다. 그러나 그 효용과 한계를 제대로 이해하고 이용하면 그룹을 대상으로 충분히 효과를 볼 수 있는 개입 기법으로 활용 가능하다. 특히 긴급 요원을 대상으로 하는 경우에는 디브리핑도 활용하면 좋을 것 같다. 상황에 따라 그룹 관리에 역점을 둘 것인지, 개인 관리를 중심으로 할 것인지의 판단도 중요하다. 그러나 심리적 경험보고는 어디까지나 응급처치이고, 정신과 치료의 주류가 아니라는 사실을 염두에 두어야 한다. 아울러 위험도가 높은 사람을 발견하고, 이에 적절한 치료를 도입하는 것도 심리적 경험보고의 목적이다. 게다가 긴급 사태에 직면하였을 때 스트레스에 어떻게 대처할 것인지 하는 교육의 자리로서 더 없이 좋은 기회일 수도 있다.

Mitchell들은 디브리핑(심리적 경험보고)이 실패로 끝나는 상황을 다음과 같이 정리한다(Mitchell et al., 2001).

· 법칙을 너무 완강하게 지켜 유연성이 떨어진다.
· 모든 일에 디브리핑을 적용한다.
· 심리적 구조를 활용하지 않는다.
· 역전이 처리에 실패한다.
· 기본 원칙을 지키지 않는다.
  * 충분히 훈련받지 않은 멤버가 디브리핑을 진행한다.
  * 팀에 정신보건 전문가를 포함시키지 않는다.
  * peer staff을 충분히 활용하지 않는다.
  * 디브리핑 준비가 충분하지 않다.
  * 실시 전에 방침을 검토하는 미팅을 하지 않는다.
  * 디브리핑 과정을 따르지 않거나 대폭적으로 변경한다.
  * 아주 친한 사람에 대해 디브리핑을 실시한다.
  * 긴급 사태에 직접 관여한 사람이 디브리핑을 실시한다.
  * 개인적 문제를 안고 있는 사람이 디브리핑을 실시한다.
  * 디브리핑 중에 본인의 감정을 말하는 사람을 방해한다.
  * 처음 설명이 불충분하다.
  * 교육과 정리에 관한 해설이 부족하다.
  * 비밀을 지킨다는 약속을 깬다.
  * 사후 지도가 미비하다.
  * debriefer가 디브리핑의 한계를 제대로 이해하지 못하고 있다. 만능감에 넘쳐 있다.
  * 디브리핑을 과소 혹은 과잉으로 사용한다.
  * 디브리핑 후 미팅을 하지 않는다. 디브리핑 후 필요한 사후 지도를 하지 않는다.

긴급 사태를 경험한 사람에 대한 개입은 그룹 개입에 관한 경험이 부족하고 관리에 자신이 없는 경우에는 개인 관리로 하는 것이 원칙이다. 남은 사람들이 중도의 영향을 받은 경우에도 개별 관리를 원칙으로 생각해야 할 것이다.

디브리핑을 포함하여 사후 대응은 어디까지나 긴급 사태에 대한 응급처치로 전문적, 집중적 치료의 주류는 아니다. 사후 대응에서는 긴급 사태를 경험한 후 급성 반응에 대해 교육하는 기회이고 어느 정도 정상 반응에 관해 적절한 대처법을 건강한 사람에게 가르쳐 줄 수 있다.

그리고 가장 중요한 점은 사후 대응 과정을 통해 고위험군을 발견하여 적절한 사후 지도로 연결시키는 것이다. 사후 지도가 원만히 이루어지지 않으면 사후 대응은 불완전하다. 사후 지도가 없는 사후 대응은 사후 대응이라고 할 수 없다.

사후 지도에는 여러 단계가 있다. 예를 들면 사후 대응 중 동요를 보이지만 어느 정도 정상적 범위 내에서의 반응이고 가끔 연락을 하여 그 후의 과정을 듣는 것만으로도 충분한 경우가 있다. 남은 사람이 아주 심한 중증의 정신 증상을 보여 바로 정신과 의료기관에 소개해야 될 정도로 긴박한 경우도 있다.

특정 개인에 대한 면담과 그룹 작업이 종료한 단계에서 직장 관계자에게 왜 자살이 일어났는지에 대해 고인의 사생활을 침해하지 않는 범위 내에서 정신의학 입장에서 설명한다.

전문적 지식이 없는 일반인은 때때로 소문이나 억측을 기반으로 자살이 일어난 원인을 잘못 해석하는 경우가 있다. 유언비어를 그대로 믿어버리는 일조차 흔히 볼 수 있다. 「빛이 있었다고 하는데 어느 정도의 빛이면 사람이 스스로 목숨을 끊는 것일까」라든가 「상사가 너무 엄하게 지도하였다. 살해당한 거나 마찬가지다」고 믿는 경우가 있다. 그러나 실제로는 자살이 일어난 배경에는 가끔 명확한 정신장애를 놓치기도 한다. 그래서 전문가 입장에서 왜 자살이 발생하였는지 정확하게 설명하는 일은 유언비어와 직장에서의 사기 저하를 막는 데 도움이 된다.

혹시 우울증과 알코올 의존증 등이 밀접하게 연계되어 자살이 일어났다고 생각되면 정신보건 전문가 입장에서 관련된 정신장애의 특징과 치료법도 설명한다.

또한 자살 예방 전반에 대해서도 교육할 수 있는 더할 나위 없이 좋은 기회이기도

하다. 아무런 긴급 사태도 발생하지 않았을 때는 자살 예방 교육을 실시하여도 전혀 내 일 같지가 않아서 그렇게 열심히 귀를 기울이지 않는다. 그런데 동료가 자살한 직후는 자신을 돌아보고 자살 예방에 관한 정보를 진지하게 얻으려고 한다. 바로 동기 부여가 가장 높을 때이다.

필요에 응해 사후 대응을 요청해 온 현장의 책임자에게 앞으로의 자살 예방에 도움이 될 만한 보고서와 조언을 제출하기도 한다.

IV. 사후 대응(postvention) 사례

다음은 남은 사람의 보살핌에 대한 실례를 살펴본다.

【증례 20】   52세, 여성, 남편을 잃은 사람의 심리요법

이 여성은 자살로부터 15년이 지난 뒤 처음으로 정신과 진료를 받았다. 이렇게 긴 세월이 흘렀는데도 여전히 마음의 정리가 되지 않았다는 의미에서는 전형적인 예라고 할 수 있다.

초진 : 남편이 자기 목숨을 끊은 지 15년이 지났지만 지금도 그 죽음을 온전히 받아들이지 못한다고 한다. 단단히 결심을 하고 외래 진료를 받았을 것이라고 생각된다. 초진 때는 거의 이야기도 할 수 없었고 간신히 눈물을 참는 모습이 인상적이었다.

하나둘 단편적으로 이야기를 끄집어내어 전체 내용은 좀처럼 파악되지 않았다. 그러나 지금도 너무나 괴로워한다는 사실만은 가슴 절절히 전해졌다. 그리고 눈 깜빡할 사이에 1시간이 흘렀다. 그 때 주치의는 이렇게 말하였다.

「오늘 모든 이야기를 할 필요는 없습니다. 당신이 15년 동안 괴로워한 일을 단 한 번으로 제가 이해한다는 것은 불가능합니다. 앞으로 천천히 이야기를 듣기로 해요. 오늘은 잘 오셨습니다. 앞으로 정기적으로 병원에 오시는 데는 괜찮으시겠습니까?」

주치의의 제안에 동의하고 일주일에 한 번, 외래 진료를 받기로 하였다. 이렇게 치료가 시작되었다. 치료가 계속되면서 서서히 긴장감이 풀리고 이제까지의 15년을 되돌아보게 되었다.

지금까지의 인생 : 몇 번 면담을 거치면서 주치의도 환자가 걸어온 삶이 조금씩 파악되었다.

소녀 시대는 화가가 꿈이었다. 그렇게 염원하던 미대에 합격은 하였지만 주변 학생들의 재능에 눌려 자신감을 잃고 말았다. 그때까지는 붓을 쥐는 것만으로도 마음이 벅찼는데 일시적으로 그림에 대한 흥미를 완전히 상실할 정도였다.

졸업 후, 부모의 권유로 중매결혼을 하였다. 상대는 8살 위의 회사원이었다. 결혼하고 바로 남편이 미국 주재원으로 발령을 받아 가족 모두 미국으로 건너갔다. 수년 후에는 유럽 지점으로 옮겼다.

해외에서의 생활은 젊었던 이 여성에게 보는 것도 듣는 것도 모두 새롭고 즐거운 경험이었다. 자식도 1남 1녀로 축복받았다. 이 무렵은 예전에 화가 지망생이었던 것은 깨끗이 잊고 한 남자의 아내로서 아이들의 어머니로서 생활에 만족하고 있었다. 외국에서의 생활은 일도 가정생활도 충실해서 젊은 부부에게는 아주 쾌적한 시간이었다.

미국과 유럽에서 근무를 마치고 일본에 귀국하였다. 장남이 초등학교에 들어갈 연령이어서 귀국하는 데 적당한 시기이기도 하였다.

남편의 슬럼프 : 가족을 소중히 여기고 성실한 남편이었다. 본사에 돌아와서 그동안의 노력을 인정받아 승진도 하여 열심히 일에 매진하였다. 아이들이 다 크면 다시 해외 근무를 하고 싶다는 것이 부부의 희망 사항이었다.

그러나 동료들에 비해 해외 근무가 길었기 때문에 본사에 돌아와서도 좀처럼 일본 국내 환경에 적응을 하지 못하였다. 회사일과 개인 생활의 시간이 분명하게 구분되던 미국과 유럽에서의 생활에 비하면 언제까지나 일의 연장처럼 이어지는 생활은 부담이 커지게 되었다.

그리고 업적을 인정받아 승진을 한 적도 있어서 남편도 상당히 무리를 해 가며 일을 하게 되었다.

귀국하여 반년이 지난 후 결국 남편은 정신적으로 한계에 이르게 되었다. 살이 빠져 몸이 홀쭉해지고 밤에는 잠을 자지 못하였다. 처음에는 뭔가 큰 병에라도 걸린 줄 알고 여기저기 병원에서 내과 진료를 받았는데 분명한 원인을 찾지 못하였다.

결국 내과에서 정신과를 소개받고 우울증이라는 진단을 받았다. 이때는 일도 전혀 손에 잡히지 않고 외국에서의 발랄하던 모습은 온데간데없었다.

정신과 병동에 입원한 후 한 번은 회복을 하여 직장에도 복귀를 하였다. 그러나 필사의 각오로 직장에 복귀한 남편은 다시 이를 악물고 외곬으로 일만 하는 생활로 돌아와 정신과 진료도 약 복용도 스스로 끊어버렸다.

「지금까지의 공백 기간을 메우려면 죽을 힘을 다해 일하는 수밖에 없다, 우울증이라고 말할 처지가 아니다」는 것이 남편의 주장이었다. 그러다 3개월 후 다시 입원을 하는 상황이 되었다.

당시에는 아직 아이들도 어리고 애들을 키우며 남편 간병을 혼자서 해야 하였다. 그러나 다행히 친정이 가까이에 있어 모두가 도와주었다.

다시 입원한 남편은 서서히 회복이 되었다. 이제 슬슬 퇴원 이야기도 나오고 주말에는 집으로 외박 허가도 받았다. 마침 딸아이의 생일에 남편은 외박을 나왔다.

「이제 퇴원해도 되지 않겠냐는 이야기도 있는데 일을 할 수 있을까. 앞전에도 회사에 복귀하였다가 또 병원에 입원하게 돼서…」는 이야기를 살짝 비치기는 하였지만 평소에도 약한 모습을 보이지 않는 남편이었다. 오히려 가족이 모두 모여 딸아이의 생일을 기뻐하고 축하해 주었다.

남편의 죽음 : 퇴원 이야기가 오고갈 무렵 주말에는 언제나 집으로 외

박을 나왔다. 그리고 일요일 저녁 남편은 병원으로 돌아갔다. 병원까지 같이 갈 생각이었는데 「다 큰 어른이니까 혼자 갈 수 있어」라고 남편은 웃으면서 집을 나섰다.

병원에 도착할 시간이 훨씬 지났는데도 남편이 돌아오지 않는다는 연락을 받았다. 문득 불길한 예감이 머릿속을 스쳤지만 마음을 굳게 먹고 이런 생각을 지웠다. 그러나 그 직후 경찰이 연락을 해 와 남편이 전차에 뛰어들어 사망하였다는 소식을 전해주었다.

당시, 아들은 9살, 딸은 4살이었다. 그 후 아이들을 키울 사람은 자신밖에 없다면서 몸이 부서지도록 일을 하였다. 친정이 가까워서 환자가 일하는 동안에는 부모님이 아이들을 돌봐줘서 많은 도움이 되었다.

그리고 아이들에게는 아버지가 자살하였다는 사실을 꼭꼭 숨기고, 남편 일은 절대 화제로 삼지 않게 되었다.

시댁과의 관계 : 남편이 자살한 후 실은 시아버지와 남편의 형님이 자살한 사실을 알았다. 이것을 미리 알았더라면 남편에 대해 좀 더 신경을 써서 지켜봤을 텐데 하는 아쉬움이 남았다.

남편이 자살한 것에 대해 계속 자신을 질책해왔다. 남편 형제와 시어머니로부터 「네가 제대로 하지 못해서 자살했다」고 심하게 비난을 받았다. 그렇지 않아도 자신을 책망하며 죄책감에 싸여 있는데 친척들의 말이 얼마나 비수가 되었겠는가. 그리고 그 후 시댁과는 거의 연락을 하지 않고 지냈다.

아이들의 자립, 정신과 진료 : 그 후 여자 혼자 몸으로 아이들을 키웠다. 그리고 아들은 아버지와 같이 회사원이 되어 현재는 해외 근무를 하고 있다. 딸은 얼마 전에 약사가 되겠다고 지방 대학에 입학하여 혼자 생활을 시작하였다.

남편이 자살한 지 15년이 지났지만 아무래도 마음의 정리가 안 되어 정신과 진료를 받기로 하였다.

남편 사후, 한때 불안장애와 우울증 증상을 보인 시기도 있었던 것 같다. 갑자기 심한 불안에 휩싸여 동계와 과호흡 같은 증상도 여러 번 있었다고 한다. 또 식욕이 떨어져 몇 개월 사이 5킬로그램이나 체중이 빠졌다. 남편이 자살한 것에 대해 자신을 심하게 비난해 왔다. 그러나 전문 치료도 받지 않으면서 여태까지 이런 증상을 이겨내고 있었다.

그녀는 혼자서 오로지 어린 아이들을 키우는 일만 생각하며 살아왔다. 그런 속에서 친정이 가깝고 부모와 형제들이 아낌없이 도움을 주어 큰 힘이 되었다고 한다.

남편의 사후 15년이나 지난 이 시점에서 당장 약물요법이 필요하다기보다는 오히려 마음의 정리가 안 된 문제를 차분히 경청하는 것이 환자를 치료하는 일이라고 주치의는 판단하였다. 그리고 그녀가 지금까지 아무에게도 털어놓지 못한 복잡한 감정이나 의문을 받아들이는 데 전념하였다. 주치의는 복잡한 감정은 오히려 자연스러운 반응이라고 보고 이를 인정하고 솔직하게 표현할 기회를 제공하려고 하였다.

수차례 면담을 거치면서 그녀의 복잡한 감정 중 몇 가지는 조금씩 정리되어 갔다. 자살 직후도 그랬지만 지금까지도 자신을 용서하지 못하고 있었다. 다음과 같이 자책감을 표현하였다. 「남편이 자살한 것은 고민을 받아주지 못한 제 탓이에요」「아이들 키우는 데만 신경 쓰고 남편은 본인 스스로 회복할 수 있을 거라고 믿고 있었어요」「자살한 마지막 날도 혼자서 병원에 가라고 하는 게 아닌데, 제가 같이 갔으면 자살은 하지 않았을 텐데」라고 하였다.

또 자책감과 함께 「왜 어린 자식들이 있는데 혼자서 떠나버렸을까」하는 남편을 원망하는 감정도 실제 생활에서 자각하고 있었다. 결국에는 「죽은 사람한테 이런 기분이 드는 자신은 매정한 인간이에요. 그래서 그 사람을 죽음으로 내몰았는지도 모르겠어요」하고 새로운 자책감을 유발하기도 하였다.

자살이 일어난 직후 남편 주치의의 반응에 화가 나서 소송을 일으킬 생각도 하였다고 한다. 남편의 자살을 마치 남의 일처럼 「사실 우울증으로 자살하는 사람은 많아서요」라고 이야기할 때의 주치의의 표정은 지금도 잊히지 않는다고 한다. 실제로 아는 변호사에게도 상담하였지만 승소할 가능성은 없다고 하여 소송은 그만두었다. 그러나 「병원에 책임은 없었는지」하는 생각은 지금도 가지고 있고 병원 측 대응에 불신감은 완전히 불식되지 않았다.

또한 남편 친척들에 대한 불신감도 강해서
「시아버지와 형님이 자살한 사실을 미리 알려줬더라면 남편을 훨씬 주의해서 살폈을 텐데…」「남편의 죽음 후 죽을 둥 살 둥 일하면서 어린 아이 둘을 키우는데 도와주지는 못할망정 재 뿌리는 말만 들었다」고도 하였다.

남편을 지금도 온전히 잊지 못하고 거리에서 비슷한 연령이나 용모가 닮은 사람을 보면 남편이 아닐까 하는 생각이 들어 자신도 모르게 여전히 쳐다보게 된다고 하였다.

시체를 인수하러 갔을 때 남편 지갑에서 영화표 반쪽이 나왔다. 그 영화관은 남편이랑 같이 약혼 시절에 자주 갔던 곳이었다. 마지막 행동을 이행하기 전, 남편이 여기서 시간을 보냈을 것이라고 생각하자 가슴이 저미어 지금도 그 영화표 절반을 버리지 못하고 있다고 한다. 그리고 실제로 지갑에서 영화표 반쪽을 꺼내 주치의에게 보여주었다.

어떻게든 남편을 잊고 새로운 생활을 시작하려고 하였지만 여전히 기념일이 다가오면 슬픔과 불안이 새롭게 엄습해 온다고도 하였다. 특히 남편의 제삿날, 결혼기념일, 딸의 생일(가족이 마지막 다 함께 모였던 날) 등이다.

요즘 들어 겨우 극복하였다고 생각은 되는데 남편 사망 후 얼마 동안은 아주 일반적인 세상의 즐거움도 본인은 즐겨서는 안 된다며 몰아붙였다고 한다. 미술관이나 영화관조차도 용서받을 수 없다고 생각하였다.

지금은 슬슬 아버지의 자살에 관해 아이들에게 사실을 밝혀야겠다는 생각이 들기 시작하였다. 아들은 회사원으로 이미 혼자서 해외 근무를 하고 있었다. 아들은 아버지와 같은 경험을 하지 않기를 바랐다. 딸은 대학에 입학하여 약학을 공부하고 있다. 연구원이 될지, 약사가 될지 아직 정하지 않았지만 의료 관련 일을 하게 되면 언젠가는 타자의 죽음을 다루게 될 것이다. 그래서 아버지의 죽음에 관해 이제 아이들에게 진실을 알려줄 때라는 생각을 하고 있었다.

또 남편만이 아니라 시아버지, 남편의 형도 스스로 목숨을 끊은 것을 생각하면 우울증 유전도 걱정이 되었다. 이런 사실도 아이들이 알아야 할 것 같고, 아버지처럼 때를 놓치지 않기를 바라는 마음이 있었다. 남편과의 사별뿐 아니라「자신의 인생은 도대체 뭐였는가」하는 생각도 많았다. 남편이 젊어서 죽고 온 힘을 다해 아이들을 키웠다. 아이들도 자신이 열심히 지켜온 가정에서 독립하여 이제 그녀에게는「빈집(둥지)」라고도 할 수 있었다. 언젠가는 새끼도 집을 떠나야 한다. 소중히 지켜왔던 둥지가 텅 비게 된 상황이었다.

남편과 산 세월과 그 후의 시간이 각각 15년으로 같았다. 만약 남편이 살아있었다면 60세로 이제 곧 정년이 될 나이였다. 예정대로라면 별다른 고생 없이 같이 노후를 보냈을 텐데 애써 키워온 아이들도 자립하고 지금부터 노후를 어떻게 혼자서 살아갈 것인가, 지금까지 자신의 인생은 뭐였는가 하는 생각으로 가득 찼다.

이처럼 병사, 사고사보다도 자살이 초래하는 심리적 반응은 복잡한 면이 있다. 그녀는 현명하게「남편은 이제 잊자」,「빨리 일어서지 않으면」하는 생각은 하였다. 그러나 관계가 친밀할수록 유족들의 감정도 강렬하다. 슬픔을 극복하려고 하지 말고 슬픔을 계속 느끼는 것이 고인에 대한 공양이라고 생각하면 어떤지 하고 주치의는 제안하였다.

이렇게 하여 1년 반 정도 매주 한 번, 한 시간씩 이야기를 차분히 들었다. 물론 남편에 대한 마음은 변함이 없는데 조금씩 기분이 정리되어 갔다. 그녀는 결혼하면서 덮어두었던 기분을 다시 살려 「한 번 그림을 그려보자」는 마음을 먹었다.

「옛날처럼 화가로서 성공하고 싶다 뭐 그런 생각은 없어요. 어린 시절 붓을 잡는 것만으로 아주 즐거웠던 기억을 떠올렸어요. 누구를 위해서가 아닌 자신을 위해 좋아하는 그림을 그려보고 싶어요.」

자기표현의 수단을 가진 사람이 사별의 충격에서 빨리 벗어난다는 인상이 있다. 고인에 대해 수기 정리, 그림 그리기, 악기 연주 등을 통해 사별의 아픔에서 회복한 사람들을 필자는 여러 명 본 적이 있다.

사후 15년이 지나도 이 여성처럼 남편을 그리워하며 힘들어하는 사람도 있다. 좀 더 빨리 정신과 진료를 받았으면 좋았겠지만, 누군가에게 본심을 털어놓기까지는 이렇게 시간이 필요하였는지도 모르겠다. 어느 정도 마음의 정리가 되었다고 실감한 단계에서 환자가 심리요법을 마치겠다는 제안이 있었다. 남편의 자살을 완전히 극복한 것은 아닐지라도 어느 정도 자기 자신을 조절할 수 있다고 주치의도 판단하였기 때문에 그녀의 제안에 동의하였다. 단, 다시 불안감이 유발되거나 고민이 깊어지면 언제라도 연락을 줄 것을 약속하였다.

앞으로는 생활비도 혼자 먹고 살 만큼만 있으면 되기 때문에 그림 교실을 열어 아이들에게 그림을 가르치고 본인도 즐기면시 그림을 그릴 것이라고 하였다. 자신과 비슷한 아픔을 경험한 사람들에게 뭔가 도움이 되는 '스스로를 돕는 집단(Self Help Groups)' 참가도 마음에 두고 있었다.

【증례 21】　　**남학생의 자살 후에 실시한 사후 대응의 한 예**

어느 대학의 교육학부에서 21세의 남학생이 자살하였다. 그 다음 대응에 관해 조언을 구한 예이다.

이 학생은 특수교육전공으로 같은 과 학생은 약 30명이었다. 입학 당시에는 스포츠동아리에서 활발하게 활동하였는데 2학년 여름 방학이 끝날 무렵부터 학교에 잘 나오지 않고 집에서 독서를 하는 일이 많아졌다. 3학년이 되면서 집에 틀어박혀 나오지 않는 날이 눈에 띄게 늘었다.

몇 번인가 본인 스스로 학생 상담실을 찾기도 하였지만 정기적으로 상담을 받으러 가지는 않다. 학생 상담실에서는 적극적으로 정신과 치료가 필요한 상태라고는 판단하지 않고 카운슬링이 중심을 이루었다. 특수교육이 전공인데 이것이 자신의 적성과 맞는지 상담하러 왔다고 한다. 4학년이 되었는데 필요한 학점도 따지 못하였고 진로를 바꿔 취직을 하려면 취직활동을 해야 된다는 것이 주된 상담 내용이었다.

일주일 정도 학교에 나오지 않아 같은 학년 친구가 집에 가 봤더니 보이지 않았다. 그리고 며칠 후 이전에 자주 하이킹을 갔던 근처 산 속에서 목을 매어 죽어 있는 것을 등산객이 발견하였다.

이다음 대응에 관해 필자는 학생 상담실로부터 조언을 의뢰받았다. 이 대학에서는 2~3년에 한 번 꼴로 학생 자살이 있었지만 이 1년 동안에 3건의 자살이 일어났다. 이들 모두는 학부가 달랐고, 개인적인 관련 없이 우연히 이 기간에 동시 다발로 자살이 발생하였다고 보고 있었다.

먼저 학장으로부터 학생이 자살한 사태를 공표하는 문제에 대해 질문이 있었다. 이것은 어디까지나 조언에 불과하며, 최종적으로는 대학이 그 상황을 독자적으로 판단해야 한다는 것을 말씀 드린 후 다음과 같이 답하였다.

「아무리 자살을 숨기려고 하여도 소문이나 억측으로 순식간에 퍼지게 됩니다. 학장님이 전교생에게 이 사실을 알려야한다고 판단하면 다음 사항에 대하여 주의하시길 바랍니다」라고 덧붙였다.

· 자살이 발생한 사실에 애도의 뜻을 표한다.
· 사실을 있는 그대로 담담하게 전한다. 자살을 비하하는 내용이나 반대로 개인의 생전의 장점을 미화시켜 지나치게 강조하는 표현은 삼간다.
· 비슷한 문제가 있을 때 어디에 가면 도움을 받을 수 있는지 구체적으로 상담기관과 그 전화번호를 기재한다.
· 게시만 할 것이 아니라 각각의 학급 담임이 이 사건을 다루어 학생들의 반응을 살핀다.

현장 책임자에 대한 취지 설명 : 학부장이 이 사건을 몹시 심각하게 받아들여 학생 상담실의 임상심리사에게 먼저 상담을 하였다. 이 임상심리사가 필자에게 조언을 의뢰해 왔다. 이런 경위가 있어서 학부장은 아주 협조적이었다.

사후 예방에 대한 설명 : 교육학부의 특수교육을 전공하는 학생은 비교적 소수인 약 30명으로 이 학생들을 사후 대응의 대상으로 삼았다. 자살이 일어난 지 2주일이 지났다. 학생들 대부분이 교사를 목표로 하고 있었기 때문에 앞으로 교육 현장에 섰을 때 비슷한 문제가 일어나면 어떻게 대응해야 하는가를 배우는 기회로 삼기를 바란다고 강조하였다.

「○○군의 죽음을 안타까워하면서 ○○군의 죽음으로부터 무엇을 배울 수 있는지를 생각해 봅시다」고 제시하였다.

개별적 관리 : 미리 이번 자살로 심각한 타격을 받았을 것이라고 예측되는 다음과 같은 사람들에 대해서는 개별 면담을 하기로 하였다.

· 자살이 일어나기 반년 전까지 사귀던 여학생
· 고등학교 동창으로 동아리활동도 같았던 학생
· 학급 담임 교사

모두 제각각 자책감에 시달리는 증상이 있었다. 즉 「왜, 자살을 막지 못했을까」 「자살을 막지 못한 것은 내 탓이다」는 생각들이 강하였다. 같은 고향 친구와 학급 담임은 긴급 사태를 경험한 후 나타나는 비교적 자연스러운 반응을 보였다. 처음 1주일 정도는 고인을 가끔 떠올리고, 식욕이 없고, 잠을 푹 자지 못하는 자각증상도 있었지만 최근에는 이런 증상도 서서히 완화되었다고 한다. 이 두 사람에게는 이대로 경과관찰을 하면 되겠다고 판단하였다.

그러나 최근까지 사귄 여학생은 타격이 컸다. 고인이 생전에 내뱉은 한마디 한마디가 자살에 대한 신호였다는 생각이 들어 그것을 알아채지 못한 자신을 질책하였다. 여학생 쪽에서 헤어지자고 한 것은 아니지만 자신이 돌보지 않아 죽음을 선택하였다고 굳게 믿었다. 목을 맨 현장에 가끔 꽃을 들고 찾아가거나 고인을 떠올리며 자신은 살 자격이 없다고 몰아쳤다. 2주 정도 잠도 자지 않았다. 식사도 못한다고 해서 체중을 재보니 7킬로그램이나 빠졌다. 피곤해서 자고 싶어도 가만히 누워있을 수가 없고, 눈을 감으면 죽은 친구의 모습이 생생히 떠올라 두려운 생각에 떨었다. 「그 사람을 한번만이라도 보고 싶은데 막상 눈앞에 모습이 나타나는 것은 무서우니 말이 안 되지요. 내가 이런 매몰찬 사람이라서 ○○군은 자살한 거예요. 나 같은 것은 살 자격이 없어요」라고 하였다.

슬픈데 눈물도 안 나오고 감정도 메말라 버렸다고 가냘픈 목소리로 말하였다. 자살이 일어난 후부터 음주 양도 늘고 전날 밤에는 손목을 나이프로 그었다고도 한다. 이 여학생 자신도 치료가 필요하다고 판단해 고향 부모님께 연락을 하였다. 부모에게 현재의 상황을 자세히 설명을 드린 다음 본인과 부모님에게 전문 치료가 필요하다는 점을 몇 번이고 끈기 있게 설명하였다. 그리고 고향으로 돌아가 그곳의 의료기관에서 진료를 받도록 조치를 취하였다.

이 여학생 같은 경우는 그룹 관리에 참가시키면 오히려 증상을 악화시킬 수 있으므로 세심한 주의가 필요하다. 그룹으로 다루는 데는 적응과 금기가 있다. 이 한계를 충분히 이해한 다음 실시하지 않으면 오히려 해롭기도 하다. 자살이 발생한 사실에 지나치게 강렬한 반응을 보이는 사람은 그룹으로 관리하기보다 개별 관리가 적절하다.

그룹 관리 : 1회 그룹 관리에 참가하는 인원은 약 10명으로 하고 3회 실시하였다. 신체적 질병 때문에 입원 중인 학생 1명을 제외하고 전원 참석하였다. 어디까지나 참가는 개인 의사를 존중하였는데 모두 참가하였다(입원 중인 학생은 신체적 질병을 앓고 있다는 의미에서 위험이 높다고 판단되었기 때문에 나중에 학생 상담실의 임상심리사가 개별적으로 만나 이번 그룹 관리 건에 관해 설명하였다).

평소와 마찬가지로 그룹 관리에 관한 약속 사항부터 시작하였다. 이런 유형의 그룹워크에서 일본 사람은 보통 남들 앞에서 말을 잘 못한다고 알려져 있는데 필자의 경험에서 보면 그렇지만도 않다. 다소 어색한 침묵이 잠깐 흐르는 경우는 있어도 역시 친한 사람이 자살하였다는 사실 앞에서 「뭔가 이야기를 하고 싶다」「모두와 마음을 열고 생각을 나누고 싶다」는 기분이 강하다.

「사실 단계」에서 학생이 이야기한 내용은 다음과 같다.

· 원래 건강했는데 2학년 가을 무렵부터 사람이 변한 것 같았다. 학교를 자주 결석하고 얼굴을 봐도 인사도 하지 않았다.
· 난해한 철학 책을 읽으면서 「이해가 안 된다. 나는 바보다」고 자주 불평하였다. 「나도 잘 몰라」라고 하면 「위로해 주려는 말은 하지 마」 하며 불쾌감을 드러냈다.
· 「뭐 때문에 사는 걸까」「살 자격이 없다」는 말을 몇 번인가 들은 적이 있다.
· 방에 술병이 굴러다녔다. 술이 맛있는 것이 아니라 술 힘을 빌려 잤

다. 최근에는 식사도 제대로 하지 않는 것 같았다. 걱정이 되어 도시락을 사다 주었는데 「고마워」라고 들릴락 말락 한마디 할 뿐이었다. 다음날 다시 가보니 도시락은 손도 대지 않은 채 그대로 있었다.

· 「지금까지의 인생은 실패만 가득하고 앞으로의 삶에는 희망이 없다」는 말을 들은 학생도 있었다.

「사고 단계」「반응 단계」에서도 많은 이야기가 오고 갔다. 「설마」「믿지 못하겠다」「지금 생각하면 자살 신호는 있었다. 막지 못한 것은 내 책임이다」「불안해 견딜 수 없다」「자살을 하다니 비겁하다」「편한 길을 선택한 것에 분노가 치민다」「이것밖에 방법이 없었는가 하고 묘하게 납득하는 부분도 있다」「어차피 죽고 싶다는 사람은 말릴 수 없다」등등 학생들은 감정이 복잡하고 다양하였다.

냉정하게 생각해 보면 죽은 학생에게 어떤 심리적 문제가 있었다는 현실을 이성적으로 이해는 되지만, 지금의 자신에게 투영되어 생각하게 된다는 학생도 적지 않았다.

「졸업 후 선생님이 되는 게 꿈이었는데 정말로 그래도 되는지 요즘 자주 생각해요. 달리 나만 할 수 있는 일이 있지는 않을까 망설여집니다. ○○군이 고민한 일들에 묘하게 설득력이 느껴져요」

「아무리 노력을 해도 우리들은 사회 속의 일원에 지나지 않는다. 오래 살아봐야 고작 백 살 정도다. ○○군은 이것을 내다본 건지…」

이렇게 되면 고인이 안고 있던 병적 부분을 제쳐두고 젊은 사람의 경우는 자신의 문제를 고인에게 과도하게 동일시하는 경우가 있다. 그래도 건강한 학생들이기 때문에 이야기를 계속 하다 보니 다음과 같은 발언도 나왔다.

「하지만, ○○군이라고 해서 죽고 싶어서 죽은 것은 아닐거야. 틀림없이 마지막 순간까지 살고 싶었을 거야. 본인의 인생은 다른 누가 대신 살아줄 수 있는 것도 아니고 어두운 미래도 밝은 미래도 지금부터 어떻게 하느냐에 달려 있잖아」

「○○군이 하고 싶어 한 뭔가를 이어가는 것이 우리들이 해야 할 몫이 아닐까」

이런 발언이 의미를 갖는 것은 같은 입장의 젊은 사람들끼리 대화하기 때문에 가능하다. 결코 윗사람의 발언에 젊은이들은 귀를 기울이려고 하지 않는다.

「증상 단계」에서는 고인을 종종 떠올린다, 감정이 불안정해졌다, 불안감, 안절부절, 학업에 집중할 수 없다, 불면 등의 증상이 있었다. 또한 「그럴 리 없다고 알고는 있지만 혼자 있으면 자신도 어떻게 되어 버릴 것 같아 친구와 같이 있는 시간이 많아졌다」고 하는 학생도 있었는데 다른 학생들도 상당히 동감하였다. 다행히 개별 관리에서 문제가 된 여학생처럼 중증의 증상을 보이는 학생은 없었다.

「교육 단계」에서는 역시 동급생의 자살이라는 긴급 사태를 경험한 후 **출현 가능성이 있는 증상**과 **치료가 필요한 증상**에 관해 먼저 설명하였다. 이 중에는 이미 「증상 단계」에서 참가자가 이야기한 내용도 많이 포함된다. 2~3주 이내에 안정을 찾은 증상이라면 건강한 사람이 이상한 경험을 하였을 때 나타나는 당연한 반응이라고 볼 수 있다. 걱정이 있으면 언제든지 학생 상담실에 찾아오고 당분간은 24시간 연락할 수 있는 연락처도 학생들에게 알려주었다. 증상이 오래 끌게 되고, 우울증, 불안장애, ASD, PTSD 등이 나타나 전문 치료가 필요한 경우도 있다고 지적하였다.

이번 자살 배경에 대해서도 다루었다. 겉으로만 보면 자살한 학생은 인생에 대한 철학적 고민이라는 근원적 의문 때문에 목숨을 끊은 것처럼 보이지만 우울증이었을 가능성은 높다. 그리고 지금은 효과가 좋은 우울증 약도 개발되고, 문제가 있을 때 해결 폭이 좁은 성격 경향을 다루는 각종 심리요법도 있다고 덧붙였다. 약 10%의 사람이 인생의 한 때에 우울증을 앓는다. 우울증은 결코 드문 병이 아니다. 무서운 것은 우울증이라고 알아차리지 못하고 그대로 방치해 두는 것이라는 점을 강조하였다. 대부분 자살에는 고립과 고독의 그림자가 숨어있다. 문제가 생겼을 때는 혼자서 고민하지 말고 먼저 누군가에게 상담을 하려는 마음이 중요하다는 점을 거듭 설명하였다.

「재가입 단계」에서는 그룹 관리를 마치기 전에 참가자들의 질문을 받았다. 질문은 어떤 내용이든 상관없고, 만약 다른 사람 앞에서 하기 어려운 질문이면 그룹 관리가 끝난 후 개별적으로 말해 주기를 바란다고 전하였다.

이것은 학생이 자살하였을 경우 모 대학에서 어떻게 대처하였는가 하는 일례이다. 이 경우에도 상황에 맞추어 사후 대응을 실시하고 있다. 이것은 특수교육전공 학생 약 30명을 대상으로 한 사후 예방이다.

여기에 덧붙여 학교 교직원 중 참가 가능한 사람들을 대상으로 ①자살 현황, ②자살 위험이 높은 사람을 어떻게 구별할 것인가, ③「자살하고 싶다」고 고백을 받았을 때 어떻게 대응해야 하는가, ④어떤 방법을 통해 치료로 연계시킬 것인가, ⑤연쇄 자살 실태와 그 예방에 관한 교육 등을 실시하였다. 학생 자살이 잇달아 발생한 상황에서 교직원들은 아주 열심히 강의에 귀를 기울였다.

맺는말

정신과 의료 현장에 몸담고 있는 한사람으로서 아무리 열심히 노력을 하여도 환자의 자살을 온전히 막는 것은 불가능하다. 가장 중요한 점은 최선을 다해 치료에 임한 환자가 스스로 목숨을 끊었다는 현실을 정면에서 받아들이고 「죽음에서 배울 수 있는 것은 무엇인가?」하는 자세를 잊어서는 안 된다. 서구에서는 「사후 예방은 다음 세대를 위한 자살 예방이다」고도 한다. 자살에 대한 금기가 뿌리 깊은 일본에서는 남은 사람을 그냥 방치해 두고 시간만이 상처를 치유해 줄 거라는 생각이 널리 퍼져 있다. 요즘 들어 겨우 사후 예방의 중요성을 이해하기 시작하였다. 이 장에서 설명한 것처럼 공식적으로 돌이켜 생각하는 회고의 자리를 마련하지 못하였다고 하더라도 성의껏 들어줄만한 사람을 찾는다. 그래서 환자의 자살이라는 현실을 마주하고 자신이 지금 무엇을 생각하는지 진지하게 이야기를 들려줌으로써 훌륭한 사후 예방이 될 것이다.

제 9 장

언론과 자살

I. 연쇄 자살(suicide cluster)

누군가의 자살(때로는 의문사, 사고사, 자살미수) 후 여러 건의 자살이 발생하는 현상은 동서고금에 그 기록이 있다. 정보가 고도로 발달한 현대 사회에서는 언론을 통한 자살보도가 최악의 경우에는 여러 자살을 유발할 위험조차 있다. 이런 의미에서 이 장에서는 언론과 자살 관련을 다루고자 한다(다카하시, 2007s, 2007t).

일본에서 비교적 최근에 아주 크게 보도된 연쇄 자살 예는 1986년에 일어났다. 1986년 4월 8일 인기 절정에 있던 아이돌 가수 오카다 유키코가 자기 집에서 손목을 긋고 가스 밸브를 틀어놓고 자살을 시도하였다. 이웃 사람이 가스 냄새를 맡고 신고를 해 바로 병원으로 이송되었다. 그러나 응급 처치 의사가 손목 상처를 봉합하고 항생제만 처방하고 따로 정신과 의사 진찰은 받지 않았다. 이것이 병원 측 판단이었는지, 아이돌 가수의 스캔들 발각을 두려워한 소속사 판단이었는지는 분명하지 않다.

매니저는 곧장 그녀를 사무실로 데리고 갔는데 주변 사람들이 잠깐 자리를 비운 틈을 타 빌딩에서 뛰어내려 목숨을 끊었다. 향년 18세였다. 인기 가수의 자살을 언론은 대대적으로 보도하였다. 시체는 물론이고 현장에 몰려들어 비통에 빠진 소년 팬들의 모습을 텔레비전에서 여과 없이 반복적으로 내보냈다. 결국 최악의 사태가 발생하였다. 가수가 자살한 후 2주일 동안 약 30명이나 뒤를 쫓아 자살을 하였다. 대부분이 미성년자로 같은 방법을 사용하였다. 또한 1986년에는 중학생의 왕따 자살도 크게 보도되었다. 그 결과 1986년 미성년자 자살자수는 802명에 이르렀는데, 이는 그 전후의 연도와 비교해 40퍼센트나 늘어난 것이다(1985년:557명, 1987년:577명).

이전에는 1903년 제일고등학교(현재의 도쿄대학교 교양학부 및 치바대학교 의학부, 약학부 – 옮긴이) 학생 후지무라 미사오가 케곤노타키(닛코에 있는 폭포 – 옮긴이)에서 투신자살을 한 후 이곳은 자살 명소가 되었다. 오하라(1972)는 「당시 나름 대중화된 신문이 빠짐없이 후지무라의 자살을 찬미하였기 때문에 케곤노타키는 1900년 초에 자살의 명소가 되었다. 기사에 따르면 1903년부터 1911년 사이에 이 폭포에서 자살한 사람과 자살 미수로 끝난 사람은 합하여 200여명 남짓하였다」고 한다.

이런 유형의 자살이 유행하는 것은 일본뿐 아니라 여러 문화권에서 꽤 많이 볼 수 있는데 그 중 몇 가지 예를 들어보자. 독일의 문호 요한 볼프강 폰 괴테는 1774년에 「젊은 베르테르의 슬픔」을 간행하였다. 이 소설은 괴테 자신의 연애 경험과 친구의 자살을 체험하면서 이를 소재로 썼다. 주인공인 베르테르는 약혼자가 있는 여성을 사랑하였는데 결국 자살을 한다. 소설이 나오자 주인공과 같은 복장을 하고 역시 같은 방법으로 권총 자살을 하는 젊은이가 유럽 각국에서 이어졌다. 그래서 이탈리아, 덴마크, 독일 등에서는 한 때 이 책의 출판을 금지할 정도였다.

1908년 5월부터 1910년 10월까지 모스크바에 있는 학교에서 학생 70명이 자살한 사건이 있었다. 그리고 1928년에는 2개월이라는 아주 짧은 기간 동안에 도나우 강에 빠져 자살한 사람이 150명이나 되어 자살을 방지하기 위해 매일 도나우 강을 순찰해야 했다고 한다(Gould, 1990). 1980년대에는 미국의 대부분 주에서 서로 어떤 관련이 있는 사춘기 연령에서 자살이 빈발하여 학교에서 자살 예방 교육을 시작하는 계기가 되었다.

이런 현상은 연쇄 자살(suicide cluster)이라고 하며 「자살 혹은 자살미수, 또는 양쪽이 어느 지역에서 보통 빈도 이상으로 시간적, 공간적으로 근접한 상황에서 다수 발생하는 것」이라고 정의하고 있다(Centers for Disease Control, 1988 ; Coleman, 1987 ; 다카하시, 1995b, 1998a, 1998e). 그러나 이 정의는 명확하지 않고 지역 범위, 어느 자살 행동과 다음 자살 행동까지의 시간차, 자살 행동 건수에 대해 충분한 합의가 이루어지지 않았다. 지금까지 젊은이, 일반 시민, 정신과 입원 환자, 재소자, 병사, 종교 단체(특히 광신적 종교)의 신자 중에서 연쇄 자살이 발생하였다는 보고가 있다(Takahashi, 1989a).

사춘기나 청소년기에는 모방과 피암시성이 자살의 중요한 요인으로 간주되며 연쇄 자살은 이 연령층 자살의 1~5%를 차지한다(Davidson et al., 1989 ; Gould et al. 1987). 또한 고도로 정보화된 현대 사회에서는 연쇄 자살의 출현과 확대에 언론의 역할도 크다. 이 현상은 앞에서 언급한「젊은 베르테르의 슬픔」출판 후 빈발한 자살을 근거로 사회학자 Phillips는 베르테르 효과(베르테르 현상)라고 명명하였다(Phillips, 1974).

연쇄 자살이란 넓은 의미에서는 ①복수의 사람이 연이어서 자살하는 현상(연쇄 자살), ②복수의 사람이 거의 같은 시기에 같은 장소에서 자살하는 현상(집단 자살), ③특정의 장소에서 자살이 다발적으로 발생하는 현상(이른바 자살 명소에서 자살) 등을 가리킨다(협의로는 ①의 연쇄 자살만을 다루는 연구자도 있다). **표 25**에는 ③의 특정 장소에서 자살이 많이 일어난 예를 들었다.

그림 18에 연쇄 자살이 확대되어 가는 과정을 도식화하여 나타내었다. 전형적 연쇄 자살에는 정점이 두 군데 있다. 먼저 그 발단으로 자살(의문사, 자살미수, 사고사, 혹은 살인의 경우도 있다)이 발생한다. 이 죽음에 대한 소식을 들었거나 혹은 소문이나 억측으로 알게 된 지인, 동급생, 연인 등에게 첫 번째 일련의 자살 행동이 일어난다. 발단자와 같은 자살 수단을 사용하는 경향도 높다. 발단자와 관계가 깊고 특히 부정적 동일화가 심한 경우에는 돌연사, 그것도 스스로 죽음을 선택하였다는 사실은 남은 자들의 사별 과정을 혼란스럽게 만들고 자책감을 심화시켜 자살 위험도 높아진다. 이 단계에서 여러 자살 행동이 일어나면 이때는 언론의 입맛에 맞는 절호의 보도 대상이 된다. 고도로 정보화된 현대 사회에서 연쇄 자살에 미치는 언론의 영향은 상상을 초월한다(Phillips et al., 1986, 1987 ; 다카하시, 1998a). 발단자가 영향력이 큰 인물로 언론이 대대적으로 보도할수록 연쇄 자살이 더욱 확대되어 갈 위험도 당연히

표 25. 세계 자살 명소

미하라야마	1993~1996년	1,000명 이상
금문교	1937~1979	672
에펠탑	1889~1979	370
케곤노타키	1903~1911	200(자살미수자 포함)
(요코하마)베이브릿지	1937~1979	121
아로요세코다리	1913~1936	80

그림 18. 연쇄 자살의 전형적 예

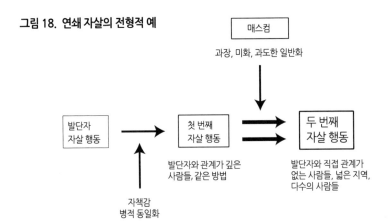

높아진다.

초기에 발생하는 일련의 자살 행동이 과장, 미화, 단순한 일반화 등을 수반하며 과잉 보도를 통해 전국적으로 유포된다. 이 때 발단자와 첫 번째 연쇄 자살의 에피소드에서 실제로 자살 행동을 한 사람과는 직접 교류는 없지만, 동년배에서 같은 문제를 안고 있는 사람들 사이에 두 번째 자살 행동이 일어나는 것이다. 본래 자살 위험을 내재하고 있는 사람에게는 초기에 일어난 자살 행동이 일종의 모델이 되고, 병적 동일화를 촉진시킨다. 이런 유형의 피암시성과 공감성은 어린 아이와 사춘기에서 특히 현저하게 나타난다. 두 번째 연쇄 자살까지 이르면 이제는 작은 지역을 벗어나 널리 퍼지는 역병 같은 양상을 띠게 된다.

앞에서 예를 든 아이돌 가수의 자살 후 일어난 대규모 연쇄 자살은 극히 예외적인 일이지만 지역 사회, 학교, 병원, 직장 등에서 일어나는 소규모 연쇄 자살은 매우 흔한 일이다.

연쇄 자살의 원인은 현재까지 정확히 밝혀지지 않았다. 미국에서는 1980년대에 발생한 수많은 비극적 사건을 교훈 삼아 질병대책센터(The Centers for Disease Control : CDC)가 연쇄 자살을 예방하고 혹은 이미 발생한 연쇄 자살의 확대를 최소한도로 막는 지역계획권고안을 정리하였다(**표 26**). 연쇄 자살이 일단 발생한 후에는 제대로 실행 가능한 대응안을 마련하는 것은 시간적으로 어렵고 오히려 연쇄 자살이

발생하기 전에 각 지역이 독자
적으로 위기 대응안을 준비해
야 한다. 물론 각 나라의 정서
가 다르기 때문에 일본에서 이
권고안을 그대로 실시할 수는
없겠지만 연쇄 자살이라는 비
극적 상황에 감정적으로만 반
응할 것이 아니라 이 안을 검
토하면 많은 참고가 될 것이
다.

표 26. 연쇄 자살 예방을 위한 CDC 가이드라인

1. 지역 독자적 대책을 사전에 작성해 둔다
2. 관계기관과 협조하여 조정위원회를 설치한다
3. 관련기관의 역할을 명확하게 명시해 둔다
4. 긴급 시에는 바로 계획을 실시한다
5. 관계기관과 긴밀한 연락을 취한다
6. 자살을 절대 미화시키지 않는다
7. 자살 위험이 높은 사람을 찾아 도움을 준다
8. 언론에 정확하고 신속한 정보를 전달한다
9. 앞으로도 자살을 유발할 가능성이 있는 건물을 개량한다
10. 연쇄 자살의 배경에 존재하는 장기적 문제를 제기한다

CDC는 권고를 바탕으로 지역에서 독자적으로 연쇄 자살 대응안을 작성할 것을 권장하고 있다. 실용주의를 중시하는 미국이기 때문에 지역의 관계 각 기관의 협조 체제를 조직화하고 대응안을 준비하여 이를 실시한다. 또한 연쇄 자살의 위험이 높은 사람이 있으면 도움을 주고 언론에 효과적으로 대응하는 방법 등 수많은 상황에 구체적인 예를 들어 연쇄 자살의 예방과 확대 방지를 꾀하려고 한다. 대략 연쇄 자살에서 상정되는 위기 상황의 큰 틀은 갖추어져 있는 것 같다. 자살이 일어났을 때를 상정하여 최소한 대응 틀이라도 검토해 두지 않으면 실제로 위기가 발생한 후 대책을 세우려고 해도 좀처럼 유효한 대처법을 찾기 어렵다.

연쇄 자살이 발생하였을 때 단순히 화제 거리로 삼으며 그저 시간이 지나기만을 두 손 놓고 기다릴 것이 아니라 일본에서도 이런 권고안을 참고로 지역 위기를 상정해 대응안을 생각해 둘 필요가 있다.

II. 인터넷 자살

소위 말하는 인터넷 집단 자살에 관해서도 살펴본다(다카하시, 2006f). 이 현상도 연쇄 자살의 한 측면을 띠고 있다. 최초로 인터넷 집단 자살이라고 하여 보도된 것은 2002년 11월에 일어난 사건이다. 후쿠이 현의 46세 남성과 아이치 현의 25세 여성

이 자살 사이트에서 만나 자살을 실행하였다.

그러나 2003년 2월 무렵부터 보다 많은 사람들이 인터넷을 통하여 알게 되고 함께 자살하는 예가 종종 보도되었다. **표 27**에 2003년에 발생한 인터넷 집단 자살을 정리하였다. 인터넷이라는 새로운 매체를 이용해 전혀 안면이 없는 사람끼리「자살」이라는 이유만으로 만나 함께 본인들의 목숨을 끊는 일이 극히 새로운 사회현상으로 받아들여졌다.

2004년 10월 12일에는 인터넷을 통해 알게 된 7명의 남녀가 사이타마 현 내에서 집단 자살을 하였다. 희생자 수가 7명으로 그때까지 가장 많기도 하였지만 사건은 아주 선정적으로 보도되었다. 그 후에도 인터넷 집단 자살이 연쇄적으로 일어나고 있다.

분명히 일련의 인터넷 집단 자살은 사회의 관심을 끌기에 충분한 요건을 갖추고 있었다. 전혀 알지 못하는 젊은이가 인터넷을 통해 같이 자살할 사람을 모은다. 그리고 자동차 안에 연탄을 피워 일산화탄소중독으로 사망한다는 방법까지 유사하였다. 그들은 배기가스를 사용하지 않고 모두 똑같이 연탄을 이용하여 일산화탄소중독으로 사망하였다. 다름 아닌 인터넷 사회의 명암을 그대로 보여주었다.

인터넷에는 자살을 다룬 홈페이지가 다수 있다. 일본에서는 자살 예방보다도 어

표 27. 인터넷 집단 자살

날짜	지역	성별(연령)	장소	수단	사인
2003년					
2월 11일	이루마	남(26), 여(24), 여(24)	아파트	연탄	CO중독
3월 5일	쓰	남(24), 여(20), 여(23)	자동차	연탄	CO중독
3월 16일	카미쿠이시기무라	남(23), 남(20), 남(20대), 여(20대)	자동차	연탄	CO중독
3월 17일	가미사카	남(27), 여(23), 여(23)	자동차	숯	CO중독
4월 13일	이치하라	남(26), 남(33), 여(22)	자동차	숯	CO중독
4월 21일	사가	남(54), 남(30)	자동차	연탄	CO중독
5월 6일	미나카미	남(24), 여(30), 여(23)	자동차	숯	CO중독
5월 21일	우에노무라	남, 남, 남(20대)	자동차	연탄	CO중독
5월 24일	교토	남(30), 여(21), 여(18)	실내	숯	CO중독
5월 27일	아마기시	남(30대), 남(20대)	자동차	연탄	CO중독
6월 6일	후지	남(36), 남(24), 남(20), 남(20)	자동차	연탄	CO중독

뗳게 자살을 하는지 그 방법을 자세히 설명하는 홈페이지가 압도적으로 많다.

애당초 자살 위험이 높은 사람은 고립 경향이 심하고 현실 사회에서는 주변 사람들과 유대관계가 극단적으로 부족하다. 이런 사람이 인터넷을 통해 같이 죽을 사람을 모집할 수 있게 되었다.

당사자를 잘 아는 사람이라면 자살 갈망을 알아차렸을 때 어떻게든 막으려고 할 것이다. 그러나 그때까지 아무런 유대 관계도 없으면서 자살 위험이 높은 사람이 서로 인터넷을 통하여 알게 되면 네거티브 에너지는 순식간에 높아질 수 있다.

일련의 이런 사건은 인터넷만이 아니라 일반 언론도 연쇄 자살이 확대되는 데 중대한 역할을 하고 있다.

인터넷 집단 자살에서는 모두 같은 방법으로 폐쇄된 좁은 공간에서 연탄을 피워 일산화탄소중독으로 사망하는 것은 활자와 영상의 일반 언론 보도의 영향이라고도 할 수 있다. 2003년 3월 중순부터 4월 중순에 이라크 전쟁이 일어나 이를 중점으로 보도한 시기에는 인터넷 집단 자살이 발생하지 않은 것은 우연의 일치라고 잘라 말할 수 있을까.

사람들 대부분은 이런 뉴스를 냉정하게 받아들인다. 그러나 자살로 내몰릴 위험이 높은 사람은 선정적 보도가 최후의 방아쇠 역할을 할 가능성도 있다.

오늘날 인터넷 사회에서 자살을 장려하는 듯 한 사이트를 규제한다는 것은 실질적으로 불가능에 가깝다. 이런 사이트의 대항마로서 하다못해 예방 차원의 사이트를 사적, 공적으로 지금보다 더 많이 설치하는 것도 하나의 방법이 될 수 있다. 일반 언론도 자살 방법을 상세하게 반복적으로 보도할 것이 아니라 예방을 위한 건설적 정보를 지금보다 더 적극적으로 제공해야 할 것이다.

III. 유화수소 자살

다음은 2008년에 발생한 유화수소 자살이다. 이 사건에는 중요한 교훈이 담겨져 있다. 2008년 초부터 인터넷상에서 유화수소를 만드는 방법이 소개되고 확실하게 자살할 수 있는 방법으로 일부 사람들에게 알려졌다. 인터넷에서는 아주 쉽게 구입할 수 있는 입욕제와 세제만 혼합하면 유화수소가 발생한다고 소개하였다. 유화수소를 흡입하면 단시간 내에 호흡마비를 일으키고 죽음에 이를 가능성이 매우 높다. 이런 정보를 알고 유화수소로 자살을 시도하는 사람이 생겼다.

유화수소를 이용한 자살이 이어지면서 신문, 주간지, 텔레비전, 라디오 등 기존의 언론이 이 기발한 자살에 관해 대대적으로 보도하기 시작하였다. 그 중에는 유화수소를 만드는 데 필요한 입욕제와 세제의 구체적 상품명까지 거론하면서 정보 입수가 가능한 인터넷 홈페이지까지 사진을 첨부하여 소개하는 신문 기사가 나올 정도였다.

그림 19에 제시하는 것과 같이 2008년 3월~4월에는 유화수소 자살이 조금씩 사회문제가 되기 시작하였는데 기존의 언론이 앞 다투어 보도하였다. 이것이 인터넷 정보에 대한 관심을 더욱 고조시켰다. 관계자의 적극적 개입으로 4월 말 인터넷의 이런 정보를 경찰청이 유해 정보로 지정하였다. 경찰청의 유해 정보 지정이 그 후 유화수소 자살을 막는 데 효과적이었다고 어느 자살 예방 단체는 앞장서서 선전하였지만 과연 이것이 사실일지는 의문이다.

필자는 2008년 5월 12일에 발생한 중국의 쓰촨 대지진에 주목한다. 약 7만 명의 사상자를 낸 이 대지진은 사회의 큰 관심을 불러일으키고 언론은 일제히 이 지진에 대한 뉴스를 보도하였다. 이렇게 사회의 큰 관심을 끄는 사건이 일어나면 이를 계기

그림 19. 유화수소 자살(2008년)

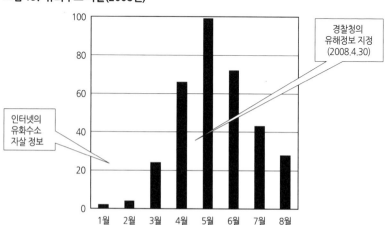

로 기발한 방법에 의한 자살 보도가 한풀 꺾이는 것도 현실이다. 예를 들면 2003년에는 인터넷 집단 자살이 사회의 관심을 끌었는데 2003년 3월 중순부터 4월 중순까지 약 1개월 동안 이런 종류의 자살이 일어나지 않았다. 이 시기는 이라크 전쟁이 발발한 시기와도 겹친다.

　인터넷과 관련된 독특하고 기발한 자살이 발생하면 인터넷에만 비난이 쏟아지는 풍조가 있는데 필자는 그렇게만 생각하지 않는다. 오히려 인터넷과 기존의 언론의 상호작용으로 생각지도 못한 수단을 이용한 자살에 사회의 관심이 쏠리고 이런 자살이 연쇄적으로 일어날 가능성이 높다고 본다.

　그림 20처럼 독특한 자살이 연쇄 자살을 일으키는 과정을 설명할 수 있다. 먼저 인터넷 집단 자살, 유화수소 자살과 같은 지금까지는 생각하지 못한 독특한 방법으로 자살이 발생한다. 이런 일이 몇 건 발생하면 인터넷만의 문제에 그치지 않고 신문, 주간지, 텔레비전, 라디오 같은 기존 언론이 이런 기묘한 자살을 크게 다루게 된다. 특히 그림과 사진을 통해 방법을 자세히 설명하고 여러 번 보도를 거듭하면서 인터넷에 대한 관심을 더욱 부추긴다. 그 결과 새로운 여러 건의 자살이 발생한다. 그러면

그림 20. 인터넷만을 탓할 수 있는가

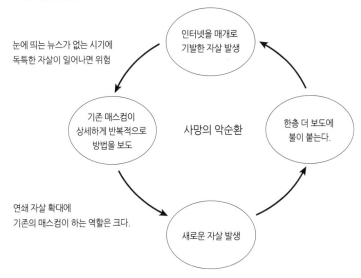

기존의 언론은 더욱 더 보도에 매달리고 이것이 또 기발한 자살 방법에 대한 관심을 부채질하는 결과로 이어진다. 이른바 죽음의 악순환이 발생한다. 특별히 관심을 끄는 뉴스가 없는 시기에 독특한 방법을 시도하는 자살을 다루면 보도가 선정적으로 되는 경향이 있다.

유화수소 자살이 사회문제가 된 2008년에는 연간 자살자 수는 33,093명이었다. 따라서 하루 평균 자살자수는 약 90명이다. 일본의 자살 방법의 1위는 목을 매어 자살하는 것으로 약 60%에 이르며, 이로 인한 자살자수는 1일 평균 약 55명이라는 계산이다. 그런데 유화수소 자살이 가장 절정에 이른 것은 2008년 5월이지만 유화수소로 자살한 사람은 1일 평균 약 3명이다. 이것은 바로 WHO가 자살보도에 관한 제언에서 지적하고 있는 점이다. 「언론의 주목을 가장 많이 받는 자살은 일반 자살 방법에서 훨씬 벗어난 자살이기도 하다. 언론에서 보도하는 사례는 대부분 비정형적이고 예외적인데 이를 전형적인 것처럼 보도하기 때문에 자살에 관한 오해가 퍼지게 된다」(World Health Organization, 2008).

인터넷만을 비판하는 현상이 강조되는 오늘날의 풍조이지만 인터넷뿐 아니라 기존 언론이 연쇄 자살의 발생과 확대에 미치는 역할에 대해서도 주목하여야 할 것이다.

Ⅳ. 자살 보도

앞에서 연쇄 자살에 관해 다루었지만 고도로 정보화된 현대 사회에서 언론은 자살 예방에 기여할 가능성이 큰 반면 보도 방법에 따라서는 광범위하게 여러 명의 자살을 유발할 위험도 있다. 언론과 자살에 관한 연구는 주로 서구에서 이루어졌다.

어떤 유형의 자살이든 「전염」과 「모방」의 역할이 크다는 점은 예전부터 지적되어 왔다(Coleman, 1987). 과학적 검토가 시작된 것은 19세기 중반이었다. 영국의 Farr는 학술논문에서 이 문제에 대해 처음으로 언급하였는데 1841년에 발표한 논문에서 「종종 자살이 모방으로 발생하는 것은 명백한 과학적 사실이다」고 주장하였다. 그런데 19세기 말에 프랑스 사회학자 Durkheim은 「자살론」에서 한 장을 모두 할애하여 자살과 모방의 영향에 대해 고찰하고 양자 사이에는 명백한 인과관계가 없다고 결론지었다(Durkheim, 1897). 근대 자살학에서 Durkheim의 영향이 워낙 지대하였기 때문에 상대적으로 이 분야에 대한 연구가 크게 뒤쳐졌다고 해도 과언이 아니다.

정신의학과 사회학 분야에서 새롭게 자살에 미치는 모방성과 전염성의 역할, 특히 연쇄 자살과 언론 관계에 대해 상세한 검토가 이루어진 것은 겨우 1960년대 후반부터이다.

1. 신문 보도 영향

a. 미국의 연구

정신과 의사인 Motto는 신문 파업이 있는 시기에는 자살률이 감소한다는 가설을 세우고 이를 검증하였다(Motto, 1967). 미국의 7개 도시에서 신문 파업이 있을 때의 자살률을 과거 5년 동안 같은 시기의 자살률과 비교하였다. 인구 증가, 인구 구성, 계절에 따른 자살률의 변동, 연간 자살률의 특징 등도 고려하여 조사에 영향을 미치지 않도록 조정하였다. 이 조사에서는 디트로이트에서 일어난 268일간에 걸친 신문 파업 기간 중에는 과거 4년과 다음 해에 비하여 여성의 자살률이 감소한 사실이 확인되었는데 그 밖의 도시에서는 가설을 증명하지 못하였다.

이 조사는 방법론에서 몇 가지 문제점이 지적되었다. 즉, 라디오와 텔레비전 뉴스의 영향과 인접 지역에서 가지고 들어오는 신문의 영향에 대해서는 고려하지 않았다. 그리고 마침 조사 기간 중에 사회의 관심을 끌만한 자살이 일어나지 않았을 가능성도 지적되었다. 보도할만한 자살이 일어나지 않으면 신문이 파업을 하든 안 하든 영향은 없다는 것이다.

사회학자인 Phillips는 연구 방법을 바꾸어서 새롭게 조사를 하였다. 먼저 뉴욕 타임스 1면에 게재된 자살 기사를 모두 모았다(Phillips, 1974). 그리고 자살자수의 계절 변동에 따른 영향을 보정한 다음에 1947년부터 1967년까지 미국 전체의 월간 자살 통계를 조사하고, 1면에 게재된 자살 기사가 타자의 자살에 미치는 영향을 조사하였다. 그 결과 신문 1면에 자살 기사가 실린 직후 자살은 통계학적으로 유의하게 증가하였다.

Phillips는 자살 보도가 자살 모방에 영향을 미친다는 사실을 확인하기 위해 다음 내용도 검토하였다. 모방으로 베르테르 효과가 발생한다면 다음과 같은 영향이 나타날 것이라고 하였다.

① 다른 자살은 자살 기사가 게재된 직후 증가하고 그 전에는 증가 양상을 보이지 않는다.
② 어떤 자살이 크게 다루어질수록 그 다음에 일어나는 자살 규모도 형태가 크다.
③ 영향을 크게 미치는 다른 자살은 주로 자살 기사를 입수할 수 있는 지역에 한정될 것이다.

Phillips가 이 세 가지 점을 검토한 결과도 데이터와 일치하였다. 그리고 다음 내용도 검토하였다.

① 언론이 특정 자살을 대대적으로 다루었을 경우 검사관의 판단이 바뀔 가능성은 없는가? 즉, 평소 같으면 사고사나 의문사로 처리될 예가 보도의 영향을 받아 자살이라고 판단될 가능성은 없는가 하는 의문이다. 그러나 모든 사항을 검토한 결과 자살 보도 후 다른 자살이 늘어난 경향이 인정되더라도 그 만큼 사고사나 의문사가 줄어들지는 않았기 때문에 이 의문은 부정되었다.
② 자살이 보도되든 안 되든 상관없이 결국 일어났을 자살이 단지 보도로 인해 야기되었을 가능성은 없는가? 만약 그렇다면 보도 직후 자살자가 늘고 그 후 평균치보다도 훨씬 감소하는 경향이 나타날 것이다. 그러나 일단 자살이 증가 경향을 보였어도 그 후 감소하는 양상은 보이지 않았기 때문에 역시 이 의문도 부정되었다.
③ 불황 같은 사회 변화가 자살 증가에 관여할 가능성은 없는가? 그러나 이것으로는 자살 보도 직후 타자의 자살이 증가한 사실과 자살이 언론을 통해 크게 다루어질 정도로 타자의 자살이 늘어난 사실을 설명할 수 없다. 따라서 역시 이 의문도 부정되었다.

이런 점들을 검토한 다음 Phillps는 연쇄 자살을 일으키는 타당한 원인은 피암시성과 모방성이라고 결론지었다.

그 밖에도 Phillips의 결과를 추적조사하여 유명인의 자살 기사가 다른 사람의 자살을 유발시킬 가능성이 높다는 보고가 있다(Stack, 1987 ; Wasserman, 1987).

b. 신문 보도와 자동차 사고사

Phillips는 자살 보도가 자동차 사고에 미치는 영향도 조사하였다(Phillips, 1977). 먼저 1966년부터 1973년 사이에 캘리포니아 주에서 발생한 자동차 사고를 조사하였다. 년, 월, 요일, 휴일의 사고 변동을 고려하여 조사하였는데 자살 기사가 게재된 3일 후 이런 유형의 교통사고가 최고조에 달하고 기사가 나가기 전과 비교하면 약 30% 증가하였다. 또 자살이 크게 다루어질수록 자동차 사고로 인한 사망자수도 늘었다는 상관관계가 있었다. 또한 자살이 보도된 지역에서 자동차 사고가 많이 발생한다는 사실도 밝혀졌다.

특히 다른 자동차나 보행자가 연루되지 않은 자손 사고(다른 자동차나 보행자에게는 피해를 주지 않고 자동차가 벽 등에 부딪혀 차에 타고 있던 사람만 희생되는 사고)에 의한 사망이 압도적으로 많았다. 운전자의 특징은 자살 관련 기사에 자세히 설명된 사람과 유사하다는 점도 밝혀졌다. 흥미로운 점은 동반 자살(다른 사람을 살해한 후, 자신도 직접 목숨을 끊는 타살, 자살 복합체) 기사가 보도된 후에는 다른 자동차와 얽힌 사고가 늘고 혼자만 자살한 기사가 나간 후에는 혼자서 자동차를 운전하다가 본인만이 사망하는 자동차 사고가 늘었다.

Littman도 사망한 운전자의 특징은 자살자의 프로필과 아주 흡사하다고 지적하였다(Littman, 1985). 따라서 자동차 사고의 실례 중에는 상당수가 실제로는 자살인 경우가 포함되어 있지 않을까 하는 의문도 들었다.

이런 조사 결과에서 언론이 자살을 크게 다룬 후에는 자살이 확실하게 늘어나고 그 중 어떤 부분은 교통사고로 나타난다는 사실이 시사되었다. Bollen들도 디트로이트의 데이터를 조사하여 같은 결과를 얻었다(Bollen et al., 1981a). 앞에서 설명한 캘리포니아의 자동차 사고 조사에서는 타살, 자살의 복합체 기사와 자살 기사는 그 다음에 발생하는 자살에 대한 영향에 차이가 있다는 점을 보여준다. 단, 기사가 어느 정도 크게 다루어지는가, 어느 정도의 지역에서 보도되는가에 따라 그 영향은 달라졌다.

c. 유럽의 연구

언론과 자살에 관한 대부분의 연구는 주로 미국에서 실시되었는데 유럽에도 몇몇 조사가 있다. 단, 유럽에서 실시된 연구에는 미국의 연구만큼 명확하게 자살의「모방성」에 관해 결론을 짓는 것은 많지 않다.

Barraclough들의 보고에 따르면 영국에서는 신문에 자살 기사가 게재된 후 타자의 자살이 증가하는 경향은 없었다고 한다(Barraclough et al., 1977). 그러나 그들의 연구는 신문의 1면에 크게 다루어진 자살만이 아니라 신문에서 아주 작게 처리된 자살도 모두 포함하고 있었기 때문에 이런 결론이 나왔을 가능성이 있다.

네덜란드에서 실시된 연구 두 가지는 미국에서의 연구 방법을 비교적 충실하게 따라 시도한 것이었다. Ganzeboom들은 Phillips 연구를 답습하여 조사 대상을 1면에 게재된 자살 기사에 한정시켰다(Ganzeboom et al., 1982). 요컨대 모든 자살 기사가 영향을 미치는 것이 아니고 특히 대대적으로 다루어진 자살이 타자의 자살에 영향을 미칠 것이라는 가설을 세운 다음 조사를 실시하였다. 이 결과 기사가 게재된 후에는 월 단위로 보면 자살과 교통사고가 3%에서 8%의 증가가 있었다고 한다.

신문 1면에 게재된 자살 기사와 네덜란드의 월간 자살률 상승에는 통계학적으로 유의한 상관관계가 있다는 보고도 있다(Kopping et al., 1990). 그리고 신문 제목만 보고서도 확실하게「자살」이라고 아는 경우와 기사 분량이 많을수록 그 다음에 타자의 자살이 증가하는 경향이 높아지는 점도 지적하였다. 반대로 제목만 봐서는 자살이라고 단정할 수 없는 예는 타자의 자살에 미치는 영향은 낮았다고 보고하였다.

미국과 네덜란드에서는 신문의 자살 보도에 관한 입장은 다음과 같다. 매우 흥미로운 차이점을 보여준다.

① 미국 신문에서는 대부분 제목에「자살」이라고 확실히 알 수 있게 기사를 게재하는 것과는 대조적으로 네덜란드에서는 직설적인 단어보다 막연한 표현을 많이 사용하고 있었다. 제목에 분명하게「자살」이라는 글자를 사용한 경우는 조사 대상으로 한 네덜란드 신문 기사의 약 절반에 그쳤다. 신문을 구석구석까지 꼼꼼히 읽는 사람도 있겠지만 본인들이 흥미 있는 기사 이외는 제목만 훑어보고 지나가는 독자

가 대부분이기 때문에 제목에「자살」이라는 글자를 사용하는지 여부가 그 다음의
영향에 커다란 차이를 보일 가능성이 있다.

② 미국에서 발행하는 신문은 대부분 자살자를 실명으로 보도하는데 비해 네덜란드
에서는 실명 보도 비율이 낮다. 네덜란드의 신문기사에서 실명이 발표된 경우는
45%에 지나지 않았다(Kopping et al., 1990). 자살을 실명으로 보도해야 할지는
일본에서도 논의가 있었지만 실명 보도는 자살자가 실체적, 구체적으로 묘사되어
사회 관심을 보다 높게 끌게 될 위험이 있다.

③ 미국 신문에서는 단독 자살을 취급하는 경우가 많은 것과는 대조적으로 네덜란드
신문에서는 타자를 끌어들인 자살(온 가족의 동반 자살이나 부모 자식의 동반 자
살)을 좀 더 크게 다루는 경향이 있었다.

이상으로 유럽에서 실시된 자살 보도에 관한 연구를 살펴보았는데 이것을 미국
결과와 종합하면 다음과 같은 점을 지적할 수 있다. 자살 기사를 크게 다룰수록 그 다
음 연이어 발생하는 자살은 증가한다. 즉, 신문의 1면에서 다루고, 제목에는 자살이
라는 글자를 명확하게 사용하고, 기사 내용이 길수록 타자의 자살이 증가한다. 또 널
리 자살이 보도될수록 영향은 커진다.

오스트리아 빈의 지하철에서 발생한 여러 명의 자살과 언론 보도에 관해 상세
하게 보고하였다(Sonneck et al., 1994). 빈의 지하철은 1978년에 개통되었는데 그
후 얼마간 자살자는 극히 한정적이었다. 그 후 이용자수에는 크게 변동이 없었는데
1984년 무렵부터 지하철에서 자살하는 사람의 숫자가 급격하게 늘기 시작하였다.
이것은 타블로이드판이 지하철 관련 자살을 선정적이면서도 상세하게 게재하게 된
시기와 일치하였다. 1986년에 발생한 자살을 검토하였더니 신문이 보도하지 않은
예는 불과 1건뿐이었다(이 기간 동안 빈에서 일어난 전체 자살자수는 크게 변동이
없었다).

오스트리아 자살 예방학회는 언론을 상대로 자살 보도의 가이드라인을 제안하였
다. 자살을 유발할 가능성이 높은 보도 방식은 자살 수단을 아주 자세하게 보도한다,
자살을 매우 로맨틱하게 보도한다, 직전에 일어난 사건과 자살과의 인과관계를 극단

적으로 단순화시켜 보도하는 점 등을 들고 있다. 그리고 다음과 같은 형태로 보도하면 세상의 이목을 끌 가능성이 있다는 점도 지적하였다. 즉, 자살 기사를 1면에 게재한다, 제목에 「자살」이라는 글자를 사용한다, 자살자의 사진을 같이 낸다, 자살자의 행동을 마치 영웅이라도 된 것처럼 혹은 바람직한 행동으로 기술한다. 가이드라인에는 영향을 조금이라도 줄이기 위해 다음과 같은 점을 배려해야 된다는 의견을 내놓았다. 자살 이외의 다른 합리적 해결책을 제시한다, 위기 상황에서도 자살이 아닌 다른 방법으로 해결한 구체적 사례를 든다, 정신장애 치료와 자살 예방 대책에 관한 정확한 정보를 제공한다.

1987년 상반기까지는 빈의 지하철에서 발생한 자살은 증가 추세였지만 이 가이드라인을 언론에 제공한 결과 일반 정신과 의료 관계자도 이 기본적 의견에 찬성하며 지지를 표명하였다. 그리고 언론도 이에 응하여 과잉 자살 보도를 개선하였다. 그 결과 1987년 하반기 이후 지하철 자살이 격감하였는데 그 변화를 **그림 21**에 제시하였다.

Sonneck들은 자살 보도에 관해 언론을 비난하고자 한 것도, 보도를 중지할 것을 요구한 것도 아니다. 저널리스트 대부분은 선의에서 자살을 보도한다고 생각하기 때문에 보도를 통해 발생할 위험성을 이해하는 데 도움이 되도록 경고를 제시하여 마땅하다고 한다. 즉 보도 방법에 따라 다른 여러 명의 자살을 유발할 가능성이 있고 혹은 반대로 자살 예방에 도움이 되기도 한다는 점을 구체적으로 지적하기 위해 정신보건 전문가의 협조를 받아 언론의 자살 보도 가이드라인을 제시하였다고 한다.

다행히 빈의 각 신문사가 이 제언을 받아들여 자살에 관한 기사를 세심하게 다루게 되었다. 자살 보도를 하더라도 사실만을 전하고 극히 짧게 기사를 쓰거나 1면에 자살 기사를 올리지 않고 혹은 자살을 전혀 보도하지 않는 경우도 생겼다고 한다.

연쇄 자살에서 「모방성」과 「전염성」을 자주 지적하지만, 이 Sonneck들의 연구는 현실적으로 이 점을 검토한 예로서 흥미롭다. 오스트리아 자살 예방학회의 가이드라인에 언론이 호응하여 자살 보도에 관해 신중한 보도 자세를 취한 결과 실제로 지하철에서 자살한 사람이 줄었다는 귀중한 보고이다.

그림 21. 신문 보도와 빈의 지하철 자살

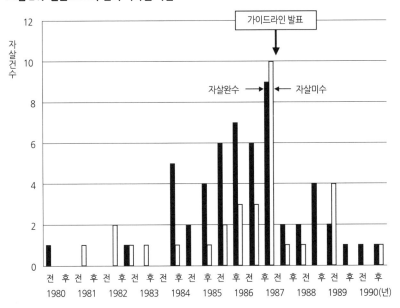

2. 텔레비전의 영향

a. 텔레비전의 자살 보도

신문보다도 텔레비전의 자살 보도가 영향력이 훨씬 크다는 사실은 쉽게 상상이 되지만 조사가 어려운 점도 있어 지금까지 충분한 연구가 진행되지 못하였다. 예를 들면 모든 텔레비전 방송국에서 일정 기간 자살 보도의 분량, 선정적 보도의 정도, 뉴스 프로그램이 아닌 와이드 쇼에서 보도된 자살 내용, 영상이 시청자에게 미친 영향, 시청률, 시청자의 연령대와 성별, 등 수많은 요소가 조사를 복잡하게 만들기 때문이다. 텔레비전과 연쇄 자살의 관계는 앞으로 좀 더 연구가 진행되어야 할 것이다.

Bollen들은 텔레비전을 통한 자살 보도와 연쇄 자살의 관계를 보고하였다(Bollen et al., 1981b). 미국 3대 네트워크 중 방송국 두 군데 이상에서 다룬 사회적으로 큰 관심을 모은 자살에 관련된 보도를 조사하였다. 그 결과 보도 후 전체 미국 자살자수는 유의하게 증가하고 그 영향은 최대 10일 동안 계속되었다. 또한 자살만이 아니라 교통사고와 비행사고도 증가추세를 보였다.

Phillips들은 1973년부터 1979년 사이에 텔레비전 뉴스와 특집 프로그램이 미친 영향에 대해 조사하였다(Phillips et al., 1986). 이에 따르면 특히 사춘기 연령에서 영향을 크게 받고 이 연령대의 자살률이 유의하게 상승하였다. 이것과는 대조적으로 장년층과 고령자 층도 자살률이 상승하였는데 통계학적으로 유의한 차는 없었다. 그후 이들은 1968년부터 1985년으로 기간을 연장하여 다시 조사를 하였는데 역시 같은 결과를 얻었다.

또한 3대 네트워크 중 하나인 NBC가 스폰서로 텔레비전의 자살보도와 미국 전체의 자살률 변화에 관한 조사도 실시하였는데 역시 십대 젊은이들의 자살률이 텔레비전의 자살보도 후 상승한다고 보고하였다(Phillips et al., 1988).

이 조사는 방법론상의 여러 문제점이 지적되었기 때문에 몇 번이나 조사를 다시 실시하였다. Kessler들은 닐슨 시청률 조사를 참고로 하여 개개의 보도를 「고시청률」군과 「저시청률」군으로 분류한 다음 이들이 자살률에 미치는 영향을 조사하였다(Kessler et al., 1984, 1989). 그 결과 1973년부터 1984년 사이 「고시청률」 자살 보도 다음에는 십대들의 자살률이 10%라는 통계적으로 유의한 상승을 보였다. 「저시청률」 보도 후에는 분명한 자살률 상승은 확인되지 않았다. 그러나 시청률을 파악하였다고 하여도 어느 연령대가 같은 프로그램을 몇 번 봤는지까지는 확실하지 않기 때문에 여전히 이런 조사는 아쉬운 점이 남게 된다.

이렇게 영상 언론인 텔레비전의 자살 보도가 자살률 상승에 미치는 영향은 간단히 예상이 된다. 하지만 이것을 과학적이고 객관적으로 연구하기에는 곤란한 점이 많이 따르기 때문에 앞으로의 과제이다.

b. 텔레비전 드라마와 영화의 영향

지금까지 언급한 것은 실제로 일어난 자살에 관한 보도가 그 후의 자살률에 어떤 영향을 미치는가 하는 문제였다. 요즘은 텔레비전 드라마나 영화에서 가공의 자살을 다룰 경우 자살률에 어떤 영향이 나타나는지를 살펴본다. 현실적으로 일어난 자살에 관한 보도에 비하면 가공의 자살을 드라마에서 다룬 경우 그에 따른 영향을 조사한 결과는 일치하지 않는다. 자살률에 영향을 미친다는 것과 영향은 없다는 것이 반반을 차지한다.

자살 예방 활동을 하는 Befrienders라는 단체를 주제로 한 텔레비전 드라마가 영국에서 1972년에 11주에 걸쳐 매주 방영되었다. Holding은 그 후 스코틀랜드의 에딘버러에서 자살미수율에 변화가 있었는지 조사하였다(Holding, 1974). 이 프로그램이 자살 예방 활동을 다루었기 때문에 자살 예방 센터를 찾는 사람이 늘고 자살을 시도하여 병원에 입원하는 사람이 줄 것이라는 가설을 세워 조사를 실시하였는데 실제로 이런 결과는 얻지 못하였다.

Phillips는 1977년에 미국에서 자살미수를 다룬 텔레비전 드라마가 방영된 후 자살과 자동차사고가 증가하였다고 보고하였다(Phillips, 1982). 남성에 비해 압도적으로 여성이 많았는데 이런 종류의 드라마 시청자는 여성이 많을 것이라고 분석하였다.

1986년 2월 영국에서 텔레비전의 인기 드라마 「이스트엔더스」의 주인공이 약을 과량 복용하여 자살을 시도하는 장면이 있었다. 방영 직후 약물 과량 복용이라는 같은 방법으로 자살을 시도하여 응급실에 실려 온 사람이 급증하였다는 보고와 이런 경향을 부정하는 보고가 반반을 차지하며 결론은 나지 않았다(Ellis et al., 1986).

미국에서는 1984년 10월부터 1985년 2월까지 자살을 묘사한 텔레비전 영화가 4편 방영되었다. Ostroff들의 보고에 따르면 1985년 2월에 방영된 마지막 영화에는 십대 연인들의 동반자살이 등장하였는데 그 직후 자살미수로 코네티컷 병원을 찾은 젊은이가 유의하게 늘었다고 한다(Ostroff et al., 1987). 1년 동안 자살미수로 입원한 환자는 월 평균 1.9명이었는데 1985년 2월에는 16명이었다. 그 중 14명은 이 텔레비전 프로그램이 방영된 직후 입원을 하였고 입원을 한 사춘기 환자는 모두 이 프로그램을 보았다. 영화를 본 직후 영화에서 나온 그대로 애인이랑 둘이서 자살을 시도한 경우도 있었다.

Gould들은 앞에서 지적한 기간에 방영된 텔레비전 영화 4편 모두에 대한 영향도 뉴욕지구에서 조사하였을 때 자살완수도 자살미수도 방영 직후에는 유의하게 증가하였다고 보고하였다(Gould et al., 1988).

그러나 이 영향에는 지역차가 있었다는 보고도 있고 같은 방법으로 조사한

Phillips들은 캘리포니아 주와 펜실베이니아 주에서는 처음 3편의 텔레비전 영화가 자살 행동을 증가시켰다는 사실은 확인되지 않았다고 보고하였다. 그러나 자살 행동의 비율 자체에는 영향을 미치지 않았어도 자살에 사용된 방법은 분명히 영향을 받았다고 한다(Phillips et al., 1987).

독일의 Schmidtke들도 텔레비전 드라마와 자살률에 관해 조사를 실시하였다 (Schmidtke et al., 1984). 6회 시리즈의 텔레비전 드라마가 1981년에 방영되었는데 그 안에 19살의 학생이 철도 자살을 하는 장면이 있었다. 이 드라마는 1982년에도 재방송되었다. 방송 직후 철도 자살이 증가하였는데 그 대부분은 드라마의 주인공과 같은 연령대의 남성이었다. 이 조사에서는 드라마에 나온 장면처럼 철도 자살이 증가하였는데 전체 자살자수는 변화가 없었다. 또한 단편보다도 시리즈물로 방영된 드라마의 영향이 더 크다고도 지적하였다.

이상 실제로 일어난 자살에 관한 보도에 비하면 텔레비전 드라마와 영화에서 가공의 자살을 묘사한 경우가 그 후의 자살률을 상승시키는 영향은 약하다는 것이 많은 조사에서 지적되었다.

또한 허구라 할지라도 이에 대한 사회의 관심이 높을수록 그 후 자살이 증가할 위험이 높을 것으로 예상된다(Schmidtke et al., 2008). 특히 사춘기 연령대와 젊은이에 대한 영향이 염려되며 자살 행동에 사용되는 수단을 모방할 가능성은 높다.

3. 자살 보도에 관한 Phillps들의 고찰

현대 사회에서는 보도와 표현의 자유는 침해할 수 없으며 보도를 검열하는 것은 불가능하다. 그러나 보도 방법을 모색하여 자살률의 상승을 예방할 수 있을 것이다. 어떤 보도를 하면 위험이 높아지는지 언론 관계자들은 올바른 지식을 갖출 필요가 있다. Phillips들은 상품 선전을 예로 들어 자살 보도를 어떤 식으로 개선해야 할지 흥미로운 제안을 하였다(Phillips et al., 1992).

a. 전달 내용

모든 선전은 전달할 내용을 압축하여 담고 있고 명확한 메시지를 소비자에게 호소하며 경쟁상품을 선택할 가능성을 적게 하려고 한다. 이런 관점에서 보면 가장 눈에 잘 띄는 제목에 지나치게 직접적으로 자살을 표현하는 단어를 넣어서는 안 된다고 한다. 반대로 자살 예방에 관한 정보는 간결하고 알기 쉽게 설명하고 자살 이외의 다른 해결책을 명확하게 제시하여야 한다. 또한 부정적 결과를 같이 기술하면 사람들의 관심이 낮아진다는 면에서 예를 들어 자살로 인해 가족과 지인에게 엄청난 타격을 주었다는 식으로 기사를 쓰면 자살에 대한 관심이 희석될 가능성도 있다. 반대로 자살을 로맨틱하게 묘사하거나 이상적으로 만드는 일은 자살을 유발할 수도 있다.

b. 보도 내용의 빈도, 시기, 양

상품 선전에서는 빈도가 많으면 많을수록 효과가 있다. 따라서 자살이 발생한 직후 그 보도를 반복적으로 내보내고 시간이 길수록 악영향을 미칠 가능성이 커질 위험에 대해 배려가 필요하다.

c. 보도 장소와 시간

상품의 선전에서도 심야나 이른 아침보다도 골든타임이 효과는 높다. 자살 보도에서도 신문의 1면 기사나 텔레비전 뉴스의 머리기사로 다루면 그 다음의 자살률은 높아질 위험이 있다. 스폰서가 경쟁 상품의 광고 다음에 자사제품의 광고를 내보내는 것을 싫어하는 것처럼 자살 기사 옆에 자살 이외의 다른 선택지(예를 들면 자살 예방 센터의 활동이라든가 금주회의 활동)를 게재하는 것도 효과적이다.

d. 메시지를 전달하는 인물

상품 광고에서는 구매층 사람들에게 매력이 있는 유명한 사람을 기용하여 그 효과를 노린다. 따라서 정말 미국다운 발상이기는 하지만 예를 들어 젊은이들에게 자살 예방을 호소한다면 그 연령대에게 영향력이 있는 유명인을 활용하여 자실 밀고도 해결책이 존재한다는 사실을 구체적으로 강조해야 한다고 한다. 역으로 생각하면 유명인의 자살을 크게 다룰수록 타자의 자살을 유발할 위험이 높아진다고 해석된다.

4. 자살 보도에 관한 제언

이상을 정리하면 언론은 다음과 같은 점을 배려하여 자살을 보도하는 것이 바람직하다(Beautrais et al., 2008 ; Osvath et al., 1998 ; Takahashi, 2000 ; 다카하시, 1998a,

2001a, 2005c). 일본에서는 알 권리와 보도의 자유가 보장되어 있기 때문에 자살 보도를 금지 또는 중지해야 한다는 극단적 논리를 펼칠 수는 없지만, 자살 보도가 초래할 여러 가지 위험성에 대해 언론도 세심하게 주의를 기울이며 접근하여야 한다.

① 단기적으로 자주 과잉보도를 하는 것은 자제한다.
② 자살은 복잡한 원인으로 인해 발생하는 점을 감안하여 자살 원인과 결과를 단순하게 설명하는 것을 피한다.
③ 원래 자살 위험이 있던 사람이 자살자에게 동일화할 가능성이 있기 때문에 자살을 한층 미화시켜 다루거나 과장해서 보도하지 않는다. 슬픔에 젖어 있는 다른 사람들, 장례식, 추모집회, 진열된 꽃 등의 사진과 영상을 내보내지 않는다.
④ 자살 수단을 상세하게 보도하지 않는다. 자살 장소와 수단을 사진과 영상을 통해 소개하지 않는다. 어떤 장소에서 어떤 방법으로 자살하였는가 하는 정보는 될 수 있으면 간결하게 전한다.
⑤ (특히 청소년 자살은)실명 보도를 피한다.
⑥ 자살을 막는 수단과 배경에 존재하는 정신장애에 효과적 치료법이 있다는 점을 강조한다. 비슷한 문제를 안고 있으면서도 적절한 대응으로 자살 위기를 극복한 예를 소개한다.
⑦ 구체적으로 문제에 대한 해결 수단을 소개한다. 자살 위험인자와 직전에 보내는 신호 등을 설명하고, 어떤 사람을 주의 깊게 살피고, 어떤 대책을 세워야 하는지를 제시한다. 정신보건 전문기관과 전화 상담에 관한 정보도 반드시 첨부한다.
⑧ 평소에 지역 정신보건 전문가와 언론과의 연계를 긴밀하게 유지한다. 연쇄 자살의 위험이 높아졌을 때도 시기를 놓치지 않고 적절한 조언을 얻을 수 있도록 체제를 구축해 놓는다.
⑨ 단기적, 집중적 보도로 끝내지 않고 근본 문제에 대해 호흡을 길게 다루어야 한다.

WHO가 언론을 상대로 자살 보도에 관한 제언을 공표하였는데 그 요점을 **표 28**에 정리하였다. 이 중 특히 주목할 점은 ⑪의 항목이다. 즉 저널리스트가 자살을 취재하는 과정에서 심신의 균형이 무너질 가능성에 대해 주의를 환기시키고 있다. 특히 경험이 부족한 저널리스트가 자살을 취재할 때 상사는 부하의 심신 건강에 대해 세심하게 배려해야 한다고 제언하였다. 저널리스트 자신도 같은 사람이기 때문에 자살에 대한 취재를 하면서 극도의 스트레스를 받을 가능성이 충분히 있으므로 만전을 기하여야 한다는 점을 강조하고 있다.

언론의 부정적 측면만 강조하는 것도 역시 문제이다. 예를 들면 일본에서도 지방의 성실하고 꼼꼼한 취재 활동을 통하여 자살 위험이 높은 사람을 조심스럽게 지켜본 귀중한 사례도 있고 이것이 전국적 보도 모델이 된 예도 있다(아사히신문사 아키다 지국, 2001). 언론은 일반인들에게 자살은 예방할 수 있다는 메시지를 전하는 데 중요한 역할을 할 수 있다. 따라서 자살의 비극적 측면만 강조할 것이 아니라 어떤 사람에게 위험이 있는지, 어떻게 대응해야 하는지, 어디로 도움을 요청해야 하는지 등 지금보다 더 관심을 가지고 일반 사람들에게 정신보건의 올바른 지식을 전달하는 데 적극적 역할을 기대한다.

정신보건 전문가와 행정기관이 일방적으로 자살 보도에 관한 가이드라인을 발표

표 28. 자살 보도에 관한 WHO제언

① 보도를 통하여 자살에 관한 올바른 지식을 일반인에게 전한다
② 자살을 자극적으로 표현하거나 정상 행위처럼 표현하거나 문제 해결의 방법으로 제시하는 말은 사용하지 않는다
③ 자살 기사를 눈에 띄는 위치에 배치하거나 과잉 보도를 반복적으로 내보내지 않는다
④ 자살과 자살미수에 사용된 수단을 상세하게 보도하지 않는다
⑤ 자살 장소에 관해 상세한 정보를 보도하지 않는다
⑥ 제목을 주의하여 붙인다
⑦ 사진과 비디오 영상을 사용할 때는 신중을 기한다
⑧ 유명인의 자살 보도는 특별한 고려가 필요하다
⑨ 자살 후 남은 사람에 대해 세심한 배려를 한다
⑩ 도움을 받을 수 있는 곳의 정보를 제공한다
⑪ 저널리스트 자신도 자살 보도로 영향을 받을 가능성이 있다는 점을 인식한다

(World Health Organization : Preventing suicide ; A resource for resource for media professionals. WHO/MNH/MBD/00.2.2008)

하여 저널리스트들에게 보도의 자유를 침해받았다고 반발을 산 경우는 종종 있었다. 따라서 언론 자신이 보도의 가이드라인을 만들든지 아니면 전문가와 협력하여 초기 단계부터 가이드라인 작성에 참여하는 것이 바람직하다.

맺는말

고도로 정보화된 현대 사회에서는 언론을 통한 보도가 사회에 미치는 영향은 크다. 이것은 자살 예방에 관해서도 마찬가지다. 올바르고 적절한 보도가 자살 예방에 도움이 되는 반면 자극적 자살 보도가 여러 명의 자살을 유발할 위험이 있다. 표현의 자유와 보도의 자유는 민주주의 국가에서 지극히 중요한 권리이며 일방적으로 언론을 비난한다고 해서 자살 예방으로 연결될 만큼 사태는 단순하지 않다. 정신의료 관계자는 이전의 연구에서 과학적 지견을 저널리스트에 제시하고 저널리스트는 이것을 참고로 하여 보도 현실과의 접점을 끌어내야 한다.

제 10 장

자살 관련 법적 문제

I. 과로자살 재판

일본의 근로자가 장시간 근무 끝에 병사를 하거나 자살하는 일이 1980년대 말 무렵부터 심각한 사회문제로 대두되기 시작하였다(우에하타, 1993). 과로사라는 말은 지금은 영어 사전에도 실릴 정도가 되었다. 1990년대에 들어서 신체적 문제만이 아니라 이른바 과로자살과 관련된 소송이 일어나고 그에 대한 재판 판례가 나오기 시작하였다. 자살 관련 산재인정 기준도 최근에 개정되고 신청 건수도 급증하였다. 과로자살 재판이 사회에 미친 파장에 대해 법적, 정신의학적 시점에서 고찰을 시도하였다(다카하시, 2001g).

먼저 「과로자살」이라는 말에 대한 필자의 의견을 논하고자 한다. 「과로자살」은 지금은 언론이 종종 사용하는 단어이지만 때로는 오해를 불러일으킬 수 있다. 저널리스트와 일반인 중에는 「과로 → 자살」이라는 단순한 공식으로 치부해 버리는 감조차 있다.

한마디로 「과로자살」이라고 해도 실태는 다양하다(카와히토, 1998). 분명 장시간 근무가 우울증 발병의 원인이 되어 이것이 자살로 이어진 사례도 있다. 현재 일본의 법정 1년 근로 시간은 1,800시간인데 근로 시간이 3,000시간을 넘으면 과로사와 과로로 인한 자살 위험이 3~5배가 된다는 보고도 있다. 그러나 이밖에도 충분한 훈련을 받지 못한 채 본인의 경험과 지식을 훨씬 초과하는 무거운 책임을 갑자기 짊어지면서 이것이 심적 부담이 되어 자살로 이어진 사례가 있다. 애초부터 도저히 해낼 수 없는 목표를 부여받고 이를 달성하지 못해 자살한 사례도 있다. 게다가 장시간 근무를 인정하기는커녕, 원치 않은 부서이동, 퇴직 강요, 직장 내 괴롭힘 같은 심적 학대가 자살을 일으킨 경우도 있다. 이처럼 다양한 업무 형태에서 기인한 자살을 모두 「과로자살」로 처리하는 데는 의문이 남는다.

1. 과로자살에 대한 재판 사례

1990년대에 발생한 과로자살에서 민사소송의 대표적인 예를 세 가지 들어본다. 특히 덴츠 광고회사의 과로자살 재판은 일본의 대법원까지 가서 판결이 내려졌다는 점에서 그 영향력은 크다.

a. 덴츠 재판

1991년 8월 27일 대형 광고회사 덴츠 사원A(당시 24세)가 자살하였다. 자살 전에 무슨 일이 있었는지 알고자 부모가 회사에 문의를 하였다. 당시에는 사원이 자살을 하여도 피해를 입는 것은 회사라는 풍조가 일반적이었다. 유족의 요구에 성의 없는 태도로 일관하여 결국 재판까지 가게 되었다. 유족은 장시간 노동과 심적 학대로 인해 우울증에 걸렸다고 보고 회사를 상대로 약 2억 2,200만 엔의 손해배상을 청구하였다(1991년 1월부터 8월까지의 월평균 잔업 시간은 적어도 147시간이었다고 추정되었다). 1996년 3월 28일, 도쿄지법은 원고 측의 승소를 전면적으로 인정하고 덴츠에 약 1억 2,600만 엔의 손해배상을 지불하라는 명령을 내렸다. 이것은 과로자살에 대해 재판부가 판결을 내린 최초의 사례가 되었다(후지모토, 1996 ; 카와히토, 1998).

회사 측은 항소하였고 1997년 9월 26일에는 도쿄고등법원이 2심 판결을 내려 1심 판결을 대체적으로 인정하였다. 그러나 본인과 가족에게도 일부 책임이 있다고 판단하여 배상액을 약 8,900만 엔으로 삭감하였다. 요컨대 우울증에 걸렸을 때 바로 적절한 대응을 하지 않은 것에 본인 책임을 물었던 것이다.

여기에 유족 및 회사가 모두 상고를 하고 대법원 판결을 기다렸다(대법원에서 재판 계류 중인 1998년 8월 도쿄노동기준감독서가 이번 자살을 산재로 인정하고 약 1,600만 엔의 산재보험금을 유족에게 지급할 것을 결정하였다).

2000년 3월 24일, 과로자살에 대한 대법원 판결이 처음으로 내려졌다. 대법원 제2 소법정은 재판관 전원 일치로 덴츠 측의 상고를 기각하고 유족 측의 주장을 받아들였다. 또한 2심에서 본인과 부모에게도 일부 책임이 있었다고 판단해 손해배상액을 삭감한 부분을 파기하고 도쿄고등법원에 되돌려 보냈다. 정상을 벗어난 장시간 노동과 자살과의 인과관계를 인정한 점, 회사 측에 안전 배려 의무 위반이 있었던 점, 본인 책임이 없다는 점을 대법원은 분명하게 인정한 것이다.

결국 2000년 6월 합의가 이루어지면서 덴츠는 사죄와 함께 약 1억 6,800만 엔을 지불하게 되었다.

b. 가와사키제철 재판

지면이 부족하기 때문에 다음 두 가지 사례는 전체 개요만을 설명한다. B(당시 41세)는 1991년 1월, 가와사키제철 미즈시마제철소의 제품관리계장으로 승진하였다. 그 후, 자살에 이르는 반년 동안 휴일은 불과 이틀뿐이었고, 법정근로시간을 훨씬 넘는 근무를 하게 되었다. 3월 무렵부터 정동불안정, 도한(盜汗), 불면, 미열, 전신권태감을 호소하며 가와테츠 미즈시마 병원(내과)에서 진찰을 받았는데 검사에서 이상이 없다고 하였다. 정신과 진찰을 받은 경력은 없다. 「일에 진척이 없다」「죽고 싶다」라는 언동도 가끔 나타났다. 그리고 1991년 6월 20일, B는 스스로 목숨을 끊었다.

1994년 6월 15일, 유족이 가와사키제철을 상대로 오카야마 지방법원 쿠라시키 지부에 약 1억 2,500만 엔의 손해배상소송을 냈다. 1998년 2월 23일, 유족 측이 승소는 하였지만 쌍방과실로 인정되어 배상액은 50% 삭감되어 약 5,200만 엔이었다. 계장 자리에 있는 이상 본인의 업무량을 조정할 재량권이 있었던 점을 감안하였다. 그러자 양쪽 모두 항소를 하였다. 2000년 4월 25일, 합의권고가 있고 같은 해 10월 2일 1억 1,350만 엔을 배상하는 것으로 합의가 이루어졌다(산재인정 신청은 1997년 7월 11일 쿠라시키 노동기준감독서가 업무 외로 결정하였지만, 2000년 3월 23일 노동보험심사위원회는 역전 판결을 내려 업무상으로 인정하였다).

c. 오타후쿠소스 재판

C(당시 24세)는 오타후쿠소스 회사에서 특별 주문 소스제조를 맡고 있었다. 고온 다습의 열악한 환경에서 매일 일을 하다가, 1995년 8월부터는 몸 상태가 안 좋아져 치료를 받으면서도 일을 하는 등 과혹한 업무에 시달렸다. 그리고 상사와 C, D 3명이 있는 부서였는데 일을 하다가 문제가 생겨 상사가 D를 때리는 사건이 발생하였

는데, 이로 인하여 그 상사는 다른 부서로 배치되었다. C 자신에게는 직접 관계가 없는 직장 내 문제였는데, 거의 경험도 없는 상태에서 느닷없이 책임자가 되어 두 명의 부하 직원을 지도하는 입장이 되었다.

책임자가 된 지 얼마 지나지 않아 식욕부진, 불면, 쉬 피로감, 주의집중곤란, 흥미 상실 등의 증상이 나타났다. 상사에게 「회사를 그만두고 싶다」고 퇴직을 요청하여도 그저 질책과 함께 격려를 해줄 뿐 구체적인 대책도 없는 상태에서 1995년 9월 30일 자살하였다. 직후 어머니가 직장 동료들에게 자세한 경위를 물으면서 조사하는 과정에서 과혹한 근무 상황을 밝혀내었다.

1996년 10월 25일, 유족이 회사를 상대로 히로시마 지방법원에 약 1억 3,700만 엔의 손해배상청구소송을 내고 2000년 5월 18일, 원고 측이 승소(약 1억 1,000만 엔의 손해배상 명령)하였다(1996년 3월 6일 산재를 신청하여 1997년 12월 26일에 인정받았다).

2. 재판의 의미

자살의 경우 유족이 선택 할 수 있는 방법은 두 가지 있다. 근로자 재해보상보험(산재보험)의 유족보상급부 인정을 신청하는 것과(공무원인 경우에는 공무원재해 보상법에 근거하여 보상), 고용자를 상대로 민사 손해배상청구소송이다(오카무라, 2002). 소송이 대법원까지 갔다는 의미에서도 정보가 가장 많이 공개되어 있으므로 이를 중심으로 일련의 재판에 대한 의의를 살펴본다.

a. 업무 관련성(장시간 근로와 자살과의 인과관계)

필자가 이 판결을 알았을 때 대법원이 업무관련성에 관해 명확한 판결을 내린 것은 그때까지 정체된 상황에서 한발 더 나아간 것으로 놀랐다.

왜냐하면 이제까지의 산재인정을 검토하면 이 인과관계의 증명이 아주 어려워서 업무 외로 취급되는 사례가 대부분이었기 때문이다. 예를 들면 과도한 스트레스를 받더라도 우울증을 발병하는 사람과 그렇지 않은 사람이 있다. 우울증에 걸려 자살 하는 사람도 있지만 아무리 중증이더라도 자살하지 않는 사람도 있다. 성격요인과 직장 밖에서의 갈등 요인이 조금이라도 있으면 업무관련성을 인정받기는 상당히 힘들었다. 그런데 덴츠 재판에서는 「정상을 벗어난 장시간 근무 → 우울증 → 자살」이라는 과정에서 타당한 인과관계가 있으면 이를 인정한다는 것이다.

단, 「정상을 벗어난 장시간 근로」를 증명한다는 것이 유족에게는 상당히 어려운 문제로, 이 또한 앞을 가로막고 있는 현실적 난관이다. 이는 일본에서는 서비스잔업이 일반화되어 있어 시간 외 근무 실태를 증명할 수단이 없고 이를 근거로 회사 측이 장시간 노동을 부정하는 경우가 있기 때문이다. 덴츠 재판에서는 회사 빌딩의 출입구에서 경비원이 기입한 퇴관 기록을 근거로 A의 과혹한 근무 시간의 실태를 증명하였다. 오타후쿠소스 재판에서도 자살 직후 어머니가 동료들에게 근무 상황에 관해 자세히 조사를 한 것이 증거로서 채택되었다. 이처럼 근로 실태 그 자체를 증명하는 일이 유족의 몫인 것이 재판을 어렵게 만든다.

b. 안전 배려 의무

직장 내 정신 건강의 중요성이라는 관점에서도 대법원이 회사 측의 안전 배려 의무에 관해 지적한 부분은 의의가 크다. 고용자는 종업원이 심신 건강을 손상하지 않도록 근로 환경을 정비할 의무가 있다고 하였다. 만약 정신장애를 앓게 되면 초기단계에서 이를 발견하고 적절한 대응을 할 책임이 회사 측에 있다고도 지적하였다.

c. 본인 책임

덴츠 재판에서 심신의 상태가 좋지 않다고 호소했는데도 의료 기관에서 진료를 받는 등 적절한 대책을 세우지 않은 것은 본인 및 가족에게도 책임이 있다는 회사 측의 주장이 대법원에서는 기각되었다. 입사 2년째에 불과한 A에게는 과중한 업무를 본인의 판단으로 줄일 수 있는 재량권은 실질적으로 없다고 판단되었기 때문이다.

A보다도 연장자라면 좀 더 자기 책임을 예리하게 주시하는 판결이 앞으로 나올 가능성도 있다는 의견이 당시 법률관계자들 사이에서는 지적되었다. 그 후 실제로 가와사키제철 재판에서 자살한 B는 41세로 계장이라는 관리직에 있었다는 이유로 일부 본인책임이 인정되었다.

d. 쌍방과실

앞에서 논한 세 가지 쟁점은 대법원 판결에 명기되어 있는데 가끔 등장하는 쌍방과실에 관해서도 언급해 두자.

덴츠 재판의 변호인 카와히토(1998, 1999)에 의하면 애초 쌍방과실이라는 개념 자체는 대등하게 독립적 입장에 있는 시민들 사이의 교통사고 같은 경우에 적용되어야 마땅한 개념으로, 사회 대 개인이라는 이른바 종적 관계에 있는 사람들 사이의 분쟁 해석에는 적당하지 않다고 한다. 2심에서는 대략 다음 다섯 가지에 관해 A 및 부모의 과실을 인정하고 약 30%의 쌍방과실을 적용하였는데 대법원에서는 이 점에 대해 모두 기각하였다.

① 「A가 책임감이 강하고 착실하고 꼼꼼하며 좀 고지식한 우울증 친화성 성격이었기 때문에 업무를 본인 스스로 필요 이상으로 과중한 것으로 만들었다」: 그러나 우울증 친화성 성격 자체는 절대로 보기 드문 성격이 아니고 특수하거나 이상한 성격도 아니었다. 오히려 발병하지 않은 상황에서는 회사 측에는 필요한 안성맞춤 사원이라고도 할 수 있다. 따라서 우울증 친화성 성격 자체를 근거로 회사가 안전 배려 의무를 회피할 수는 없다고 대법원은 판결하였다.

② 「A 자신이 근로 시간을 과소 신고하였기 때문에 상사가 A의 근무 실태를 파악하는 데 어려움이 있었으며, 따라서 회사가 과혹한 근무 상황을 개선할 수 없었다」: 이 논법은 이런 종류의 재판에서 회사 측이 종종 이용한다. 그러나 서비스잔업과 자발적 휴일 출근이 일본에서 일반화되어 있는 것은 이미 알려진 사실이고 A의 경우도 경비원 순찰 실시 보고서와 당직, 일직에 관한 일지가 남아 있기 때문에 당연히 상사가 상황을 파악했을 것이라고 판단되었다.

③ 「덴츠에서는 출근과 퇴근 시간 등은 종업원들 각자의 재량에 맡기고 있어 장시간 근로는 A 개인 판단에 의한 것으로 회사가 강제로 시킨 것은 아니다」: 그러나 그 당시 입사 2년차로 직장 내 인간관계에서도 약자였고 A의 업무가 재량 근무에 해당하지 않는다고 대법원은 판결하였다.

④ 「A 자신이 회사를 쉬거나 정신과 진료를 받는 등의 적절한 자기관리를 소홀히 하였다」: 여기에 관해서는 유족 측이 제출한 의사 진단서에도 일반적으로 중증 우울증 환자는 이미 본인의 상태를 판단할 능력이 현저히 떨어진 경우가 많고 스스로 판단하여 정신과 진료를 받는다는 것은 사실 무리다. 그렇기 때문에 주변 사람들이 적

극적으로 진찰을 받을 수 있도록 해야 한다는 점을 지적하고 대법원도 이 점을 인정하였다.

⑤ 「부모는 A의 심신이 지친 것을 알면서 근무 상황과 생활을 개선하기 위한 구체적 조치를 취하지 않았다」 : 여기에 대하여 원고 측은 아이의 교통사고 사례를 들며 부모의 감독책임과 같은 개념을 성인 자살에 적용시키려는 자체가 쌍방과실의 개념을 확대 해석한 것으로 반론을 하였다.

e. 심적 학대

대법원 판결문에는 A의 자살 원인으로 명기되어 있지 않지만 1심의 판결문에는 A가 받은 심적 학대에 대해서도 상세히 기술되어 있다. A는 술을 마시지 못하는데도 술자리에서 상사가 술을 강요하여 신발에 부은 맥주를 마셔야 되는 상황에 처한 적도 있었다. 거부를 하자 구두로 머리를 맞는 굴욕적인 일을 모두가 보는 앞에서 당하였다. 이런 심적 학대가 일본의 많은 직장에서 통상 관례처럼 행하여지는 실태는 절대 용서받지 못할 일이다.

3. 재판과 노동성(현: 후생노동성 한국의 고용노동부에 해당 – 옮긴이)의 움직임

이들의 과로자살 재판이 미친 사회적 영향은 컸다. 예전에는 자살이 있어도 피해를 입는 것은 회사 쪽이라는 분위기가 지배적이었고 유족은 깊이 상처를 입으면서도 울며 겨자 먹기로 넘어가는 것이 현실이었다. 그러나 일련의 재판을 통하여 행정도 드디어 움직이기 시작하였다. **표 29**에 앞에서 언급한 재판과 노동성의 움직임을 정리하였다.

덴츠 재판의 1심 판결이 나온 직후 1996년 4월 8일 노동성 노동기준국장 명의로 전국의 노동기준국장 앞으로 「소정 외 근로 삭감 및 적정한 근로 시간 관리에 관하여」라는 내용의 문서가 전달되었다. 요컨대 과중 근로 시간이 되지 않도록 소정 외 근로 삭감을 계획하고 서비스잔업 등을 하지 않도록 적정 근로 시간 관리를 철저히 할 것을 전달하였다.

또한 산재 인정도 대폭적으로 수정되었다. 1999년 9월 정신장애와 자살에 관해

표 29. 「과로자살」재판과 노동성의 움직임(년/월)

덴츠 재판	카와데츠 재판	오타후쿠소스 재판	노동성의 움직임
93/01 손해배상 소송			
	94/06 손해배상 소송		
96/03 1심 재판	96/03 산재 신청		
			96/04 「소정 외 근로 삭감 및 적정 근로 시간 관리 철저에 관하여」
		96/10 손해배상 소송	
	97/07 산재 각하		
97/09 2심 판결		97/12 산재 인정	
	98/02 1심 원고 승소		
98/08 산재 인정			
			99/09 「심리적 부하에 따른 정신장애 등에 관한 업무상 외의 판단 지침」(산재인정법 개정)
00/03 대법원 판결	00/03 역전 산재 인정		
	00/04 화해 권고		
		00/05 전면 승소	
00/06 화해 성립			00/06 「마음 건강 만들기 계획」(네 가지 관리)
	00/10 화해 성립		

새로운 산재인정 기준이 발표되기까지는 산재 인정을 받는 것은 상당히 어려웠다. 요컨대 자살은 자발적 의사에 따른 행위로 원칙적으로 산재 대상이 되지 않는다고 하였다. 다음 조건에 해당하는 경우에만 자살이라고 인정하였는데 새로운 기준 발표까지 인정 사례는 몇 건에 불과한 것이 현 상황이다(노동성, 1995).

① 자살이 근로자의 자유의사에 근거한 것이 아니다(심신상실 상태였다).
② 심인성 정신장애이다.
③ 심인성 정신장애를 발병시키기에 충분한 강도의 정신적 부담이 존재하였다.
④ 업무 외의 정신적 부담과 그에 따른 원인을 찾지 못하였다.

예를 들면 유서가 있으면 유서를 쓸 수 있을 정도라고 판단해 자살은 본인의 자유의사에 따른 것으로 보고 산재 인정이 각하되는 것은 흔한 일이었다. 혹은 직장 문제만이 아니라 나이 든 부모 부양과 아이들의 진학 문제로 힘들어했다는 이유 등이 있으면 직장 문제가 자살의 모든 원인은 아니라고 보고 산재로 인정하지 않는 경우도 많았다. 여기에 심인성인가 내인성인가를 결정하기는 쉽지 않고 이 양쪽의 경계 자체도 정신의학계에서 의문을 가지기 시작한 점도 그 당시 산재 인정에 반영되지 않았다.

1999년 9월 14일, 노동성은 정신질환 등, 자살의 산재인정에 관해 새로운 판단 지침을 내렸다. 구체적으로는「심리적 부하에 따른 정신장애 등에 관련된 업무상 외의 판단 지침에 관하여」「정신장애 등에 의한 자살 처리에 관하여」「심신 부하에 따른 장신장애 등에 관련된 업무상 외의 판단 지침의 운용에 관한 유의점」이다. 새로운 판단 지침으로 다음과 같은 구체적인 사항이 정해졌다.

① ICD-10에 입각한 대상 질환에 해당하는 정신장애를 앓고 있었다.
② 발병 전 약 6개월 동안 객관적으로 보아 해당 정신장애를 일으킬 위험이 있는 업무로 심한 심리적 부하가 인정된다(자살 전 1개월 동안 잔업 시간이 100시간 이상, 6개월 동안 평균 잔업시간이 80시간 이상).
③ 업무 이외의 심리적 부담 및 사적인 이유로 해당 정신장애가 발병되었다고는 생각되지 않는다.

여기에는 몇 가지 중요한 사실이 있다. 먼저 심인성인지 내인성인지의 판단에 구애받지 않고 정신장애의 유무를 판정하도록 되어 있다. 또한 심신상실을 요건으로 하는 부분을 철회한 점도 신선하다. 지금까지 유서가 존재하면 심신상실로 판단하지 않고 산재를 인정하지 않는 경우가 있었는데 새로운 지침에서는 유서를 하나의 관련 자료로 다루게 되었다. 또한 직장에서 심리적 부하 평가표, 직장 밖에서 심리적 부하 평가표를 만들어 객관적 평가를 실시하게 되었다. 직장에서 심리적 부하의 강도를 평가하는 데 평균적인 심리적 부하 강도, 심리적 부하의 강도를 수정하는 시점, 어떤 사건에 수반되는 변화 등을 검토하는 시점 등, 구체적 평가 항목을 들고 있다. 이 결과 **그림 22**에 제시한 것처럼 정신장애와 자살에 관한 산재 인정 신청 건수와 실제로 인정된 건수는 1999년을 기점으로 급격하게 증가하게 되었다.

업무에서 받는 스트레스(업무에 따른 심리적 부하)를 원인으로 보는 정신장애 관련 산재 신청이 늘어나게 되고, 그 인정(발병한 정신장애가 업무상으로 볼 것인지 하는 판단)을 신속하게 처리하도록 되었다. 후생노동성에서는 지금까지 1999년에 제정한 「심리적 부하에 따른 정신장애 등에 관련된 업무상 외의 판단 지침」에 근거하여 산재 인정을 결정하였는데 좀 더 알기 쉽고 신속한 판단을 할 수 있도록 2011년 12월에 「심리적 부하에 따른 정신장애의 인정 기준」을 개정하였다. 그 후 이것을 기준 삼아 산재 인정을 실시하게 되었다. 자세한 것은 다음 홈페이지를 참조하기를 바란다.「후생노동성·도도부현노동국·노동기준감독과 : 정신장애 산재 인정. http://www.mhlw.go.jp/bunya/roudoukijun/rousaihoken04/dl/120215-01.pdf,2011」

뇌혈관질환 및 허혈성 심질환 등의 발병이 장시간 노동과 관련이 깊다는 의학적 지견을 바탕으로 장시간 노동으로 피로가 누적된 근로자에게 사업자는 의사의 면담

그림 22. 정신장애 등의 산재 보상 상황

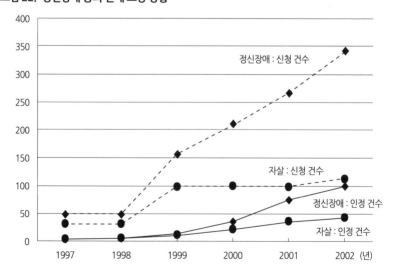

지도를 실시하도록 되었다. 또 산재가 인정된 자살 안건에는 장시간 노동인 경우도 많았다는 점에서 이 면담 지도 때는 우울증 등의 스트레스가 원인인 정신질환 발병을 예방하기 위해 정신 건강에도 배려가 필요하다고 강조하고 있다(후생노동성·도도부현 노동국·노동기준감독과, 2010). 의사 면담이 필요한 사람은 월 100시간이 넘는 시간 외 그리고 휴일 근무를 하여 피로가 누적되었다고 판단되는 경우이다. 이것은 직장에서 의무화되었다. 또한 월 80시간이 넘는 시간 외 근무와 휴일 근무로 피로 누적이 인정된 경우와 직장에서 정한 기준에 해당하는 경우도 의사 면담을 회사의 노력 의무로 지정하였다. 단, 어느 쪽도 근로자가 신청을 하여야만 의사 면담이 실시된다는 점이 미흡하다는 지적도 있다.

노동성은 「근로자의 정신 건강 대책에 관한 컨퍼런스」을 소집하여 그 결과를 「근로 현장에서 마음 건강을 위한 대책」이라는 제목으로 보고서를 작성하여 2000년 6월에 발표하였다. 이것은 사업장에서 마음 건강을 위한 대책의 기본 진행방식, 마음 건강을 위해 사업장에서 실시해야 할 사항, 마음 건강을 위한 행정 및 관계 단체가 지원해야할 사항을 정리한 것이다.

그 중에서 다음 네 가지 관리를 밀접하게 연계시켜 지속적, 계획적으로 직장에서 마음 건강을 위한 계획을 세워야 한다고 주장하고 있다.

① **자기관리**(근로자 스스로가 실시하는 스트레스에 대한 확인과 대처) : 마음이 건강하기 위해서는 근로자 자신이 본인을 적극적으로 살피는 것에서부터 시작된다. 자기관리에 관한 지식, 기술을 근로자에게 제공한다. 근로자가 스트레스 관련 지식에 대해 습득할 기회를 제공하고 상담 태세를 정비한다.

② **라인에 의한 관리**(관리감독자가 실시하는 직장 환경 개선과 상담에 대한 대응) : 작업 환경, 작업 방법, 노동 시간 등의 직장 환경을 개선한다. 관리감독자는 각각의 근로자에게 과도한 장시간 노동, 과중한 피로, 심리적 부하, 책임 등이 발생하지 않도록 노력한다. 관리감독자는 마음 건강에 문제가 있는 근로자를 눈여겨보고 이야기를 듣거나 필요한 조언을 하여 이러한 문제를 조기 발견 및 조기 대처하도록 노력한다. 관리감독자를 대상으로 마음 건강에 관한 교육 연수를 실시한다.

③ **직장 내 산업보건 스태프에 의한 관리**(산업의 등이 전문 관리) : 직장 내 산업보건 스태프 등이 직장 환경 등을 평가하고 관리감독자와 협력하여 개선을 도모한다. 직장 내에 근로자의 마음 건강 상담에 응하는 상담 기관을 설치한다. 직장 내 산업보건 스태프 등은 전문 치료를 필요로 하는 근로자에게 적절한 직장 외 자원을 소개하고 근로자의 직장 복귀 및 직장 적응을 지도하고 지원한다. 직장 내 산업보건 스태프 등은 필요한 지식과 기술을 습득한다.

④ **직장 밖 자원에 의한 관리**(직장 밖 전문 기관이 관리) : 지역산업보건센터, 산업보건추진센터, 중앙노동재해방지협회 같은 직장 밖의 전문 기관 등과 관계를 주선한다. 가족과 지역의료보건기관 등과의 연계가 유효한 경우도 있다.

개인, 직장, 그리고 직장 내외의 전문 기관이 관계를 맺고 근로 현장에서 정신 건강을 개선하고자 하는 방침은 중대하다. 이런 방침을 바탕으로 어떻게 현장에서 구체적으로 대책을 세우는가가 앞으로의 과제이다.

4. 정신의학 관점

아마가사들은 일련의 과로자살 재판, 혹은 산재인정에서 의사의 의견서를 검토하였다(아마가사, 2003, 2004 ; Amagasa et al., 2005). 연령은 입사한 지 얼마 안 된 젊은 회사원부터 중장년에까지 이른다. 이전 사례에서는 압도적으로 남성이 많았다. 직장은 회사원부터 기술자, 보모, 공무원 등으로 다양하였다. 정신과 진단은 대부분이 우울증이다. 그 중에서도 「반응성」우울증이라고 기재된 경우가 많았다. 이것은 1999년에 새로운 산재 인정 방법이 노동성에서 발표되기까지 내인성 우울증이라고 하면 대부분 산재 인정이 각하된 데 연유한 것이라고 본다.

이 때 중요한 사실은 절반 이상이 정신과 이외의 의료 기관에서 진료를 받은 경력이 있는데 생전에 정신과 진료를 받은 사례가 드물다는 점은 주목할 여지가 있다. 우울증에서는 우울한 기분, 정신운동억제 등의 증상과 더불어 여러 신체적 증상이 출현한다. 그러나 직장에서 정신 건강에 대한 지식 부족과 정신장애에 대한 편견도 있어 당사자는 물론이고 동료, 상사, 가족이 우울증에 따른 신체 증상에 정신의학적 치료가 필요한 문제로 인식하지 못하는 상황이 벌어진다. 장기 불황 속에서 정신적 문제가 있다는 사실이 알려지면 직장 내에서 불리하게 작용하는 것은 아닐까 하는 생각이 불안을 가중시키기도 한다.

한창 일할 사람들의 마음 건강을 지키는 차원에서 정신장애를 앓고 있는 경우에는 빠른 단계에서 적절한 방법을 쓸 수 있도록 직장에서 정신 건강 교육을 실시해야 한다. 먼저 초기 목표는 우울증에 초점을 맞추어도 될 것 같다. 우울증의 기본 증상을 교육하고 요즘은 각종 유효한 치료법이 개발되어 있다는 점도 강조한다. 정신장애에 대한 편견을 없애며 유효한 치료를 받고 병이 치유되어 재기한 사례를 구체적으로 소개한다. 무서운 것은 우울증을 앓는다는 사실 자체가 아니라 이것을 알아차리지 못해 적절한 치료를 받지 않고 방치하는 데 있다. 최악의 경우는 자살도 일어날 수 있다는 점을 상세히 설명한다. 또한 이런 문제에 직면한 동료를 직장에서 어떤 식으로 지원할 것인가 하는 점도 올바른 지식을 보급하는 데 중심 주제가 될 것이다. 직장에서 자살 예방의 참고자료로 부록에 「자살 예방의 기초 확인 항목」 「자살 예방을 위한 십계명」을 소개해 놓았다. 일반인에게 예방 교육을 실시할 때 참고가 될 것이다.

노동성의 마음 건강 돌보기에서 지적한 것처럼 직장에서 정신 건강 교육을 지금까지보다도 한층 강도 있게 실시할 필요가 있다. 이런 문제가 있는 사람들이 가끔 진료를 받는 단골 의사가 정신장애의 진단과 치료도 하며 상황에 맞춰 정신과에 소개할 수 있도록 교육을 해야 한다. 신체의 이상증상을 호소하며 정신과가 아닌 다른 과 의사에게 진찰을 받고 식욕부진을 호소하는 환자에게 소화제만 처방하거나 신체적 검사만 실시하고 「이상 없음」이라고 하는 사례는 자주 볼 수 있다.

자살하는 사람 대다수가 생전에 정신장애를 앓고 있었다고 지적하는 보고는 꽤 많은데 정신과 진료를 받지 않고 마지막 행동으로 옮기는 경우가 현실적으로 존재한다. 이런 의미에서도 직장과 1차 의료에서 정신 건강 교육을 실시하는 것이 앞으로의 과제라고 할 수 있다. 이런 사태를 직시하고 후생노동성은 「직장에서 자살 예방과 대응」(2001), 일본 의사회는 「자살 예방 매뉴얼: 일반 의료기관에서 우울 상태, 우울증의 조기 발견과 그 대응」(2004) 책자도 간행하여 계몽활동을 시작하였다(다카하시, 2007k, 2010d).

직장에서 자살이라는 불행한 사태에 대해 이전처럼 묵살하는 것이 아니라 문제를 직시하고 현실적 대책을 세워나가는 태세가 일본에서도 최근에 거론되기 시작하였다. 일련의 과로자살 재판이 계기가 되어 마음 건강을 해치는 직장에서의 여러 요인이 밝혀졌기 때문이다. 이런 종류의 재판 결과에 자극받아 행정도 움직이기 시작한점은 높게 평가할 수 있다. 또한 직장과 1차 의료 현장에 정신장애에 대한 올바른 지식을 전파하기 위해 정신과 의사가 지금보다 더 적극적으로 개입할 필요성도 있다.

II. 자살과 의료과실 : 미국 정신과의료에서의 방지책

여기에서의 골자는 필자가 미국 유학에서 귀국한 직후 정리한 것인데 당시 이런 화제는 일본의 정신과의료 관계자에게는 그렇게 관심을 끌만한 것이 못 되었다. 그러나 20년이 지난 지금, 오늘날 일본 의료 상황에서 들어맞는 점이 많아 이 책에 포함시키는 데 의의가 있다고 보았다(다카하시, 1989a, 2007a).

필자는 1987년부터 1988년까지 풀브라이트 연구원으로 캘리포니아대학 로스앤젤레스(UCLA)에 유학을 가게 됐다. 주된 목적은 미국에서 자살 예방 활동의 실제를 연구하는 것이었는데 이 외에도 생각지도 못한 부산물을 얻었다. 이문화의 정신과의료를 듣고 보며 경험하는 것은 당연하지만, 문화, 경제, 자유의 개념, 인권, 법률의 차이에도 관심을 갖는 계기가 되었다. 여기에서는 미국의 정신과의료에서 일어난 자살관련 의료과실과 의료과실 소송 방지책에 대해 논하고자 한다(다카하시, 2012b).

알려진 바대로 미국은 소송 사회이며 의료 현장에서도 말 그대로이다. 진료과에 따라서는 의료과실 소송에 패소해 폐업하는 의사가 늘어나거나, 치솟는 배상보험료가 치료비 상승에 박차를 가하기도 한다. 의료과실 소송을 겪은 아시아계 의사가 자살하는 일조차 필자가 미국에 체재하는 동안에도 일어났을 정도이다.

그러나 소송 사회라는 것은 반면에 상호간의 감시 시스템이 충실하게 기능하고 있다고도 할 수 있다. 정신과와 관련해서도 의료과실소송을 어떻게 저지할까 하는 점이 여러 번 화제가 되었다. 이하 필자는 자살 예방에 관심이 있었기 때문에 주로 이 점에 관해 의료과실 및 의료과실 소송을 막기 위하여 어떤 점들이 논의되었는지에 관해 설명하려고 한다. 1986년 당시, 미국 정신의학회가 다룬 의료과실 소송 중에서 자살은 첫 번째 원인(이하, 오진, 환자와의 성적 관계)으로 전체의 약 3분의 1을 차지하였다. 오해가 없도록 미리 언급해 두지만 열악한 치료 때문에 환자가 자살하고 그 결과로 인해 발생한 소송에서 이기는 방법을 논하는 것이 필자의 목적은 아니다. 의료과실소송을 예방하는 것은 의료과실 그 자체를 가능한 발생되지 않도록 막는 것으로 궁극적으로는 환자에게 최적의 치료를 실시하는 것이 목적이라는 점을 미리 강조해 둔다.

제21회 미국 자살 예방 학회(1988년 4월, 워싱턴 DC)에서도 「의료과실」의 심포지엄이 있었다. 또 제141회 미국 정신의학회(1988년 5월 몬트리올)에서도 「임상가를 위한 의료과실 방지」코스가 개최될 정도로 의료과실 방지는 1980년대 말에도 이미 관심이 높은 과제였다. 필자가 UCLA신경정신 연구소에 체재 중에도 이런 종류의 세미나가 가끔 열렸다. 물론 법률과 계약 개념 자체가 다르기 때문에 필자가 보고 들은 모든 것을 그대로 일본 임상에서 응용할 수 있다고는 생각하지 않는다. 하지만 많은 부분에서 시사하는 바가 크고, 치료 기술 개선에 공헌할 것이라고 본다. 자살을 예방하기 위하여 자살 전 단계에 존재하는 정신장애를 적절하게 치료하는 것은 물론 중요하지만 이것 외에도 지켜야 할 상황이 몇 가지 있다. 미국과 같은 사회에서는 선의만으로는 정신과 의료가 성립할 수 없다. 정신과 의료 관계자는 매일 자살 위험이 높은 환자를 치료한다. 자살 위험을 평가하는 연구가 많이 이루어졌다고 하더라도 완벽하게 예측하는 것은 불가능하므로 정신과 의사는 이점에 대해 너무나 무방비 상태에 놓여있다고 할 수 있다.

이하, 미국에서 논의되는 자살 관련 의료과실 소송의 방지책에 관해 소개한다.

1. 성의

첫 번째 원칙은 종종 「성의」라는 지적을 한다. 환자, 가족, 사회에 성의를 가지고 대한다는 자명한 일이 의료과실과 의료과실 소송을 방지하는 첫 걸음이다. 치료자가 환자 측에 서서 환자의 이익을 최우선으로 생각하는 입장은 정신과 의사의 당연한 대전제이다. 환자 입장을 배려하여 양호한 커뮤니케이션을 유지하는 것이 중요하다. 소송의 대부분은 그 쟁점 자체가 문제라기보다는 치료자에 대한 불만에서 발생한다는 현실을 알아야 한다. 그리고 가족을 치료 동맹으로 받아들이는 것도 중요하고 특히 자살 위험이 높은 환자의 치료 전개에서 가족을 치료 일환으로 포함시키는 체제가 필요하다. 「유족은 존경하는 정신과 의사를 고소까지는 하지 않는다」는 지적이 있다. 요컨대 자살이 일어나기 훨씬 전부터 가족이 의료 관계자에게 품고 있는 불신감에서 소송이 일어나는 경우가 압도적으로 많다.

2. 최신 지식

의학뿐 아니라 법률에 관해서도 최신 지식을 충분히 공부해 놓는다. 적절한 훈련과 연수를 마친 일반 정신과 의사는 그 시대에 실시하는 표준 치료(general standard of care)를 어떤 특정 상황에서 특정 환자에게 실시한다(Hirschfeld, 1988). 만에 하나 상당히 특이한 치료법을 실시해야 되는 경우 표준 치료를 먼저 실시하였지만 효과가 없든가 혹은 그 특이한 치료를 실시하는 이점을 증명하여야 한다. 그리고 학회가 채택한 논리 규정과 가이드라인도 숙지해 둘 필요가 있다. 환자의 입원과 퇴원도 당연히 법률에 입각한 적절한 절차를 밟아야 한다.

3. 기록의 중요성

정신과 의사이며 변호사이기도 한 Gutheil은 「법정에서 정신과 의사의 최대 아군은 자세히 기록한 진료기록부다」고 하였다(Gutheil, 1984 ; Gutheil et al., 1982). 진료기록부를 제대로 기록하고 관리하는 것은 아주 중요하다. 재판관은 기록에 없는 내용은 실시하지 않았다는 것을 전제로 심리를 진행시키고, 적절한 분량의 기록은 적절한 치료를 실시하였다고 판단한다.

진단, 진단 근거, 증상 평가, 질병 상태의 진전, 치료법 및 치료법 선택의 이유를 기록한다. 환자에게 한 설명과 환자의 반응 등도 구체적으로 기입한다. 진단을 내릴 때는 신뢰할 만한 사람들에게 충분히 정보를 확보할 필요가 있다. 질병의 증상을 평가하는 데 여러 의료 관계자의 평가를 받아 종합한 것도 요구된다. 또한 치료의 진행 과정을 기록하고 어떻게 이것이 변해갔는가를 극명하게 기재한다. 특수 치료를 한 경우에는 그 근거를 반드시 기록해 둔다. 자살이 발생하고 꽤 세월이 흐른 뒤에 분쟁이 일어나는 경우도 드물지 않다는 점에서도 기록의 중요성이 강조된다. 주치의가 환자의 자살에서 이제 겨우 극복했다는 생각이 들 무렵 소송이 제기되는 경우도 많다.

진료기록부는 법정 분쟁에만 유용한 것이 아니다. 치료가 벽에 부딪쳤을 때 상세하게 기재된 진료기록부는 지금까지의 치료 과정을 돌이켜볼 귀중한 자료이며 치료효과를 높이는 데도 활용할 수 있다.

4. 상담(consultation)

이 부분은 제7장에서 이미 설명하였다. 자살 위험이 높은 환자를 치료할 때는 치료 진전에 대해 경험이 풍부한 지도자와 동료에게 종종 상담할 것을 권한다. 상담을 통해 치료자가 혼자서 해결하기 어려운 문제에 대한 해결 방법을 찾을 수도 있고 본인이 실시한 치료에서 적절한 방법을 취했다는 객관적 증명이 되기도 한다. 상담 내용은 반드시 진료기록부에 기록해 두고 자신이 실시한 치료의 타당성과 객관성을 확보한다.

자살 위험이 높은 환자를 치료하는 과정에서 가끔 치료하는 사람과 환자가 막다른 골목에 몰릴 위험을 지적하기도 하는데 이것을 방지한다는 차원에서도 상담은 중요하다.

또한 이것은 정말 미국답다고 생각한 일이지만 정기적으로 변호사 상담도 받아야 한다고 한다. 이것은 분쟁이 발생한 후 변호사에게 상담을 하는 것이 아니라 치료자가 본인의 활동에 대한 법적 근거를 변호사에게 정기적으로 판단을 받아야 한다는 것이다. 예를 들면 일 년에 한 번은 의학 분야에 지식이 풍부한 변호사와 진료기록부 말고도 소개장 쓰는 법, 주치의가 부재중일 때 환자에 대한 대응법, 환자의 전화나 자동응답기에 대한 대응까지 법적 근거를 검토할 필요성을 강조하였다.

5. 사전 동의(informed consent)

치료를 개시하는 데 환자의 질병 상태, 진단, 치료 내용, 치료 목적, 치료에 따른 효과와 부작용, 다른 치료법, 법적 근거(비밀 유지 의무와 기타 항목도 포함) 등에 대해 환자가 알기 쉬운 말로 설명한다. 사전 동의는 서면으로 확인해야 하는데, 이것은 단순히 적혀있는 내용을 읽고 환자가 서명하는 것으로 끝나지 않는다. 의학적 지식이 부족한 환자라도 충분히 이해할 수 있도록 설명하는 것이 중요하다. 질문이 없어서 설명하지 않았다고 하는 것은 논할 거리도 못 된다. 그리고 한 번만 설명해서도 충분하지 않다. 이해가 안 가는 점이 있으면 언제든지 질문을 받는다는 태도를 보인다. 물론 사전 동의에서 ①의견이 엇갈린 점, ②부작용을 포함한 치료 상의 문제점을 설명한 점, ③설명에 대한 환자의 반응과 환자의 질문도 앞에서 언급한 것처럼 진료기록부에 기록한다.

6. 자살 위험 평가

미국 치료자들에게는 증상을 살피는 데 분명하게 말로 표현하여 질문하는 성향이 있다. 당연하지만 자살 위험 평가도 정확하게 질문을 한다. 자살 갈망, 자살 계획, 자살미수 경력 등을 구체적으로 질문하고 위험의 긴급 정도를 항상 평가해야 한다.

의료과실 소송에서 과실 여부에 관한 쟁점이 크게 세 가지 있다(Simon, 1987). ①전제 사실에 대한 인식을 잘못하였다. ②전제 사실에 대한 인식은 있었지만 이를 바탕으로 실시한 판단에 실수가 있었다. ③상기 판단은 적절하였는데 여기에 대응하는 행동이 잘못되었다. 위험에 대한 인식조차 없었다는 것은 법정에서 치료자의 입장을 확실히 불리하게 만든다.

예를 들면 외래에서 심리요법을 받는 환자의 자살 위험이 높다고 판단된 경우, 어떤 대책을 세웠는지를 기록한다. 갑자기 환자가 자살을 시도하여 안타깝게도 목숨을 잃게 되면 바로 전에 실시한 면담에서 자살 위험의 긴급 정도에 관해 치료자가 면밀히 주의를 기울이지 않았다고 하면(주의를 기울였어도 기록이 없다고 하면) 법정에서의 입장은 불리하다. 물론 자살 위험이 실제로 몹시 높다고 판단되면 환자 자신의 의지와 상반되더라도 입원 치료를 단행하는 데 주저해서는 안 된다는 주장도 있다.

제7장에서 설명한「위험과 이익 분석」(risk-benefit analysis : RBA)은 미국에서 거듭 강조되고 있다. 어떤 상황에서 환자에게 유리한 조건과 위험을 초래하는 조건을 종합적으로 판단하여 치료를 진행한다. 개방적 환경에서 이루어지는 치료가 가져올 효과는 법정에서도 지지를 받고 있다. 자살 위험이 높은 환자라고 해서 완벽한 구속과

감시 하에 두는 것은 반드시 치료에 도움이 되지 않는다는 사실을 인정하고 있다. 단순히 구속을 강화시키는 것은 병의 회복을 지연시키고 오히려 자살 위험에 부정적 영향을 미쳐 최종 목표인 사회 복귀를 늦추는 경우도 있다는 점을 법원에서도 인정하고 있다. 따라서 치료자는 면담과 임상 평가를 바탕으로 환자에게 어떤 종류의 치료 개입을 하여 이익이 위험을 넘어선다는 타당한 판단을 내린다면, 이 방법을 진행할 수 있다.

예를 들면 지금도 자살 위험이 전혀 없다고는 볼 수 없는 환자를 치료 차원에서 외박을 허락하는 경우, 이 방법이 초래할 위험과 이점을 면밀히 평가하여 이점이 위험보다 많다는 점을 분석하여 그 결과를 기록하고 외박을 실시한다. 치료 단계에서 심지어 위험을 감수하더라도 그 위험과 더불어 증상 개선을 기대하는 어떤 조건이 예상될 것이다. 바로 이점과 위험의 상관관계를 분석하는 것이 RBA이다.

7. 치료 종료, 중단, 소개

이것도 제7장에서 이미 설명하였는데 치료 종료, 중단, 소개에 대해 환자가 치료자에게 버림받았다는 인상만은 절대적으로 받게 해서는 안 된다. 어떤 형태로든지 치료가 끝나거나 중단되어도 다시 문제가 생겼을 때는 환자에게 언제든지 문은 열려 있다는 점을 상기시켜 둔다.

8. 치료의 몇 가지 기법

여기에서 다루는 내용은 이미 일본에서도 자살 위험이 높은 환자에게 언급하고 있는 사항도 포함되지만 다시 한 번 소개한다.

「자살하지 않겠다는 약속」은 이미 제7장에서 다루었다. 이 약속을 서로가 동의하는지에 따라 환자가 치료 동맹을 형성하는 데 적극적인지 아닌지를 파악하는 것으로 법적 구속력이 있는 것은 아니다. 일본 임상가 중에는 이 점을 오해하고 있는 경우가 적지 않기 때문에 다시 한 번 언급하고자 한다.

물론 약속만으로는 부족하고 그 한계점에 유의하면서 항상 자살 위험을 임상적으로 평가하는 데 소홀히 해서는 안 된다. 「자살하지 않겠다」 「자살할 생각이 들면 꼭 연락한다」는 약속을 한 이상, 긴급 시에는 반드시 대응할 수 있는 태세를 갖추는 도의적 의무가 치료자에게는 있어야 한다. 치료자가 부재중에도 대응이 가능하도록 조치를 해두고 휴가나 주말에도 동료가 환자의 긴급한 상황에 보조하는 것은 당연하다.

자살 위험이 몹시 높은 환자를 치료하는 일은 치료자에게는 심적 부담이 크기 때문에 이런 증례를 한꺼번에 많이 치료하는 것을 경고하는 의견도 있다. 자살 위험이 몹시 높은 환자 치료는 3명에서 5명 정도로 제한시켜야 한다(역시 일본에서는 아직 생각만큼 이상적으로 이루어지지 않고 현실적으로 담당하는 위험이 높은 환자의 숫자를 적당히 제한시키는 것은 상당히 어려운 일일 수도 있다. 이것이 가능하다면 어느 시점에서 환자의 자살 위험도, 응급정도의 우선순위를 매겨야 하는지, 등의 생각도 할 수 있을 것이다).

또 치료에 불안이 느껴지고 자신감이 없는 경우에는 초기 단계에서 환자를 적합한 의료 기관에 소개할 필요성도 설명하고 있다. 너무 단기간에 환자의 자살이 이어지는 경우에는 경험이 풍부한 정신보건 전문가에게 지도를 받는 것도 조언하고 있다. 요컨대 장점 및 단점을 포함하여 본인 능력의 한계를 파악해 두는 것은 언제나 치료자에게 요구되는 사항이다.

정신의학 치료를 실시하는 데 비밀 보장 주의는 중요한 과제이지만 미국에서는 예외가 크게 두 가지 있다. 즉 아동학대 유무를 치료자가 파악한 경우와 다른 피해의 두려움이 있는 경우이다. 자해 위험에 대해 바로 경고해야 되는 의무는 발생하지 않지만「표준 치료」라는 관점에서는 가족에게 환자의 자살 위험을 알리지 않은 경우는 적절한 예방 조치를 실시하지 않았다는 점이 문제가 될 수 있다. 치료자가 자살 위험을 파악하고 있으면서도 이를 가족에게 알리지 않고 결국 환자가 자살을 해 법적 분쟁이 일어나 패소한 예도 있다. 모든 자살을 예방할 수 있는 것은 아니다. 대부분은 치료자에 대한 불신감에서 소송이 초래된다는 점을 고려하면, 치료자는 환자뿐만 아니라 가족들과도 문제가 발생하지 않도록 충분히 긴밀한 관계를 쌓아가는 것이 매우 중요하다.

이상을 정리하면서 특히 다음 내용이 중요하다고 강조하고 싶다.

① 최신 지식을 확보하고 성의를 가지고 환자와 가족을 대한다.

② 가능한 많은 정보원에게 판단의 근거가 되는 자료를 모아 환자의 자살 위험을 평가하고 적절한 대책을 마련한다.

③ 자세히 기록을 하고 환자의 상황에서 비롯된 위험과 이점을 양쪽에서 분석하여 치료를 진행시킨다.

④ 상담을 활용한다.

⑤ 진중하게 사후 대응을 하고 환자가 버림받았다는 인상을 주지 않도록 배려한다.

Gutheil은 1988년 미국 정신의학회 강연에서 마지막을 다음과 같이 장식하였다. 「꼭 여러분도 저의 방법을 따라 해 보십시오. 저와 같은 방법으로 대하면 걱정할 게 없습니다. 저는 첫 번째 면담에 환자와 가족을 불러 동의서를 읽고 그리고 질문에 답합니다. 그 과정을 전부 비디오로 기록해 둡니다. 그리고 그 복사본을 환자 변호사와 저의 변호사에게 각각 전달하고 하나 더 복사를 하여 스위스 은행의 금고 깊숙이 보관해 둡니다」고 이야기 하였다. 이 블랙유머에 청중들 사이에 웃음이 일기 전, 일순간 뭐라고 형언할 수 없는 무거운 침묵이 학회장을 감쌌는데 이는 미국의 심각한 의료 사정을 반영하는 것이라고 생각되었다.

오해가 없도록 다음과 같은 양심적인 정신과 의사가 지금도 대다수를 차지한다는 점을 덧붙여 둔다. 하루는 필자에게 이런 이야기를 하는 정신과 의사가 있었다. 「미국의 정신과 의사가 치료를 뒷전으로 미루고 소송을 당하지 않고 또 소송에 패하지 않는 일만 생각하고 있다고 보지 않기 바란다. 그러나 유감스럽게도 이것은 현실이다. 자살 위험 평가법에 관해 많은 연구가 있지만 어느 것도 완벽하지 않다. 위험은 항상 수반되지만 그래도 우리들은 환자를 치료해야 한다. 오늘 강연 내용은 우리들의 최소한의 자기방어라고 할 수 있을 것이다. 그러나 30년 전에는 정신과 의사 대부분은 진료기록부에 제대로 메모조차 하지 않았다. 이에 비하면 지금 우리들이 하는 노력이 다소나마 환자를 위해서도, 또 우리들의 치료기술 향상을 위해서도 필요하지 않겠는가」라고 하였다.

자살 위험이 높은 환자 치료는 치료자에게 몹시 부담이 크고 최근에는 의료과실 소송 건수도 증가하고 있다. 때문에 자살 위험이 높은 환자 치료에서 발뺌하려는 심리요법가도 적지 않은 것이 현실이다. 하지만 결국 심리요법가가 책임을 포기하지 않고 자살 위험이 높은 환자를 치료하는 태도가 가장 중요하다고 생각한다.

로스앤젤레스 자살 예방 센터의 공동창설자 중 한 사람인 정신분석의 Littman, R은 미국 자살 예방학회의 심포지엄에서 다음과 같이 언급한 적이 있다. 「자살 예방에 오랫동안 종사해온 나 자신이 자살 예방이 얼마나 어려운 일인지를 몸소 체험하여 알고 있다. 모든 자살이 예방 가능하다고는 감히 말할 수 없다. 그렇다고 해서 우리들은 치료에서 물러나서는 안 된다. 어떤 경우에는 정말로 자살 위험이 높은 사람의 목숨을 하루만이라도 연장하는 것이 우리들의 사명이기도 하다」고 하였다.

역시 자살에 관한 연구와 임상에 오랫동안 몸담아 온 정신분석의 Hendin도 결국 자살 예방에 가장 필요한 점은 잔재주의 기술이 아니라 적극적으로 책임을 지려는 치료자의 태도 그 자체라고 하며 다음과 같이 지적한다(Hendin, 1995). 「환자 회복을 위해서는 치료자는 환자의 자살 위험이 왜 커지는지를 이해해야 한다. 당연하지만 왜 환자가 『자살하겠다』고 호소하는지에 대한 이해도 포함된다. (중략) 그런데 자살 위험이 높은 환자에 대해 책임을 지는 것은 너무 불안해 많은 치료자가 이런 환자 치료를 의식적으로 피해 버린다.(중략) 환자가 적응 수단의 하나로 자살하겠다고 호소하는 이유를 치료자가 이해를 못하면 치료는 성공하지 못한다. 그러나 치료자는 이런 치료에 일종의 위험을 안게 된다는 사실을 전제로 하고 있다. (중략) 결국에 입원이 됐든 외래 치료가 됐든 자살 위험이 높은 환자에 대한 심리요법은 경찰관이 교통정리를 하는 것과 같은 역할밖에 못하는 치료자에게는 충분한 성과를 기대하기는 힘들다」

자살을 예방하기 위해서는 언제나 환자의 생활사 문제를 이해하면서 자살 위험을 평가하고 이에 대한 적절한 개입이 필요하다. 자살 위험이 높은 환자에 대한 치료는 원래 장기간에 걸쳐 이루어지고 여러 관계자의 협력을 통합해 가야 한다. 그리고 치료자도 스스로 항상 반성하는 태도를 유지하지 못하면 생각지 못한 함정이 기다리고 있다. Littman과 Hendin이 지적한 것처럼 정신과 의료에 종사하는 사람이 그 능력의 한계에 유의하면서 활용 가능한 자원을 유효하게 이용하고 본인의 책임을 자각하면서 치료에 임하는 것이야말로 자살 위험이 높은 환자를 치료하는 데 가장 요구되는 사항이다.

의료과실 소송이 증가추세에 있는 가운데 환자에 대한 단순한 선의만으로는 정신과 의료가 성립하지 않는 것도 현실이다. 이런 풍조 속에서 정신과 의사가 해야 할 역할을 미국의 수많은 정신과 의사도 인식하고 있다는 점을 잊어서는 안 된다. 이상 지적한 모든 항목은 몇 가지 예외는 있겠지만 하나하나 봤을 때는 너무나 당연한 일이라고 생각할 수도 있다. 그러나 이런 요건을 충실히 시행하고 있다고 단언할 수 있는 정신보건 전문가가 일본에 몇 명이나 있을까. 본론에서 우리들의 앞으로의 모습을 내다보고 반성해야 할 점을 조금이라도 헤아려 도움이 된다면 더 바랄게 없다.

맺는말

이 장에서는 자살과 소송에 관해 다루었다. 일본에서도 자살 예방에 사회의 관심이 고조되고 있고 2006년에는 자살 대책 기본법이 성립되었다. 이 배경에는 ①자살자수가 급증하였다, ②아시나가육영회의 멤버 등이 자살로 가족을 잃은 경험을 사회를 향해 발언하기 시작하였다, ③과로자살 재판을 통하여 기업의 안전 배려 의무가 지적되었다는 점을 들 수 있다. 개인이 자기 자신을 지키는 것만으로는 자살 예방 대책이 제대로 이루어지지 않는다는 사실을 일본 사회가 인식하기 시작하였다고 할 수 있다.

자실에 관한 의료과실 소송을 방지하기 위해 주로 미국에서 거론된 내용도 소개하였다. 이런 점들을 준수함으로써 자살 위험이 높은 환자를 치료하는 데 영향을 미쳐 치료 효과도 상승할 것으로 기대된다.

─── 제 11 장 ───

학교에서 자살 예방 교육

청소년기의 건전한 교육은 일생에 걸쳐 정신보건에 영향을 미치는 중요한 과제이다. 서구에서는 직접 청소년을 대상으로 자살 예방 교육을 이미 실시하고 있는 나라가 있다(Leenaars et al., 2001). 이 장에서는 필자가 유학 시절에 경험한 캘리포니아 주의 고등학교에서 실시하는 자살 예방 교육의 실체를 소개한다(다카하시, 1990b, 2008a). 캘리포니아 주는 독특한 진취적 성향 때문인지 여러 계획에 대한 실험 역할을 하는 경우가 많다. 초등학교 1학년부터 실시하는 약물 의존 방지 교육과 주 의회의 적극적 안락사에 관한 논의도 여기에 해당할 것이다. 캘리포니아는 학교에서 실시하는 자살 예방 교육도 왕성하고 각 주의 모델이 되고 있다.

캘리포니아 주에서는 1983년에 주 상원 법안 947호가 성립되면서 고등학교에서 실시하는 자살 예방 교육의 법제화를 위한 첫발을 내딛었다. 1984년에는 고등학교에서 자살 예방 교육이 시작되었다. 1990년 시점에서는 캘리포니아 주의 고등학교 3분의 2 이상에서 자살 예방 교육을 각자 나름대로 실시하였다고 한다.

자살 예방 교육의 필요성이 인식되기 시작한 사회적 배경은 무엇인가. 미국의 자살률은 인구 10만 명 당 10명 전후로 안정적 추세였다(참고로 이 비율은 일본 자살률의 2분의 1 이하이다). 그러나 전체 인구의 자살률이 비교적 안정되어 있는 것과는 대조적으로 사춘기와 젊은 성인기의 자살률은 1950년대에 비하여 1980년대에는 약 3배 상승하였다(1990년대에 들어서면서 이런 경향은 멈췄다). 매년 미국 전체 15세부터 24세까지의 연령대에서 5,000명이 자살을 하고 50만 명이 자살미수에 그치고, 자살은 사고 다음으로 제2의 사인이라고 한다(Pfeffer, 1989). 그리고 캘리포니아 주는 미국 전역에서도 자살률이 높은 주 중 한 곳이다.

미국에서 청소년 자살률이 상승한 원인을 다음과 같이 들 수 있다(Blumenthal, 1990).

① 젊은이의 자살과 관련이 있는 다양한 정신의학적 위험인자의 발생률이 상승하였다. 특히, 우울증, 행동장애, 약물남용의 이환율이 상승하였다.
② 전체 인구에서 차지하는 젊은이의 비율이 높아지고 일과 학업에서 경쟁이 치열해졌다.
③ 같은 시기에 출생한 인구가 많은 것이 영향을 미쳐 일생에 걸쳐 과도한 스트레스를 받아 어느 연령층에서도 자살률이 높게 나타난다.
④ 폭력 행위가 증가하고 여기에 총을 쉽게 구할 수 있게 되었다. 우울증 비율도 자살률도 상승하고 연령대가 낮아진 것은 환경적 요인과 관련이 있다는 지적이다.
⑤ 부모의 이혼율 상승, 빈번한 이사(주거지 변경), 가족 구성의 변화, 개인의 유전적 취약성과의 상호작용 등이다.

고등학생 60%가 자살 갈망을 인정하였다는 조사가 있다. 질문 중 「죽고 싶다」는 기분을 누구에게 말하는지 하는 것에는 80%에서 90%의 고등학생이 같은 학년의 친구라고 대답하였다(Peck et al., 1985). 자살 자체에 강한 거부감이 있기 때문에 자살 위험이 높은 젊은이 자신이나 상담을 받은 친구가 이 위험한 상황을 어떻게 처리해야 할지 잘 몰라 사태를 더욱 곤란하게 만드는 악순환이 이어지고 있다. 이런 현실을 배경으로 청소년 자살을 예방하기 위해 학교에서 학생들을 대상으로 자살 예방 교육을 해야 한다는 발상이 나왔다.

미국은 소송사회이므로 자살 예방 교육이 주와 학교 측의 방위적 측면에서 실시된다는 현실도 무시할 수 없다. 캘리포니아 주의 어느 학교에서 12살 된 학생이 교사에게 죽고 싶은 마음을 털어놓았는데 교사는 별다른 대책을 세우지 않았다. 이 학생은 결국 자살을 하고 부모는 주, 학교, 교사를 상대로 소송을 하였다. 이런 비슷한 소송이 미국에서 몇 건 있었는데 자살 예방 교육을 실시하면서 학교 측도 자살 예방에 충분히 주의를 기울이고 있다는 사실을 구체적으로 제시하는 자료로 삼는다는 것은 부정할 수 없다.

구체적인 자살 예방 교육은 지금부터 설명하는 주요 세 가지 축으로 이루어진다.

I. 교사를 대상으로 하는 청소년의 자살 예방 교육

수면 시간을 빼면 학생은 하루의 절반 이상을 학교에서 보낸다. 따라서 교사는 학생의 일상 행동에서 그 변화를 먼저 알아차려야 하며, 여기에 책임지는 어른에 해당한다고 할 수 있다. 이런 점에서도 학생이 안고 있는 자살 위험을 초기단계에서 발견하고 적절한 예방 수단을 강구한다는 측면에서 교사의 역할은 크다. 교사는 학교에서 이른바 지킴이(gatekeeper) 역할을 기대한다(Takahashi et al., 2008). 자살 위험 등의 위기 상황만이 아니라 사춘기의 심성 및 그 연령대의 특유한 정신장애 실태에 대해서도 교사는 올바른 지식을 익힐 필요가 있다. 또한 교사가 정신보건에 관해 올바른 지식을 습득하는 것은 청소년만이 아니라 장기적 시야에서 보면 교사 자신의 정신 건강을 위해서도 중요하다.

교사가 자살 예방에 대해 올바른 지식을 습득하는 데 정기적으로 정신보건 전문가와 회합을 가질 것을 권유한다. 강사도 참가자도 자유롭게 의견을 교환할 수 있는 워크숍 분위기를 조성하는 것이 중요하다. 어디까지나 이 단계에서는 교사가 자살 예방과 정신보건에 관한 올바른 지식을 익히는 것이 과제이지만 전문가와 교사 사이에 건전한 신뢰관계가 성립하는 것도 중요하다. 나중에 실제로 학생에게 자살 위험이 발견되었을 때 바로 전문가에게 상담할 수 있는 관계를 형성한다.

워크숍에는 시간적 여유를 충분히 가진다. ①청소년 자살의 문제점, ②현대 사회에서 청소년이 직면하고 있는 스트레스, ③자살 위험을 보내는 신호, ④자살 위험이 높은 학생에 대한 적절한 지원 방법, ⑤자신들이 살고 있는 지역의 자살 예방 관련 기관, ⑥자살 예방에 관한 학교 방침, 등을 중심으로 워크숍을 개최하고 질문 시간도 여유롭게 충분히 가지도록 한다. 자살을 비하하지도 미화시키지도 말고 어디까지나 사실이 사실을 부각시키도록 워크숍을 진행한다.

그리고 반드시 적은 인원으로 그룹을 나누어 정신장애, 죽음, 자살 등에 대한 교사 자신의 의견을 교환하는 자리를 마련한다. 누구나 죽음에 대한 무의식의 압박을 느끼고 있다. 이것을 제대로 의식하지 않으면 학생이 자살 신호를 보내도 교사가 부인하거나 경시하고, 본인의 도덕적 사고를 강요하는 결과를 초래할 수도 있다. 먼저 교사 자신이 죽음에 대한 본인의 생각을 명확하게 파악해 둘 필요가 있다.

워크숍에 반드시 포함되는 내용이 시뮬레이션이다. 어떤 학생의 자살 위험이 높아져 교사가 이를 발견한 경우를 상정한다. 강사가 증례를 준비하여 자살 위험을 교사가 실제로 평가하는 형식을 적용하는 경우가 많은데 참가자 자신이 직접 경험한 예를 소개하기도 한다. 학생을 상처 주지 않으면서 더 많은 정보를 수집하려면 어떻게 질문을 심도 있게 해야 할지, 실제로 자살 위험도는 어느 정도인지, 사태의 심각성을 어떻게 부모에게 설명할지, 정신과 개입을 어떤 식으로 시도할지 하는 문제를 서로 검토하여 강사에게 적절한 대응 방법에 대해 조언을 구한다. 또한 정신과 개입이 필요하다고 판단된 경우 학생을 소개할 의료기관을 구체적으로 일람표로 작성하여 기관의 주소와 전화번호까지 기입해 둔다. 미리 협조를 받을 수 있는 임상심리사와 정신과 의사를 특정할 수 있게 조치해 둘 것을 강력히 권유한다.

현실에서는 자살미수가 일어나면 우왕좌왕 여기저기 의료기관을 찾아나서는 것이 보통인데, 이 때 손실되는 몇 시간이 지니는 의미는 물리적으로도 심리적으로도 아주 크다. 정신보건센터와 정신과 의사와는 평소에 자주 연락을 하는 것만으로도 수많은 교사들은 심리적 여유를 가지게 될 것이다.

II. 부모를 대상으로 하는 교육

교사와 마찬가지로 지대한 역할을 하는 것이 학생의 부모이다. 부모들의 역할을 제외시키고는 청소년의 자살 예방을 효과적으로 실시할 수 없다.

「자살 위험이 높은 아이들의 배후에는 자살 위험이 높은 부모가 있다」「자살 위험이 높은 부모의 배후에는 자살 위험이 높은 아이가 있다」고 한다. 청소년 자살을 이해하는 데 필히 가족을 하나의 시스템으로서 인정할 필요가 있다. 아이의 문제 행동은 종종 가족 전체의 문제를 표출하고 아이만 치료를 받아서는 근본 문제가 해결되지 않고 부모의 정신병리를 다루어야 하는 경우도 있다.

부모를 대상으로 하는 워크숍도 내용은 교사를 대상으로 하는 것과 원칙적으로는 변함이 없지만 강조해야 될 점이 있다. 실제로 아이에게 자살 위험이 발견된 시점에서 부모에게 협조를 구하려고 해도 때는 이미 늦었다. 부모는 아이의 자살 위험을 인정하려 들지 않고 도움을 거부하는 태도가 많이 보인다. 그래서 이런 위기 상황이 출현하기 전에 자살 예방에 대한 지식을 부모가 충분히 습득하여 정신장애와 자살에 가능한 편견을 없앨 필요가 있다. 자살 위험은 인생에서 누구에게나 일어날 수 있는 위험이며 치료 가능한 상태라는 점을 강조한다. 교사와 부모 사이에 신뢰관계를 구축하는 것이 가장 중요하다. 이 워크숍은 도움이 필요한 경우에는 언제든지 협조를 아끼지 않는다는 자세를 학교 측이 부모에게 보여주는 자리이기도 하다.

워크숍에는 부모들이 많이 참석하도록 하고 가능하다면 부모 모두가 참석할 것을 요청한다. 한꺼번에 모두 참석하는 것이 힘들면 몇 번으로 나누어서 개최하는 것도 검토한다. 내용은 교사를 대상으로 하는 것과 거의 비슷해도 된다. 단, 교사는 지적 수준이 비교적 균일한 집단인 데 비해 부모는 극히 일반 공립학교에서는 직종도 다양하고 지적 수준도 다른 사람들이 섞여 있는 것이 보통이다(미국에서는 이민을 온 부모도 많아 언어 문제도 배려해야 한다). 이 점을 고려하여 워크숍 내용은 알기 쉽고 구체적인 형식을 갖추도록 짠다.

마지막으로 참석자 중 가정 내에 문제가 있다고 판단되는 사람이 있으면 개별적으로 정신보건 전문가가 상담에 응한다. 자살 위험의 초기 징후가 보이면 이 단계에서 개입을 시작한다. 교사와 정신보선 전문가가 신뢰할만한 사람이라고 부모가 생각할 수 있는 상황을 마련하는 것이 청소년 자살 예방에 빼놓을 수 없는 중요한 요인이다.

III. 학생을 대상으로 하는 교육

학생 본인을 대상으로 하는 자살 예방 교육은 미국에서도 시작할 때 부모와 교사들이 강력히 저항하였다고 한다. 반대를 한 이유는 대부분 「자살을 주제로 이야기를 나누다 보면 아이들의 자살 충동을 부채질하여 처음에는 자살 위험이 없던 아이까지 자살로 유도할 가능성은 없는가」하는 불안 때문이었다. 요컨대 「잠자는 사자를 건드리지 마라」는 발상이다.

그러나 자살 위험이 높은 청소년 자신이 괴로워하는 것은 원래 고민을 털어놓을 상대가 대부분 같은 세대의 친구라는 사실을 고려하면 역시 직접 학생을 대상으로 하는 자살 예방 교육이 아니면 자살 예방에 대한 효과를 높일 수 없다. 또한 자살 예방 교육을 실시한 결과 이는 자살을 유발하지 않는다는 사실은 이미 확인되었다. 「잠자는 사자를 건드리지 마라」는 것은 어른들의 불안을 투영한 것에 지나지 않으며, 아이들은 훨씬 전부터 자살을 인식하면서 자살에 관한 수많은 잘못된 정보도 접하고 있다. 따라서 자살 예방에 도움이 되는 정확한 지식을 아이들에게 설명할 필요가 있다.

학생을 대상으로 하는 수업은 다섯 부분으로 이루어졌다. 원칙으로 각각 1시간씩 배당되었는데 각 학교가 안고 있는 문제에 따라 유연하게 커리큘럼을 변경하였다. 초기 단계에서는 전문 임상심리사와 카운셀러가 교육을 담당하였는데 최근에는 훈련을 받은 교사가 중심이 되어 이 수업을 맡고 있다.

1. 청소년 자살 실태

과학적 사실을 근거로 청소년 자살을 설명하고, 이것이 얼마나 심각한 사회문제인가를 제시한다. 절대로 도덕적 판단이나 윤리를 앞세우지 말고 통계적 실태부터 다루면서 얼마나 자살이 복잡하고 어려운 문제인가를 강조하며 토론한다. 사실이 사실을 이야기할 수 있도록 심사숙고한다.

2. 자살 경계 징후

정신장애 중에서도 중요한 자살 위험인자인 우울증에 대해 상세하게 설명한다(다카하시, 2007f). 우울증을 설명하기 전에 예를 들어 편지 하나를 칠판에 써서 학생에게 읽게 하였다. 이 편지는 몹시 우울하고 비참한 내용이었다. 다음으로 편지를 쓴 사람의 심리 상태에 대한 감상을 학생들에게 물었다. 학생들의 감상을 다 들은 후 이것은 제16대 대통령 링컨이 쓴 편지라는 사실을 밝히자 교실 내의 학생들은 몹시 놀라며 술렁거렸다. 이 예를 통해 설령 위대한 사람일지라도 인생의 한 시기에 절망적 기분에 빠지기도 하고 우울한 기분이 드는 것은 결코 이상하지 않다고 강조하였다. 이상을 도입하여 우울증 실태를 설명한다. 자살 위험을 나타내는 신호로 다음 항목을 들었다. ⅰ)최근에 가족 중 누군가가 자살하였다. ⅱ)상실 체험이 있었다. ⅲ)최근에 비극적 사건이 있었다. ⅳ)직접적 또는 간접적으로 자살을 내비쳤다. ⅴ)학교에서의 행동이 돌변하였다. ⅵ)성격과 태도가 돌변하였다. ⅶ)알코올과 약물을 남용하게 되었다. ⅷ)갑자기 신변 정리를 시작하였다.

3. 스트레스, 약물남용과 자살 위험

미국에서는 약물남용이 심각한 사회문제이며 이를 예방하기 위해 교육을 열심히 펼치고 있다. 수많은 청소년이 위법 약물로 매년 사망하는 현실을 사실 그대로 설명한다. 캘리포니아 주에서는 독립적으로 교육 커리큘럼에서 약물남용의 예방 교육도 실시하고 있다. 건강 교육이 널리 실시되며 이를 기초로 하여 자살 예방 교육이 이루어진다.

4. 자살 위험을 알게 되었을 때 어떤 방법으로 도움의 손길을 내 밀것인가

친구가 자살할지도 모른다는 위험을 눈치 챘을 경우 마땅히 취해야 할 대응책으로서 다음 사항이 거론된다. ⅰ)먼저, 절대로 비판을 하지 말고 친구의 자살 갈망을 경청하고 절망적 감정을 이해하도록 노력한다. ⅱ)성실한 태도를 마지막까지 유지하면서 비밀로만 하지 말고 신뢰할만한 어른에게 친구의 자살 위험을 알려 도움을 요청한다. ⅲ)친구가 어른들의 도움을 받고 싶지 않다고 하면 친구의 기분을 존중해 주는 한편 절대 방치해서는 안 되고 적절한 도움의 필요성을 강조한다.

5. 지역에 어떤 관계 기관이 있는가

자살예방센터, 정신보건센터, 병원 응급실, 전화 상담, 자조모임 등 다양한 조직을 한눈에 알 수 있도록 일람표를 작성하여 어떤 경우에 연락을 취할 것인지도 구체적으로 상담한다. 학생 대표가 실제로 지역의 각종 기관을 방문하여 실태를 견학한 후 그 결과를 다른 학생에게 보고하는 일도 포함된다.

이러한 가이드라인에 맞추어 교육 현장에서 교재로 쓸 수 있도록 친절하게 자세히 제시한 안내 책자를 캘리포니아 주 교육청에서 발간하고 있다(California State Department of Education, 1987). 당시 이런 교육에 반대가 있었다고는 하지만 오늘날에는 대체로 호의적으로 받아들여지고 있다.

IV. 최근 미국에서 이루어지는 자살 예방 교육

초등학생의 자살 예방에 관한 조사연구 협력자회의의 일원으로 필자는 2010년 11월에 미국 매사추세츠 주와 메인 주에 학교 자살 예방 교육을 시찰할 기회가 있었는데 이 때 보고 들은 내용을 덧붙이고자 한다(초등학생 자살 예방에 관한 조사연구 협력자회의, 2011).

매사추세츠 주와 메인 주를 방문하였는데 그곳에서 얻은 정보는 다음과 같은 특징이 있었다. 자살 예방 교육은 필수 과목 수업으로 주 전체에서 실시되는 것은 아니고 각 학교와 학교 구역의 필요성에 응해 실시되었다. 자살 예방 교육을 하는 학교와 학교 구역에 대해서는 주 관련 부국이 적극적으로 지원하는 방침을 채택하고 있다.

자살 예방 교육을 실시하는 데 먼저 다음 세 가지 항목을 정비해 둘 필요가 있다고 강조하였다.

① **실시 전 관계자의 합의를 받을 것** : 일부 사람들이 심하게 불안을 느끼면 자살 예방 교육을 실시하는 데 강력히 저항할 수도 있다. 따라서 예방 교육을 실시하기에 앞서 교사, 보호자, 지역 정신보건 전문가 사이에 자살 예방 교육에 대해 공통된 인식을 가질 필요가 있다. 왜 직접 학생을 대상으로 하는 자살 예방 교육이 필요한지 관계자가 깊이 이해하고 합의를 도출해 놓는다.

② **적절한 교육 내용** : 자살자를 비하하거나 반대로 지극히 미화시켜서는 안 된다. 일

방적으로 가치관을 주장하는 것도 피한다. 자살 실태를 중립적 입장에서 제시하고 그 배경에 많이 존재하는 우울증을 비롯한 정신장애를 언급하며 적절한 치료 방법이 있다는 사실을 강조한다. 일생을 살면서 누구나 문제를 안고 있는데 이를 빠른 단계에서 알아차려 적절한 치료를 실시하면 자살은 예방할 수 있다는 점을 언급한다. 요컨대 문제의 조기 인식과 적절한 도움 요청을 강조하며 이런 태도가 일생을 통해 마음 건강의 기초가 되도록 학생들에게 교육한다.

③ **적절한 사후 대응 태세를 구축** : 이런 유형의 예방 교육을 실시하면 당연히 위험이 높은 아이들이 눈에 띌 것이다. 이 때 학교, 가정, 지역의 전문기관이 힘을 모아 학생들을 지켜주는 태세를 갖추는 것도 자살 예방 교육을 실시하는 데 대전제가 된다.

최소한 이 세 가지 내용을 배려한 다음 자살 예방 교육을 시시할 것을 강조한다. 일본에서도 자살 예방 교육이 몇몇 지역에서 시작되었다는 뉴스를 들었다. 하지만 이런 배려가 없이 독선적으로 프로그램을 진행하면 생각지도 못한 부작용이 생길 위험이 있다는 점을 관계자는 염두에 두어야 한다.

매사추세츠 주에서는 모든 고등학교에서 이런 자살 예방 교육이 실시되지는 않고, 지역의 자발성에 맡기고 있다. 예를 들면 어느 지역에서 최근 수년간 청소년 자살이 끊이지 않아 자살 예방에 대한 관심이 지역에서 높아져 자살 예방 교육을 실시하려는 분위기가 조성되면, 주정부 정신보건부는 이를 적극적으로 지원하는 태세를 갖추고 있다.

자살 예방 교육은 건강 교육의 일환으로 길고 긴 인생에서 정신 건강을 유지하기 위한 기초로 삼고자 하는 견해이다. 교육에서는 ACT가 강조된다. 즉, Acknowledge(문제를 인식), Care(성실한 태도로 임한다), Tell a Trust Adult(연결, 신뢰할만한 어른에게 알린다)의 머리글자이다.「알아차린다. 관계를 맺는다, 연결 한다」는 조기 문제 인식과 적절한 지원 요청을 특히 중시하고 있다.

맺는말

이 장에서는 미국에서 실시되고 있는 학교 내의 자살 예방 교육의 개관적 내용을 소개하였다. 교사, 부모, 학생을 대상으로 자살 예방 교육을 전면적으로 실시하는 학교부터 부분적으로 실시하는 학교까지 지역의 필요성에 응해 탄력적으로 운영되고 있다.

실용성을 중시하는 미국에서는 이런 교육의 실제적 효과에 대해서도 최근 들어 연구가 시작되고 논의가 이루어지고 있다. Shaffer들은 학생 전체를 대상으로 한 자살 예방 교육에 관하여 회의적인 보고를 발표하였다(Shaffer et al., 1990). 일반 학생들 전체를 대상으로 하는 자살 예방 교육보다도 위험이 높은 학생들을 모아 좀 더 집중적 치료를 강구하여야 한다고 주장하였다. 또한 스트레스가 엄청난 사건을 경험하면 젊은이는 누구든지 자살 위험이 증가될 가능성이 있다는 점을 기존 커리큘럼에서 대부분 강조하고 있다. 이 때문에 자살이 정신장애와 밀접하게 관련이 있다는 전제를 생각만큼 중요하게 여기지 않고 있다. 스트레스 모델에 과도하게 역점을 두는 부분도 위험하다는 지적이고, 정신장애로 인한 자살 위험에 대해서도 역시 교육이 이루어져야 한다고 한다. 진짜 위험군이라고 판단되는 자살미수 경력이 있는 학생들은 현재 실시되고 있는 학교에서의 자살 예방 교육을 부정적으로 받아들이고 있다는 지견도 Shaffer들은 발표하였다. 물론 모든 학생을 대상으로 실시하는 자살 예방 교육에서는 보다 폭넓은 시야를 가지고 문제 해결 능력을 높일 수 있는 프로그램과 실제로 위기에 처했을 때 어디에 도움을 요청할 것인가 하는 예방 교육이 서서히 주류를 이루고 있다.

필자는 각 나라의 사정이 다르기 때문에 이상과 같은 자살 예방 교육을 바로 일본에서 실시하는 것이 최선의 방책이라고 주장할 생각은 조금도 없다. 그러나 ACT(인식, 관계, 연결)의 기본자세는 일본에서도 보고 배워야 할 점이다. 또 자살 예방 교육을 닥치는 대로 실시할 것이 아니라 실시에 앞서 전제조건을 충분히 고려하여 안전을 배려한 다음 실시하지 않으면 독선적이라는 비난을 면하기 어려울 것이다. 일본에서 당장 이런 교육을 전면적으로 운용하지 못하더라도 하다못해 교사를 대상으로 하는 예방 프로그램부터 시작하여 프로그램의 유용성에 관해 합의가 이루어지면 부모, 학생들을 대상으로 하는 예방 교육으로 발전시킬 방법은 검토할 수 있을 것이다.

만약 지역에서 젊은이의 자살이 발생한 경우 언론의 과잉보도에 놀아나 시간이 흐르기만을 손 놓고 기다려서는 안 되며 여기에서 설명한 대책을 일부분이라도 실시할 필요가 있다.

청소년을 대상으로 한 자살 예방에 관한 자세한 내용은 「신정 증보·청소년을 위한 자살 예방 매뉴얼」(다카하시 요시토모 편저, 콘고출판, 2008a)을 참조하기를 바란다.

제 12 장

건망과 자살

I. 전생활사건망이란?

　필자는 정신과의사로서 당연하지만 레지던트 시절부터 자살 예방에 깊은 관심을 가지고 있었다. 이런 관심이 더욱 깊어진 계기는 바로 자살 대리병으로 건망 증상을 보이는 환자를 만난 일이었다. 아주 심한 스트레스를 받아 자살까지 내몰린 사람이 이 스트레스에 관한 기억을 상실하면서 목숨을 지키는 현장을 접하였다.

　전생활사건망이란 특정한 기억만이 장애를 받는 선택적 건망 중에서 사회적 지식과 일반적 지식은 남아있는데 주로 본인의 생활사에 밀접하게 관련이 있는 대부분의 기억을 상실하는 상태를 말한다. Abeles들(Abeles et al., 1935)과 야마다 들(1964)의 논문을 시작으로 전생활사건망에 대한 증례가 보고되었다.

　프로이드에 따르면 건망이란 억압이라는 방어기제를 통하여 본인으로서는 받아들이기 힘든 사항을 의식에서 제거하여 무의식의 존재로 변환시키는 적극적 심적 과정의 결과로 발생한다(Freud, 1898). 즉, 심인성 건망은 그저 단순히 기억을 상실한 상태가 아니고 견디기 힘든 고통과 불안한 체험에 대한 적극적 방어기제라고 한다.

　DSM-5(American Psychiatric Association, 2013)는 해리성 장애를 이인성 장애, 해리성 건망증(해리성 도피성 배회를 수반하는 유형과 수반하지 않는 유형), 해리성 동일성 장애(이른바 다중인격) 등의 파생으로 분류하고 다음과 같이 정의하였다(이 외에도 다른 특정한 해리성 장애, 특정 불능의 해리성 장애가 있는데 여기에서는 논의하지 않는다).

이인증성 장애 : 이인감, 비현실감이 가끔 발생하는데 이 시기에 현실 검증력은 있

다. 이 증상은 약물과 다른 신체 질환으로 나타나는 것이 아니고 심한 고뇌를 수반한다.

해리성 건망 : 중요한 개인 정보에 대한 기억이 갑자기 불가능해지고 이것이 너무 광범위하게 미치기 때문에 일반적 건망증으로 설명할 수 없다. 해리성 도피성 배회를 수반하는 유형과 수반하지 않는 유형이 있다. 해리성 도피성 배회는 가족(가정) 또는 환자가 평소 다니던 직장에서 갑자기 예기치 않게 사라져 방황하고 그 때까지의 본인의 과거 기억을 잊어버리고 새로운 자기동일성을 획득하는 경우가 있다.

해리성 동일성장애 : 환자 내부에 두 가지 이상의 다른 인격이 존재하고 어느 특정 시점에서는 그 중 하나가 우세해지는데 이때 우세해진 인격이 환자 행동을 결정한다. 개개의 인격은 복잡하고 통합되어 있으며, 특유의 행동양식과 사회적 연결을 가지고 있다(이른바 다중인격이다).

그러나 해리성 건망, 해리성 도피성 배회, 해리성 동일성 장애는 일련의 스펙터클 선상에 있어 Landis 들이 지적하듯이 해리성 장애의 아류형을 정확하게 구별하기는 어렵다. 또한 같은 증례에서도 증상들 사이에 이행이 있을 수 있다는 의견이 타당하다고 생각된다(Landis et al., 1950). 이들의 아류형을 자의적으로 구별하는 것은 임상에서도 실용적이지 않다.

일본에서는 일반적 지식은 보존되어 있는데 주로 자기생활사에 관한 대부분의 기억을 상실하는 병태를 전생활사건망이라고 한다. 이것은 해리성 장애의 아류형을 폭넓게 포함시킨 개념이라는 점을 주의해야 한다. 이제까지 전생활사건망이라는 진단으로 일괄 처리된 병태는 상세히 검토하면 서구권에서 말하는 해리성 장애의 아류형과 일대일로 대응하지 않는다는 것을 알 수 있다. DSM-5에 적용시켜 진단을 하면 일본에서 보고된 전생활사건망의 대부분 증례가 해리성 건망 혹은 특정불능의 해리성 장애에 해당한다. 그러나 일본에서 말하는 전생활사건망의 개념은 단순히 생활사에서 건망증을 보이는 것부터 여기에 도피성 배회가 인정되는 경우, 나아가 일과성 성격변화, 부분적으로 새로운 자아동일성의 획득까지도 포함시키는 일련의 증후군을 가리킨다. 전생활사건망은 정의가 명확하지 않고 의미가 너무 광범위하게 사용되는 점은 부정할 수 없겠지만 해리성 장애에 대해 비교적 전체를 포괄한 진단이라는 측면에서는 한층 실용적이라고 할 수 있다.

DSM-5에서는 해리성 동일성 장애 환자 70% 이상에 자살미수 경력이 있고 수차례의 자살미수 및 다양한 자해행위가 나타난다는 지적도 덧붙여 둔다.

진단 기준이 다르기 때문에 외국의 증례와 단순 비교는 할 수 없어도 전생활사건망은 일본에서도 비교적 드문 병태이다. 일본에서는 뇌전증, 외상, 일산화탄소중독 증후군, 혹은 임신중독증 후에 발생한 증례에서 전생활사건망의 진단으로 보고된 사례는 여럿 있다. 그런데 기질질환이 의심되는 경우를 제외하고 순수하게 심인성이라고 생각되는 증례가 반드시 많다고 할 수 없다.

전생활사건망의 일반적 특징은 다음과 같다(다카하시, 1989b, 1997d, 1999a).

① 호발연령은 10대 후반에서 20대의 비교적 젊은 층이다. 남녀 비율은 대략 2:1로 남자에게 많이 나타난다.
② 독특한 발병 전 성격이 나타난다. 성격 기반에는 미숙함 및 의존성이 존재한다. 유연한 사고력이 떨어져 주변의 사정을 객관적으로 파악하거나 그 장면에 적합하고 합리적인 방법으로 문제 해결을 하지 못한다. 그리고 다른 사람 탓으로 돌림 형보다도 자책형 경향 및 억압적 통제 경향으로 인해 지속적으로 만성 갈등 상황에 처하면 쉽게 현실도피, 우울, 자기 파괴적이 된다. 언뜻 보면 사회적응을 잘 하고 특별히 심각한 문제가 없다고 판단되는 증례에서도 표면적 내인관계에 그치고 사회적으로 고립된 경우가 많다. 자기를 드러내놓으려는 경향과 거짓말하는 버릇을 지적하는 보고도 있다.
③ 지능은 대부분 평균 이상이다.
④ 만성 지속 갈등 상황이라고 할 만한 특유 상태(가정 내의 불화, 학대, 빈곤, 경제적 문제, 실업, 범죄, 성적 문제, 진학 문제, 실연, 이혼, 질병, 부상, 근친자 죽음, 사회적응 실패 등)가 있다.
⑤ 만성 지속 갈등 상황이 다름 아닌 전생활사건망 발병에는 중요하다. 물론 건망 발

생의 직접적 계기는 반드시 정확하게 파악할 수 있는 것은 아니고 아주 하찮은 경우도 많다.

⑥ 증례 대부분은 도피성 배회가 나타난다.

⑦ 본인의 건망에 대해 심각성을 인식하지 못하고 독특한 무관심의 태도를 보이는 경우가 많다.

⑧ 전형적 증례에서는 단기간에 자연 회복되기도 한다. 대다수가 수개월 이내에 회복된다. 그러나 원인을 제공한 스트레스와 갈등의 강도가 심하면 건망증이 장기화되는 예도 상당수 있다. 그리고 건망을 되풀이하는 경우도 많다.

⑨ 종종 건망 출현 전에, 또는 건망에서 회복 전후에 우울 상태를 보이고 이 시기에 자살 기도를 하는 경우가 많다.

⑩ 건망이 때로 자살 대리병이라고 생각되는 증례가 있다. 건망 때 외견상 자살 갈망이 줄어들거나 은폐되기도 한다.

⑪ 단순히 건망만이 아니라 자아동일성의 부분적 변환이 발견되는 증례가 있다.

⑫ 마취 면담과 최면으로도 사실과 일치하지 않은 왜곡된 생활사를 재생하기도 한다.

⑬ 지각이상, 서기도 힘들며, 걷기도 힘들고, 시야협착, 실신, 현기증 등의 각종 전환 증상을 합병하거나 두통, 이인증이 나타난다.

⑭ 독특한 병상의 변천을 살펴본다. ①선행하는 의식 장애기(이 시기에 가끔 도피성 배회 현상이 나타난다), ②무지수동기(無知受動期)(활동성 저하와 수동적 태도가 표면에 나타나고 일반 지식에 관한 건망도 보인다), ③점차적으로 생활사 이외의 일상 지식을 회복하는 시기, ④특유의 정서 안정기, ⑤회복 전후의 불쾌한 우울 상태 기간

이상이 전생활사건망의 일반적 특징이다. 자살 기도에서 독특한 의식변용 상태를 보인다는 보고는 여기저기에서 조금씩 볼 수 있다. 예전에 필자가 자살 갈망이나 자살 기도와 밀접하게 관련되어 발병한 심인성건망의 증례를 몇 가지 경험한 적이 있는데 그 중 하나이다.

II. 증례 제시

【증례 22】　　　**26세 여성 전생활사건망**

가족력, 기왕력 : 특별한 일은 없음

발병 전 성격 : 원래는 명랑하고 밝았는데 초등학교 고학년 무렵부터 자신의 용모와 지능 등의 모든 부분에 자신감을 잃고 자기불안전감이 심해졌다. 별일 아닌 것에도 자책감을 느끼고 죽음만 생각하였다. 자신 때문에 다른 사람이 불쾌감을 느끼지 않을까 신경을 쓰고 사람들 앞에 나서는 것을 꺼렸다. 친구도 거의 없었다.

생활사 : 세 자매의 막내로 어릴 적부터 「세 째 딸로 태어나 없어도 되는 아이」라는 인식이 강하였다.

환자가 4살 때 장녀가 병으로 죽었다. 그 후 부모는 큰 딸의 죽음을 너무 안타까워하며 얼마나 솔직하고 착한 아이였는지를 되뇌며, 남은 두 딸에게 계속 불만을 쏟아놓았다. 가업은 낙농업을 하였으며 지금은 차녀 일가가 중심이 되어 운영되고 있다.

초등학교 5학년 때 고교생들에게 강간을 당하였다. 그러나 가족에게는 이 사건을 이야기하지 못하고 자신을 더럽혀진 인간으로 취급하며 경멸하였다. 점점 성격이 우울해지고 외골수로 되어갔다. 「주변에서 설 자리를 잃은 자신」을 대변해 주는 것 같아서 다자이 오사무(1909~48, 일본 근대 작가로서 우울을 주제로 한 특유의 문체로 이름 높다. 자살을 하였다. – 옮긴이)작품을 탐독하였다. B라는 같은 학년 친구 말고는 친구라고 할 만한 사람도 거의 없었다(이처럼 이미 사춘기 전(前)단계에서 가족의 죽음, 가정 내 소외, 강간과 같은 심적 외상 등을 경험하였다).

고등학교 1학년 여름, 한밤중에 낯선 남자가 방으로 침입하려고 했을 때 큰 소리를 질러 사람들을 불렀더니 도망갔다. 이전에 강간을 당한 경험이 생생히 기억나 그 후에는 아무런 의욕도 안 생기고 불면이 계속되었다. 학교생활도 몰입할 수 없다고 호소하기 시작하였다. 진통제 과량 복용과 손목 자해로 자살미수를 일으켰다.

고등학교를 졸업한 후 취직은 했는데 몇 개월 만에 그만두었다. 통신 교육을 받아 20살 때 재취직(사장 X)을 하였다. 직장에서 다른 동료들과 잘 지낼 자신이 없고 업무를 매끄럽게 처리하지 못해 주변에 폐를 끼친다며 고민하였다. 언니에게 중매 이야기가 들어오고 나 같은 동생이 있어서는 언니가 행복해질 수 없다, 또 자신은 앞으로 결혼에 대한 희망도 없다고 오래 전부터 생각하고 있었다. 언니 결혼식 직전에 수면제를 과량 복용하고 자살을 시도하였다. 얼마 지나 다른 회사로 옮겼는데 역시 동료와 사이가 좋지 않은 것을 괴로워하며 반년 만에 회사를 그만두고 그 후 일정한 직업을 가지지 않게 되었다.

그리고 2년 반 동안 X와 기묘한 관계가 지속되었다. X는 환자에게 맨션을 빌려 주고, 생활비를 대주고, 가끔 맨션에 들르기도 하였다. 당시 X는 환자에게 일을 시키려는 의도가 있었는데 완강하게 거부하는 환자의 태도를 보면서 X는 일도 성적 관계도 강요하지 않았다. 그저 환자에게 하고 싶은 대로 생활하도록 하였다. 이런 관계가 2년 반이나 계속되었다.

이 관계가 이어지는 동안에도 「자신은 살만한 가치가 없는 불필요한 존재」라는 생각을 항상 떨쳐버리지 못하였다. X 이외의 사람들과는 거의 접촉이 없었다. 건강하게 활동하는 사람이나 마냥 행복해 보이는 가족 동반 등 극히 일상적 광경을 접하면 그에 비해 자신은 회사에서 얼마나 무능하고 가치가 없는 인간인지를 상상하였다. 그러면서 자살 명소인 핫코다산, 케곤노타키, 나코소카이간, 유이가하마, 니시키가우라, 아시즈리미사기, 히라카이간, 다카시마다이라로 죽을 생각을 하고 찾아다니기도 하였다. 하다못해 죽을 장소만은 멋진 곳을 고르고 싶다, 죽은 후에는 누구든지 상관없지만 누군가랑 같이 있고 싶다는 것이 이유였다. 결국 X와의 관계는 환자가 부모 손에 이끌려 집으로 들어가면서 일단락되는 것처럼 보였다. 환자에게 X는 자신의 기분을 이해해 주는 유일한 사람이었고 X와 헤어진 후의 생활은 상상도 할 수 없었다. 그 직전에 몇 번이나 자살미수가 있었기 때문에 가족들의 권유로 환자는 근처 정신과 병원에 다니기 시작하였다. 집안은 이미 언니가 물려받았고 환자에게는 마음 편안한 곳이 아니었다. 가족들은 환자를 몸의 종기처럼 취급하였다. 환자는 가족과 같이 있어도 고립되어 있는 현실을 느끼게 되었다.

그 후에도 가끔 X가 불러내었다. 연락을 맡은 사람은 X의 애인으로 가족이 전화를 받으면 A라는 가명을 사용하였다. 집안에서는 있을 만한 곳이 없고 그렇다고 해서 X와의 관계도 수복되지 않고 물론 X의 애인도 될 수 없다는 것을 환자도 잘 알고 있었다. 매일 죽음을 머릿속에서 떠올렸다. 자동차를 속도 내 몰다가 전봇대에 부딪혀 크게 파손을 하거나, 배기가스를 차내에 유입하는 방법 등의 자살미수도 이 무렵에 있었다. 집에서는 더 이상 배겨내지 못하고 중학교 때 남자 동창하고 동거를 시작하였지만 단기간에 끝났다.

현병력 : 집안을 언니가 이어받고, 제멋대로 생활한 탓으로 환자에 대한 가족들의 태도가 경직되어 있었다. 여기에 조카가 유치원에 들어가서 방을 비워줘야 하는 상황에 처하고 심리적으로도 물리적으로도 집안에서 있을 곳이 없어졌다. 그래서 환자는 혼자서 생활하기를 원하였는데 가족은 물론이고 당연히 자신의 의견에 찬성해줄 것이라고 기대하였던 X노 반대하였다. 결국 숙음을 결심하고 엄동설한에 아오키가하라로 향하였다. 많은 사람이 이곳에서 죽었기 때문에 이번에야말로 자살할 수 있을 것이라고 믿었다고 한다.

해질 무렵 후지고코 사이코 부근의 아오키하라에서 nitrazepam 60mg(수면제)을 복용하고 자살을 시도하였다. 이 계절에는 지나가는 사람도 거의 없는 곳인데 우연히 길 가던 사람이 발견하여 경찰 보호를 받았다. 근처 응급실에서 위세척을 받고 다음날에는 의식이 깨어났지만 이 때 자기 생활사에 관한 기억 상실을 알게 되어 정신과 병원에 입원하였다.

입원 시 소견 : 불안 우울 상태가 증상 전면에 나타났다. 정신운동억제, 자살 갈망, 생활사에 관한 건망, 현기증, 두중감 등이 있었다. 일반 지식에 대한 건망도 보였고 「국철과 사철」, 「신사와 절」, 「은행과 우체국」같은 구별을 하지 못하였다. 어떤 이름이나 동네 이름을 막연히 기억하고 있는 것 말고는 생활사에 관한 기억은 없었다. 또 기억해 낸 내용이 부정확하고 해당 인물과 주소는 실제로 존재하지 않았다. 또 건망에 대해 무관심한 태도도 알아차렸다. 기명력장애는 없이 구출된 다음 날 이후의 기억은 정확하게 남아있었다. 자기에 관한 지남력은 손상되었지만 입원 시점에서는 때와 장소에 관한 지남력은 양호하였다. 그 밖의 신경학적 검사, 혈청생화학적 검사, 뇌파, CT스캔은 이상이 없었다.

입원 후 경과 : 입원한 지 약 1개월은 불안 우울 상태와 활동성 저하가 주된 증상이었다. 환자에게는 기억 회복만 치료 목적이 아니고 건망을 발생시킨 여러 문제점을 같이 해결할 필요가 있다고 설명하고 지지적 심리요법으로 대응하였다. 동시에 환자의 안전을 확보하는 데 중점을 두었다.

입원한 지 2개월 무렵 자기 존재의 핵심을 건드리는 부분을 제외하고 불완전하며 단편적이었던 생활사 및 일반 지식이 회복 기미를 보였다. 한 남성과의 관계나 자기 존재의 희박감에 대한 고민도 이야기하였다. 환자의 병동 내의 일상 행동을 관찰하고 방언, 풍습, 특기, 지리적 지식, 현존하는 일반 지식에 대해 객관적인 정보를 수집하고 생활사를 추정하려는 노력도 이루어졌다.

입원한 지 3개월에서 5개월이 지날 무렵에는 정신증상도 안정되고 자살 갈망도 확연히 경감되었다. 가끔은 억제가 풀린 듯 행동을 하고 다른 사람을 대하는 장면에서 적절한 거리를 유지하지 못하기도 하였다. 그러나 아주 사소한 자극에도 쉽게 자책하는 모습은 이 시기에도 나타났다. 정신과 병원에 입원한 사실에 저항감은 없고 다른 환자에게 자기주장을 강하게 펼치는 일도 없었다. 병원에서의 생활을 아주 당연히 받아들이는 것처럼 보였다. 심한 자기불완전감, 자신 결핍, 자살 갈망과 같은 왜곡된 자아상과 세계관에 대한 작용을 중심으로 심리 요법이 이어졌다.

입원 후 6개월에서 7개월 무렵에는 단편적 생활사에 관한 기억은 회복 기미를 보였다. 이 무렵 환자가 기억해 낸 생활사는 다음과 같다.

「이름은 A. B.로 나이는 28세, 시골에서 부모님과 그리고 오빠하고 살았다. 어릴 때부터 집에서는 관심 밖의 존재였다. 중학교 2학년 때 학생 4명한테 강간을 당하였다. 그 후 자신은 하잘 것 없고 가치 없는 인간이라고 생각하며 언제 어디서든지 죽을 생각만 하였다. 부모님은 교통사고로 죽고 형은 가출한 후 행방불명이었다. 나는 거듭 자살을 시도하였다. 중학교를 졸업하고 24~25세까지의 일은 전혀 기억하지 못한다. 직업을 가진 적은 없었다. 이 몇 년 동안 C시에 살고 있었다. 2년 전에 알게 된 남성이 빌려준 외딴 곳의 단독주택에 살며 매월 생활비도 받았다. 방에서 나오지 않고 사람들과는 거의 만나지 않았다. 이 남성은 나보다 10살 정도 연상으로 인상은 불량해 보였다. 하찮은 일로 계속 폭력을 휘둘렀다. 처음에는 일을 하도록 강요하고 육체적 관계를 가지려고 하였는데 얼마 지나지 않아 포기하고 내 마음대로 하게 해 주었다. 관계가 지속되는 동안도 종종 자살을 생각하고 여기저기 죽으려고 찾아다녔다. 이 남성에게 나 말고 다른 여자가 있다는 이야기를 듣고 싸우다가 상대방에게 상처를 입히기도 하였다. 그리고 곧바로 죽으려고 아오키가하라에 왔다」

이때는 대부분 실제 생활사와 일치하는 기억은 회복되었다. 그러나 가족 구성, 연령, 본인의 이름 등을 포함한 생활사의 일부가 불완전하고 왜곡되어 있었다. 구체적으로는 나중에 판명된 사실과 이 시점에서 환자가 기억해 낸 내용에는 다음과 같은 차이점이 있었다. 이름은 본명과 달랐지만 A는 X의 여자 친구가 연락할 때 환자 가족에게 사용한 가명이고 B는 중학교 때 단 한명 있던 친구 이름이라는 사실이 나중에 기억이 회복되면서 밝혀졌다. 연령도 이때는 실제보다도 2살 연상이라고 하였다(X의 여자 친구와 같은 나이). 실제로는 언니가 두 명 있었는데 이때는 오빠가 한 명이라고 하였다. 강간당한 사실은 있지만 중학교 2학년 때가 아니라 초등학교 5학년 때였다. 부모는 살아 계셨다. 또 한 남성과 특별한 관계에 있었지만 이 인물에 대한 묘사도 일부분은 사실과 달랐다.

이 무렵부터 정동불안정이 다시 심해지고 자살 갈망도 가끔 입에 올렸다. 치료 관계가 양호하게 성립되어 있다고 판단하여 이 단계에서는 자살 갈망과 자살미수에 대해 면담에서 일부러 이야기를 꺼냈다. 그리고 얼마 후「자동차를 보면 전에 운전했다는 생각이 들어요」라고 해 시험해 보니 실제로 운전을 할 줄 알았다. 또 병원 내의 운동회에 참가하여「이런 분위기는 전에도 느낀 적이 있어요」하며 증상에 변화가 감지되는 징후가 보였다.

기억 회복을 전후로 정동불안정이 다시 전면에 드러나고 자책하는 모습을 보이며 자살 갈망도 심해지고 활동성도 저하되었다. 설피리드 300mg/일, 로라제팜 1.5mg/일을 주로 투여받고 도중에 각종 항우울약도 사용하였지만 반응은 좋지 않았다. 오히려 사소한 자극을 받아도 자책적, 현실 도피적이 되며 자살 갈망이 심해지는 현상이 항상 있었다.

어느 이른 아침에 잠이 덜 깬 상태에서「마치 꿈이라도 꾸듯이」가족과 서먹서먹한 풍경이 떠올랐다. 몇 분 동안 과거 기억이 밀려오듯이 생활사에 관한 기억이 완전히 살아났다. 환자는 이름, 연령, 주소, 가족 구성 등을 종이에 써서 가져왔다. 주치의가 확인한 결과 모두 사실이었다. 건망 발병에서 기억이 완전 회복하기까지 약 7개월 경과되었다.

바로 가족들과 만나게 하는 것은 곤란하다고 판단해 먼저 주치의가 가족을 만나 서로의 상황을 파악한 다음 환자와 가족의 전화 연락, 환자와 언니의 면회, 아버지와 면회, 환자 외박이라는 형태로 서서히 가족과 접촉을 늘려갔다. 이 과정에서 나타나는 환자 불안에 대해서는 대처법을 서로 세세하게 이야기를 나누어 개선해 갔다.

기억이 회복된 지 2개월 정도가 지나자 차차 정동불안정이 경감되고 구체적으로 사회복귀도 화제로 삼았다. 환경 정비를 한 다음 퇴원을 하고 고향으로 돌아가 그곳 정신과 외래에서 통원치료를 하도록 하였다.

Ⅲ. 건망과 자살

여기까지는 전생활사건망의 대표적인 예를 들었다. 필자는 예전에 전생활사건망의 증례를 보고하며 ①전생활사건망과 꾀병을 비롯한 각종 질환과의 감별, ②전생활사건망에서 자아동일성의 변화, ③자살의 대리증으로 건망, ④건망 장기화 인자, ⑤치료에 관해 자세히 설명하였다. 이 장에서는 특히 자살의 대리증으로서 건망을 다루는데 다른 항목에 대해 흥미가 있는 독자는 필자의 이전 논문을 참조하길 바란다(Takahashi, 1988 ; 다카하시, 1989b).

자살 동기가 대부분 한 개인에게는 도저히 받아들이기 힘든 사건으로부터 도망가려는 시도라는 점을 고려한다. 건망 발생은 본인이 수용하기 힘든 현실로부터 도피하기 위한 방어기제라는 점을 염두에 두면 자살 위험이 높은 환자에게 건망이 발생할 가능성이 높을 것으로 예측된다. 그러나 과거에 자살과 건망을 다룬 보고는 일본에서도 외국에서도 그렇게 많지 않다.

일본의 보고에서는 몇 건의 전생활사건망 증례에 자살미수가 있는데 여기에 대한 상세한 보고나 자살로 끝났다는 언급은 없다. 또한 자살과 전생활사건망의 관계도 거의 다루어지지 않았다. 건망 발생 전에 생활사에서 자살미수가 있었다고 간단히 기재되어 있는 보고(키요하라 등, 1959 ; 마츠기 등, 1981 ; 니시무라, 1985 ; 사쿠라이 등(1981), 타니, 1950 ; 야자키 등, 1973)가 몇 편 있을 뿐이다. 이 중 야자키들(1973), 마츠기 등(1981), 니시무라(1985)의 보고에 전생활사건망 경과 중 일정 시기에 자살미수가 있었다고 한다. 자살미수 직후 건망이 발생한 보고는 없다.

영국과 미국에서도 건망과 도피성 배회가 심리적 자살 또는 자살 대리증으로 출현할 수 있다는 보고는 많지 않다. Abeles들은 자기의 인격을 지우고 자기를 벌주는 것이 건망이라고 주장하면서 이를 **심리적 자살**이라고 표현하였다. 이 보고에는 36세의 주부가 연인관계가 파탄이 나면서지하철에 뛰어들어 자살을 시도한 직후 건망이 발생한 증례를 들고 있다(Abeles et al., 1935). Stengel의 보고에서는 25 증례 모두에 주기적으로 우울 상태가 나타나고 12 증례에는 이전에 자살기도가 있었고 그 중 1 증례는 자살로 끝났다(Stengel, 1941). Stengel은 의식이 변화된 상태에서 자살 충동을 다른 형태의 행동으로 변환시킨 결과 도피성 배회가 출현하고 도피성 배회는 자살 충동에 대한 심리적 방어기제라고 한다(Stengel, 1964). Berrington들은 37 증례 중 29 증례에 우울 증상이 나타났고 우울과 자살미수는 건망과 도피성 배회 환자에게 볼 수 있는 아주 특징적 증상으로 건망과 도피성 배회가 우울의 회피 행위일 수도 있다고 하였다(Berrington et al., 1956). Gudjonsson들에 따르면 한 여성 환자에게 시행한 심리 검사 및 정신생리학적 검사 결과는 어떤 상태에서 히스테리성 건망이 자살 대리증일 수 있다는 가설을 지지한다고 한다(Gudjonsson, 1982). 단지 이러한 의견은 주로 정신분석적 해석과 심리 검사만을 근거로 하고 이 해석도 여기에서 보는 것처럼 간단한 설명에 그쳤다.

본 증례에서는 지극히 낮은 자기상, 우울, 반복되는 자살 기도 특징이 있다. 16세에 처음으로 자살미수가 있었고 그 후 자살미수는 열 번이 넘게 일어났다. 당시에는 진통제와 수면제 복용, 손목 자해, 자살 명소로 죽으러 가는 비교적 치사성이 낮은 자살 수단을 선택하였다. 그러나 애인과 관계가 끝났을 무렵부터 자살 수단으로 자동차를 고속으로 운전해 전신주에 충돌하거나 배기가스를 유입하는 등 실제로 죽음에 이를 위험이 높은 수단을 사용하였다. 그리고 가족에게도 애인에게도 버림받았다고 생각한 환자는 자살을 결심하였다. 엄동설한에 해질 무렵 아오키가하라쥬카이를 자살 장소로 선택하고 이곳에서 수면제를 복용하였다. 운 좋게 발견이 되었기에 망정이지 만약 발견이 되지 않았더라면 동사할 확률은 아주 높았다.

또한 지금까지 필자가 보고한 전생활사건망 9 증례 모두 건망과 자살 사이에 나름대로 관련성이 인정되었다(다카하시, 1989b). 자살 기도 직후 건망이 발생한 예, 자살 위험인자를 많이 가지고 있는 환자에게 실제로 자살 기도의 대리로서 건망을 초래한 예, 건망 발생과 자살 기도가 직접 관련은 없어도 종종 자살 갈망이 있던 예, 그리고 건망에서 회복된 시점에서 다시 자살을 시도한 예 등이 있다. 본 증례는 자살 기도 직후 건망이 발생한 것이지만 일본에서도 유수의 자살 명소인 아오키가하라쥬카이(다카하시, 1986 ; Takahashi, 1988)에 분명한 자살 동기와 의지를 가지고 찾아갔고 자살 기도 직후 전생활사건망을 보였다. 자살 기도와 건망의 발생이 단순히 우연의 일치가 아닌 자살 기도와 명백한 관련이 있다. 이렇게 건망이 발생하였다는 사실을 심리학적 해석보다 더 확실한 사실을 통해 보여주었다고 할 수 있다. 이 증례가 자살 위험군이라는 점은 최근 자살학 견지에서 명확하게 할 부분이다.

이렇게 병력을 상세하게 검토하면 전생활사건망의 증례에서 자살 갈망의 존재가 확실해지는 예가 많다. 필자는 전생활사건망의 모든 증례가 자살의 대리증이라고 주장할 생각은 없다. 하지만 이전에는 일본에서 언급되지 않았던 자살 대리증으로서 전생활사건망이라는 면도 실제로 환자 치료 때 다시 한 번 살펴야 한다는 사실을 강조해 두고자 한다.

건망을 판단한 시기에 자살 갈망이 확실하게 경감하였다는 점도 주시하여야 한다. 전생활사건망에서 외견상의 자살 갈망은 건망의 결과 경감 또는 은폐될 가능성이 있다. 때문에 치료자의 관심과 주의가 질병 상태의 전면에 드러나는 건망에 쏠린 나머지, 자살 위험에 대한 평가가 때로는 제대로 이루어지지 않을 위험이 있다. 언뜻 보기에 자살 갈망이 희박한 증례라 할지라도 전생활사건망에서는 자살 위험이 매우 높을 가능성이 있다는 점을 염두에 두고 치료에 임해야 한다. 건망의 회복에만 역점을 두어 자살 위험에 대한 평가가 충분히 이루어지지 못하는 사태를 피해야 한다. 배경에 존재하는 정신장애와 성격장애가 일관되게 적절한 치료가 이루어지는 과정에서 증상의 전반적 개선의 일환으로 생활사의 기억도 회복되어 간다. 그저 기억 회복에만 역점을 두는 데 따른 위험을 언제나 조심해야 한다.

자살을 행동으로 옮기기 직전에 뭔가의 형태로 의식변용과 해리상태를 띠는 환자도 결코 드물지 않다. 자살을 시도하였는데 다행히 목숨을 구한 환자를 면담해 보면 자살 기도 직전에 분명하게 의식이 협착된 상태가 종종 나타난다는 사실을 덧붙여 둔다.

맺는말

이 장에서는 자살 대리증으로 전생활사건망이 나타나는 증례를 제시하였다. 극도의 스트레스가 쌓여 자살 위험이 증가하였을 때 이 스트레스에 관한 기억을 상실하여 생명을 지키는 현상이 일어날 수 있다는 점을 지적하였다. 전생활사건망이 나타난 환자는 표면적으로는 그렇게 심한 우울증 상태를 보이지 않는 경우도 있다. 그러나 이 병리에 감춰진 부분까지 살피지 못하고 표면에 나타난 건망에 대한 회복에만 초점을 맞춰 치료를 하면 억압되어 있던 자살 갈망이 재활성화되어 급성으로 자살 위험이 높아질 위험도 있다는 사실을 치료자는 세심하게 배려해야 한다.

제 13 장

증례 검토

제12장까지도 이해를 돕기 위하여 증례를 몇 가지 들었지만 증례의 전제상과 치료 과정까지 꼼꼼히 논할 여유가 없었다. 그래서 이 장에서는 가능한 상세히 증례를 제시하고 자살 위험 평가 방법부터 실제 치료 과정을 논하고자 한다.

【증례 23】　　**32세 (발병 시 21세) 남성의 망상형 조현병**

발병한 지 이미 10년 이상 경과되었다. 당시에는 병적 체험에서 비롯된 심한 자살 갈망이 문제였는데 현실 문제에 직면해서 생기는 자살 갈망으로 차차 바뀌어갔다.

필자와 환자의 만남은 환자가 이미 입원한 다음이었다. 그 전의 주치의가 건강상의 이유로 담당이 교체되었다. 이전 주치의에 따르면 병력은 다음과 같았다.

가족력, 기왕력 : 특기 사항 없음.

발병 전 성격 : 고등학교 때까지는 친구도 많고 협조성이 강하였다. 친구들과 지내는 것을 좋아하는 한편 혼자서 음악 감상도 하고 독서도 즐겼다.

생활사 : 아버지는 전통 공예 장인이었다. 어머니는 이웃 간에도 좀 유별난 사람이라는 평판이 있고 밖에서 사람들을 만나도 거의 인사도 하지 않았다. 주변 사람들과는 주로 아버지가 나서서 연락을 취하였다. 환자는 형제가 다섯이었는데 그 중 막내였고 다른 형제와는 꽤 나이차가 있었다. 어릴 때부터 「형제라기보다는 여러 명의 부모 밑에서

자란 것 같다」고 느꼈다. 장남은 결혼하여 같이 살면서 아버지 일을 거들었다. 차남, 장녀, 차녀는 모두 결혼하여 가정을 이루고 다른 지역에서 살았다. 환자는 고등학교까지는 성적도 좋아 모 유명대학교 이학부 수학과에 추천으로 입학하였다.

현병력 : 대학교 2학년 무렵부터 결석이 잦아지기 시작하고 학점도 따지 못하는 처지가 되었다. 하루 종일 하숙집에서 나오지 않고 어두운 방 안에 처박혀 음악만 들으며 며칠씩 목욕도 하지 않고 옷도 갈아입지 않은 것이 관찰되었다. 당연히 식사도 불규칙해졌다. 유일하게 마작에만 주위 사람들과 어울렸는데, 예전처럼 게임에 집중하지 못하고 가끔 혼잣말 하는 것을 친구들도 눈치 채게 되었다.

대학교 3학년이 된 지 얼마 안 되어 길거리에 주차된 자동차에 몰래 올라탔는데 마침 자동차 열쇠가 꽂혀 있어서 그대로 토호쿠지방으로 차를 몰아버렸다. 미야기 현의 어떤 곳에서 고속도로를 빠져나왔지만, 가진 돈도 없고 4월 초순이었는데 몸에 옷도 걸치지 않은 알몸 상태였다. 톨게이트요금소 직원이 수상하게 여겨 경찰에 연락하였다. 환자는 자동차 안쪽에서 문을 잠그고 나오지 않았다. 「나를 죽이려고 하지? 누구에게 부탁받은 거야? 죽일 거면 빨리 죽여. 나를 죽이면 모든 게 끝나!」라며 흥분을 하고 말과 행동에는 일관성이 없었다. 환자가 운전한 자동차는 도난차라는 것이 밝혀지고 경찰서로 연행되었다. 그러나 정신적 이상이 분명하였기 때문에 바로 가족에게 연락을 취하여 고향집으로 돌려보냈다. 집 근처 병원에서 진료를 받고 당일 입원하였다.

주치의 교체 : 주치의가 교체된 것은 입원한 지 6개월 후로 입원 당시의 병적 체험에 의한 흥분 상태는 곧 안정을 찾으면서 병동 행사에도 참가하였다.

이전 주치의가 기록한 내용을 보면 주 증상은 환청, 행위체험, 피해관계망상, 사고탈취, 사고흡입(자기 것이 아닌 남의 생각이 갑자기 자기 머릿속으로 들어온다고 느끼는 체험 – 옮긴이), 무위, 자폐, 감정둔마가 있었다. 병력 기재는 간단하였고 입원 당시 심각하던 병적 체험이 없어진 다음에는 기록이 더욱 소홀해졌다. 투여된 약물은 할로페리돌 9mg/일, 비페리덴 3mg/일이었다.

필자가 이 환자를 담당을 하면서 얼마 동안은 접촉을 가지려고 애썼다. 표면상은 병적 체험이 안정된 것처럼 보여 일부러 이 문제는 건드리지 않았다. 정기 면담도 처음에는 환자와의 신뢰 관계를 쌓는데 중점을 두었다. 환자는 지적 능력이 높은 젊은이로 질문에 대해 적확하게 대답하였다. 표정에는 독특하게 굳어 있는 모습이 보였지만 만성 조현병 환자에게 나타나는 감정둔마와는 달랐다.

주치의가 바뀌고 몇 주가 지났을 무렵이었다. 작업요법에 참가하기 전 환자가 진찰실에 와서 오후 면담 때까지 읽어 놓으라면서 봉투를 건네주었다.

편지지 첫 장에 크게 「유서」라고 쓰여 있고 작은 글씨로 빽빽이 채워져 있었다.

「나는 머지않아 죽을 운명입니다. 이 고통을 선생님만은 알아주길 바랍니다. 세계는 지금 중국 공산당과 미국 민주당의 양대 권력 싸움으로 흘러가고 있다. 어느 한 쪽이 완전히 세력을 장악하려고 한다. 전 세계 여기저기에서 큰 전쟁이 나는 것도 다 이 때문이다. 또한 전쟁이 전쟁이라고 모르면서 하고 있기 때문에 세상 바보들은 이를 알아차리지 못한다.

그리고 이유는 모르겠지만 나에게만 세상을 구할 운명이 주어졌다. 그래서 중국도 미국도 내 목숨을 노리고 있다. 이렇게 세력이 너무 크기 때문에 아무에게도 도움을 요청할 수 없다. 언젠가 반드시 당할 것이다. 내 목숨을 가진 쪽이 세상을 정복할 수 있다.

두 곳에서 목숨을 노리고 있는데 자살해 버리면 살해당한 것이 아니므로 이 세상을 구원할 수 있다고 어느 날 문득 깨달았다. 살해당할 수밖에 없는 때가 오면 그 전에 자살을 결심하였으니까 선생님한테만은 알려드리겠습니다. 제가 죽더라도 그냥 자살이 아니고 모두를 위한 것입니다.

제가 그들에게 살해당하지 않고 자살하면 가족들도 친구들도 지금처럼 살아갈 수 있습니다. 지금까지의 일을 생각하면 이것만이 제가 은혜를 갚기 위해 유일하게 할 수 있는 일입니다.」

오후에 예정된 면담 시간에 정확히 환자는 왔다. 어딘지 모르게 부끄러운 듯이 진찰실에 들어섰다. 필자가 이야기할 마음의 준비가 되어 있는지를 묻고, 말하고 싶은 것만 이야기하라고 하였다. 그러자 환자는 전에부터 털어놓으려고 하였다며 다음의 병적 체험을 담담히 털어놓기 시작하였다.

되짚어보면 모든 것이 고등학교 3학년 어느 날 생긴 일로 설명이 된다고 한다. 체육 수업에서 유도를 하고 있었다. 유도를 하던 도중 내던져져 후두부를 강타하고 수초 동안 정신이 멍하였다. 이것은 이전부터 계획된 일로 정신이 멍해있는 사이 중국과 미국의 이중스파이가 자신의 머릿속에 작고 특수한 정밀기계를 장착하였다고 한다.

당시는 이 사실을 전혀 모르고 있었다. 겨우 얼마 전에 이 일이 바로 지금에 이르는 불행의 시작이었다는 사실을 깨달았다. 대학생이 되면서 왠지 모르게 기력이 솟지 않고 생활도 불규칙해지고 성적도 떨어졌다. 이 정도 내용이라면 별 어려움 없이 해낼 수 있을 것이라고 생각되는 것도 아무리 시간을 들여 공부해도 이해가 되지 않았다. 밤낮이 뒤바뀐 생활을 하게 되고 아주 작은 소리에도 깜짝깜짝 놀래고 자동차 헤드라이트가 너무 밝게 느껴져 밤에도 선글라스를 쓰지 않으면 밖을 걷지 못하였다.

하루는 갑자기 살해당할 것이라는 공포가 밀려와 두려움에 떨었다.

거리를 걷고 있어도 일자 면식도 없는 사람들이 자신에 대해 쑤군덕 거린다는 생각이 들고 지금까지 자신의 부끄러운 행동(예를 들면 자 위나 여자에 대한 야릇한 공상)이 모두 누설되어 세상 사람들이 알아 버렸다고 믿고 있었다. 어디에 가더라도 자신이 발가벗겨진 느낌이 들고 말하지 않는 것까지 세상에 다 퍼졌다고 한다.

그리고 얼마 지나지 않아 자신을 비난하는 목소리가 밤에 혼자 방에 있어도 생생하게 들렸다. 자신이 저지른 창피한 일을 비난하고 「죽 어」하고 명령하는 목소리도 확실히 들리기 시작하였다. 아무튼 이 정 체를 알 수 없는 무서운 세계로부터 도망치려고 밖으로 뛰쳐나왔다. 주차된 자동차에 열쇠가 꽂혀 있는 것을 보고 정신없이 시동을 걸었 다. 우연찮게 토호쿠 고속도로에 들어섰기 때문에 가능한 멀리 가려 고 자동차를 몰았는데, 가도 가도 그 목소리는 쫓아왔다는 것이다. 도 중에 죽을 생각으로 고속도로 휴게소에서 손목을 긋거나 자동차를 가드레일에 부딪쳐보기도 하였다. 결국 자동차휘발유가 떨어져서 단 념하고 살해당할 각오를 하고 고속도로를 빠져나갔을 때 경찰에게 붙잡혔다. 그러나 그 다음에 일어난 일은 전혀 기억하지 못하였다.

입원해서도 얼마 동안은 살해당할지도 모른다며 무서움에 떨었다. 1 ~2개월 지나자 간신히 안정을 찾고 어느 날 아침 문득 고등학교 때 유도 수업과 중국과 미국의 음모가 확신에 차서 생생하게 머릿속에 떠올랐다.

여기까지 환자는 단숨에 이야기를 하고나서 다소 안도의 표정을 지 어보였다. 환자 이야기를 다 듣고 주치의는 먼저 솔직한 감상으로 힘 들고 고통스러운 속에서도 잘 버텨주었다고 하였다. 그리고 환자가 지금까지 가슴 속에만 묻어두었던 일을 용기를 내어 털어놓은 것에 감사하는 마음을 전하였다. 그러면서 얼마나 힘들었을까 하는 마음 을 이야기하고 고통을 감소시키기 위해 할 수 있는 모든 도움을 아끼 지 않겠다고 제안하였다. 환자는 어느 정도 지원이 가능할까 반신반

의하면서도 말해도 아무도 믿어주지 않을 것이라고 생각해온 일을 아무런 비판도 결론도 내리지 않고 그리고 반론도 하지 않고 들어주어 안심하였다고 하였다.

이 단계에서 필자는 환자의 고통을 좀 더 시간을 가지고 함께 생각해 가자고 제안하였다. 그리고 자살하고 싶은 기분이 들 수밖에 없겠지만 그런 기분이 갑작스럽게 몰아치면 실행에 옮기기 전에 반드시(필자든지, 병동 스태프든지) 연락하도록 약속을 받았다. 「반드시」라고는 확답하지 못하겠다고 하면서 환자는 주치의에게 될 수 있는 한 노력하겠다고 답하였다.

만약 필자에게 연락이 닿지 않을 때는 누구에게라면 이야기할 수 있겠는가 하고 물었다. 그러자 환자는 임상심리사 A와 간호사 B의 이름을 말하였다. 가끔 병동 구석에서 환자가 A나 B와 이야기하는 모습을 이전에도 본 적이 있었다. 좀 전에 말한 내용은 A나 B에게는 아직 말 안 했다고 한다. 언젠가는 말하고 싶은데 계기가 없었다고 하면서 가능하면 주치의가 이야기를 해 주었으면 한다고 부탁을 하였다.

치료 팀 형성 : 그 날 중으로 주치의는 A, B와 함께 환자 증상에 대해 이야기를 나누었다. 이전 주치의가 성의 없이 이야기를 듣는다며 가끔 환자는 두 사람에게 상담을 하였다고 한다. 외견상의 극적 증상은 개선되었는데 항상 뭔가를 털어놓고 싶은 기색이 있었다는 점은 두 사람 모두 느끼고 있었다. 환자가 주치의를 포함해 세 사람을 선택한 사실은 의미가 크기 때문에 어떻게든지 협력하여 환자를 돕는 데 노력하겠다고 의견 일치를 보았다. 당장은 환자에게 지금처럼 지지적 심리요법으로 대하면서 증상에 변화가 보일 때는 바로 연락을 취하도록 하고, 정기적으로 진행 상황을 검토하기로 하였다.

자살 위험 평가 : 예전에 자살미수 경력이 있다는 사실 외에도 조현병이 발병한 지 오래 되지 않은 환자로 활발한 망상의 주제와 자살 갈망이 긴밀한 관계에 있다는 점에서 자살 위험이 높은 환자라는 사실은

분명하였다. 또한 급성기 증상이 단기간에 소멸된 후라는 것도 본래 자살 위험이 높은 환자가 아주 작은 계기로 다시 급격하게 자살 위험이 높아질 수도 있기 때문에 조심해야 한다. 지금까지의 경과를 보면 증상이 악화되어도 자살 갈망을 타자에게 털어놓지 못하고 갑자기 자살 행동으로 치닫는다는 점도 주의 깊게 살펴야 하였다.

치료 과정 : 약물요법으로 모든 문제가 해결되는 것은 아니지만 몹시 긴장된 상태를 잠시 동안만이라도 약을 늘려 대처하자고 환자에게 설명하였다. 입원 후, 복약한 결과 다소 편안해진 점은 환자도 인정하고 있었고 약 이름을 가르쳐 줄 것, 약을 바꿀 때는 미리 알려 줄 것을 조건으로 약을 늘리는 데 응하였다. 먼저 양을 조금씩 늘려가고 할로페리돌 15mg/일로 처방하였다.

망상 자체는 확고하여 쉽게 치료에 반응하지는 않고 오히려 시간이 경과되면서 체계화되어 가는 양상을 보였다. 말하자면 지남력장애가 나타나기 시작하고 망상은 여전히 지속되었는데 여기에는 어느 정도 거리를 두고 일상생활을 보낼 수 있게 되었다.

이 환자의 특징은 본인의 기분을 털어놓을 특정의 상대를 선택한다는 점이었다. 특별히 상대를 조종한다는 의미가 아니라 일대일의 관계가 깊어져 긴장감을 환자 스스로 자연스럽게 피하는 것 같았다. 이 야기를 들은 치료자 중 한 사람이 다른 두 사람에게 그 내용을 설명하고, 세 명이 환자의 고민을 같이 인식하고 있기를 환자 사신이 원하였다. 이처럼 자살 위험이 높은 환자 치료는 증상 완화만으로는 만족스럽지 않고 다음 위기 상황에 구체적으로 어떻게 대응해야 할지를 치료자와 환자가 힘을 합쳐 생각해 간다는 점을 잊어서는 안 된다. 그리고 비교적 젊은 환자는 지금까지 획득하지 못한 인생에 필요한 기술을 익힐 수 있도록 지원하는 것도 중요하다.

병동의 컨퍼런스에서 다른 간호사들은 자칫, 망상이 소실되지 않으면 퇴원도 어렵지 않겠냐는 강경한 의견도 내 놓았다. 그러나 망상은 몹시 확고한 것으로 오히려 장기적 전망에서 보면 더욱더 체계화되어 갈 것이라는 것이 현실적 예측이었다. 망상이 완전히 사라지는 것을 치료 목표로 하는 것은 비현실적이라고 판단하였다. 망상을 하면서도 여기에 좌우되지 않고 나름대로 자립된 일상생활을 보낼 수 있고 위기 상황에서는 환자가 병원에 도움을 요청할 것이라는 신뢰 관계를 형성하는 것이 지금의 치료 목표라는 이야기를 나누었다.

가족과의 협력 : 또 이 사건을 계기로 가족과 연락을 적극적으로 취하기 시작하였다. 먼저 부모님과 큰 형이 병원을 찾았고 첫 면담에서는 A와 B도 자리를 같이 하였다.

환자의 병을 어떻게 이해하고 있는지, 각각의 의견을 먼저 들어보았다. 어머니는 환자의 병은 가족과 떨어져 도쿄에서 고생한 것이 가장 큰 원인으로 고향에 있는 대학에 진학하였으면 좋았을 텐데 하는 생각이었다. 집에 돌아와 느긋하게 쉬면 예전의 밝고 건강한 모습으로 돌아올 것이라고도 하였다. 입원과 복약에 관해서도 어머니는 부정적이었고 약은 건강에 해롭다고 하였다. 어머니는 이야기를 하는 동안 절대로 상대방과 시선을 마주치려 하지 않고 독특하게 표정이 굳어 있고 생각도 완강하여 다른 사람의 의견을 조금이라도 받아들이려는 유연성은 느끼지 못하였다.

아버지는 장인 정신이 투철하고 성실한 사람이었다. 환자가 경찰 보호를 받고 있을 때 데리러 간 것도 아버지와 큰 형으로, 이때의 모습을 잘 알고 있었다. 그런 만큼 아들의 증상은 도저히 가족이 대처할 수 있는 수준이 아니라고 생각해 입원 치료를 인정하였다. 부인이 젊었을 때 감정이 몹시 불안정한 적이 있었는데 아들과 비슷한 상태였을지도 모르겠다고 하였다. 그 후에도 환자는 입원과 퇴원을 반복하고 환자가 집에서 보내는 동안 증상을 적확하게 파악하는 핵심적 존재로서 아버지가 중요한 역할을 하였다.

큰 형도 역시 수용하는 태도를 보였다. 환자도 형에게는 왠지 쉽게 상담을 할 수 있을 것 같았다. 형은 가업을 거들어야 해서 진학을 단념하였다. 그래서 동생이 진학하여 자신의 꿈을 대신 이루어준다고 믿고 진학을 적극적으로 지원해왔다는 사정도 있었다. 환자는 요구나 상담을 먼저 큰 형에게 이야기하고 마지막에 아버지가 판단을 하는 경우가 많았다.

이 단계에서는 가족들의 면회가 증상을 악화시킬 위험은 거의 없다고 판단하였기 때문에 가능한 한 환자와 연락을 취하도록 부탁하였다. 만약에 가족이 어떤 의문이나 상담할 것이 있으면 언제든지 말해달라고도 일러두었다. 병원 측 창구는 주치의든지 아니면 A도 B도 혹은 같은 병동의 다른 담당간호사나 사례담당자(case worker)도 상관없으나, 최종적으로는 주치의와 A, B에게는 반드시 전달되는 매뉴얼을 갖추고 있다고 설명하였다.

가족들의 요구에 응해 현재의 증상에 대한 개요와 앞으로의 예측 등도 설명하고 지금부터의 치료는 가족들의 협조가 많이 필요하다는 점도 덧붙여 설명하였다. 가족들과 첫 번째 면담 자리에서는 아버지가 환자를 지켜줄 중요한 버팀목이 될 것은 예상할 수 있었는데, 어머니를 어떻게 받아들여야 할지는 여전히 의문이 남아 있었다. 어머니도 발병하고 오랜 기간 경과된 인격수준 저하가 별로 눈에 띄지 않는 조현병이 의심되는 인상을 받았다. 이 시점에서 가족과 생활하는데 커다란 문제를 일으키는 것은 아니어서 당장 어머니를 치료할 필요는 없다고 봤다. 자주 가족과 연락을 하고 환자 치료의 진행 상황에 관해 올바른 정보를 알려주면 병원 측과 가족과의 관계도 착실히 형성될 것이라고 생각하였다.

향정신약의 양을 늘리고 동시에 팀을 구성해 환자를 다루는 한편 개인심리요법을 실시하였다. 비교적 짧은 기간에 환자의 급성기 정신증상은 사라졌고 조금씩 환자의 관심이 현실 생활로 쏠리기 시작하였다. 환자에게 질문을 하면 여전히 망상의 내용을 구체적으로 이야기하였지만 생활의 모든 면이 망상에 지배당하는 일은 차츰 줄어들었다.

가족과도 상담을 하여 급성기 증상이 개선된 시점에서는 될 수 있으면 집안에서 적응을 시도하려고 하였다. 어머니는 예전부터 조기 퇴원을 원하였기 때문에 이 제안을 곧바로 받아들였지만 환자의 증상을 과소평가하는 경향이 강하였다. 이는 어머니의 일종의 부인하는 태도였고, 집안에서 환자의 버팀목은 아버지와 큰 형이 중심이 되었다.

입원하자마자 환자는 바로 퇴원을 요구하였는데, 막상 퇴원이 눈앞에 닥치자 오히려 입원치료를 긍정적으로 생각하게 되었다. 이는 그 후의 치료 관계에도 밝은 전망을 기대할 수 있는 근거가 되었다.

장기적인 치료 과정 : 퇴원 후에는 집으로 돌아가 환자는 잠시 동안 휴식을 가진 후 침식을 제공해 주는 곳에 취직을 하였지만 오래가지는 못하였다. 환자는 이런저런 이유를 들었지만 실제로는 조금씩 진행된 조현병성 과정에 수반되는 인격수준 저하가 배후에 존재하는 문제라고 보았다. 일을 그만두고 집으로 돌아와 아르바이트를 하거나 아버지 일을 돕기도 하였지만 모두 몇 개월 하다 그만두었다.

그러나 외래 진료에는 정기적으로 다녔다. 상태가 좋을 때는 병적 체험에서 어느 정도 거리를 유지할 수 있었다. 그러나 급성 증상이 재연되면 역시 망상 내용에 영향을 심히 받은 언동이 출현하고 때로는 단기간 입원 치료도 필요해졌다. 요컨대 피해 관계망상은 굳건하게 계속 존재하고 있었고 시간이 경과되면서 망상 구축 경향을 인정하였다. 하지만 경과 중에 비교적 상태가 좋을 때는 병적 체험과 거리를 둘 수 있었고 1년에 몇 개월 급성 증상이 다시 나타날 때는 일상생활이 망상 내용에 영향을 아주 많이 받았다.

몇 번의 입원 치료, 외래 통원 치료를 반복하는 과정에서 증상 악화에 어느 일정한 유형이 있다는 점을 환자 자신이 깨닫도록 유도하였다. 즉, 먼저 심한 불면이 며칠 계속되고 아주 작은 소리나 조명 같은 청각자극이나 시각자극에 민감해지고 집중이 잘 안 된다, 식욕부진이나 위통 등의 소화기장애도 출현한다는 것이다. 그 후 지금까지는 거리를 유지할 수 있었던 망상 내용이 서서히 환자의 정신내적 세계에서 강력한 존재로 자리 잡고 상태를 살폈더니 재발이 확실하고 자살 갈망이 몹시 높아졌다.

그래서 환자도 조금씩이기는 해도 불면이 며칠 계속되거나 신경과민 상태나 소화기 증상이 있으면 이를 재발의 경계 징조로 판단할 수 있게 되었다. 환자는 이런 상태를 「이제 슬슬 노란불에서 빨간불로 바뀌려고 한다」라든가 「레이더가 작동하기 시작하였다」고 표현하였다.

환자와 치료 팀의 관계는 양호하고 환자도 치료 팀 사람들이 진심으로 도움을 주려는 사람들이라고 받아들이고 있었다. 치료 관계가 시작되고 얼마 지나지 않아 재발 징후를 치료자 측이 확인하고 환자에게 열심히 입원 치료를 권하는 상황이었다. 환자가 조금씩 자신의 상태를 어느 정도 정확하게 파악하게 되면서 비교적 초기 단계에서 스스로 입원 치료를 요구하게 되었다. 환자는 사회생활과 병원을 종종 큰 바다와 항구에 빗대어 「바다가 거치니까 항구에 정박하여 태풍이 지나가는 것을 기다려야 한다」는 식으로 입원 치료를 설명하였다. 대체로 환자의 판단은 치료자의 판단과 일치하고 서로 동의를 거쳐 입원을 결정할 수 있었다.

치료 팀의 누군가에게 자살 갈망을 털어놓고 주치의에게는 표면적 증상밖에 말하지 않는 경우도 있었다. 집안에서의 생활은 모든 것이 원만히 진행되고 일도 곧 찾을 수 있을 것이라고 주치의에게 아주 편안하게 이야기하였다. 그러나 외견상 정신증상이 안정되어 보이는 환자가 외래 진료실을 나가 병동에서 간호사에게 혹은 임상심리사의 방에서 심각하게 자살 계획을 털어놓을 때도 있었다. 다시 시간을 잡아 모두 함께 이야기를 들어보면 막다른 골목에 몰린 기분을 있는 그대로 설명하여 결국 입원한 적도 있었다. 이처럼 주치의의 판단이 꼭 정확한 것만은 아닐 수도 있다. 어수선한 외래 진료실에서는 충분히 여유를 가지고 환자 이야기에 귀를 기울이기 힘든 상황도 많다. 팀원들 사이의 정보 교환을 원활히 하는 것도 중요하다.

그 후에도 장기간 치료 과정에서 확실하게 위기 개입을 단행한 경우도 있었고 자살 기도도 몇 차례 있었다. 보통은 같은 자살 수단을 반복해서 사용하는 경향이 나타나는데 이 환자는 약물 과다 복용이 몇 번인가 다른 수단과 함께 되풀이 되었다. 명백한 자살 갈망을 자살기도 후에 반드시 털어놓는 것도 아니었다. 그러나 「잠을 잘 자지 못해서 그저 푹 자고 싶었을 뿐이에요」라고 환자가 설명한다고 하더라도 자살 위험인자를 많이 가지고 있는 위험이 높은 환자는 「푹 자고 싶다」는 갈망 자체가 죽음의 갈망과 같다고 생각해야 된다.

외래 통원 : 외래 통원 중에는 전부 복용해도 치사량이 되지 않도록 처방하는 약의 양에 신경을 썼다. 증상이 악화되어 투여량을 늘려야 할 때는 통원 횟수를 늘리거나 수면제에도 바르비탈계의 약물은 사용하지 않도록 조정하였다. 외래 통원에는 잊어버리고 안 먹은 약은 모두 가지고 오도록 하고 곁에 여분의 약이 없도록 주의를 주었다. 증상이 악화되었을 때는 약 관리를 특별히 엄중히 해 달라고 가족들에게도 도움을 요청하였다. 또한 어디까지나 증상 개선을 목적으로 약을 처방하고 있다는 점을 강조하여 설명하였다. 치사량의 약을 환자가 가지고 있는 것은 치료자가 「자살을 묵인하고 있다」는 무의식의 사인이라고 생각할 수 있다. 그래서 약물이 자살기도에 사용되는 일에 무척 주의를 기울였다.

자살기도 위험은 직장을 길게 다니지 못한 직후에 높아지는 경우가 많았는데 이 환자에게는 한 가지 더 특징이 있었다. 가끔 중요한 기념일을 환자 자신이 죽을 날로 몰래 정해놓는 것이다. 예를 들면 결혼기념일, 정신적으로 중요한 역할을 한 누군가가 사망한 날, 생일 등이다. 이 환자의 경우 본인의 생일을 매년 연례행사처럼 자신이 죽어 마땅한 날이라고 생각하였다. 다가오는 생일이 죽을 시기라는 예고로 받아들었다. 아무것도 하지 않고 나이를 먹어 가는 것에 불안감을 느끼면서 괴로워하였다. 생일이 지나면 또 한 살 더 먹는 것에 자신은 견디지 못하겠다는 이야기를 자주 하였다. 같은 또래의 친구들은 직장을 가지고 가정을 꾸리고 자녀들도 있다. 이 환자는 비슷한 연령대와 비교해 자신의 모습을 들여다보면 한심하기 그지없다는 생각을 하였다.

주변 상황으로 보면 자살 위험이 높다고 판단되고 실제로 자살 기도로 자주 일으켜 조기에 증상이 개선될 것이라는 예측도 세우지 못하고, 오히려 시간이 지나면서 증상이 악화될 가능성이 높은 이런 환자는 치료자가 탈진할 수도 있기 때문에 조심해야 한다. 일대일 치료는 환자에게도 치료자에게도 긴장감이 지나치게 고조될 위험도 높고 부담도 크다. 따라서 특히 이런 증례는 서로 신뢰할 수 있는 관계자의 협조를 바탕으로 하는 치료가 중요한 역할을 한다.

장기간 경과 중의 문제점 : 이 증례에서 치료자 측이 부담을 크게 느낀 것은 발병하고 나서 시간이 꽤 경과된 후 환자가 증상 말고 다른 요인으로 죽음을 입에 담기 시작하였을 무렵부터였다. 물론 변함없이 망상은 존재하기는 해도 환자가 안고 있는 고민이 망상을 비롯한 병적 체험에서 서서히 현실에 직면한 불안과 실제 문제로 이동한 무렵부터 지료자의 진짜 도전이 시삭되었다고 할 수 있다. 식상을 계속 나니지 못하는 점, 친구가 없는 점, 지금까지의 10년 가까운 세월은 도대체 뭘 위해서 살았는가, 무엇을 했는가는 환자가 품고 있는 의문이었다. 현재 상황을 돌아보고 자신에게는 살아갈 의미가 도대체 있기나 하는가 하는 존재 자체에 대한 본질적 질문이다. 여기에 비하면 발병 당시의 흥분이 격해지고 자신의 언동조차 책임을 지지 못 하던 상태가 오히려 어떤 의미에서는 얼마나 편했는지 모른다고 환자는 가끔 토로하기도 하였다.

주변에는 폐만 끼칠 뿐이고 자신은 사회에 전혀 도움이 안 된다고 하였다. 지금 여기에서 목숨을 끊어도 가슴 아파할 사람도 없을 테고 설령 잠시 슬퍼하더라도 결국에는 큰 짐을 벗었다고 안도감을 느낄 것이라고 환자는 주장하였다. 저금도 한 푼 없고 직장도 없고 애인도 없고, 게다가 처자식도 없는 도대체 본인에게 살아가는 의미는 무엇일까 하고 환자는 물어왔다.

이는 단순한 위협이 아니라 자살 위험이 이면에 숨어있는 자살 갈망이라고 치료자는 심각하게 받아들였다. 모든 경우에 치료적 낙관주의는 중요하지만 환자의 이러한 질문을 받게 되면 치료자가 반대로 해줄 말을 찾지 못하거나 환자의 절망감에 굴복해 버릴 수도 있다.

주치의들은 환자의 이야기를 있는 그대로 받아들인 다음 고통을 이해한다는 마음을 전달하려고 노력하였다. 또한 치료자 측이 전지전능한 존재가 아닌 이상 환자의 고통을 바로 해결해 줄 수단도 가지고 있지 않다는 사실도 솔직하게 말하였다. 할 수 있는 일은 환자의 능력에 맞추어서 조금씩 지금 이상의 것을 시도하려는 용기이다. 환자가 만에 하나 스스로 목숨을 끊었을 때는 주치의를 포함해 주변 사람들이 받을 충격을 생각해 보라며 다독거렸다.

이처럼 만성적 경과를 거치는 조현병 환자는 단순히 정신병증상의 재연만이 자살 위험으로 이어지는 것은 아니다. 물론 증상의 급성악화기에 망상에 사로잡힌 행동이 심해지고 이로 인한 자살 위험도 병행하여 급격히 증감하는 경우가 있다. 그러나 이런 위기 상황의 개입은 주변 사람들도 의료 관계자도 증상 악화를 초기단계에 파악할 수 있고 대처 방법에 유효한 수단이 있다. 입원 치료, 약물요법, 그리고 적응증이 있으면 전기경련요법 등이 유효한 경우가 많다.

그러나 이 환자는 보다 더 곤란하였던 점은 발병 이후 시간이 많이 경과되고 대인관계의 협소화와 질환의 장기 경과가 초래하는 사회적응력 저하 등으로 환자의 생활이 극단적으로 제한되어 있다는 사실이다. 이런 상황에서 환자는 조금씩 자신이 사회 속에서 살아가는 의미를 냉정하게 바라보기 시작하면서 현실적 문제와 불안에 휩싸이게 되었다. 「친구도 애인도 없고 삶의 가치를 느낄만한 직장도 없고, 자유롭게 지낼 돈도 없고, 가족들한테 그저 의지하고만 있을 뿐이다. 어디에 내가 살아갈 의미가 있는가」하는 환자의 본질적 질문은 이 환자의 자살 갈망이 몹시 심각하다는 사실을 입증하였다.

환자의 절망감에 의료 관계자 자신도 종종 포기하고 싶은 마음이 드는 것도 사실이다. 환자의 이런 질문에 대한 올바른 답을 의료 관계자 자신이 반드시 가지고 있는 것은 아니다. 할 수 있는 일이라고는 환자의 깊은 절망감을 정면에서 수용하고, 이런 고통에 진심으로 공감을 표하는 것 외에 뾰족한 방법이 있는 것도 아니다. 공감과 지지를 진실한 마음으로 표명할 수 있는 여러 치료가 환자에게는 사회와 연결하는 유일한 끈이 되어 자살을 단념시켰는지도 모르겠다.

오늘 하루 목숨을 지탱하는 것에 온 힘을 쏟고 자살 이외의 다른 선택 방법을 조금이라도 많이 찾을 수 있도록 도와주는 길 말고는 할 수 있는 일이 없을 때도 있다. 이런 접근법이 환자의 의존을 가중시켰다는 비판도 있을 수 있다. 하지만 이런 환자는 어느 정도 지지적 방법으로 위기를 하나씩 극복하는 것도 남은 몇 안 되는 접근법 중 하나라는 것이 솔직한 생각이다.

환자의 주변사람들에게 지원 태세를 갖추도록 하면서 능력에 맞는 일을 찾을 수 있도록 도움을 주는 노력을 게을리 해서는 안 된다. 현실에서는 이 환자처럼 만성적 자살 위험을 안고 있는 사람이 의외로 많다. 하나하나 위기 상황에 대하여 적확하게 개입하여 이를 극복해 가는 과정 속에서 치료 팀원들의 관계가 구축돼 간다. 이러한 것이 환자에게 있어서 대인관계의 모델로 작용할 수 있다.

【증례 24】　18세 남성 우울증

가족력 : 특기 사항 없음

기왕력 : 8세 때 소아 천식

발병 전 성격 : 사람들 무리에 섞이는 것이 서툴다. 불안전감이 심한 반

면 완고하여 한 번 입 밖으로 꺼내면 쉽게 자신의 의견을 굽히려고 하지 않는다.

생활사 : 2남 2녀의 장남으로 태어나 성장. 아버지는 공무원이었는데 퇴직하고 자영업을 시작하여 일에만 매달렸다. 아버지는 자신의 생각을 자식들에게 강요하는 편이었다. 환자는 아버지를 이상적 남성의 전형이라고 생각을 하면서도 기대에 부응하지 못한다는 불안감이 심하였다.

첫 아이라는 사실에 어머니는 환자를 양육하는 데 불안이 많았다. 환자는 어린 시절 어머니가 안 보이면 심하게 두려움에 떨었다. 유치원에 가는 첫날 어머니가 환자를 데려다 주고 집에 돌아가려고 하자 환자가 어머니를 꽉 붙잡고 문 앞에서 울던 일을 지금도 모자는 선명하게 기억한다고 하였다.

육아에 대한 불안을 해소시켜 준 것은 같이 살던 외할머니였는데 환자도 할머니를 잘 따랐다. 환자가 8살 때 할머니가 돌아가셨다. 환자는 할머니의 죽음을 이해하지 못하면서도 어머니가 동요하는 모습을 보고 불안감이 가중되었다. 야뇨, 야경증이 잠시 나타났으며 천식도 발병하였다.

초등학교, 중학교에서는 별다른 문제를 일으키지 않은 아이였다. 성적은 중간 정도로 얌전하고 말을 잘 듣는 아이였다. 교사가 지시를 하면 겨우 행동으로 옮기는 점이 두드러지고 소극적이라는 지적을 종종 받았다. 아버지가 기대하고 있던 아버지의 모교인 유명한 공립 고등학교에 진학하지 못하고 사립 고등학교에 입학하였다.

어머니 진찰 : 환자가 고등학교 3학년 1학기 말에 먼저 어머니가 외래 진료를 찾았다. 최근, 장남이 가끔 학교를 가고 싶지 않다고 하며 기운이 없어 보인다. 식욕도 없고 요 몇 달 동안에 확연하게 체중도 빠졌다. 밤에도 푹 자지 못한다. 그 날도 간신히 등교하였다가 조퇴하고 와서 방에 틀어박혀 울고만 있다. 또 요즘에는 죽고 싶다고 털어놓는

일도 있어서 어떻게 대해야 좋을지 모르겠다며 어머니 자신도 불안해하였다.

먼저 어머니 자신의 불안을 수용하면서 차근히 최근의 환자 상태를 물었다. 면담해 본 결과, 방치해서는 안 되는 상태로 증상을 심각하게 받아들일 필요가 있다고 설명하였다. 하루라도 빨리 환자 본인이 진료를 받을 수 있도록 조언하였다. 어머니가 본인의 상태를 걱정하고 있다는 것을 솔직하게 말하고 진찰을 받도록 권해보라고 말씀드렸다.

다음날 어머니에게 전화가 왔는데 전날 밤은 늦게까지 서로 이야기를 하였다고 한다. 환자는 정신과 진료를 이외로 순수하게 받아들였다. 그 날 오후 면담을 예약하고 가능하면 아버지도 같이 병원에 오도록 전하였다.

초진 : 약속한 대로 환자는 부모와 함께 병원에 왔다. 면담자에게 자신의 이야기를 들려주려는 태도가 명백하고 협조적이었다. 부모가 같이 있는 자리에서 면담하는 것이 좋은지, 그렇지 않으면 혼자만 있는 것이 좋은지 본인에게 물어보자 어느 쪽도 상관없다고 대답하였다. 그래서 처음에는 같이 이야기를 듣기로 하였다. 물론 나중에 혼자 이야기하는 기회도 있으니까 부모가 같이 있지만 말하고 싶은 것만 이야기하도록 지시하였다.

환자는 복장도 깔끔하고 머리도 짧게 단정한 모습이었다. 가끔 눈물을 머금으면서도 본인이 궁지에 몰린 상황을 절절히 이야기하였다. 말에 조리가 없는 사고 혼란이나 정신장애 같은 증상도 확실하게 없으며, 질문에도 명확하게 대답하였다. 깔끔한 옷차림과 예의바른 대답과는 상반되게 너덜너덜 헤진 신발이 아주 인상적이었고 여유가 없다는 인상을 받았다.

이야기 내용에서 보면 극단적 자기비하가 특징적이었다. 같은 반 친구들 사이에서 자기가 있을 자리가 없다. 친구들이 자연스럽게 행동하는 장면에서 본인만이 너무 어색하게 행동하여 주변에 불쾌감을 안겨준다. 허리를 다치면서 고등학교 1학년 때 야구부를 그만두고 단체생활에 실패한 것이 지금 문제의 원인이라고 확신하고 있었다. 같은 반 친구들의 표정, 자신에게 던지는 사소한 한 마디 한 마디가 자신을 비난하는 것처럼 들리고 오랫동안 마음속에서 떠나지 않는다고도 호소하였다.

이처럼 주변에 대한 관계염려(idea of reference)는 존재하였지만 주증상은 자기비하, 절망감, 우울증이었다. 고등학교 3학년이 되면서는 학업에 집중하지 못하고 불면이 생기고 체중도 줄었다. 자신의 과거는 모두 회복이 불가능한 실패로 가득차고 지금도 비참해서 견딜 수가 없다. 당연히 미래에 대한 전망은 생각도 못 한다고 어두운 표정으로 속내를 드러냈다. 야구부를 그만둔 18살을 기점으로 단체생활에 실패하고 앞으로의 인생을 잘 보낼 리가 없다는 생각에 빠져 있었다. 이에 대해 어느 누구도 책망할 수 없고 오로지 본인이 모두 잘못했다고 하였다.

긴장하고 있는데도 휴식을 취하지 못하는 것을 본인이 잘 알고 있었다. 노력을 게을리 하면 체력이 떨어지고 추락한다고 생각해 피곤에 지친 나날을 보내고 있었다. 그러면서도 휴일이 되면 몇 시간씩 조깅을 하거나 능률이 오르지 않는다는 것을 잘 알면서도 밤늦게까지 책상 앞에 앉아 있었다.

잠깐 부모에게 자리를 비켜달라고 하고 자살 갈망에 대해 물어보니 한숨을 크게 쉰 후 환자는 이야기를 시작하였다. 죽어 버리면 얼마나 편할까 하고 토로하였다. 특히 이 1개월 동안은 죽음이 가끔 머릿속을 스쳤다고 한다. 고통으로 얼룩진 지금 상황에서 죽는 것만이 유일한 구원책이라고 느끼고 있었다. 하루에 수없이 자살을 떠올렸다. 문득 정신이 들면 자살하는 공상세계에 빠져 있었다. 차츰 이 공상은 구체적으로 되어 장소, 시간, 수단 등 세부 상황까지 생생하게 그려졌다. 자살은 결코 무서운 것이 아니고 바로 손을 뻗으면 잡힐 것처럼 느껴졌다고 한다.

요즘 어렸을 때 자기를 예뻐해 주던 할머니 꿈을 자주 꾼다고 한다. 아무것도 생각하지 않고 할머니와 즐겁게 놀던 광경이 하루 종일 생각난다. 그리고 낮에도 지난 밤 꾼 꿈 이야기를 쫓아 그 다음은 어떻게 되었나 하는 생각에 빠진다. 한번만이라도 할머니를 보고 싶다. 만약 할머니가 곁에 있으면 정말 자신을 도와줄 텐데 하는 생각을 가끔 하였다. 물론 살아서 만날 수 없다는 것은 잘 알고 있었고 실현 불가능한 희망을 가능하게 만들어 줄 유일한 수단이 자살이라고 이해하고 있었다.

이 1개월 동안 자살을 시도하려는 생각은 몇 번이나 있었다. 면도칼로 손목을 긋거나 한밤중에 부모 몰래 술을 마신 후 부엌칼을 가지고 가슴을 찌르는 흉내도 내보고 목에 끈을 감아 양 끝을 잡아당겨 보기도 하였다. 전철이 플랫폼에 들어오는 것을 보며 뛰어내리는 환상도 하고, 자전거를 타고 달리면서 반대편 차선으로 뛰어들까도 생각하였다. 교통사고처럼 보이는 편이 가족들에게 조금이라도 미안한 마음이 덜 들 것 같다는 이야기도 하였다. 자살을 생각하면서도 실행하지 못하는 자신이 또 비참해지지만 지금은 어디까지나 예행연습이라고 본인을 다독인다고 하였다.

그럼 부모한테 이야기를 듣고 싶은데 지금까지 나눈 이야기 내용을 부모에게 말해도 되겠는가 하고 주치의가 확인하였다. 그러자 환자는 특별히 싫은 기색이나 포기하는 태도도 보이지 않고 자신의 상태를 있는 그대로 부모에게 전해달라고 하였다.

부모는 아들의 최근 모습을 걱정하고 있었지만 아버지와 어머니는 미묘하게 태도가 달랐다. 부모 모두 아주 상식적인 분들로 대응도 반듯하고 지적 수준도 평균 이상이라는 인상을 받았다.

아버지는 평소와 달리 낙담하고 있는 아들의 모습을 정상이 아니라고 느끼면서도 한편으로 사춘기 때 누구에게나 있는 일로 이것을 극복하고 어른이 되어 간다고 생각하였다. 자신도 십대 후반에 죽음을 생각한 적이 있었다고 한다. 생활 형편은 자신이 훨씬 불우하였다. 다른 사람의 힘을 빌리지 않고 인생을 쌓아온 아버지로서는 자신에게는 주어지지 않은 풍족한 조건에서 힘껏 아들을 뒷받침해 주려고 했는데 왜 지금과 같은 상황이 벌어졌는지 혼란스러운 모습이었다.

그러나 실제로 자살 위험이 그렇게 낮지 않다는 점과 사춘기 환자 중에는 주변 어른들이 별일 아니라고 생각하는 사소한 사건을 계기로 자기파괴 행동으로 치닫는 경우가 생각보다 많다고 설명을 하였다. 그러자 아버지는 더 이상 고집을 부리지 않고 비교적 협조적인 태도를 보였다.

어머니는 특히 요 며칠간 아들의 고민을 계속 들으면서 어느 정도 현재 상황을 파악하고 있었지만 어떻게 대처하면 좋을지 알 수 없어 망연자실하고 있었다. 치료에서는 완강하고 권위적인 아버지의 태도도 문제지만 이것은 짧은 기간에 간단히 바꿀 수 있는 상황이 아니고 일단은 동요를 보이는 어머니에게 초점을 맞추어 수용하고 지지를 보여줄 필요가 있었다.

그리고 치료자가 판단한 증상의 심각함, 실제 자살 위험성, 치료 방침 등을 부모에게 설명하였다. 그러면서 특히 사춘기 자살 위험이 높은 환자는 가족의 협조가 불가결하다는 점을 강조하였다. 어떤 경우라도 의심이 가면 병원에 연락을 하도록 일러두었다.

계속해서 부모와 환자가 동석한 자리에서 이야기를 이어갔다. 먼저 치료를 받고자 한 것은 올바른 선택이라는 점을 주치의가 양쪽 모두에게 전하였다. 본인에게는 처음 경험하는 힘든 일이겠지만 정신보건 전문가는 비슷한 상태의 환자를 치료한 경험이 있고 이런 일이 지금 환자의 힘든 상황에 어떻게든 도움이 될 것이라고 설명하였다. 또 본인에게도 협조를 요청할 수 있다는 점을 일러두었다.

이 단계에서 이미 입원 치료의 적응이라는 점을 설명하고 반응을 살폈다. 환자는 자신의 의견을 직접 말하지 않고 부모의 판단에 따르겠다고 하였다. 부모는 당분간은 외래 통원 치료로 상태를 보고 싶다고 하였다.

치료 장소 결정 : 당시에는 외래 치료를 받으면서 상태를 보겠다는 의견에 가족의 협조도 나름대로 기대할 수 있었기 때문에 주치의가 조건을 하나 제시하였다. 자살을 생각하지 않을 수는 없겠지만 만약 자살을 하려는 마음이 들어 지금 당장 실행에 옮길 것 같으면 반드시 행동을 단념하고 병원에 연락한다는 조건이었다. 일언지하에 거절은 하지 않고 환자는 몹시 곤란한 표정으로 고개를 숙이고 잠시 생각을 하더니 「될 수 있는 한 그렇게 하겠습니다. 하지만 『꼭』이라고 약속을 하는 것은 무책임하다고 생각합니다」고 대답하였다.

권위적인 아버지에 대해 환자는 자신의 의견을 자유롭게 입 밖에 내지 못하고 불안 기미가 역력한 어머니는 환자와 독특한 공존 및 의존 관계를 형성하고 있는 점은 첫 번째 면담 때부터 분명하게 나타난 사실이었다. 그래서 남성 주치의만이 치료에 임하면 그에 따른 위험도 높았기 때문에 어머니와 거의 같은 연배의 여성 임상심리사에게 부주 치료자로서 협조를 구하였다. 먼저 주치의가 임상심리사에게 증상을 개략적으로 설명하고 환자와 부모에게 소개하였다. 주치의의 진료가 끝난 후 매번 임상심리사와의 면담도 병행하기로 하였나. 두 명의 치료자가 서로 협력하여 치료하는 시스템도 설명을 해 두었다.

그 주 후반에는 학교를 가지 말고 집에서 쉬도록 일러두었다. 아미트리프틸린 75mg/일, 설피리드 150mg/일을 매 식후 3회, 니트라제팜 5mg을 잠자기 전에 투여하였다. 약제의 효과와 예상되는 부작용도 사전에 설명하고 부모에게 약물 관리를 부탁하였다(이 증례를 치료하던 당시에는 SSRI나 SNRI 같은 항우울증약은 일본에서 승인되지 않았다).

외래 치료 : 주가 바뀌고 환자와 어머니가 진료를 받으러 왔다. 초진 때에 비하여 다소 표정에 여유가 보였지만 여전히 활기는 없었다. 진찰 받기를 잘하였다고 환자도 어머니도 인정하였다. 환자는 자신이 처한 현재 상황을 털어놓아 무거운 짐을 조금이라도 벗은 것 같다고 하였다. 지난번에 며칠 학교를 쉬고 집에서 요양을 하도록 조언하였는데 결국 다음날도 등교를 하였다고 한다. 오히려 피로감은 더 가중되고 일요일에는 하루 종일 집에서 축 늘어져 있게 되었다. 대학교 부속고등학교였기 때문에 결석이 많으면 대학입학 때 추천을 받을 수 없을 것이라고 걱정하였다. 대학입학은 아버지의 기대가 너무 커서 환자에게 지나친 부담이 되었다는 사실 또한 분명하였다.

증상 개선을 최우선으로 생각하고 이것을 달성한 후 고등학교 졸업을 목표로 하여 부모의 기대를 조금 낮출 필요가 있을지 모르겠다고 어머니에게 조언하였다. 현재는 충분한 휴식이 필요한데 본인은 병을 인정하지 않고 쉬지 않는 것도 지금의 증상을 반영하고 있다. 현재 상황을 받아들이고 여기에 맞추어 요구 수준도 낮추어 휴식을 취하면 부담이 상당히 경감할 것이라고 설명하였다.

환자에게 지금은 규칙적으로 복약과 휴식이 필요한데 만약 등교를 고집하여 상태가 좋지 않다고 판단되면 조퇴한다는 생각으로 학교에 가는 것은 어떻겠는가 하고 제안하였다.

항우울증약을 조금씩 늘려가고 아미트리프틸린의 투여량은 1일 150mg으로 제한하였다. 조금씩 환자의 상태도 개선되어 갔다. 여름방학까지 몇 주간은 가끔 결석도 조퇴도 하면서 등교를 계속하였다. 어머니는 병원에 올 때 꼭 같이 와서 지난번 증상 변화를 세세하게 메모한 것을 읽어가며 설명하였다. 그래도 불안하면 임상심리사에게 전화를 걸어 상세하게 지시해 줄 것을 요구하였다.

정신과 의사와 임상심리사가 병행하여 면담에 임한다는 점을 환자는 증상은 의사에게 말하고 임상심리사와는 편안하게 잡담 같은 것을 한다고 당시에는 이해한 것 같았다. 그러나 이런 편안하게 나누는 잡담 속에서 환자의 독특한 왜곡된 인지구조가 분명히 드러났다. 환자와 양호한 치료관계가 구축되기까지는 인지에 대한 개입은 적극적으로 하지 않고 오히려 환자가 주변 세계를 어떻게 받아들이고 있는가를 살피는 매개로 면담을 진행시켰다.

여름 방학이 되어서도 충분히 쉬지 못하는 것은 마찬가지였다. 부모의 태도도 조금씩 변화가 보이기 시작하였지만 대입 시험이 얼마 남지 않은 환자가 하루 종일 하는 일 없이 지내는데 부모로부터 무언의 압력을 느끼고 있었다. 방학 동안에도 환자는 컴퓨터학원에 다녔다. 그러나 능률은 오르기는커녕 오히려 능력 없음을 증명하는 자료를 찾는 하루하루가 되었다. 게다가 피곤에 몸이 지쳐있어도 짜투리시간을 내어 조깅을 하면서 몸을 단련하였다.

8월 말에 어머니는 3박 4일로 가족 여행을 떠날 예정이어서 통원치료를 한 번 빼먹어야 된다고 하였다. 그렇지 않아도 환자는 충분히 휴식을 취하지 못하고 있는 상태이므로 자칫 피곤만 가중만 시킬 여행은 중지하는 것이 좋겠다는 주치의의 제안이 있었다. 표면상으로는 증상이 개선된 것처럼 보여도 본질적으로는 큰 변화가 없다는 점도 곁들여 설명하였다. 여행이라는 것이 제대로 즐길 여유는 없이 오히려 피로감만 쌓일 것이라 예상이 들었기 때문이다.

그러나 아버지의 마음은 아들의 마시막 고등학교 여름 방학이어서 가족끼리 추억을 남기고 싶었다. 이 기대는 몹시 컸기 때문에 예상되는 사태를 설명한 다음 혹시나 증상에 변화가 보이면 곧바로 여행을 중지하도록 권고하였다.

가족이 여행을 간다는데도 첫날부터 환자는 표정이 밝지 않았고, 기차를 타자마자 바로 눈을 감아버렸다. 이런 분위기를 끌어올리려는 아버지의 노력도 허무하게 수포로 돌아갔다. 모처럼 가족 여행이 엉망이 되어 버렸다고 아버지는 불끈 화를 내기도 하였지만, 역시 병원에서 설명한 대로라고 어머니는 생각을 고쳐먹고 이틀 만에 집으로 돌아오기로 하였다.

다음날 어머니와 환자는 병원을 찾았다. 환자는 「나를 위해서 여행을 계획한 부모님의 기분을 생각해서 여행을 가지 말자고 하는 말은 차마 꺼내지 못하였다」고 하였다. 증상이 개선되었다고 믿고 싶은 가족 측 입장에서는 지금 일어나고 있는 상황을 부정하고자 하였던 것이다. 여행 중지 사건은 오히려 현재 상황을 올바르게 인식하는 계기로 자리바꿈 하였다. 여름 방학이 끝날 무렵, 며칠 동안 환자는 거의 매일 누워 지냈다.

2학기가 되어 얼마간은 학교에 다녔지만, 몇 주 사이에 증상이 악화되었다. 「친구들 속에 자신이 설 자리가 없다」 「3년간 야구부를 계속하였더라면 지금쯤은 친구들하고 잘 지낼 수 있었을 텐데」 「인생 초반에 이런 실패를 한 나는 이제 다시 일어설 수 없다」고 하며 눈물을 흘렸다. 불면, 식욕부진, 불안 초조감, 자책감이 심화되고 피로감도 눈에 띄게 상승하였다. 힘들게 학교에 가도 수업 내용은 머리에 들어오지 않고 친구들이 아무렇지 않게 건네는 한 마디에 자극을 받아 더 우울해져 조퇴하는 일이 많아졌다.

자살 기도 : 어느 날 평소보다 늦은 저녁 무렵에 병원에 온 적이 있었다. 진찰실에 들어서자마자 눈물을 머금고 입을 다문 채 고개를 숙이고 있었다. 얼굴은 상기되어 있고 술 냄새가 났다. 「많이 힘들어 보이네」하며 말을 걸었더니 소리 죽여 울기 시작하였다.

조금 지나 그 날의 일을 단어를 골라가면서 이야기하기 시작하였다. 요 며칠 숙면을 취하지 못하였다. 잠을 들지 못하고 그저 누워 있으면 머릿속에 떠오르는 것은 죽는 생각뿐이었다. 지금도 실패뿐인데 자신이 만약 대학 진학에 필요한 추천을 받지 못하면 이 실패야말로 결정적인 것이 될 것이라고 생각해 억지로라도 등교를 하고 있었다. 교문이 가까워지면 수많은 학생들의 모습이 눈에 들어오고 이것만 봐도 겁이 나서 흠칫거렸다. 특히 야구부 학생을 만나는 것이 무서웠다. 학생들의 시선과 약간의 표정 변화만으로 자신을 바보 취급하는 것처럼 느껴졌다. 수업을 들어도 집중이 안 되고 자신 있는 영어 수업에서 몇 번이고 사전을 찾아도 머릿속에 들어오지 않았다. 그래도 수업 중에는 다른 학생들의 주의가 칠판과 교사한테 쏠리기 때문에 그런 대로 마음이 편안하다고 하였다.

의자에 앉아 수업을 듣는 것도 기껏해야 두, 세 시간이 한계로 점심시간까지 남아 있지 못하였다. 그 날도 점심시간이 되자 바로 조퇴를 하였다. 어머니가 담임선생에게 증상을 말해놓았기 때문에 조퇴는 허락받았지만, 대학 진학이 어려워질 것이라고 넌지시 한마디 들었다고 한다. 물론 어렴풋이 느끼고는 있었지만 제발 이 일만은 언급하지 않기를 바라고 있었다.

교실을 나와 자전거로 달리는데 운동장에서 야구부 부원이 캐치볼을 하고 있는 모습이 눈에 들어와 본인도 모르게 눈물이 글썽거렸다. 자동판매기에서 맥주 캔을 사서 가방 속에 숨기고 집어 돌아와 자기 방으로 몰래 들어갔다. 단숨에 맥주를 다 마셔버리고는 이것으로도 부족하여 거실에서 위스키를 꺼내왔다. 공복에 술을 마셨더니 곧바로 취기가 돌고 긴장감이 풀렸다. 문득 지금이야말로 실행할 때라는 생각이 머릿속을 스쳤다. 이제 뭐든지 될 대로 되라는 생각이었다. 죽는 것이 무섭지도 않았다.

가족에게 미안하다는 말이라도 남겨놓아야겠다는 생각에 책상 위에 있던 라디오 카세트에「이런 바보 같은 저를 돌봐줘서 고마웠어요」하고 녹음하였다. 그리고 커튼 줄에 벨트를 걸고 눈 딱 감고 목을 매려고 하였다. 이것으로 모든 것이 끝난다고 생각하자 우쭐한 고양감마저 느껴졌다고 한다. 모든 체중을 싣는 순간 털썩하는 소리와 함께 몸이 바닥으로 떨어졌다. 순간적으로 무슨 일이 일어났는지 몰랐다. 커튼 줄이 체중을 견디지 못한 것을 알아차리는 데는 조금 시간이 걸렸다. 좀 진정이 되자 「이런 것도 제대로 못하는가」하며 한심하기보다도 우습다는 생각이 들어 큰 소리로 웃어 제꼈다. 몇 분이나 웃었을까. 꽤 오랫동안 웃었다는 생각이 드는데 실제로는 아주 잠깐이었을지도 모른다. 방안에서 자신의 웃음소리가 메아리치고 있는 것을 느끼자 이번에는 뭐라 표현할 수 없는 허무감이 밀려왔다. 가족들은 이 소리를 듣지 못하였다. 허무함이 점점 심해지기보다 졸음이 먼저 쏟아져 어느 사이엔가 잠이 들어 버렸다. 병원에 갈 시간이라고 어머니가 깨우러 올 때까지 오랜만에 푹 자게 되었다.

환자가 이야기를 마칠 때까지 주치의는 한 마디도 하지 않고 이야기에 귀를 기울였다. 그리고 대학 진학을 걱정하는 것은 잘 알겠지만, 지금은 충분히 휴식을 취할 때라고 입원하는 것이 좋겠다고 환자에게 제안하였다. 그러자 환자는 지금은 본인이 판단할 수 있는 상태가 아니므로 그렇게 해도 좋을 것 같다고 대답하였다. 어머니도 근래 집 안에서 아들의 태도가 예전과 달리 절박하다는 사실을 감지하고 있었다. 그리고 병원에 오기 직전 자살기도를 하였다는 이야기를 듣고 집에서 지켜보는 데도 한계라고 어머니 본인도 느꼈다. 아버지에게도 바로 병원에 오시라고 하여 입원동의를 받았다.

입원 치료 : 폐쇄 병동에 의료 보호 형식으로 입원을 하였는데 환자는 주변 상황에 두려움도 느끼지 않고 며칠간은 거의 본인의 병실에서 누워 지냈다. 만성 장기 입원 환자나 지적장애환자들 속에서 무섭다기보다는 자신보다 불행한 사람들이 존재한다는 사실을 처음으로 깨닫고 안도감마저 들었다고 한다. 학교에서 같은 또래 친구들에 둘러싸여 자기만 결점 투성이고, 실패만 거듭하고 있다는 생각을 해 왔는데 드디어 여기에서 잠깐 쉴 수 있었다고 한다.

부모는 거의 매일 면회를 왔다. 이 단계에서는 진학은 차치하고 졸업을 못하는 사태도 가정하여 아무튼 증상 개선을 첫 번째 목표로 해야 한다는 주치의의 의견에 부모는 결국 납득하였다. 증상 전개에 따라서는 졸업을 1년 늦추는 것도 검토해 보자는 합의를 받았다.

「~해야만 한다」하는 식의 모든 것을 규범 속에서 결정하는 사고법이나 「이전 행동은 전부 실패한 것으로 그 결과 지금도 주변 사람들과 어울리지 못한다. 당연히 앞으로 일어날 일도 실패 말고는 다른 것은 생각할 수 없다」는 독특한 인지 왜곡이 나타났다. 그 당시에는 이런 사고법에 별다른 반론도 하지 않고, 이런 특징에 대하여 있는 그대로 지적하였다.

다른 환자와의 교류 : 입원한 지 1주일 정도 지나자 가끔 자기 병실에서 나와 다른 환자들과 이야기하는 모습도 눈에 띄었다. 같은 병동에 입원 중인 나이가 많은 환자(**증례 23**)와 자주 이야기를 하였다. 이 환자는 망상형 만성 조현병을 앓고 있었는데, 뚜렷한 인격수준 저하는 없으며 특별히 정해진 인물하고만 망상 내용을 말하였기 때문에 외견상으로는 건강한 사람과 전혀 차이가 없었다. 이 환자도 자신이 발병한 시기가 고등학생 환자와 거의 같은 때여서 친근감을 느끼고 이것저것 이야기 상대를 해 주었다.

환자는 집에서 교과서를 가져와 병실에서 공부할 수 있도록 허락해 달라고 하였다. 시기상조일 수도 있겠지만 부담이 될 것 같으면 공부는 당분간 생각하지 않는다는 조건을 내세워 허락하였다. 이 환자의 특징적 일면을 보여주었는데, 먼저 1주간 공부할 시간을 짜고 피곤하지 않도록 오후 2시간만 공부하는 것으로 하였다고 한다.

혼자서 공부하는 모습을 보고 앞에서 말한 다른 환자가 공부를 가르쳐 주었다. 대학교에서 수학과를 중퇴한 이 환자는 고등학생에게 공부를 가르치면서 본인의 역할을 찾았다는 생각이 들어 한껏 마음이 부풀어 있었다.

병원에서 등교 : 입원하고 1개월이 경과될 무렵 학교 출석 일수에 문제가 생겼다. 이 이상 결석하면 낙제라고 학교에서 연락이 왔다. 입원을 고려하여 형식적으로 1시간만이라도 수업에 들어오면 그 날은 출

석한 것으로 하자는 제안이 있었다. 환자는 아직 졸업과 진학에 대한 희망을 버리지 않고 자신은 없지만 등교해 보겠다고 하였다. 부모도 환자의 기분을 들어주고 싶었다. 이 환자는 시도해본 다음에 그것을 할 수 없다는 것을 이해하지 못하는 이상, 앞으로 언제까지나 불안전감에서 벗어나지 못할 가능성이 높았다. 증상이 크게 이상이 생기면 등교를 중지하고, 졸업도 1년 미룰 수 있다는 점을 서로 확인하고 등하교에 어머니가 같이 가는 것을 조건으로 병원에서 통학하기로 하였다.

이때는 우울 상태가 전반적으로는 개선되었지만, 그래도 여전히 반 친구들과 어울리는 데는 부담스러워하였고 자칫 친구들의 사소한 한마디에 자기비하가 더욱 심해진 적도 있었다. 가끔 몇 시간만 수업에 출석하고 병원으로 돌아왔지만 그래도 어찌어찌하여 오전만이라도 출석을 계속하였다.

이런 식으로 2학기는 지나가고 출석 일수가 졸업과 대학 추천 입학에 얼추 맞출 수 있게 되었다. 병원에 돌아와서는 그날 있었던 일을 임상심리사와 주치의에게 말하는 것이 관례가 되었다.

부모와의 관계 : 주말에는 집으로 외박도 하기에 이르렀다. 가정에서는 아버지에게 무언의 기대와 중압감을 느끼고 편히 쉴 수 없다고 한다. 아버지는 자신의 이상을 밀어붙이면서 환자의 불안과 미래의 꿈에 귀를 기울이지 못하였다. 아버지는 모든 일은 노력하면 이루어진다고 생각하고 환자는 반발도 하지 못하였다. 아버지 일은 어디까지 아버지 일이라고 치부하지도 못하면서 아버지에 대해 공격성도 표출하지 못하였다. 도덕적이며 더할 나위 없이 이상적인 아버지라고 자식에게는 비쳤다. 아버지는 사람은 항상 노력이 필요하다는 점을 강조하고 도덕과 윤리규범에서 약간 완고한 부분이 있었다. 결과적으로 가족에게 자신의 의견을 강요하는데 아버지 자신도 본인이 이상적인 아버지상에 가깝다고 믿고 있었다.

대조적으로 어머니는 나름대로 환자를 걱정하고 불안감도 심하였지만, 환자가 실제로 필요로 하는 것을 정확하게 파악하여 대응하지 못하는 면이 있었다.

왜곡된 인지구조에 대한 작용 : 면담은 어느 정도 우울증 상태가 경감된 단계에서는 환자의 독특한 인지 구조에 초점을 맞추었다. 환자의 행동은 「~해야만 한다」는 사고법에 매여 있어 완벽한 자기 규범을 기준으로 하면 본인의 과거도 현재도 모두 실패뿐이고 미래의 모습은 가족들이 자신에게 기대하는 것과는 동떨어진 것이었다. 이런 기본적 인지 구조를 환자에게 인식시키면서 한편으로 이에 대한 환자의 의견도 들었다. 어떤 특수 상황에서 특정 감정이 발생하고 이것이 판에 박은 듯이 정해진 자책감으로 이어지는지를 같이 검토하였다. 뭔가 실패를 하였다고 해서 이것이 결코 본인의 모든 것을 부정하는 것이 아니라는 점, 긍정적 부분과 달성한 부분을 인정하고 설령 결점이 있다 하더라도 그대로 자신을 받아들일 수 있도록 치료를 하였다. 특히 자책감이 심해질 것이 예상되는 상황에서는 미리 어떤 반응이 기대되는지, 그럴 때는 어떤 선택 방법이 있어 어떻게 대책을 취해야 하는지를 구체적으로 검토하고 지시하는 것을 끈기를 가지고 반복하였다. 최악의 사태, 최선의 사태, 가장 발생 확률이 높은 사태를 예측하여 실제 어떤 상황이 전개된 후 일어날 일을 검토하는 일도 잦아지게 되었다. 상황에 따라서는 자신의 감정을 있는 그대로 표출해도 된다는 점도 지적하였다.

이 환자가 충분히 획득하지 못한 적절한 자기주장, 충동성 컨트롤, 감정 안정화 등의 기술을 익히도록 도와주었다.

요구 수준을 현실의 눈높이에 맞게 바꾸는 태도는 환자 자신만이 아니라 부모도 인정하게 되었다. 부모도 이 단계에서는 증상 개선을 최우선으로 하여 낙제를 하는 한이 있더라도 건강 회복을 우선으로 한다는 점에서 의견이 일치되었다. 그리고 상태가 허락한다면 어느 정도 본인의 요구를 따라 시도해 보고 실패하더라도 본인이 납득할 수 있는 편이 좋을 것이라고 생각하였다. 부모도 환자의 사고 특징을 파악하기 시작하였고, 실제로 해보지 않고 계획을 단념시키는 것이 얼마나 어려운지, 그리고 만약 강제로 설득하여 진행시킬 경우에 오랫동안 후회와 자책 근거가 될 위험이 있다는 것을 이해하였다.

졸업 : 처음의 예상과는 달리 환자는 졸업까지 할 수 있게 되었다. 졸업식에 참석한 후 졸업증서를 가지고 병원으로 돌아왔다. 졸업식에 참석하고 수많은 동급생 속에서 자신은 졸업증서를 받을 자격이 있는 것일까, 다른 사람과 일체감이 느껴지지 않는다며 여느 때와 다름없이 소외감이 심하게 엄습하였지만 그래도 끝날 때까지 자리를 지켰다. 그러나 졸업 증서를 가지고 병원에 돌아와 보니 반년 넘게 상태가 나빴던 동안 참고 지내면서 졸업까지 무사히 마치게 되었다는 것을 생각하고서는 본인의 평가 이상으로 자신이 큰일을 해냈다는 것을 조금 알게 되었다고 하였다.

슬슬 외래 통원 치료를 하는 것도 고려하였는데, 이야기를 나눈 결과 6개월 후로 다가온 대학 추천을 위한 학력 판정까지는 입원 치료를 계속 하기로 하였다.

학력 판정 결과는 썩 좋지 않아서 주변에서는 환자의 반응을 염려하였다. 그러나 정작 본인은 후련한 표정으로 「할 만큼 했고 이제 와서 할 것도 없어요. 나머지는 결과를 기다리는 수밖에 없어요」라고 하였다. 「변화를 가져올 수 있는 것은 바꾸려고 노력을 하자, 바뀌지 않는 것은 먼저 받아들여보자」하는 스트레스 처리기법의 대원칙을 자신에게 적용하기에 이르렀다. 성적만이 아니라 출석 상황도 있어서 1차 추천자 명단에는 빠졌다.

포기하고 있던 참에 학교 측에서 다시 연락이 와서 입학식까지 보충 수업을 받는 것을 조건으로 진학을 추천한다는 제안을 받았다. 추천을 사퇴하는 것은 자유이지만, 지금의 학력 수준으로는 진학하더라도 노력을 요한다는 조건이었다.

이런 사태에도 환자는 이전과 같은 자책감을 느끼거나 부정적 반응을 보이지 않았다. 오히려 비슷한 권고를 받은 학생이 자기만이 아니고 다른 학생들도 상당수에 이른다는 것을 알고 예상 밖이었다고 한다.「나만 실패자라고 믿어온 것이 저의 극단적 생각이었다는 사실을 알았어요」라고 하였다. 부모만 허락해준다면 이번 기회를 놓치고 싶지 않다고 하였다. 이런 희망찬 생각을 부모에게 본인이 직접 설명할 수 있겠는가 하고 물었더니 그렇게 해 보고 싶다는 대답이 돌아왔다. 어머니는 아들이 진학을 해 고향을 떠나는 것에 일말의 불안을 품고 오히려 추천을 못 받아 부모 곁에 남는 편이 안심이 된다고 솔직한 마음을 털어놓으면서도 지금까지 아들의 노력에 순수하게 기뻐하였다. 결국 부모는 환자의 대학 진학에 찬성하였다. 진학을 하여 고향에서 멀리 떨어진 곳에서 생활하면서 생기는 곤란한 점은 그 때 그때 필요한 최선의 대응책을 생각하면 된다고 부모도 환자도 여유롭게 받아들이게 되었다.

이제부터 낯선 곳에서 대학 생활을 시작하기 때문에 그 지역의 정신과의사한테 계속 치료를 받을 수 있도록 조치를 취하였다. 또 곤란에 처하였을 때는 바로 주치의와 임상심리사에게 연락을 하기로 약속도 하였다. 그 후에도 방학에 고향에 돌아오면 집 근처 병원에 얼굴을 내밀고 의사, 간호사, 임상심리사, 입원 중에 알게 된 환자들과 만났다.

이렇게 글로 정리하면 환자가 어려움 없이 자살 위험을 극복한 듯한 인상을 줄 수 있다.

우울증이라고 진단한 데는 문제가 없을 것이다. 그러나 예를 들면 항우울약만을 처방하여 증상완화만 목표로 삼고 다른 치료 개입을 하지 않았다면 환자가 곤경에서 빠져 나오기는 힘들었을 것이다.

약해 빠진 자기애, 부모(특히 아버지)의 기대에 자신의 능력으로는 도저히 부응하지 못한다는 기분에서 비롯된 절망감에 대처하지 않으면 환자가 실제로 고통에서 벗어나기 위하여 자살이라는 수단을 선택했을 가능성은 높았다고 판단된다.

환자는 「흑이냐 백이냐」하는 양자택일 사고법에 사로잡혀 있었다. 완벽한 성공을 손에 넣지 못하면 대실패라고 간주하는 성향이 짙었다. 자신의 능력을 필요 이상으로 낮춰 보기 때문에 어떤 노력도 성공으로는 이어지지 않고 틀림없이 자신의 미래에는 대실패가 기다리고 있을 것이라고 확신하고 있었다. 이런 왜곡된 인지구조에 접근하는 것이 바로 치료 현장에서는 커다란 과제였다.

완전무결한 사람도 없지만 또 결점만 있는 사람도 없다. 만약에 가지고 있는 문제를 변화시킬 수 있으면 바뀌도록 노력을 하고 변화시킬 수 없는 문제라면 일단은 수용할 필요가 있다. 출발점은 결코 완벽하지는 않지만 있는 그대로 자신의 모습을 환자가 받아들일 수 있도록 개입하는 것이었다.

무결점의 모습을 갖추어 모든 일을 완벽하게 해낼 수 있게 되기까지는 아무것도 할 수 없다는 사고법에서는 결국 어떤 일도 시작할 수 없다. 결국 완벽하게 할 수 있는 일이 없다는 사실에 자신을 질책하게 된다. 마지막에는 상황을 곧바로 바꿀 수는 없어도 지금의 본인에게 할 수 있는 일이 한 가지만은 남아 있고 그것이 바로 자살이라는 생각에 빠지게 된다.

항상 완벽한 성공을 거머쥐는 상황은 어느 누구의 인생에서도 절대로 기대할 수 없다. 먼저 해낸 일을 순순하게 인정하는 것이 중요하다. 그리고 대성공은 아닐지언정 어느 정도 성공한 점을 그대로 받아들일 수 있는 여유가 다음 시도를 시작하는 에너지가 된다. 또 실패하였다고 해도 다음 단계에서 살려 응용 가능한 뭔가를 배울 수 있었다면 이것은 결코 실패라고 할 수 없다. 설령 실패하였다고 해도 이를 시도하려한 자세는 칭찬받아 마땅하다.

본 증례에서는 환자 자신의 치료 의욕이 강하였다. 그리고 이전에 부모 자식 간의 관계에 전혀 문제가 없었다고는 할 수 없지만 부모가 환자를 지켜주려는 태도에는 변함이 없었다. 사춘기에서 자살 위험이 높은 사람을 치료할 때, 가족의 협력은 불가결한데 본 증례도 이에 해당되었다.

한 눈에 알 수 있을 정도로 누가 봐도 자살 위험이 매우 높다고 해도 반드시 본인 스스로 치료를 받으려고 하는 사람만 있는 것은 아니다. 지금까지 오랜 기간 살면서 계속 받아온 강렬한 메시지 때문에 주변 사람들과의 관계를 스스로 끊어버리려는 사람들조차 있다. 주변에서 내미는 손을 본인이 차단하고 점점 고립화되는 사람도 있다. 이런 사람을 치료하는 것은 보통 노력으로는 안 된다.

본 증례의 경우 주치의를 상대로도 가족을 상대로도 본인의 고통을 이해해 주길 원하며 어떻게든지 그것을 완화시켜 주길 바라는 태도가 분명히 보였다. 그랬기 때문에 치료에도 효과가 나타났고 본인도 이전보다 훨씬 더 적응력이 생겼다는 사실을 인정하였다. 그리고 힘들다고 해서 자살밖에 방법이 없다는 사고방식에서 서서히 해방되었다. 그러나 이것은 아직 작은 시작에 불과하다는 사실 또한 현실이다.

【증례25】 40세 남성 양극성 장애

가족력 : 특기 사항 없음.

기왕력 : 24세, 제3요추 압박골절.

생장 및 생활력 : 형제 중 장남. 고등학교 졸업 후, 취직. X-2년에 아버지가 사망. 현재는 남동생, 어머니와 동거. 결혼.

발병 전 성격 : 꼼꼼하고 성실하며 일도 잘한다는 평가를 받고 직장에서의 신뢰는 두터웠다.

현병력 : X-2년에 아버지가 사망한 후, 어머니가 생활에 곤란을 겪으면서 빚이 늘어갔다. 당시에 환자는 집에서 떨어진 지역에서 근무하고 있었기 때문에 어머니 빚에 대해서는 전혀 몰랐다. X-1년(39세), 어머니가 어려운 처지에 놓여 있다는 사실을 알게 되며 장남으로서 아무것도 못 해드린 것을 환자는 죄송하게 생각하였다. 어머니의 빚을 환자가 대신 전부 갚기로 하였는데 처음 세웠던 변제계획이 좌절되며 금융업자가 직장에 전화를 시도 때도 없이 걸어왔다. 그러나 아무한테도 상담하지 못하고 혼자서 고민에 빠졌다. X년 3월 무렵(40세)부터 불안 초조감, 불면, 주의집중곤란 등을 느끼기 시작하였다.

자살 기도, 입원 : 같은 해 4월, 산 속에서 제초제인 글루포시네이트 100㎖ 3병을 마시고 자살을 시도하였다. 의식장애, 느린 호흡 상태로 발견되어 A병원 중환자실에 긴급 이송되었다.

초진 시 소견과 진단 : 호흡관리, 신장투석을 비롯한 신체적 치료를 실시하고 위기를 벗어난 상태에서 1주 후 정신과 병동으로 옮겼다(임의 입원). 불면, 불안 초조감, 자책감, 정신운동억제, 우울기분이 주 증상이며 확실한 정신병증상은 수반하지 않았다. 초진 때 진단은 우울증이었다.

치료 방침 : 정신과 입원에는 거의 저항감이 없었다. 오히려 자살을 시도했는데 여러 사람 손에 의해서 목숨을 구하고 지금까지 혼자 껴안고 있던 고민에 대해 상담할 수 있다는 사실에 감사를 표하였다. 항우울약을 주체로 한 약물요법 및 심리요법을 실시하면서 본인의 동의를 얻은 다음 가족과 직장의 협조를 구해 구체적으로 변제계획도 세웠다.

치료 경과 : SSRI를 중심으로 항우울약을 조금씩 늘려갔다. 플루복사민 150mg/일, 설피리드 150mg/일, 에스타졸람 2mg(취침 전)을 투여하고. 약 2개월 동안 입원 치료를 하여 증상은 개선되었다.

정신과 의사가 주치의로, 임상심리사가 부주 치료자로서 환자를 담당하였다. 환자의 동의를 얻은 후 직장과도 연계하여 앞으로의 직장 복귀 계획을 세웠다. 환자에게 최대 부담이었던 채무 문제도 사법서사의 협조를 받아 적절한 처리가 가능하다는 사실을 알고 증상 개선에 많은 도움이 되었다.

퇴원 후 수개월 동안은 직장에 나가도 쉽게 피곤해짐을 느꼈지만, 서서히 회복되어 갔다. X+1년(41세)에는 다른 동료들과 같은 일을 할 수 있는 상태까지 좋아졌다. 가끔 현기증, 어깨 결림, 손발 저림 같은 신체적 증상이 있기도 하였지만 발병 전의 적응 상태로 개선되었기 때문에 항우울약은 서서히 감량하여 플루복사민 50mg/일에 이르렀다.

X+2년 1월 무렵(42세)부터 말과 행동이 많아지고 되었다. 오랫동안 만나지 않았던 멀리 떨어져 있는 친구를 찾아가기도 하고, 자동차 운전 중에 접촉사고를 내기도 하는 등 가벼운 조증 상태 때문에 같은 해 4월부터 3개월간 A병원에 재입원하였다. 탄산리튬 800mg/일, 클로르프로마진 300mg/일로 비교적 단기간에 증상은 안정되었다.

퇴원할 때는 탄산리튬 800mg/일, 클로르프로마진 100mg/일을 처방하였다. 집에서 직장 복귀 훈련도 시도해 보았지만, 1개월 정도 지나 다시 자리에 눕게 되고 정신운동억제가 주 증상인 울증 상태를 보였다. 치료 스태프와 유대관계가 있어 이 시기에는 울증 증상에서도 자살미수를 일으키는 일은 없었다.

결국 직장복귀는 하지 못하고 자택요양을 하면서 외래 통원을 계속하였다. 이번에는 SSRI로는 만족할만한 개선은 보이지 않아 삼환계 항우울증약을 사용하였다. 클로미프라민 225mg/일로 드디어 증상의 개선은 보였지만, 이전 상태까지는 회복되지 않았다. 약 반년의 병가 끝에 직장 복귀를 하고 현재는 이전에 비해 업무 부담이 적은 부서에서 일하고 있다.

어머니의 부채를 대신 짊어지면서 변제계획이 잘 안 된 것이 계기가 되어 우울 상태가 되자, 자살을 시도하였다. 본 증례는 위험인자를 많이 내포하고 있었다. 즉 치사성이 높은 수단을 사용한 자살미수 경력, 두 번의 정신과 입원 경력, 중년의 독신 남성, 오랫동안 앓고 있는 양극성 장애, 서서히 약물요법의 효과가 나타나지 않게 된 점, 현실적으로 직장에서의 고립화, 이전의 업무를 수행하지 못하게 되어 자책감 및 불안전감 등이 있었다. 이런 상황을 고려하면 자살 위험이 높은 전형적인 경우라고 볼 수 있다.

단지 약물요법만이 아닌 심리요법 접근과 주변 사람들과의 유대관계 회복 등을 끈기 있게 계속 실시하며, 급성 위기 상황에서는 신속하게 입원치료를 단행하거나 전기경련요법을 필요로 하는 경우가 나타날 수 있다. 발병 계기가 된 채무 문제를 법률 전문가의 도움을 받아 구체적인 해결 방법에 대하여 조언을 구할 필요도 있었다. 원만한 직장 복귀를 꾀하기 위해 직장 상사와 동료들의 도움도 필요하였다. 문제가 발생하면 종종 양자택일 사고에 사로잡히는 경향에 개입하여 선택지 증가를 목표로 한 인지요법적 심리요법이 본 증례에서는 유효하였다. 여기에 치료에 임한 의료 관계자나 직장 사람들이 적극적으로 환자를 지켜주고 있다는 자세를 보여준 점이 중요하였다.

맺는말

이 장에서는 증례를 구체적으로 제시하며 자살 위험의 평가 방법에서 실제 치료 과정을 설명하였다. 자살 위험이 높은 환자 치료는 약물요법으로 병적증상을 완화시키는 것만으로는 부족하다. 반복되는 위기 상황에 대해 구체적인 대처 계획을 치료자와 환자가 협력하여 세워 갈 필요도 있다. 특히 환자가 젊으면 아직 충분히 습득하지 못한 인생의 필요한 기술을 익힐 수 있도록 유도하는 것도 중요하다. 자살 위험이 높은 사람은 무의식적으로 주변 사람들과의 연계를 끊어버리는 일도 많기 때문에 유대 관계를 재고하는 것도 잊어서는 안 된다.

일대일 인간관계가 긴장감을 증폭시키는 경향도 강하기 때문에 환자와 치료자 사이의 연계 구조를 하나가 아닌 여러 형태로 해두는 방법도 중요하다. 게다가 자살 위험은 한 번으로 끝나는 것이 아니라 문제가 발생하는 장면에서 반복적으로 일어난다는 특징도 이해를 요하고 장기 치료 계획을 세울 필요가 있다.

제 14 장

자살 예방에 관한 일본과 외국의 동향

I. UN/WHO 자살 예방 가이드라인

WHO에 따르면 현재 전 세계에서 매년 약 100만 명이 자살로 인해 생명을 잃고 있다고 추정된다. 세계 자살률은 인구 10만 명 당 약 16이고 40초마다 세계 어딘가에서 자살이 발생하는 셈이다. 자살 예방은 세계 각국에서 심각한 문제라는 인식이 높아졌다. 자살률은 각국에 따라 크게 차이가 나지만 자살 예방 대책에 적극적인 나라, 특정 고위험군의 자살 예방 대책에 초점을 맞추는 나라, 자살 예방 그 자체에 중점을 두기보다는 정신과 의료의 전반적 개선을 우선시하는 나라, 대책이 거의 없는 나라까지 다양하다.

1996년 국제연합(United Nations : UN)과 세계보건기구(World Health Organization : WHO)에서 공표한 자살 예방을 위한 가이드라인을 소개한다. 국가 차원에서 자살 예방 대책을 세우기 위해 가이드라인이 작성되고 그것이 현재 각 나라로 배부되었다. 필자도 그 작성 과정에 참여하였기 때문에 가이드라인이 만들어진 경위와 그 골사를 소개하고 자살 예방에 어떻게 개입하여야 되는가를 제시한다.

1. UN/WHO 가이드라인 작성 배경

1991년 국제연합 총회에서 자살 문제의 심각성이 인식되며 국가 차원에서 자살 예방에 대한 구체적인 행동 개시가 주장되었다. 이 제안을 바탕으로 1993년 5월 25~29일, 캐나다 캘거리에서 UN/WHO 주체로 자살 예방을 위한 포괄적 국가 전략 가이드라인의 입안과 실시를 위한 전문가 회의가 개최되었다. 14개 국가에서 약 20명의 전문가가 초청되어 일주일 동안 각국의 자살 현황에 대해 발표하였다. 필자도 그 중 한 사람이었다. 발표를 바탕으로 자살 예방을 위한 가이드라인을 정리하고 1996년에 가이드라인은 최종적으로 승인을 받아 각 나라에 배포되었다(United Nations, 1996 ; 다카하시, 2006i).

2. 자살과 그 영향

먼저 전 세계에서 적게 잡아도 연간 100만 명이 자살로 목숨을 잃는다는 심각한 사태를 직시하여야 한다(자살에 대한 편견으로 모든 자살이 정확하게 통계로 집계되는 것이 아니라는 현실을 감안하면 세계에서 발생하는 연간 총 자살자수는 120만 명이라는 추정 결과도 있다). 자살은 모든 사망의 약 2.5%를 차지한다. 대부분의 국가에서 사인으로 자살이 10위 안에 들며 특히 젊은 층에서는 3위 이내로 심각하다. 자살자수는 살인이나 전쟁으로 인한 사망자수의 합계보다 많다. 또한 자살미수자는 자살완수자의 최저 10배(40배라는 추정도 있다)는 존재하고 자살미수자는 적절한 치료를 받지 못한 채로 있으면 그 이후에도 같은 행동을 반복하여 결국에는 자살로 사망할 확률이 몹시 높다.

자살이 초래하는 경제적 손실도 막대하다. 그리고 자살은 자살하는 사람만의 문제가 아니라 남은 사람들에게도 중대한 심리적 영향을 미친다.

3. 각국의 실제 상황

전문가 회의에서 이루어진 발표 및 토론에서는 다음과 같은 점들이 두드러졌다. 자살에 관한 각국의 실상은 아주 다양하였다.

대체로 사회, 경제적으로 안정된 후 비로소 자살에 관심을 기울인다. 국가 차원에서 자살 예방 대책의 방침을 세우고 있는 곳은 선진국이라고 하여도 몇 군데 안 된다. 발전도상국에서는 관심이 거의 전무하다고 하여도 과언이 아니다(Mann et al., 2005).

회의 참가국은 전 세계의 모든 국가는 아니었어도 참가한 14개국조차 자살 실태와 예방대책은 크게 차이가 있었다. 감염증이나 기아 대책이 급한 아프리카, 아시아, 남미의 많은 국가에서는 예산도 인력도 절대적으로 부족하고 정신 건강이나 자살 예방에 충분히 관심을 쏟을 형편이 아니다. 생사와 관련된 보건정책이 최우선 과제다.

자살 예방을 적극적으로 실시하고 있는 나라는 서구가 중심을 이루는데 미국과 유럽의 여러 나라에서도 국가 차원의 예방 대책은 각국의 사정이 많이 다르다. 예를 들면 핀란드는 세계에서도 자살률이 높은 국가 중 하나인데 이런 현재 상황을 직시하여 1980년대 말부터 국가프로젝트를 시작하였다. 현 상황을 파악하기 위해 전국 조사를 실시하고 이를 바탕으로 구체적으로 예방 대책을 세워나갔다.

한편 미국에서는 정부 주도의 대책만 팔짱을 끼고 기다리고 있는 것이 아니라 과거 반세기에 걸쳐 시민들 사이에서 자살 예방 활동이 폭넓게 실시되었다. 나라 전체의 자살률은 거의 일정한데(인구 10만 명 당 10 전후), 특히 젊은 층의 자살률이 1960년대부터 1980년대에 걸쳐 3배나 증가하였다. 물론 국립보건연구소 (National Institute of Health : NIH)나 질병대책센터(Centers for Disease Control and Prevention : CDC) 등의 국가기관이 중심이 되어 자살에 관한 실태조사, 예방을 위한 연구를 실시하였는데 국가 차원에서 자살 예방 전략이 발표된 것은 최근이다.

핀란드와 대조적인 곳은 네덜란드의 대응이었다. 자살 예방에 초점을 맞춘 대책을 세워야 하는가를 묻는 위원회가 설치되었다. 1986년의 조사위원회의 보고에 따르면 자살 예방만을 특정 목표로 내세운 프로그램은 효과가 기대되지 않고 오히려 정신과 의료의 질적 향상을 시도하여야 한다는 결론이었다.

여기서는 다른 국가들에 대해서도 간단히 언급하고자 한다.

캐나다 : 이 회의가 열린 캘거리는 앨버타 주에 위치한다. 앨버타 주는 다른 주보다도 자살률이 높기 때문에 젊은이를 대상으로 하는 자살예방 프로그램을 다른 주보다도 상당히 일찍부터 시작하였다.

에스토니아 : 사회 변동이 자살률에 직접적으로 영향을 미쳤다. 특히 구 소비에트 연방으로부터 독립이 현실화되어가는 시기에는 국민들 사이에 희망어린 감정이 퍼져 일시적으로 자살률이 저하되었다. 하지만 독립 후 발트삼국에서는 자살이 다시 증가하였다. 스웨덴과 협력하여 예방 대책을 세우고 있다.

헝가리 : 일관되게 높은 자살률을 보이고 있다. 특히 고령자의 자살 문제가 심각하

다. 사회적 지원 태세나 도우미가 만족스럽지 못하다.

오스트레일리아 : 젊은이와 선주민들의 자살 증가가 가장 중요한 과제이다. 특히 젊은 남성의 자살률은 당시 세계에서도 상위를 차지하고 있었다.

중국 : 치사성이 높은 살충제나 제초제를 쉽게 구할 수 있기 때문에 농촌에서 자살률이 높다. 살충제나 제초제의 효과와 경제성 때문에 치사성 문제가 등한시되고 있다. 다른 나라들과는 대조적으로 여성이 남성보다도 자살률이 높다.

일본 : 중장년과 고령자의 자살이 문제화된다. 앞으로 더욱더 고령화가 진행되는 속에서 자살이 여전히 심각한 문제가 될 가능성은 높다. 자살에 대한 일반 사람들의 생각도 자살 예방 활동을 진행시키는 데 방해가 되고 있다.

인도 : 지금도 자살은 범죄라는 사회적 풍조가 있다고 한다. 18~30세 층에서 자살률이 최고를 기록한다.

나이지리아 : 단순 감염증과 기아로 인한 수많은 사람이 사망하는 아프리카 여러 나라에서는 자살에는 거의 관심을 두지 못하는 것이 현 상황이다.

아랍수장국연방(UAE) : 일반적으로 이슬람권에서는 다른 문화권에 비하여 자살률은 낮다. 이슬람교 나라에서는 자살(에밀 뒤르켐이 말한 이기적 자살)은 가족의 수치라고 여기며 통계 조사는 아예 실시되지 않고 있다.

이런 발표 내용을 바탕으로 참가자가 활발한 의견을 교환하고 자살 예방 가이드라인 작성에 착수하여 초안을 정리하였다. 그 후에도 팩스밀러와 전자메일로 주고받으면서 초안을 몇 번이고 수정하여 최종적으로 1996년에 국제연합에서 승인을 받아 이 문서가 공표되었다. 이것은 지역과 각 조직에 의한 자살 예방 대책이 아니라 어디까지나 국가 차원에서 자살 예방 대책을 세우기 위한 가이드라인이다.

4. 자살 예방을 위한 가이드라인

자살 중 많은 경우는 예방이 가능하다. 하지만 적절한 대책을 마련하지 못한 사이에 자살이 일어나고 있는 것이 실제 상황이다. 자살 예방을 위해서는 사회와 개인 양쪽에 대책을 강구할 필요가 있다. 예를 들면 치사성이 높은 수단은 구하기 어렵게 만드는 법적 규제를 하거나 생명 존중의 사회적 규범을 육성하고 갑작스럽게 자살을 할 수도 있는 정신장애를 조기에 발견하여 적절한 치료를 받을 수 있는 사회적 네트워크를 구축하는 것이 중요하다.

자살은 다양한 요인에 의한 현상이기 때문에 생물·심리·사회적으로 포괄적 접근이 필요하다. 현시점에서는 자살 예방에 대해 포괄적으로 국가 방침이 갖추어져 있는 나라는 거의 없다. 그래서 지금부터 구체적으로 설명하는 점들을 바탕으로 자살 예방 대책을 마련할 것을 본 가이드라인에서는 제안하였다.

① **각국 실정에 맞추어 독자적 예방 대책을 세운다** : 모든 국가와 지역에 일률적으로 적응하는 예방 대책은 존재하지 않는다. 자살 예방에 배당되는 예산과 인력도 국가마다 다를 것이다. 어디까지나 각 나라의 사회, 문화적 실정과 경제 상황에 맞추어 「지금, 여기에서」 실현 가능한 대책부터 시작할 필요성이 있다. 현재 가장 심각한 문제는 무엇인가 하는 점을 관계자가 충분히 논의를 거쳐 합의를 한 다음에 무엇을 목표로 할 것인가를 생각한다. 이 가이드라인은 방향성을 제시하는 지침이며 이를 바탕으로 각 나라가 독자적 방침을 마련하는 것이 중요하다.

② **자살에 관한 연구, 연수, 치료를 위한 조직을 만든다** : 국가 차원에서 자살 예방을 목적으로 한 실태 조사를 위한 연구, 자살 예방을 위한 연수, 좀 더 나은 치료법 개발을 지도해줄 기관을 정비하고 자살 예방 대책이 바람직한 방향으로 나아가고 있는지 살핀다.

③ **종합적 대처** : 자살이 여러 원인으로 발생하는 복잡한 현상이라는 점을 감안하여 생물, 심리, 사회적 시점에서 포괄적으로 대처를 해야 한다. 단일 조직으로 대응하는 것은 역부족으로 다양한 분야의 사람들과 조직이 효율적으로 협조하는 태세가 필요하다. 각 조직의 능력과 한계를 인식하고 대처하지 못한 일은 대응이 가능한 조직으로 연결하는 네트워크도 필요하다.

④ **무엇이 문제인가** : 대책을 세우기 위해서는 각 나라에서 자살의 어떤 측면이 문제이고 어느 정도 심각한지 실태를 파악해야 한다. 나라마다 주요한 문제는 무엇인가를 정확하게 살핀다. 예를 들면 정신장애(우울증, 조현병, 알코올 의존증, 약물

남용, 성격장애), 가족 붕괴, 경제문제, 소수자집단 문제, 특정 연령대(어린이, 젊은이, 중년, 고령자), 위험한 방법을 손쉽게 입수(총, 독극물, 농약), 특정 지역(도시, 농촌) 등, 여러 문제가 자살과 밀접히 관련이 있는데 이 중 어느 요인이 자국에서 가장 심각한 문제인가를 정확하게 파악하는 것이 자살 대책을 시작하는 대전제가 된다.

⑤ **자살에 관한 정확한 자료를 수집하는 시스템을 만든다** : 자살 실태를 파악하기 위해서는 정확한 자료를 수집하는 체제 정비가 필요하다. 자살에 관한 전국 통계조차 입수가 안 되는 나라가 아직 상당수에 이른다. 전국 실태를 조사하는 데 동일한 포맷에 근거한 통일된 조사방법이 필요하고 자료를 모으는 담당자가 그에 적합한 훈련을 받을 수 있는 시스템도 필요하다.

⑥ **고위험군을 위한 대책을 철저하게 강구한다** : 자살 위험이 명백히 높은 사람을 조기 발견하여 적절한 치료를 받을 수 있도록 한다. 예를 들면 중증 우울증을 앓는 사람, 자살을 시도한 사람이 필요한 치료를 계속 받을 수 있도록 체제를 확립한다. 현재는 자살 예방을 위한 효과적인 대책이 있는데 이것도 활용하지 못하고 있는 것이 문제이다.

⑦ **고위험군을 장기적으로 사후 대응하는 체제를 마련한다** : 자살 위험은 한 번으로 끝나는 경우는 오히려 예외적이다. 위험한 사태는 반복적으로 일어날 가능성이 높다. 그래서 자살 위험이 높다고 예측되는 사람들이 장기적으로 필요한 치료를 계속 받을 수 있는 체제를 구축한다.

⑧ **문제 해결 능력을 높인다** : 자살 위험이 높은 사람의 치료는 약물요법이나 단기적 위기 개입만으로는 부족하다. 문제가 생겼을 때 자살 행동이라는 적응도가 낮은 해결책을 선택하는 것이 아니라 문제 해결 능력을 높이는 심리요법적 작용도 중요하다. 요컨대 정신증상의 완화만으로는 자살 예방의 성과를 올릴 수 없고 위험이 높은 사람에게 부족한 기술을 습득하도록 개입하는 것도 중요하다.

⑨ **종합적으로 지원을 한다** : 자살 위험이 높은 사람이 전문 치료를 받을 수 있도록 배려하고 사회로부터 고립된 상황에서 벗어나도록 도와주며 주변 사람들과 관계 회복을 시도하는 것도 중요하다. 또한 자살 위험이 높은 사람이 공통적으로 안고 있

는 사회 문제가 존재하면 이런 문제에 대한 해결 방안을 강구하는 것도 필요하다.

⑩ **환자가 있는 가족을 지원한다** : 아직도 많은 나라에는 정신장애나 자살에 대한 편견이 뿌리 깊이 남아 있다. 이런 환자가 집안에 있는 가족들은 고민을 아무에게도 털어놓지 못하고 참고 살아가는 경우도 많다. 이런 환자를 둔 가족이 서로 의지하고 도와주는 자조그룹이 유럽과 미국에는 존재한다. 가족은 의료 관계자에게 고충을 설명하여도 바쁘게 돌아가는 임상에서 만족할만한 답을 얻지 못하는 경우도 많다. 같은 고민을 안고 실제로 직접 자신들이 해결책을 모색해 온 가족들의 조언은 다른 사람들에게도 커다란 위로와 힘이 된다.

⑪ **지킴이(gatekeeper)를 위한 연수프로그램을 만든다** : 교사, 기업의 인사담당자, 일반 의료 관계자 등 자살 위험이 높은 사람을 조기에 발견할 기회가 많은 사람들을 대상으로 자살 예방에 대한 적절한 지식을 제공하는 프로그램을 준비한다. 예를 들면 자살 실태, 자살 위험 인자와 자살 직전의 신호, 대응 방법, 치료 도입 등에 관한 정확한 지식을 얻는 데 필요한 프로그램을 마련한다.

⑫ **정신장애, 자살 예방에 관한 정확한 지식을 보급한다** : 정신장애는 불치병이라든가 자살은 예방할 수 없다는 잘못된 생각이 지금도 꿋꿋이 존재한다. 그래서 정신장애와 자살 예방에 관한 정확한 지식 보급이 필요하다. 1년 중 어느 특정 주간을 「우울증 인식 주간」으로 지정하고 언론을 통하여 적극적인 캠페인을 전개하는 나라도 있다. 혹은 인터넷을 통하여 올바른 지식을 보급하는 것도 앞으로의 과제이다. 일반인을 대상으로 자살은 예방 가능하다는 메시지를 널리 알린다. 요컨대 일반 사람들이 문제를 인식하였을 때 어디에서 정확한 지식을 얻을 수 있는가, 이용 가능한 기관(의료기관, 각종 전화상담, 강연회) 등에 관한 정보를 다양하게 전달한다. 즉 곤란에 처하였을 때는 도움을 청하는 것이 올바른 해결 수단이라는 것을 일반인에게 교육하고 어디로 도움의 손길을 뻗어야 하는지 정보를 제공한다. 조기 문제 인식과 적절한 지원 요청을 강조한다.

⑬ **전문가 교육** : 자살에는 정신장애가 밀접하게 관련되어 있는데 의학 교육에서 자살 예방에 초점을 맞춘 교육을 실시하고 있는 나라는 아직 많지 않다. 이런 점에서 앞으로 어떤 임상과를 선택하든 의학부 학생에게 1차 의료의 일환으로 정신장

애와 자살 예방에 관한 최소한의 지식을 교육한다. 정신과를 전공하는 의료관계자는 연수 커리큘럼에 이 문제를 포함시키고 생애교육에서도 최신 치료법에 관한 교육을 계속한다. WHO는 일반인을 대상으로 세미프로(기업의 인사담당자 같이 완전 일반인과 의료 전문가 사이에 위치한 사람들), 전문가, 저널리스트 등 대상의 수준을 몇 단계로 나누어 자살 예방을 위한 지식을 정리한 책자를 발간하였다.

⑭ **1차 의료 담당 의사의 생애 교육 :** 정신적 문제가 있어도 곧바로 정신과 진료를 받는 것이 아니라 이런 사람들이 오히려 정신과 이외의 1차 의료에서 진료를 받는 경우가 압도적으로 많다는 것은 세계적으로 볼 수 있는 공통 상황이다. 그러나 유감스럽게도 일반 의사는 자살 예방과 정신장애에 대한 지식과 경험이 부족한 것이 현실이다. 그래서 생애 교육의 일환으로 진단, 약물요법과 심리요법을 포함한 최신 치료법 등을 교육한다. 경증의 우울증이라면 1차 의료 현장에서 치료를 하는 것이 환자에게도 거부감이 적을 수 있다. 실제로 유럽과 미국에서는 1차 의료를 담당하는 의사가 정신장애를 안고 있는 환자를 많이 치료하고 있다. 자살 위험이 높은 경우 어느 단계에서 정신과 의료를 개입할 것인가 하는 판단 기준도 생애 교육 프로그램에 포함시킨다. 의사를 상대로 하는 생애 교육에만 한정하지 않고 간호학생, 사회복지사 양성과정 학생에게도 정신 건강에 관한 최소 필요 한도의 지식을 교육한다.

⑮ **1차 의료 담당 의사와 정신과 의사와의 연계 :** 종합병원에서는 자문조정 정신의학(Consultation Liaison Psychiatry)이라고 하여 신체 질환 환자에게 정신적 문제가 있을 때 정신과 의사가 적극적으로 진단과 치료에 관여하는 시스템이 서서히 확대되고 있다. 이런 신체의학과 정신의학의 연계가 지역 의료 현장에서도 실시되는 것이 바람직하다. 예를 들면 지역에서 개업하고 있는 내과의가 환자에게 우울증이 의심되면 같은 지역의 정신과 의사에게 바로 조언을 구하거나 환자를 소개할 수 있는 환경을 조성한다. 반대로 정신과 의사가 치료하는 환자에게 신체적 문제가 발생하면 역시 같은 지역의 1차 의료 의사에게 상담을 하여 해결책을 모색하는 태세를 갖춘다. 극히 일부 지역에서는 이런 교류가 이미 이루어지고 있기는 하지만 아직 양쪽 의료간의 연계가 없는 지역도 상당히 많다. 개인 차원에서의 관

계 형성은 아무래도 한계가 있기 때문에 지역 시스템을 통해 이런 관계를 구축할 필요가 있다.

⑯ **생명의 가치를 다시 생각한다** : 가치관의 다양화 시대인 현대 사회에서 생사에 관한 자기결정권이 강력히 제기되고 있다. 한편 생명의 존엄을 강조하는 일은 별로 중요시하지 않는다는 지적이 있다. 물론 교육이라는 일종의 강제적 형태로 생명의 가치를 강조하는 방침에 저항감이 있을 수 있다. 그러나 「나이가 들어 일을 못하게 되면 살 가치가 없다」「가족들에게 부담을 줄 정도면 죽어 마땅하다」는 생각이 자살 증가 배경에 사실 존재하고 이런 사회적 풍조를 올바르게 정정할 필요가 있다.

⑰ **자살 예방 교육** : 유럽과 미국의 서구 일부에서는 청소년을 대상으로 자살 예방 교육을 시작한 나라도 있다. 자살 위기에 놓인 청소년이 부모나 교사에게 이야기하지 않고 현실에서는 같은 세대 친구에게 자신의 절망적 기분을 털어놓아도 고민을 들은 당사자도 어떻게 대응해야 좋을지 알지 못해 상황을 더욱 악화시킨다. 그래서 청소년을 직접 대상으로 하는 자살 예방 교육(1차 예방 교육)의 필요성이 제기되었다. 자살 실태, 스트레스와 자살, 자살 신호, 자살 위험이 높은 사람은 어떻게 다루어야 하는가, 지역의 기존 정신보건기관 등을 다룬다.

⑱ **위험한 수단에 대한 규제** : 영국에서는 가정용가스에서 일산화탄소를 제거하여 자살률이 낮아졌다는 예도 있다. 이처럼 위험한 수단을 규제하는 것도 자살 예방의 중요한 과제이다. 중국에서는 지금도 경제적 이유에서 법적으로는 규제하지 않고 있는데 치사성이 높은 살충제나 제초제를 손쉽게 구할 수 있다. 또한 미국의 청소년 자살률 급증은 가정에서 소유하는 총의 숫자가 증가하는 것과 병행한다는 보고도 있다. 예를 들면 아주 독성이 강한 살충제나 제초제, 혹은 총 등을 규제하면 자살률은 낮아질 가능성이 있다. 자살 예방에는 이러한 환경면에서도 대책이 필요하다.

⑲ **남은 사람들을 보살핀다** : 자살은 실행에 옮긴 사람만의 문제에 그치지 않고 남은 유가족과 지인들에게도 깊은 마음의 상처를 입힌다. 수많은 국가에서 이런 사람들은 자살에 대한 편견으로 여전히 입을 다문다. 유가족들 자신이 나중에 정신장애를 앓거나 최악의 경우에는 자살 위험조차 발생할 수 있다. 따라서 이런 사람들에 대한 적절한 보살핌과 자조그룹을 만드는 데 필요한 지원 문제도 과제이다.

⑳ **언론과 협력 관계를 구축한다** : 고도로 정보화된 현대 사회에서는 자극적 자살 보도가 다른 복수의 자살을 일으킬 위험이 높다. 언론과 협력 관계를 평소에 만들어 놓지 않으면 보도 방식에 따라서는 위험한 사태가 발생할 수도 있다. 언론 자체가 자살 보도에 관한 강령(Press Code)을 정해놓는 것이 바람직하다. 언론과 적대관계를 형성하는 것은 문제이다. 언론은 자살 예방으로 직결하는 귀중한 정보를 일반인들에게 널리 제공하는 중요한 역할을 할 수도 있으므로 이 점을 강조한다. 일반인들에게 자살 예방을 위한 건설적 정보를 적극적으로 보도하도록 협력을 구한다. 자살 위험 신호는 무엇인가, 여기에 어떻게 대응할 것인가, 어디로 원조를 요청할 수 있는가 하는 정보를 적극적으로 보도해 주기를 바란다.

이상 UN/WHO가 공표한 국가 차원의 자살 예방을 위한 가이드라인 골자를 소개하고 자살 예방의 미래에 대해 정리하였다. 자살 예방 대책의 일련의 흐름에 대하여 앞에서 다루었지만 다음과 같이 요약할 수 있다.

① 국가 차원의 방침을 정한다.
② 조사, 교육, 연구를 주도할 기관을 설치한다.
③ 필요한 전국 조사를 실시하여 현 상황을 인식한다.
④ 무엇이 문제인가를 정확하게 파악한다.
⑤ 단기적, 장기적 목표를 정한다(달성 가능한 목표로 한다).
⑥ 자살 예방을 위한 계획을 세운다.
⑦ 계획을 실시한다.
⑧ 성과와 실패에 관하여 평가한다.
⑨ 지금까지의 경험을 바탕으로 현 상황에 맞는 계획으로 개정한다.

일본을 포함해 지금까지 여러 나라에서는 자살 문제를 일부러 감추려는 풍조가 만연하였다. 그러나 계속 이런 태도를 취할 것이 아니라 정확한 조사를 통해 실태를 파악하고 적절한 대책을 마련하여야 한다고 UN과 WHO는 제창하고 있다.

이 가이드라인을 전면적으로 실시할 수 있는 나라는 없다고 해도 과언이 아니다. 정부 및 비정부조직이 협력하여 자살 예방에 힘쓰는 나라도 극히 적다. 각 나라는 실제로 필요한 자살 예방 대책을 세워야 한다. 중요한 점은 가이드라인을 고려하여 각 나라의 문화, 사회, 경제 상황에 맞는 자살 예방 대책을 마련하는 것이다. 나라마다 실시 가능한 자살 예방 대책은 무엇인가를 생각하는 것이 가장 중요하다. 이를 위해서는 정부기관, 비정부기관 할 것 없이 관계 조직이 가능한 많이 참가하여 협력 체제를 구축하여야 한다.

그리고 계몽활동을 통하여 사회 일반에 올바른 지식을 보급하고 정신자애나 자살에 대한 편견을 없애면서 정신과 의료 전체를 개선시킬 필요도 있다. 자살 예방에 지금 당장이라도 효과가 있는 만능 처방은 안타깝게도 존재하지 않는다. 착실하게 노력을 쌓아가고 시간을 들여 효과가 나타나기를 기대하는 수밖에 없다. 자살 예방 대책이 실제로 효과를 보는 데는 못해도 십 몇 년 단위로 이 문제를 다룰 필요가 있다.

II. 핀란드의 자살 예방 대책

세계 각 지역에서 다양한 자살 예방에 대한 시도가 이루어지고 있는데 국가 차원에서 자살 예방 대책을 실시하여 만족스러운 성과를 올린 나라는 아직 그렇게 많지 않다. 핀란드는 자살률을 낮추는 데 성공한 국가로 종종 소개된다. 핀란드의 자살률은 1990년에는 인구 10만 명 당 30을 넘었는데 한발 한발 착실히 자살 예방 대책을 실시하면서 10년 넘게 걸려 약 30% 저하시켰다. 자살 예방은 단기간에 효과를 올릴 수 있는 문제가 아니라 각 기관들의 긴밀한 연계를 진행시키고 장기적 시점에서 대책이 필요하다는 사실이 핀란드의 경험에서 밝혀졌다. 필자는 2005년 2월 헬싱키를 방문하여 자살 예방 활동에 주요 역할을 한 사람들을 만나 의견을 교환하였다. 다음 자료는 필자가 핀란드를 방문하였을 당시의 내용이다.

1. 핀란드에 관한 기초 지식

북유럽의 일원제 의회제 민주주의국가이고 면적은 34만 평방km로 일본보다 약간 작다. 인구는 약 520만 명으로 인종은 대부분이 핀족이며, 종교는 86%가 루터파 신교, 10%가 그리스정교이다. 주요 산업은 제지, 펄프, 금속, 공업디자인, 전자산업(휴대전화 등)이다.

다른 북유럽 국가들과 같이 여성의 사회적 진출이 현저하다. 1906년 유럽에서 처음으로 여성선거권이 인정되었다. 1999년 총선거에서는 의원 200명 중 74명이 여성이었다. 2000년에는 첫 여성대통령이 탄생하였고 2005년에는 18명의 장관 중 여덟 자리를 여성이 차지하였다.

의료보건제도는 1950년대부터 1970년대에 걸쳐 정비되었다. 의료제도는 다음 2단계로 분류된다.

1차 의료(1차 헬스 케어) : 자치제가 운영하는 보건의료센터에서 실시. 1차 의료에 해당하는 보건의료센터에는 외래진료와 입원병동이 있다. 이 밖에 민간클리닉, 주민클리닉도 있다.

특수 의료 : 20개의 전문 의료 지구로 구분되어 있고 모든 자치제가 어딘가의 의료 구분에 소속되어 있다. 대학병원 등이 고도의료를 담당한다.

핀란드 전체의 정신과 의사는 1,400명(이 중 특별한 자격이 있는 정신과 의사 1,100명)이고 인구 당 정신과 의사 숫자는 일본의 약 2배에 이른다.

2. 자살 예방 대책을 시작한 사회적 배경

유럽 국가들 사이에서도 핀란드는 역사적으로 자살률이 높은 나라 중 하나였다. 1974년에 국회 특별위원회에서 자살 예방 대책에 대한 필요성이 지적되었다. 이를 바탕으로 자살 예방 전문가가 다음과 같은 의견을 정리하였다.

· 자살에 사용될 수 있는 수단(예를 들면, 총, 약물, 처방약)의 구입을 어렵게 한다. 약의 양을 줄인다.
· 우울증에 대한 인식을 고양시켜 조기 치료에 들어간다.

· 자살 예방 센터 설립(이것은 오스트리아 다음으로 유럽에서 두 번째)

· 전화 상담 서비스 시작

이때는 총론적인 것에 그치고 구체적인 자살 예방 대책을 전국적으로 전개하지는 못하였다. 때문에 그 이후에도 핀란드의 자살률은 높은 수준을 유지하였다. 실질적으로 제안은 아무것도 개선시키지 못하였다고 해도 과언이 아니었다.

1980년대에 들어서 효과가 나타나는 자살 예방 대책을 구체적으로 실시하는 기운이 조금씩 조성되었다. 이런 배경에는 외압과 내압이 있었다고 최근 핀란드 자살 예방 대책의 지도적 입장에 있는 J·Lonnqvist 박사는 언급하였다. 즉, 외압이란 1960년대부터 WHO가 각 나라의 자살률을 지켜보았다. "Health to All for 2000"의 목표 중 하나에 자살 예방 대책이 있었다. WHO는 계속해서 핀란드에 자살 예방 대책 실시를 요구하였다. 그리고 핀란드는 WHO의 권고를 따랐다. 국내적으로는 후생복지장관 E·Kuuskoski가 자살 예방에 높은 관심을 가지고 주도적 입장을 발휘하였다. E·Kuuskoski의 남편은 대학교 의학부 내과 교수이자 정치가이기도 하였는데 30대 후반에 자살하였다. 이런 경험에서 E·Kuuskoski 장관 자신도 개인적으로 자살 예방에 높은 관심을 보였다. 그래서 E·Kuuskoski 장관이 당시 헬싱키대학교 정신과 교수 J·Lonnqvist 박사를 국립공중위생원(National Public Health Institute : 이하 KTL로 표기)의 정신보건부장으로 임명하고 자살 예방프로젝트의 총책임자로 내세웠다.

3. 국립공중위생원(KTL)의 역할 : 실태 파악을 위한 조사

Lonnqvist 박사는 1986년 예비 조사를 실시한 다음 자살의 실태 조사를 위한 기본 계획을 세웠다. 어디까지나 핀란드의 기존 의료·복지 설비 및 인원을 활용하는 것이 전제였으며 예산이 많았던 것은 아니다(당시 예산은 일본 엔으로 500만 엔 정도였다). 1986년 9월, 약 1,000명의 공동연구자를 모집하여 연구를 시작하기에 앞서 교육을 실시하고 연구 방향에 관해 합의를 이끌어내는 데 힘을 썼다. 그리고 1987년 4월~1988년 3월에 현장 조사를 실시하고, 이 1년 동안 핀란드에서 발생한 자살 1,397건에 대해 심리부검 방법을 통한 조사를 실시하여 세심하게 기록하고 분석하였다. 자살자에 관한 정보는 가족과 치료를 담당한 의료 관계자를 대상으로 상세히 조사하거나 정신의학, 신체의학, 복지, 경찰, 법의학, 그 밖의 기록도 참고로 하고 유서에서도 정보를 수집하였다. 면담 기록 용지는 이 프로젝트를 위해 특별히 준비하였다. 이 면담 기록 용지를 사용하는 데는 훈련을 받은 정신보건 전문가가 면담에 임하였다. 다음 4종류의 면담이 실시되었다.

① 현장 조사는 집을 방문하여 근친자를 만나 조사하였다. 구조화된 면담 용지에는 자살자의 일상생활과 행동, 가족 요인, 알코올, 다른 약물 사용, 이전에 보였던 자살 행동, 도움을 요청하는 방법, 최근 인생에서 일어난 일 등 234항목의 질문이 포함되었다.

② 자살 전 12개월 이내에 그 인물을 진찰한 의료 관계자를 면담 조사하였다. 자살자의 생전 건강 상태, 치료, 사회심리적 스트레스 정도와 기능 상태 등에 관해 113항목으로 이루어진 구조화 면담 용지를 사용하였다.

③ 자살자가 생전에 마지막으로 의료 관계자나 사회복지사에게 연락을 했으면 이런 사람들에게 8항목으로 이루어진 간이 구조화 면담을 실시하여 개별적으로 평가하였다.

④ 필요한 경우에는 추가로 비구조화 조사를 실시하였다.

이러한 심리부검을 바탕으로 이루어진 조사를 근거로 다양한 분야의 전문가로 구성된 팀이 모든 예를 대상으로 토론을 하고 포괄적 사례 보고를 작성하였다. 더욱 놀라운 일은 이 조사에 대한 목적을 설명하고 참가에 동의한 유족들의 비율은 96%라는 사실이었다. 이것은 기초 조사 정보로서 매우 귀중한 정보를 제공하였다. 세계적인 일류 정신의학 잡지에도 수많은 논문이 발표되고 핀란드에 국한되지 않고 각국의 임상가와 연구자에게 귀중한 자료가 되었다. 조사 결과에 관한 상세한 내용은 학술지에 여러 차례 보고되었기 때문에 여기에서는 요점을 언급하는 데 그치기로 한다.

① 대다수의 자살자(93%)는 마지막 행동에 이르기 전에 그 나름의 정신장애 진단에

해당하는 상태에 있었다.

② 우울증, 알코올 의존증, 또는 이 두 가지 합병이 전체의 약 80%를 차지하고 있었다.

③ 적절한 치료를 받은 사람은 극소수였다.

④ 남성이 자살자 전체의 4분의 3을 차지하였다.

이상이 핀란드에서 자살 예방 대책을 실시하는 데 특히 목표로 삼아야 할 문제로 다루어졌다.

4. 국립복지건강 연구개발센터(STAKES)의 역할 : 구체적으로 자살 예방 대책 실시

KTL이 핀란드의 자살 실태에 관해 적극적으로 조사를 하고 이를 학술잡지에 발표한 반면, 또 다른 기관 STAKES는 구체적으로 각 지역에서 자살 예방 대책을 하나하나 착실히 실시하는 중요한 역할을 담당하였다.

의학적 모델과 커뮤니티 모델이 서로 긴밀하게 관련을 맺어 비로소 효과적으로 자살 예방 대책을 실시할 수 있다는 사실은 최근 자살 예방학의 상식이다. 핀란드도 이 양쪽의 연계가 원만히 진행된 예라고 할 수 있다.

아주 간결하게 설명하면 의학적 모델이란 자살로 바로 이어질 수도 있는 중증 정신장애를 초기단계에서 발견하고 적절한 치료를 실시하여 자살을 예방한다. 커뮤니티 모델에서는 지역의 건강한 사람들을 대상으로 문제 해결 능력을 증강시키는 교육을 실시한다. M·Upanne 박사가 이 커뮤니티 모델을 추진하였다. 박사는 UN/WHO 가이드라인 작성위원 중 한 사람이기도 하였다. 구체적으로는 다음과 같은 점을 강조하였다.

· 곤란에 처하였을 때는 도움을 청하라는 메시지를 전하고 도움을 청하는 것은 오히려 적응력이 높은 행동이라고 교육한다.

· 어디로 도움을 요청해야 하는지도 올바른 정보를 제공한다.

· 지역 주민들에게 정신장애에 대한 올바른 지식을 교육한다.

· 정신장애에 대한 편견을 해소하기 위해 노력한다.

1992년 STAKES는 "Suicide Can be Prevented"(자살은 예방할 수 있다)라는 책자를 발간하고 핀란드의 예방 대책 방침을 요약하였다. STAKES의 활동에서 중심적 역할을 한 M·Upanne 박사는 특히 다음 두 가지 점을 강조하였다.

① 자살은 한 가지 원인만으로 발생하는 경우는 드물고 대부분 여러 요인이 복잡하게 얽혀 일어나는 현상이다. 따라서 다양한 분야에서 활동하는 사람들의 협조를 빼놓을 수 없다. 사회 전체가 관심을 갖지 않으면 효과적인 자살 예방 대책을 세우기 힘들다. 자살 예방은 사회 전체적으로 대응하여야 할 과제이다.

② 일반적으로는 원인도 전혀 짐작가지 않고, 어느 날 갑자기 아무런 전조도 없이 자살이 발생한 것처럼 보인다. 그러나 이러기까지는 실로 오랜 기간에 걸쳐 여러 문제가 산적한 끝에 자살이라는 사건이 일어난다는 것이다. 이렇다 보니 자살이 일어나기까지 적절한 개입을 할 수 있는 기회가 몇 번인가 있었을 것이다. 어떤 유형의 사람에게 위기가 닥쳤는지, 어떤 방법으로 도움의 손길을 뻗어야 하는가가 중요한 과제이다.

M·Upanne 박사는 연구를 위한 연구에 그쳐서는 전혀 의미가 없다고 한다. 특히 자살은 예방 대책에 피드백을 할 수 있는 연구를 실시하고 연구자와 지역에서 예방 활동에 종사하는 사람 사이에 정보 교환을 수시로 가질 필요가 있다고 하였다.

물론 자살에만 초점을 맞출 것이 아니라 자살은 마지막이 되는 비극적 결말로 그때까지 일어날 것으로 예상되는 많은 문제점을 해결하는 능력을 키우도록 돕는 것이 중요하다. KTL이 중심이 되어 기초 조사 정보가 모아졌지만 이것을 근거로 개입 대상이 보여주는 자살의 특징을 정확하게 파악한 다음, 그 대상에게 적합한 자살 예방 대책을 세심하게 작성할 필요가 있다.

결코 모든 상황과 모든 지역에 일률적으로 해당되는 완전무결한 자살 예방 대책은 존재하지 않는다. 각 지역과 대상에 맞는 자살 예방 프로그램을 제작하였다. 즉, 젊은이, 중장년, 고령자의 인생주기에 맞춰 구상한 자살 예방, 1차 의료 혹은 정신과 같은 의료 현장에서의 자살 예방, 일반 직장과 특수 직장(경찰, 소방, 군대 등)에서 자살 예방, 장애가 있는 사람의 자살 예방, 도회지와 지방에서 자살 예방과 같이 구체적으로 자살 예방 대책을 세워 실천에 옮겼다.

의학적 모델과 커뮤니티 모델의 긴밀한 연계, 자살 예방, 자살 개입, 사후 처리의 종합적 대책이 효과적인 자살 예방에서 불가결하다.

우울증, 알코올 의존증, 그리고 양쪽이 합병된 경우가 핀란드 자살자 중 80%에 해당된다는 사실을 앞에서 지적하였다. 이런 현실을 직시하고 우울증과 알코올 의존증을 올바르게 인식하는 전국 캠페인을 이어갔다.

고도로 정보화된 현대 사회에서 언론의 역할은 크다. 자살 예방 분야에도 상황은 마찬가지다. 자극적 보도로 인해 연쇄 자살의 위험마저 발생할 수 있다. 한편 적절한 보도를 통해 자살 예방에 직접적 영향을 미칠 중요한 정보를 일반인들에게 널리 전달할 수도 있다. WHO나 CDC가 언론 보도를 위한 가이드라인을 발표하였는데 핀란드에서도 비슷한 가이드라인을 작성하였다. 단, 알 권리, 보도의 자유는 민주주의 국가에서는 당연한 권리이며 전문가와 행정이 일방적으로 가이드라인을 만들어 언론으로부터 거절당한 나라도 있다. 핀란드에서는 가이드라인을 작성하는 단계부터 저널리스트의 대표자에게 위원회에 참가를 요청하였고 전문가와 저널리스트가 협력하여 자살 보도 가이드라인을 작성하였다.

5. 그 밖의 활동

a. 핀란드 정신 건강 협회

최근 핀란드의 자살 예방 활동에서 KTL과 STAKES의 역할이 컸던 점은 이미 지적하였는데 이 외에도 몇몇 조직의 활동도 소개한다. 핀란드 정신 건강 협회는 1897년에 창설되었다. 전 세계적으로도 이 영역에서 가장 역사가 긴 NGO로 알려져 있다. 자살 예방만이 아니라 정신 건강에 관하여 일반인들에게 올바른 지식과 서비스 제공을 한다. 예를 들면 정신 건강 촉진, 정보 제공, 사회복지, 일반인 대상의 교육 심리요법의 기술 향상, 전화 상담 등이다. 같은 종류의 센터는 핀란드 각 지역에 50개가 있다. 필자가 방문할 당시 핀란드 실업률은 8~9%였는데 실업자를 위한 지원도 실시하고 있었다. 정규 직원 외에도 50명의 자원봉사자가 있었는데 정년퇴임을 한 사람도 있고 학생도 있었다.

전화 상담을 실시하는 SOS센터는 1970년대에 설치되었는데 처음에는 교회의 지원으로 시작하였다. 전화 상담은 1년에 약 6,000건에 이르고 인터넷을 통한 상담도 받고 있었다. 전화 상담에 그치지 않고 상담자가 위기에 처해 있다고 판단되면 위기 개입의 일환으로 실제 현장에 나가 활동을 하거나 경찰과 연계하여 센터에서 위기 개입을 하는 경우도 있다. 이런 서비스는 전부 무료로 받을 수 있고 정신과에서 진료를 받는 것보다는 거부감도 적어 상담하기가 쉽다고 한다.

자살 예방 활동이 활발하게 개시된 1980년대 무렵부터 사람들의 태도가 변하기 시작하였다고 한다. 폭력적 남성을 지원하는 자조그룹도 있다. 요컨대 폭력 가해자는 본인 스스로가 폭력 피해자이기도 하고 이를 반복하는 경향이 있다. 현재는 활동 범위가 너무 광범위해져 자금과 인력 부족이 문제가 되고 있다.

b. 위기 개입 팀

1990년 무렵부터 핀란드의 거의 모든 곳에 위기 개입 팀(crisis intervention team : 이하 CIT라고 표기)이 생겼다. 미국판 CISM(긴급 사태 스트레스 매니지먼트)를 이용하는데 교육, 훈련은 노르웨이에서 이루어진다. 자연재해와 사고 등이 일어났을 때 CIT의 파견을 요청하는 일은 극히 일상적으로 이루어지고 있다. 자살이 발생한 후에도 남은 사람들을 보살피기 위해 CIT가 출동한다. CIT의 파견을 요청하는 참사 중에는 자살이 1위를 차지한다.

팀의 중심 멤버는 보통 두 명으로 2~3시간에 걸쳐 그룹 치료를 실시한다. 본래 전문적 훈련과 경험이 있는 사람이 며칠간 연수를 받은 다음 CIT요원이 된다. 정신 건강의 경력이 있는 사람이 많지만 수준이 일정하지 않다는 비판도 일부에서는 있다. 하지만 지역주민들에게는 전체적으로 높은 평가를 받고 있다.

CIT의 요원은 의료, 복지, 교육, 구급, 교회 관계자가 일반적이고 그 중에서도 임상 심리와 간호사인 사람이 많다. 건강 센터에 CIT가 설치되어 있다. 평소에는 본업을 따로 가지고 있는 사람이 긴급 사태가 발생하면 팀 멤버로서 활동한다.

CIT의 도움을 받은 사람의 91%가 긍정적으로 평가하고 있다는 조사 결과가 확실하게 보여주고 있다. CIT의 활동 결과 병가가 줄고 직장에 조기 복귀 비율이 높아졌다는 보고도 있다.

핀란드에서도 이런 개입에 관한 논의는 있는데 부정적으로 생각하는 사람일수록 실제 경험이 없고 지나치게 과학적인 조사는 그 자체가 비논리적일 수 있다는 의견을 들었다. 현장에 나가는 사람은 나름대로의 의의를 찾고 있다.

이런 활동은 1990년대부터 시작되어 서서히 일반인들 사이에 침투되어 갔다. 그러면서 유족에 대한 지원과 유족끼리 자조그룹을 만드는 움직임도 나왔다.

c. 학교에서의 자살 예방 활동

1993년부터 학교에서 자살 예방 프로젝트가 시작되고 9~18세의 학생을 대상으로 하였다. 교육부가 중심이 되어 교사를 대상으로 3일간의 커리큘럼을 짰다. 2003년에는 법이 개정되어 위기 대응 커리큘럼도 정비되었다. 학교에 카운셀러와 간호사를 배치하도록 법률로 정하였다. 1997년에는 학교 위기관리의 소책자가 발간되고 그 안에 자살 예방에 대한 항목이 있다. 자살 예방에 직접적으로 초점을 맞추기보다는 자존심을 고취시키고 커뮤니케이션 능력을 높이며 문제 해결 능력을 키우는 점을 중시하고 있다.

d. 옴부즈맨(아시아미스, Asiamies)

최근 일본에서는 과로로 인한 자살관련 소송이 일어나고 대법원의 판례도 나왔나. 이 점에 관해 핀란드에서도 같은 사례가 있는지 흥미가 있었다. 그러나 과중한 노동, 그것도 초과 근무에 대한 적절한 수당도 지불되지 않고 정신장애를 앓아 결국 자살에 이른 예는 핀란드에는 없었다고 한다.

의료과실로 소송이 제기된 경우는 있었는데 미국 등에 비하여 건수는 적고, 과거 5년 동안 자살에 관련된 재판은 몇 건에 지나지 않는다고 하였다. 환자의 권리를 옹호하고 필요한 의료 실시를 보장하기 위하여 옴부즈맨제도가 정비되어 있는 점도 영향을 미친 것 같다.

참고로 옴부즈맨이란 스웨덴어인데 핀란드어는 Asiamies로 불렸다. 이 제도의 역할은 환자의 경제 상황을 살피고 진단과 치료에 대해 환자에게 정확하게 설명한다. 또한 환자의 권리를 옹호하고 다른 선택 방법을 설명하며 치료법이 부적절하면 조정 역할을 한다. 즉 치료 수준을 감시하는 역할을 한다.

핀란드에서 실시되는 다양한 자살 예방 활동을 살펴보았는데 어떤 결과가 나왔는 지 **그림 23**에 핀란드의 자살률 추이를 제시하였다.

프로젝트를 가동시킨 당시는 이런 활동에 대한 전문가의 일반적 태도는 몹시 회 의적이며 비관적인 것으로 실제로는 자살 예방 효과는 없을 것이라고 생각한 사람이 많았다고 한다.

당시는 목표가 자살률을 20% 저하시키는 것이었는데 실제로는 30% 저하되었다. 자살률은 1990년에는 인구 10만 명 당 30.4로 현재 일본의 비율(약 24 : 2012년)보다 도 높았다. 그런데 포기하지 않고 자살 예방 대책을 실시한 결과 2002년에는 자살률 이 인구 10만 명 당 21.1이었다. 그리고 전문가의 태도도 바뀌고 특히 일반인들은 이 런 자살 예방 활동의 필요성을 서서히 인식하기 시작하여 긍정적으로 받아들이게 되 었다.

그림 23. 핀란드와 일본의 자살률 비교

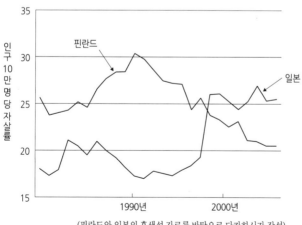

(핀란드와 일본의 후생성 자료를 바탕으로 다카하시가 작성)

핀란드에서 만난 관계자가 이구동성으로 강조한 점은 자살 예방은 단기간에는 절대로 눈에 띄는 효과를 올리지 못하므로 장기적 시점이 필요하다는 것이다. 당시는 3년간의 프로젝트로 시작되었는데 이 기간도 부족하다고 하여 2년을 더 연장하였다. 이 기간이 끝난 단계에서 5년간 더 실시하여 합계 10년이 되었다. 그 후 외부 전문가에 의한 평가를 2년 동안 실시하였다. 스웨덴과 네덜란드 등의 외국 전문가에 의한 공정한 외부 평가를 받아 활동의 질도 높다고 평가받았다. 이와 같이 핀란드의 자살 예방 프로젝트는 전부 합쳐 12년이 걸렸다. 그리고 지금도 자살 예방 활동은 착실히 진행되고 있다. 자살 예방은 장기적 전망이 필요하다는 점은 중요한 교훈이다.

물론 자살 예방 활동에서 조직적, 포괄적으로 방침을 세운 것이 계획을 실현시키는 데 매우 중요하였다. 여기에 전문가의 관여도 빼놓을 수 없었다. J·Lonnqvist 박사를 지도자로 하여 KTL이 실태 파악을 위한 과학적 조사 연구를 실시하고 M·Upanne 박사를 중심으로 STAKES가 현실적으로 유효한 자살 예방 대책을 실시하여 양자 간의 긴밀한 관계가 이루어진 점도 핀란드에서 자살 예방 활동을 추진하는 데 중요하였다.

당연하지만 핀란드에서 자살 활동에 참여해온 사람들이 스스로의 활동을 되짚어 보고 100% 만족하는 것은 아니다. 전국의 실태조사를 실시하고 방대한 자료를 수집하였지만 아직 드러나지 않은 자료가 많기 때문에 활용해야 한다는 의견과 위험이 높은 군을 대상으로 예방 활동을 집중시켜 비용 대 효과를 생각해야 한다는 의견도 있었다.

현실적 목표로서 어디까지 자살률을 낮춰야 하는가도 물어 보았다. 현재 핀란드의 교통사고자 수는 연간 약 400으로 자살자수는 약 1,000이다. 자살자수를 교통사고자 수 정도까지 낮출 수 있으면 당면 목표로서는 상당한 수준까지 달성되었다고 할 수 있을 것이라는 의견이었다.

한 가지 더 덧붙이면, 핀란드의 자살 예방 전문가가 정신보건 대책만으로 자살률이 극적으로 떨어졌다고는 단언할 수 없다며 겸손히 지적하였다. 세계에서 자랑하는 정신보건대책 이외에도 국내외에서 일어난 사회 경제적 변화도 자살률 저하에 영향을 미친다. 즉, 1980년대 후반부터 소비에트 연방에서 개혁과 정보 공개 등 사회 변혁이 있었고 1991년에는 소비에트연방이 붕괴되는 역사적 사건이 있었다. 핀란드로서는 직접적인 외부의 위협이 감소되었다. 그러면서 1990년대에는 노키아를 비롯한 IT산업이 발전하고 핀란드는 경제 번영을 이루었다. 정신 보건 정책의 성공만이 아니라 이런 국내외의 사회 경제적 변화도 이 기간에 핀란드의 자살률이 극적으로 낮아진 것과 깊이 관련이 있을 수 있다는 것이 핀란드의 자살 예방 관계자의 의견이었다.

III. 일본의 자살 대책 기본법 성립과 그 후

일본에서는 심각한 자살 현 상황을 직시하고 2006년 6월 자살 대책 기본법이 성립되었다(표 30). 이 법률도 앞에서 언급한 UN/WHO 자살 예방 가이드라인을 큰 테두리로 하여 정리하였다. 자살을 사회 전체의 문제로서 인식하고 폭넓은 대응이 필요하다는 점을 이 법률은 선언하고 있다. 그리고 2007년에는 「자살종합대책 줄거리」가 발표되고 구체적 방침이 세워졌다. 자살종합대책 줄거리는 그 후 5년마다 개정되었다. 최근에는 각 지역에서 다양한 자살 예방 대책이 시작되기는 하였는데 지금부터 이러한 대책에 대해 필자 개인의 생각을 논하고자 한다(다카하시, 2006a, 2006b).

전국 차원에서 몇 가지 대규모 연구가 시작되었다(다카하시 등, 2009). 예를 들면 국립정신신경치료연구센터 정신보건연구소가 주도한 「심리부검 데이터베이스를 활용한 자살 원인 분석에 관한 연구」는 2009년도에 성과가 보고되었다(카가, 2010). 2007년 12월부터 2009년 12월 말일까지 2년 동안 전국에서 심리부검을 바탕으로 조사가 실시되어 76명의 자살완수자에 관한 조사 면담이 이루어졌다. 이 시기에 자살자수가 연간 3만 명을 넘은 것을 고려하면 심리부검의 조사 의뢰에 응한 유족들의 숫자가 얼마나 적은가는 앞에서 지적한 핀란드의 예와 비교해 봐도 확연히 차이를 알 수 있을 것이다. 이런 사실은 일본에서 자살에 대한 편견이 여전히 뿌리 깊게 자리 잡고 있다는 점을 입증하고 있다. 정신·신경과학진흥재단은 「자살 대책을 위한 전략연구」라는 두 개의 커다란 방향에서 이루어진 대규모연구를 실시하고 2010년도가 최종 연도에 해당하지만 본서를 개정하는 단계에서는 아직 최종 결과는 발표되지 않았다. 이 연구에서는 ①복합적 자살 대책 프로그램의 자살 기도 예방 효과에 관한 지역 개입 연구(지역 일반 주민들에 대한 자살 예방에 관한 1차 예방 교육), ②자살 기도의 재발 방지에 대한 복합적 사례 관리 효과 : 다시설공동에 의한 무작위화 비교연구(응급실에서 치료를 받은 자살미수자의 장기간 사후 대응 연구)로 구성된다.

일본 정부는 「지역자살대책긴급강화기금」을 마련하여 2009년~2011년까지 당면 3년간 100억엔을 각종 자살 예방 대책에 지원하기로 하였다. 자금 지원을 받는 대상 사업에는 ①대면형 상담 지원 사업, ②전화 상담 지원 사업, ③인재 양성 사업, ④보급 계몽 사업, ⑤강화 모델 사업이 있다. 지금까지는 국가 차원에서의 활동 일부를 소개하였다.

우울증은 자살에 밀접하게 관련이 있는 정신장애인데 초기 단계에서는 대부분 우울증 환자가 정신과 이외의 단골 의사에게 진찰을 받는다. 이런 상황을 직시하여 일본 의사회는 2004년에 「자살 예방 매뉴얼 : 일반 의료 기관에서 우울 상태·우울증의 조기 발견과 그 대응」을 편집하여 모든 회원에게 배포하고 이 책자를 가지고 각 지역에서 연수회를 개최하였다(일본 의사회, 2004).

그 밖에도 각 지역에서 다양한 단체가 자살 예방 활동을 실시하고 있다. 자살 예방에 관하여 일반인들의 관심이 이전에 비하여 현격히 높아진 것은 바람직한 일이다. 반면 여러 문제가 발생하고 있는 것도 사실이다.

지금은 마치 자살 예방이 유행처럼 번지고 있는 양상을 띠고 있다. 수많은 사람이 자살 예방에 관심을 보이고는 있지만 단기적으로 세간의 이목을 끄는 선전문구나 슬로건을 소리 높여 외칠 일이 아니라 하다못해 10년 단위의 장기적 시점에서 활동을 전개하기를 바란다. 또한 자살 예방을 시작한 민간단체의 의견을 들어보면 「정부 행정에 기대한다」는 측면이 너무 강하다. 앞으로는 대중들의 힘을 모으는 운동부터 시작하여 한정된 예산과 인적 자원 속에서 「지금, 여기에서」무엇을 할 수 있을까 하는 발상에서 차근차근 견실한 운동을 전개하였으면 한다.

현재는 국가의 자살 예방 대책의 총괄자 역할을 내각부가 담당하는데 총괄 담당관은 전문가도 아니고 2년 정도로 교체된다. 이래서는 장기적 전략에 근거한 자살

표 30. 자살 대책 기본법

자살 대책 기본법 (2006년 6월 21일 법률 제85호)
제1장 총칙(제1조 - 제10조)
제2장 기본 시책(제10조 - 제19조)
제3장 자살 종합대책 회의(제20조, 제21조)
부칙
제1장 총칙
(목적)
제1조 이 법률은 최근 일본에서 자살로 인한 사망자수가 높은 수준으로 나타남에 따라 자살 대책에 관하여 기본 이념을 정하고, 그리고 국가와 지방공공단체 등의 책무를 분명히 하고자 한다. 이와 함께 자살 대책의 기본이 되는 사항 등을 정하여 자살 대책을 종합적으로 추진하고 자살 방지를 꾀하며 이와 함께 자살자의 유족 등에 대한 지원을 충실히 하고자 한다. 따라서 좀 더 모든 국민이 건강하게 삶의 보람을 느끼며 생활할 수 있는 사회 실현에 기여할 것을 목적으로 한다.

(기본이념)
제2조 자살 대책은 자살이 개인 문제로만 받아들여져서는 안 되며, 그 배경에는 여러 사회적 요인이 있다는 점을 바탕으로 하여 사회 조직으로서 실시한다.
   2. 자살 대책은 자살이 다양하고 복잡한 원인과 배경이 존재한다는 점을 감안하여 단순히 정신 보건 관점에서만이 아닌, 자살 실태에 입각하여 실시되도록 한다.
   3. 자살 대책은 자살의 사전 예방, 자살 발생 위기에 대한 대응 및 자살이 발생한 후 또는 자살이 미수에 그친 후 사후 대응의 각 단계에 필요한 효과적 시책으로서 실시한다.
   4. 자살 대책은 국가, 지방공공단체, 의료기관, 사업주, 학교, 자살 방지와 관련된 활동을 하는 민간단체, 기타 관계자의 상호 밀접한 연계를 바탕으로 실시한다.

(국가책무)
제3조 국가는 앞 조의 기본이념(이하「기본이념」이라고 한다)에 준하여 자살 대책을 종합적으로 책정하고 실시할 책무를 지닌다.

(지방공공단체의 책무)
제4조 지방공공단체는 기본이념에 준하여 자살 대책에 관하여 국가와 지속적으로 협력하여 해당 지역 상황에 맞는 시책을 책정하고 실시할 책무가 있다.

(사업주 책무)
제5조 사업주는 국가 및 지방공공단체가 실시하는 자살 대책에 협력함과 동시에 고용하는 근로자의 마음 건강 유지를 도모하기 위해 필요한 조치를 마련하도록 노력해야한다.

(국민책무)
제6조 국민은 자살 대책의 중요성에 대한 관심과 이해를 높이도록 노력한다.

(명예 및 평온한 생활에 대한 배려)
제7조 자살 대책 실시에는 자살자와 자살미수자, 그들 가족들의 명예와 평온한 생활을 하도록 배려를 아끼지 않아야 하며, 만일 이들을 부당하게 침해하는 일이 없도록 보호한다.

(시책의 줄거리)
제8조 정부는 정부가 추진해야 할 자살 대책 지침으로서 기본적이고 종합적 자살 대책의 줄거리를 정하여야 한다.

(법제상 조치 등)
제9조 정부는 이 법률의 목적을 달성하기 위해 필요한 법제상 또는 재정상의 조치, 그 밖의 조치를 마련하여야 한다.

(연례보고)
제10조 정부는 매년 국회에 일본에서의 자살개요 및 정부가 마련한 자살대책의 실시상황에 관한 보고서를 제출하여야 한다.

제2장 기본시책
(조사연구 추진 등)
제11조 국가와 지방공공단체는 자살 방지에 관하여 조사연구를 추진하고 또한 정보 수집, 정리, 분석 및 제공을 한다.
   2. 국가는 앞 항목 시책이 효과적 또는 효율적으로 실시되는데 이바지하기 위한 제반 체제를 정비한다.

(국민의 이해증진)

제12조 국가와 지방공공단체는 교육활동, 홍보활동을 통하여 자살 방지에 관한 국민의 이해를 증진시키기 위해 필요한 시책을 마련한다.

(인재확보 등)

제13조 국가와 지방공공단체는 자살 방지에 관한 인재 확보, 양성 및 지질 향상에 필요한 시책을 마련한다.

(마음건강유지에 관련된 체제정비)

제14조 국가와 지방공공단체는 직장, 학교, 지역 등에서 국민의 마음건강유지에 관련된 체제정비에 필요한 시책을 마련한다.

(의료제공을 위한 체제정비)

제15조 국가와 지방공공단체는 마음 건강 유지에 지장을 초래함으로써 자살 위험이 있는 자에게 필요한 의료를 조기에 적절하게 제공하도록 하고, 정신질환이 있는 자가 정신보건에 관한 학식 경험이 있는 의사(이하 「정신과 의사」라고 한다)에게 진찰을 쉽게 받을 수 있는 환경을 갖춘다. 신체 상해 또는 질병에 대해서 진료 초기 단계에서 해당 진료를 담당하는 의사와 정신과 의사와의 적절한 연계 확보, 응급 의료를 담당하는 의사와 정신과 의사와의 적절한 연계 확보 등 필요한 시책을 마련한다.

(자살발생 회피를 위한 체제정비 등)

제16조 국가와 지방공공단체는 자살 위험성이 높은 사람을 조기에 발견하여 상담을 하고, 그 밖의 자살 발생을 피하기 위한 적절한 대응 체제 정비 및 필요한 시책을 충실하게 이행하여야 한다.

(자살미수자에 대한 지원)

제17조 국가와 지방공공단체는 자살미수자가 다시는 자살을 시도하지 않도록 자살미수자에 대한 적절한 지원을 위해 필요한 시책을 마련한다.

(자살자의 친척 등에 대한 지원)

제18조 국가와 지방공공단체는 자살 또는 자살미수가 자살자 또는 자살미수자의 가족 등에 미치는 심각한 심리적 영향이 완화되도록 해당 가족들에게 적절한 지원을 위해 필요한 시책을 마련한다.

(민간단체활동에 대한 지원)

제19조 국가와 지방공공단체는 민간단체가 실시하는 자살 방지 등에 관한 활동을 지원하기 위해 필요한 시책을 마련한다.

제3장 자살 종합대책 회의

(설치 및 관장할 사무)

제20조 정부 내에 특별 기관으로 자살종합대책회의(이하 「회의」라고 한다)를 설치한다.

2. 회의는 다음 사무를 담당한다.

1) 제8조의 줄거리 안을 작성한다

2) 자살 대책에 필요한 관계행정기관의 상호조정을 한다

3) 앞의 2에 제시한 것 외에 자살 대책 관련 중요 사항에 대해 심의하고 자살대책 실시를 추진한다

(조직 등)

제21조 회의는 회장과 위원으로 조직한다.

2. 회장은 내각관방장관*이 맡는다.

3. 위원은 내각관방장관 이외의 국무장관 중 내각총리대신이 지정하는 자가 맡는다.

4. 회의에 간사를 둔다.

5. 간사는 관계행정기관의 직원 중 내각총리대신이 임명한다.

6. 간사는 회의의 관장 사무에 관하여 회장과 위원을 돕는다.

7. 앞의 각 항목 결정 사항 외에 회의의 조직 및 운영에서 필요한 사항은 법령으로 정한다.

부칙

(시행일)

제1조 이 법률은 공포한 날부터 6개월을 넘지 않는 범위 내에서 법령으로 정하는 날부터 시행한다.

---

* 내각관방장관 : 한국에서는 청와대 비서실장 격이다. – 옮긴이

예방 대책은 바랄 수도 없다. 그 결과 일부 힘자랑하는 조직의 의견에 좌지우지되어 캠페인 자살 예방, 슬로건 자살 예방으로 지금까지 버티고 있다. 이제 슬슬 이런 방침을 변경할 시기가 되지 않았을까 하는 생각이 든다. 예를 들면 국립정신보건연구소 내에 병설되어 있는 자살예방 종합대책센터를 국가 차원의 대책을 실시하는 데 충분한 규모로 확대시키고 장기적 대응을 하는 등 방침 변경도 필요하다.

일부에서는 안이한 「정신과 의료 때리기」나 「언론 때리기」로만 들리는데 이래서는 일본의 자살 예방 대책은 이렇다할만한 성과는 기대하기 어렵다. 정신과 의료에서 비판받아야 할 사항은 당연히 우리들도 개선하기 위해 노력을 해야겠지만 자살 예방 대책은 철저한 네트워킹이다. 각자의 조직에 대해 장점과 단점을 제대로 파악한 다음, 능력이 안 되는 점은 적합한 기관에 협조를 요청하는 발상이 요구된다.

자살 예방은 각 단체의 장점과 한계를 정확히 인식한 다음, 자신들의 수비 범위를 넘는 문제는 걸맞은 능력을 갖춘 단체로 연결하는 네트워크 형성이 필요하다. 그런데 실상은 세력권 다툼조차 일어나고 자신들만으로 모든 것을 하려고 하고 자신들의 활동만을 최선으로 생각한다. 그러면서 자기들의 주장을 수용하지 못하는 다른 단체를 배제하려는 움직임도 안타깝게도 여기저기에서 볼 수 있다. 자살 예방 활동에서는 각각의 입장에서 무엇을 할 수 있을까를 충분히 검토하고 다른 단체와 네트워크를 구축하는 것이 중요하다.

마지막으로 필자 자신도 정신과 의사이지만 자살 예방 대책에 정신과 의사가 약간은 엉거주춤한 자세를 보이더라도 어쩔 수 없다는 점을 이해해주길 바란다. 현 시점에서는 공중위생의 전문가와 산업의가 열심히 자살 예방 대책을 추진하고 있다. 그러나 그들은 정말로 자살 위험이 높은 사람을 치료한 경험이 없다. 이런 상황에서 경험이 풍부한 정신과 의사는 지금보다 더 자살 예방에 대해 큰 역할을 해야 된다고 생각한다. 물론 어느 정도 임상 경험이 있으면 열심히 치료를 해 오던 환자를 자살로 떠나보낸 경험도 있기 때문에 자살 예방이 그렇게 간단한 일이 아니라는 것을 정신과 의사는 실감하고 있을 지도 모른다. 그러나 「죽음에서만 배울 수 있는 것」을 잘 알고 있는 것도 정신과 의사라는 점을 감안하여 앞으로는 자살 예방에 더욱더 적극적인 역할을 담당해 주기를 바란다.

IV. 자살에 관한 생물학적 연구

정신장애의 생물학적 연구는 최근 눈부신 발전을 하고 있다. 하지만 자살 위험과 관련된 생물학적 연구의 성과는 지금까지 보면 한정적이고 널리 임상 응용되는 단계까지는 이르지 못하였다. 서구에서는 자살 행동과 생화학적 지표 변화에 초점을 맞추어 살피기 시작하였다. 그러나 현실은 예를 들면 혈당치를 당뇨병의 조절 지표로 할 수 있는 것처럼 생물학적 연구 성과를 자살 예방에 응용할 수 있는 단계까지는 달성하지 못하였다(다카하시, 1990c).

1960년대는 자살자의 뇌내 생체아민과 그 대사산물 측정이 시작되었다. 1970년대에 들어서면서 뇌척수액 중 생체아민의 대사산물 연구가 시작되고 세로토닌의 대사산물 5-HIAA(5-hydroxyindoleacetic acid)와 자살 관련성 연구가 시작되었다. 자살미수자 중 실제로 자살할 위험이 높은 사람을 어떻게 정할 것인가 하는 점에 관심이 쏠린 시기이다. 이 단계의 연구는 우울증 환자를 주 대상으로 하였다.

그리고 1980년대가 되어 커다란 변화가 두 가지 나타났다. 첫 번째는 수용체결합법 기술이 발전하여 자살 연구에 응용되기 시작한 점이다. 이전까지의 연구는 자살자가 생전에 복용한 약물과 알코올, 생후의 경과 시간 등에 영향을 많이 받았다. 하지만 수용체결합법은 이들 요소의 영향을 거의 받지 않고 보다 정확한 자료를 얻을 수 있었다.

두 번째는 연구대상으로 그저 우울증만이 아니라 여러 정신장애로 인해 자살이 발생한다는 사실이 널리 인정받기 시작한 점이다. 자살이 결코 우울증만으로 일어나는 것이 아니라 충동성이나 공격성 등의 인자에도 관심이 쏠려 우울증 이외의 다른 정신장애도 주목을 받게 되었다.

여기에 저콜레스테롤혈증과 자살 관련, 분자유전학적 연구 등도 주목받기 시작하였다.

1. 사후 뇌를 대상으로 한 최근 연구

a. 생체아민과 대사산물

1960년대부터 1970년대에 걸쳐 자살자의 사후 뇌 연구가 실시되어 각종 생체아민의 농도측정이 시작되었다. 세로토닌(serotonin : 5-HT), 노르에피네프린(nor-epinephrine : NE), 도파민(dopamine : DA)과, 그 대사산물 5-HIAA(5-hydroxyindoleacetic acid), MHPG(3-methoxy, 4-hydroxyphenylglycol), HVA(homovanillic acid)등이다.

Shaw들은 정상군과 비교하여 자살자군에서는 뇌간의 5-HT가 유의하게 수치가 낮다고 보고하였다(Shaw et al., 1967). 이후에도 역시 5-HT나 5-HIAA가 뇌관이나 다른 피질하의 핵에서 낮은 수치를 보인다는 공통된 지견을 많은 연구에서 인정하였다(Beskow et al., 1976 ; Bourne et al., 1968 ; Cochran et al., 1976 ; Lloyd et al., 1974 ; Pare et al., 1969).

b. 모노아민산화효소(MAO)

자살자에게 나타나는 5-HT나 5-HIAA의 저하는 MAO활동이 변하여 나타난다는 가설이 있었다. MAO활성에 유의차가 없다는 보고(Grote et al., 1974)나 알코올 의존증에 관련된 자살에서는 MAO는 낮은 수치였지만, 알코올 의존증의 기왕력이 없는 우울증을 앓은 자살자는 유의차는 없다는 보고(Gottfries et al., 1975)가 있었다. 그러나 이들 연구는 일산화탄소중독에 의한 자살자를 대상으로 하였으며 효소활성에 변화가 일어났을 위험이 완전히 배제되지 않았다.

Mann들은 연령, 성, 사후 경과 시간을 양 군 사이에서 일치시켜 자살자와 대조군에서는 MAO-A와 MAO-B를 측정하였다(Mann et al., 1984). 이 연구에서는 과다 복약의 자살자를 제외시켜 약물로부터의 영향을 배제할 수 있었다. 이 연구에 따르면 알코올 의존증 자살자의 뇌내 MAO 활성의 낮은 수치는 자살 행동보다도 오랜 기간의 알코올 섭취와 관련 있다는 점이 시사되었다.

c. 혈소판 MAO

혈소판 속의 MAO활성에 관해서는 결과가 일치되지 않았다. 혈소판 MAO는 자살과 자살미수의 가족력이 있는 정상자는 수치가 낮게 나타난다는 보고(Buchsbaum et al., 1979 ; Gottfries et al., 1980)가 있었다. 그 이후 연구에서는 자살미수자에게 혈소판 MAO활성의 낮은 수치는 확인되지 않았다(Meltzer et al., 1986 ; Oreland et al., 1981).

이런 초기 연구에서는 연령, 성별, 사인, 식사, 과다 복약, 일산화탄소중독, 사후 경과 시간, 알코올 사용 등의 생체아민이나 대사산물에 영향을 미치는 인자에 자살군과 대조군을 반드시 적절하게 일치시키지 않은 점은 신뢰성에 의문이 남는다.

또한 자살자의 정신의학적 진단도 다양하고 약 절반이 우울증으로 나머지는 조현병, 성격장애, 알코올 의존증 등이었다. 생물학적 지표 변화는 우울증 그 자체가 아니라 충동성, 공격성, 자기보존능력의 결여 등과 밀접하게 관련되어 있을 가능성이 높다고 생각되었다.

2. 자살미수자의 뇌척수액 연구

다음 연구 방향으로 자살자에게 나타난 것과 같은 생화학적 변화를 자살미수자 중에도 찾을 수 없는가 하는 점이었다. 생물학적 지표에 따라 자살미수자 중 앞으로 실제 자살 위험이 높은 사람을 발견할 가능성을 파악하려고 하였다. 뇌척수액 중 5-HIAA가 낮은 수치의 우울증 환자는 정상치의 환자보다도 치사성이 높은 수단으로 자살을 시도한 사실이 유의하게 높은 비율을 차지하였다고 보고되었다(Asberg et al., 1976). 이후 뇌척수액 중 5-HIAA와 자살 행동 관련성에 대한 연구가 많이 실시되었다.

a. 우울증

Agren도 자살 위험이 없는 우울증 환자보다도 자살 위험이 높은 우울증 환자에서 뇌척수액 중 5-HIAA는 낮은 수치를 보인다고 보고하였다(Agren, 1980). 이외에도 비슷한 보고가 있다(Banki et al., 1984 ; Montgomery et al., 1982 ; Palanappian et al., 1983 ; van Praag, 1982). 그러나 우울증으로 자살 위험이 높은 모든 환자가 뇌척수액의 5-HIAA가 유의하게 낮은 수치를 보인 것은 아니고 5-HT계의 기능부전은 질환 자체에 관련된 것으로 자살과 5-HT의 관계가 명료하지 않을 가능성도 있다.

b. 조현병

자살미수를 일으키지 않은 조현병 환자보다 자살미수 경력이 있는 환자가 유의하게 5-HIAA 수치가 낮다는 보고가 있다(van Praag, 1983). 그러나 조현병의 자살미수군과 비자살미수군 사이에 뇌척수액 중 5-HIAA 수치에 유의한 차가 없었다는 보고도 있다.

c. 알코올 의존증

알코올 자체가 생체아민의 대사에 영향을 미치기 때문에 알코올 의존증 환자를 대상으로 생화학적 연구를 하는 것은 적합하지 않다고 하였다. 알코올 의존증 환자의 중추신경계는 5-HIAA대사가 낮고, 급성 에탄올소비가 5-HT의 방출과 회전을 촉진시키기 때문이다. 그래도 자살미수 경력이 있는 알코올 의존증 환자는 그렇지 않은 환자보다도 5-HIAA의 수치가 낮았다는 보고가 있다(Banki et al., 1986).

d. 성격장애

자살 위험이 높은 성격장애 환자도 뇌척수액 중 5-HIAA 수치가 낮다고 보고되었다. 반사회적 성격장애와 경계성 성격장애 환자를 대상으로 연구를 실시하여 5-HIAA의 낮은 수치를 지표로 자살군과 비자살군을 식별할 수 있다는 보고가 있다(Brown et al., 1982). Traskman들도 자살기도자 30명과 건강정상인 45명을 비교하여 치사성이 높은 방법을 이용한 자살미수자는 정상인보다도 뇌척수액 중 5-HIAA의 수치가 낮았다고 보고하였다(Traskman et al., 1981). 이 피험자와 89명의 환자를 더 추적조사하였는데 평균치보다도 낮은 5-HIAA 수치가 나타난 사람 중 20%가 1년 이내에 자살하였다고 한다.

e. 폭력행위와 범죄

5-HIAA 수치가 낮을수록 공격적 행동이 두드러진다는 보고(Brown et al., 1979, 1982)나 충동적 폭력을 행사하는 범죄자는 뇌척수액의 5-HIAA 수치가 가장 낮았다는 보고가 있다(Linnnoila et al., 1983).

이상으로 자살 행동을 보이는 환자로 5-HT의 대사산물 5-HIAA가 뇌척수액 중에서 수치가 낮다는 점은 사후 뇌 연구에서 5-HT 혹은 5-HIAA 수치가 낮다는 점과 일치하였다.

3. 사후 뇌의 수용체결합에 대한 연구

사인, 사후 경과 시간, 연령, 성별, 체중, 약물이나 알코올의 생전 급성 복용, 대조군의 선택 방법 등 여러 인자가 자살자 뇌의 생화학적 연구에 영향을 미친다. 1980년대에 들어서면서 급성 영향을 잘 받지 않은 수용체결합법이 실시되고 시냅스전부 및 시냅스후부의 세로토닌 뉴론 수용체의 assay법이 개발되었다(Langer et al., 1980).

자살자의 이미프라민 결합부위의 연구를 통해 결합부위 밀도의 유의한 감소가 밝혀지고 이미프라민결합과 세로토닌기능의 상호관계를 고려하면 자살자는 이미프라민 결합에 변화가 생겼을 가능성이 있다는 사실이 밝혀졌다(Langer et al. 1980 ; Raisman et al., 1981).

자살자와 대조군 뇌의 이미프라민결합을 조사하여 결합 진화성에 변화는 없었는데 전두엽피질의 이미프라민 결합부위의 수는 유의하게 감소하였다(Stanley et al., 1982). 다른 연구에서도 5-HT 기능의 감소가 보이고 이는 자살자 뇌의 사후 뇌 연구에서 5-HT나 5-HIAA의 감소와 자살기도자의 뇌척수액의 5-HIAA 수치가 낮은 것과 관련이 있을 가능성이 있다. 사후 뇌 연구에서는 이미프라민결합의 감소를 보이는 경우가 많았는데(Crow et al., 1984 ; Paul et al., 1984 ; Perry et al., 1983), 일부 연구에서는 증가를 보였다(Meyerson et al., 1982).

또한 리간드를 사용하여 시냅스후부의 5-HT의 결합부위를 측정하였다. 자살자군과 대조군의 전두엽피질에서 5-HT$_2$ 결합부위가 유의하게 증가하였는데 결합 친화성에는 변화가 나타나지 않았다(Stanley et al., 1983). 이미프라민결합에 관하여 수용체기능 측정이 어느 정도 상관하는지도 평가하였다(Stanley et al., 1982). 5-HT$_2$와 이미프라민 결합부위의 수는 역비례하는 양상을 보였다. 이 관계는 5-HT$_2$결합 증가가 시냅스전부에서 감소하면서 생겨난 이차적 시냅스후부에서의 대상적 증가를 반영할지도 모른다는 가설을 지지하고 대상적 시냅스후부의 변화에도 불구하고 전체적으로는 세로토닌계의 기능저하가 존재할 가능성을 보여주었다. 이후에도 자살자의 5-HT$_2$ 결합에 관한 연구 보고가 이어지고 자살자의 뇌내에서 5-HT$_2$결합이 증가된다는 보고와(Langer et al., 1980 ; Owens et al., 1983), 유의차는 나타나지 않는다는 보고가 있다(Crow et al., 1984).

자살자 뇌에서 무스카린과 베타 아드레날린계의 결합부위도 조사되었다. 자살자와 대조군 사이에 결합부위의 수 및 결합친화성에도 유의한 차는 없었다는 보고(Kaufman et al., 1984 ; Stanley, 1984)가 있다. 한편으로 자살자군에서 QNB 결합부위의 유의한 증가를 확인하였다는 연구(Meyerson et al., 1982)도 있다. 베타 아드레날린 수용체결합의 연구는 자살자에게 상승되는 현상이 보였다는 것과(Mann et al., 1986), 변화가 없었다는(Meyerson et al., 1982) 두 가지 모두 존재하였다.

자살자의 부신피질 자극호르몬 방출인자(corticotropin releasing factor : CRF)의 결합부위도 측정되었다. 우울증을 대상으로 한 연구에서는 뇌척수액 중 CRF 수치는 정상대조군과 조현병군에 비하여 유의하게 상승한다고 한다. 자살자는 전두엽피질에서 CRF 수치는 정상자에 비하여 낮다는 사실도 확인되었다. 그러나 자살 위험이 높은 우울증 환자와 그렇지 않은 우울증 환자의 뇌척수액 중 CRF 수치를 측정한 실험에서는 양군 사이에 유의차는 없고(Arato et al., 1986), CRF 수치 변화는 자살 행동보다도 우울증 자체와 관련되어 있을 가능성도 부정할 수 없다.

4. 내분비학적 연구

정신장애를 대상으로 시상하부·하수체·부신계의 기능에 관한 연구가 실시되었다. 우울증 환자는 코르티솔의 높은 수치와 덱사메타손에 의한 코르티솔의 억제가 결여된다는 보고가 있다(Carroll, Feinberg, et al., 1981 ; Carroll, Greden, et al., 1981). 자살 행동과 덱사메타손억제 실험 결과에 대한 관계는 아직까지도 명확한 결론이 나지 않았다. 시상하부·하수체·부신계의 기능 이상은 우울증과 관련이 있을 수도 있는데 자살 행동에 특이적으로 관계하는지 어떤지는 아직 확립되지 않았기 때문이다.

자살 위험이 높은 환자와 실제로 자살을 한 환자로 24시간 소변의 17-하이드옥시코르티코스테로이드 수치가 상승한다는 보고가 있다(Bunny et al., 1965 ; Ostroff et al., 1982). 그러나 자살미수자와 완수자의 소변의 코르티솔 수치는 정상 혹은 낮은 수치였다는 보고도 있다(Krieger, 1970 ; Levy et al., 1969).

자살미수와 코르티솔의 높은 수치 사이에는 유의한 상관관계가 없다는 보고도 있다. 뇌척수액 중의 코르티솔, ACTH, CRF와 자살 행동 사이에 유의한 관계는 확인되지 않았다(Arato et al., 1986 ; Asberg et al., 1981). 그리고 자살자와 대조군에서 부검시에 채취한 뇌척수액 중의 ACTH와 코르티솔은 양군 사이에서 유의차는 보이지 않았다(Arato et al., 1986).

5. 저콜레스테롤혈증과 자살 행동

메타분석으로 약물요법이나 식사요법에 의한 저콜레스테롤 혈증이 자살, 사고사, 폭력 행위와 유의하게 관련이 있다는 보고가 있다(Muldoon et al., 1990). 저콜레스테롤 혈증과 자살 관련을 제시한 코호트조사 연구도 있다(Lindberg et al., 1992). 단, 저콜레스테롤이 어떤 기전으로 자살 행동과 관련이 있는지 아직 정설은 없다.

6. 분자유전학적 연구

최근, 이 영역에서 분자유전학적 연구가 시작되었다. 특히 5-HT신경전달에 관여하는 유전자에 초점을 맞춘 연구나 5-HT계 이외의 스트레스 반응에 관한 유전자 연구가 있다. 몇몇 연구 결과가 발표되기는 하였지만 결과는 일치하지 않아 모든 내용이 해명되었다고는 말하기 어렵다. 유전자와 인생 초기의 환경이 서로 작용을 미쳤거나 혹은 독립적으로 자살에 관련된 신경생물학계에 어떤 기능부전을 초래하였을 가능성을 시사하고 있다. 자살 행동에 관련된 유전자와 환경 인자를 결정하는 것은 앞으로 연구대상으로 삼아야 할 것이며, 이런 연구는 중요한 과제이다(Mann & Currier, 2011).

이상 설명한 것처럼 중추신경계에서 세로토닌의 이상이 충동성과 공격성의 조절 결함과 관련하여 자살 행동과 관련이 있을 가능성이 지적되어 왔다. 또한 저콜레스테롤 혈증과 자살 관련에 초점을 맞추어 자살 행동을 설명하는 분자유전학적 연구도 시작된 지 얼마 되지 않았다. 그러나 현 단계에서는 생물학적 연구는 어디까지나 연구 영역에서 벗어나지 못하고, 아직 일상 임상에서 활용하기에는 거리가 있다.

자살이 우울증만이 아니라 다른 여러 정신장애를 배경으로 발생한다는 점은 분명하다. 앞으로 자살에 관한 생화학적 기전이 해명되면 지금보다 자살 위험이 높은 사람을 보다 정확하게 특정할 수 있고 도움의 손길을 뻗을 수 있을 것이다. 연구 결과 자살 위험에 초점을 좁힌 약리학적 치료법을 찾을 가능성도 있다.

그리고 뇌척수액 중 5-HIAA가 자살 위험과 밀접하게 관련한다는 점이 앞으로 더욱 밝혀지면 침습이 적은 검사법과의 관련성도 살펴볼 필요가 생긴다. 예를 들면

Beck의 절망감 척도를 이용하여 절망감이야말로 미래의 자살 위험과 깊은 관련이 있다는 보고도 있다. 또 로르샤흐검사로 자살 위험을 예측하려는 연구도 있다. 이런 심리검사가 생물학적 표시와 상관관계에 있다는 사실이 확인만 된다면, 침습이 적어 고통을 주지 않는 방법으로 자살 위험을 지금보다도 더 정확하게 예측할 수 있는 것이 가능하게 되고, 따라서 개입에 도움이 될 수 있을 것이다. 그러나 오늘날 의학이라는 것이 혈당치를 측정하여 당뇨병의 치료지표로 삼는 수준만큼, 자살 위험을 생화학적 지표로 예측하는 데까지 이르지 못하고 있다. 그만큼 인간의 정신은 고차원적이며 복잡하고 사회, 문화적으로 규정이 필요한 부분이 많다고 할 수 있다.

자살예방에 대한 기초 체크 항목 *

다음은 자살에 관한 기본상식을 묻는 질문입니다. 가장 먼저 이 질문에 답해 주십시오.

① 일본의 자살률은 세계에서 제1위이다.

② 자살을 생각하는 사람은 죽을 각오가 확고하기 때문에 자살 예방은 불가능하다.

③ 대부분의 사람은 자살 직전에 마음의 문제가 없다.

④ 남성은 여성보다도 자살률이 높다.

⑤ 자살을 내비치는 사람은 실제로는 자살하지 않는다.

⑥ 자살 전에 자신의 건강과 안전을 지키지 못하는 사람이 있다.

⑦ 일본에서 가장 높은 자살률을 보이는 연령층은 청소년이다.

⑧ 자살은 어느 날 갑자기 아무런 전조도 없이 발생하는 경우가 대부분이다.

⑨ 우울증은 자살과 깊이 관련 있다.

⑩ 우울증에는 유효한 치료법이 있다.

⑪ 자살 위험이 높은 사람은 평소에도 우울한 상태이다.

⑫ 일단 자살 위험이 지나가면 두 번 다시 위기는 오지 않는다.

⑬ 사회적으로 고립된 사람은 그렇지 않은 사람에 비하여 자살 위험이 높다.

⑭ 자살 위험이 높은 사람을 치료하는 데는 가족의 협조가 필요하다.

---

* 예를 들면 자살 예방에 관하여 지식이 거의 없는 일반인들에게 설명하는 경우 이런 확인 항목으로 기초 지식을 살핀 다음 본론으로 들어가는 것도 하나의 방법이다.

⑮ 자살이 유행하는 현상은 없다. 단순히 우연의 일치에 지나지 않는다.

⑯ 전문직 여성은 전업주부보다도 자살률이 높다.

⑰ 신체적 호소를 반복하는 고령자 중에는 자살 위험이 높은 사람이 있다.

⑱ 자살한 사람 대부분은 생전에 정신과 치료를 받았다.

⑲ 자살미수는 남성보다도 여성에게 많다.

⑳ 실제로 죽을 위험이 낮은 방법으로 자살을 시도한 사람(손목을 가볍게 긋는다, 약을 몇 알 더 먹는다)이더라도 그 후 적절한 치료를 받지 않은 채 방치하면 자살로 생명을 잃을 위험은 높다.

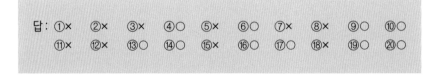

답 : ①× ②× ③× ④○ ⑤× ⑥○ ⑦× ⑧× ⑨○ ⑩○
　　⑪× ⑫× ⑬○ ⑭○ ⑮× ⑯○ ⑰○ ⑱× ⑲○ ⑳○

자살 예방의 십계명 *

어떤 사람에게 자살 위험이 다가오는가?

　자살이 발생하는 배경에는 우울증, 조현병, 알코올 의존증, 약물남용, 성격장애 등의 마음의 병이 감추어져 있는 경우가 압도적으로 많습니다. 그런데 현 상황은 생전에 정신과 진료를 받은 사람은 아주 극소수에 불과합니다.

　우울증을 예로 들면 지금은 부작용이 비교적 적고 안전한 항우울증약도 개발되고 성격상의 문제에 개입하는 각종 심리요법도 고안되었습니다. 무서운 것은 마음의 병에 걸린 것이 아니라 이를 알아차리지 못하고 방치해 두는 일입니다. 최악의 경우에는 자살마저 일어납니다. 그래서 한창 일할 연령에서 자살과 밀접하게 관련 있는 우울증과 알코올 의존증에 초점을 맞추어 어떤 사람에게 자살 위험도가 높은지를 생각해 봅시다.

I. 자살예방의 십계명

　한창 일할 나이의 자살을 예방하기 위해서는 고민이 있는 사람이 필사적으로 보내는 도와달라는 외침을 적확하게 파악하여 초기단계에서 치료를 받도록 하여야 합니다. 특히 주의할 점을 다음 십계명(이른바 위험 인자)로 정리해 보았습니다.

---

* 　후생노동성은 2001년「직장에서 자살 예방과 대응」이라는 책자를 정리하여 이것을 바탕으로 직장의 인사담당자를 대상으로 자살 예방을 위한 강습회를 각 지역에서 개최하였다. 이 책자 속에서「자살 전조 : 어떤 사람에게 자살 위험이 닥치는가」라는 장을 필자가 담당하였다(다카하시, 2001h). 이른바「자살 예방의 십계명」이다. 특히 한창 일할 세대에서 자살과 밀접하게 관련 있는 우울증에 초점을 맞추어 자살 위험 인자를 설명하였다. 정신의학 지식이 없는 일반인을 대상으로 자살 위험 인자를 설명할 때 이용하길 바란다.

① 우울증 증상을 주시한다

기분이 가라앉는다, 걸핏하면 잘 운다, 자신을 책망한다. 일의 능률이 떨어진다. 일이 손에 잡히지 않는다, 중요한 일을 뒤로 미룬다, 결단을 내리지 못한다, 지금까지 관심이 있던 일에도 흥미가 없어지는 전형적 우울증 증상에 주의하여야 한다.

② 원인 불명의 신체 이상 증상이 오래 간다

우울증이라고 하면 감정과 사고 면에 나타나는 증상에만 관심이 쏠리는 경향이 있습니다. 그러나 동시에 신체 증상도 종종 나타납니다. 예를 들면 불면, 식욕부진, 체중감소, 피로감, 두중감, 현기증, 동계, 변비, 설사, 관절통, 성욕저하, 호흡곤란 등 다양한 증상이 나타납니다. 이 중에서도 특히 불면, 쉬 피로감, 식욕부진, 체중감소가 많습니다. 그런데 일반인들은 이것이 우울증 증상이라고는 좀처럼 알아차리지 못합니다. 결국 정신과가 아닌 다른 과에서 진료를 받습니다. 중장년은 실제로 중증의 신체 질환이 있을 수 있기 때문에 꼭 검사를 받도록 하십시오. 단, 검사를 여러 번 받아도 분명한 이상 증상이 발견되지 않고 계속 몸 상태가 개운하지 않으면 우울증의 가능성을 염두에 두고 정신과 진료를 받아보십시오.

③ 주량이 늘어난다

특히 중장년으로 지금까지는 한잔 하는 정도였는데 조금씩 주량이 늘어갈 때는 배후에 우울증이 숨어있을 가능성이 있습니다. 술을 마시면 일시적으로 기분이 좋아지는 것을 경험에서 알고 우울해진 사람이 그만 술에 손을 내미는 경우가 있습니다. 음주로 불면이 개선된다고 믿는 사람도 있습니다. 그러나 알코올은 장기적으로는 우울증 증상을 오히려 악화시킵니다. 술에 취한 상태에서 자기 행동을 조절할 힘을 상실하고 자살 행동을 일으키는 사람도 많습니다. 그저 음주량이 늘었다는 것만이 아니라 술이 없으면 생활할 수 없게 됩니다. 신체적 문제가 발생하고 대인관계에 문제를 일으켜 알코올 의존증 진단을 받는 상태가 되면 문제는 더욱 심각해집니다.

④ 안전과 건강을 유지하지 못한다

자살은 갑자기 아무런 전조도 없이 일어나는 것이 아니라, 자살에 앞서서 안전과 건강을 지키지 못하는 행동 변화가 종종 나타납니다. 예를 들면 당뇨병에서도 지금까지는 꼼꼼히 관리를 해 오던 사람이 식사요법도 약물요법도 운동요법도 갑자기 그만두는 경우가 있습니다. 혹은 당뇨병 치료약인 인슐린을 다량 주사하는 일도 발생합니다. 또 신부전인 사람이 인공 투석을 갑자기 받지 않기도 합니다. 성실한 회사원이 빚을 지거나 아무런 연락도 없이 실종되거나 성(性)적 일탈행위도 일으킵니다. 평소에는 온화한 사람이 술자리에서 크게 싸움을 벌이거나 전 재산을 걸고 주식투자를 하는 등의 행동 변화가 자살 전에 나타나는 경우도 드물지 않습니다.

⑤ 업무에 대한 부담이 갑자기 증가한다, 큰 실패를 한다, 직장을 잃는다

연간 총 근로 시간이 3,000시간(월간 250시간)을 넘으면 과로사나 과로 자살 비율이 3~5배나 높아진다는 조사도 있습니다. 기업의 안전 배려 의무는 법원에서도 지적되었습니다. 기업은 종업원이 심신이 피폐되지 않도록 근로 조건을 갖추고 어쩔 수 없이 발병한 경우에는 조기에 적절한 처치를 취하도록 되어 있습니다. 그리고 매스컴도 자주 보도하지만 일밖에 모르고 지금까지 인생을 보낸 사람이 업무에서 커다란 실패를 하거나 직장을 잃게 되어 자기의 존재가치를 상실하고 갑작스럽게 자살 위험이 급증하는 경우가 있습니다.

⑥ 직장과 가정에서 도움을 받지 못한다

자살은 고립의 병이라고 지적한 정신과 의사가 있을 정도입니다. 미혼인 사람, 이혼한 사람, 배우자와 사별한 사람은 결혼하여 가정이 있는 사람에 비하여 자살률은 3배 이상이나 높습니다. 직장에서도 가정에서도 설 자리가 없고 문제는 있는데 도움을 받지 못하는 상황에서 종종 자살이 일어납니다.

⑦ 본인에게 가치 있는 것을 잃어버린다

개개인에게 특별한 가치가 있는 것을 상실한다는 것이 무엇을 의미하는지 깊이 생각해 봐야 합니다. 가족의 죽음이나 하는 일을 실패한 경험 등이 자기의 모든 존재를 부정하게 만들고 살 가치마저 상실할 수도 있습니다. 단, 이것은 모든 사람에게 동일한 타격을 주는 것이 아니라 한 사람 한 사람의 의미를 깊이 있게 생각할 필요가 있습니다.

⑧ 중증의 신체 질병에 걸린다

②에서 다룬 것은 우울증에 수반되는 신체증상인데 한창 일할 전성기에 있는 사람은 중증의 신체 질환 발생이 그때까지의 인생의 의미를 크게 변화시키고 자살 위험을 높이는 경우도 있습니다(①~⑧은 본인 스스로가 알아차릴 수도 있는데 ⑨, ⑩은 본인의 판단력이 상당히 저하되어 있기 때문에 주변 사람들이 살펴보고 적절한 대응이 필요합니다).

⑨ 자살을 입에 담고 있다

지금까지 열거한 항목을 많이 충족시키는 사람이 「자살」을 언뜻 내비치거나 확실히 말로 표현하는 경우에는 자살 위험이 상당히 높아진 것입니다. 「죽을 거야, 죽을 거야」하는 사람은 실제로는 죽지 않는다고 널리 알려져 있지만 이것은 크나큰 오해입니다. 자살한 사람의 대다수는 최후 행동을 일으키기 전에 자살 의도를 누군가에게 털어놓습니다. 이것을 적확하게 알아차릴 수 있는가 없는가가 자살 예방의 중요한 첫발을 내딛는 것이 됩니다. 또 누구든지 상관없이 「자살하고 싶다」고 마음을 여는 것이 아니라 지금까지의 관계에서 「이 사람이라면 절망적인 기분을 이해해 줄 것 같다」는 생각에서 죽고 싶다는 기분을 털어놓은 것입니다. 이야기를 들은 사람은 먼저 철저하게 듣는 역할을 해 주십시오. 이야기를 돌리거나, 비판하거나, 간단히 격려를 하는 것은 금물입니다.

⑩ 자살미수에 이르다

자살미수에까지 이르면 급박한 위험이 눈앞에까지 닥쳤습니다. 이때는 다행히 목숨을 건졌다고 해도 적절한 치료를 받지 못하면 다시 같은 행동을 일으키고 실제 자살로 목숨을 잃을 위험이 몹시 높습니다. 이 단계에까지 이르면 당장 전문가의 치료가 필요합니다. 목을 매고, 전차에 뛰어드는 식의 아주 위험한 행위는 누구나 심각하게 받아들입니다. 그러나 죽을 위험이 낮은 손목을 긋거나 약을 몇 알 더 먹는 정도의 자해행위에서도 그 후 직절한 치료를 받지 않고 방치하면 앞으로 자살이 발생할 위험이 아주 높다는 사실을 잊어서는 안 됩니다.

II. 자살 직전의 징후

자살 직전에는 어떤 행동 변화를 보일까요? 결론을 먼저 말씀드리면 지금까지 설명한 위험인자를 많이 충족시키고 있고 잠재적으로 자살 위험이 높다고 판단되는 사람에게 어떤 행동 변화가 나타났다면 이 모든 것은 자살 직전의 징후 내지 신호라고 생각해야 합니다.

자살에 이르기까지는 긴 과정이 있게 되고, 준비 상태도 중요합니다. 자살 직전의 징후는 자살로 이어지는 직접적 계기라고도 할 수 있습니다. 준비 상태는 오랜 기간에 걸쳐 고정되어 있으며, 오히려 자살의 방아쇠 역할을 하는 직접적 계기는 주변에서 보면 사소한 일에 지나지 않았다고 합니다. 즉, 언뜻 지나치게 될 수 있는 일이 눈에 두드러지는 일보다 훨씬 많다는 지적입니다. 이런 점을 먼저 강조를 해두고 자살 직전의 징후를 생각해 봅시다. 다음 몇 가지는 십계명의 항목과 중복되기도 합니다.

· 감정이 불안정해진다. 갑자기 눈물을 쏟거나 침착함을 잃고 기분이 언짢아지고 분노를 폭발시키고 초조해 한다.
· 심각한 절망감, 고독감, 자책감, 무가치감이 엄습한다.
· 지금까지의 우울한 태도와는 완전 바뀌어 어색할 정도로 밝게 행동한다.
· 성격이 갑자기 변한 듯이 보인다.
· 주변에서 내미는 도움의 손길을 거절한다.
· 모든 것을 포기한 듯, 이런 태도가 두드러진다.
· 외모에 신경을 안 쓴다.

- 지금까지 관심을 보이던 일들에 흥미를 잃는다.
- 일에 대한 업적이 갑자기 떨어진다. 직장을 자주 쉬게 된다.
- 주의 집중이 안 된다.
- 교제가 줄고 주로 집에만 있으며 밖으로 나오지 않는다.
- 심하게 말다툼이나 싸움을 한다.
- 몹시 위험한 행동을 한다(예: 중대 사고로 이어질 수 있는 행동을 반복해서 일으킨다).
- 극단적으로 식욕이 떨어지고 체중이 감소한다.
- 갑자기 가출, 방랑, 실종이 나타난다.
- 주변에서 도움을 받지 못한다. 끈끈한 유대관계에 있던 사람에게 버림을 받는다. 근친자나 지인의 사망을 경험한다.
- 알코올과 약물을 남용하게 된다.
- 소중히 간직하던 것을 정리하거나 누군가에게 줘 버린다.
- 죽음에 사로잡혀 있다.
- 자살을 슬쩍슬쩍 내비친다(예: 「아는 사람이 없는 곳으로 가고 싶다」 「밤에 잠들어 두 번 다시 깨어나지 않았으면 좋겠다」고 한다. 오랫동안 연락하지 않던 지인을 만나러 간다).
- 자살에 관해 분명하게 이야기한다.
- 유서를 준비한다.
- 자살 계획을 세운다.
- 자살 수단을 준비한다.
- 자살하려는 장소를 미리 살펴보러 간다.
- 자해행위를 한다.

이런 신호를 하나하나 들다보면 인생의 한 시기에는 누구에나 일어날 수 있는 일이라고 생각할 수 있습니다. 이 중 몇 개 이상이면 당장 자살이 발생한다고 예측할 수 있는 것도 아닙니다. 종합적으로 판단하는 것이 중요하고 앞에서 설명한 십계명의 항목 중 여러 상태가 나타나는 잠재적으로 위험이 높아질 가능성이 있는 사람에게 여기에서 지적한 신호가 몇 가지 보이면 자살 위험은 높다고 판단해야 합니다. 도움을 청하는 신호로 세심하게 받아들여 전문가에게 치료를 받도록 해 주십시오.

지금은 각종 효과적인 약과 심리요법이 개발되어 있습니다. 문제는 마음의 병에 걸렸다는 것이 아니라 이를 알아차리지 못하고 방치한 채 적절한 치료도 받지 않는 것입니다.

심리부검 실시법 *

일반적으로 죽음은 다음 네 가지 유형으로 분류된다. 자연사(natural death), 사고사(accidental death), 자살(suicide), 타살(homicide)이다. 각각의 머리글자를 따서 NASH 분류라고 한다. 여기에 해당되지 않는 것이 의문사(equivocal death)이다. 본래 심리부검의 주된 목적은 의문사의 원인을 규명하고 정확한 죽음의 유형을 분류하는 데 있었다. 심리부검은 먼저 고인의 의도를 철저히 조사하는 데 있다. 그러기 위해서는 고인의 행동, 태도, 성격에 관해 잘 아는 인물을 면담하여 정보를 수집한다.

I. 심리부검의 목적

1958년 의학 박사 테오도 커피(Theodore Curphey)가 로스앤젤레스 카운티 검시관 사무소의 책임자가 되어 개혁에 나섰다. 그는 독물학의 전문가와 검시관의 협력 태세를 갖추었는데도 약물로 인한 대부분의 사망은 수집된 정보만으로는 정확하게 죽음의 유형을 결정할 수 없다는 문제에 봉착하였다. 사고사인지 자살인지 명확하게 판정할 수 없는 경우가 종종 있었다. 그래서 커피 박사는 로스앤젤레스 자살 예방 센터에 의문사 사례에 관하여 협조를 요청하였다. 그 결과 행동과학 전문가를 포함한 다분야 전문가에 의한 접근이라는 시도가 이루어졌는데, 바로「심리부검」

---

* 심리부검은 Shneidman들이 개발한 기법인데, 여기서는「Shneidman의 자살학 : 자기 파괴 행동에 대한 임상적 접근」(Shneidman, 1993)에서 그 요점을 발췌한다.

(psychological autopsy)이라는 기법이 탄생되었다. 심리부검이 답할 수 있는 것은 적어도 다음 세 가지이다.

① 어째서 이 사람은 이런 행위를 한 것일까? 자살을 예로 들면 심리부검은 그런 행위를 한 이유를 찾고, 왜 이런 행위에 이르게 된 것인지를 검토한다. 심리부검에서는 어떤 유형의 죽음이었는지는 확실한데 죽음의 이유가 분명하지 않는 사례도 검토한다. 고인의 동기, 철학, 정신역동, 존재상의 위기 등을 밝혀나간다.
② 어떻게 하여, 언제(그리고, 왜 하필 그 때)죽었는가? 심리부검은 그 인물이 왜 그 시간에 죽었는가를 밝히는 데 도움이 된다.
③ 무엇이 가장 타당한 죽음의 형태일까? 이것이야말로 심리부검이 맨 처음에 던진 질문이었다. 예를 들면 약물중독사인데 자살인지 사고사인지 명확하지 않은 상태로 사인이 분명한데도 죽음의 형태가 불분명할 때는 심리부검의 목적은 정확히 죽음의 유형을 올바르게 판단하는 데 있다.

심리부검을 실시하는 팀의 멤버는 선입관을 배제하며 고인을 잘 아는 사람들을 면담하고 관련 자료도 검토한다. 그리고 특히 죽음에 이르기까지의 시기에 초점을 맞추면서 고인의 생활스타일을 재구성한다. 수집된 정보에 자살을 암시하는 실마리가 있으면 특히 이 점을 자세히 검토한다. 본인의 죽음에 대해 고인이 행한 역할을 밝혀주는 커뮤니케이션에 주목한다. 그리고 입수한 모든 정보를 바탕으로 죽음에 이르기까지 평소 고인의 의도와 행위를 이성적으로 조사한다.

II. 심리부검 실시

부모, 아이, 배우자, 연인, 친구, 동료, 의사, 상사 같은 고인을 잘 아는 주요 인물들과 이야기를 하여 심리부검을 실시한다. 이야기를 한다고 해도 여기에는 대화, 면담, 감정적 지원, 일반적 질문, 이야기를 경청하는 일이 혼재되어 있다. Shneidman은 먼저 전화를 한 다음, 그 사람의 집을 방문하였다고 한다. 신뢰감이 형성된 다음 일반적인 다음과 같은 첫 질문을 한다.「(고인이) 어떤 사람이었는지 말씀해 주시겠습니까?」. 고인의 복장, 소지품, 사진을 보면서 이야기하는 경우도 있고, 일기나 편지를 같이 읽으면서 이야기를 진행하는 경우도 있다(경찰에게는 유서가 있었다는 사실을 말하지 않았는데, 이를 Shneidman에게는 보여준 미망인도 있었다고 한다. 말할 것도 없이 이는 의문사에서 자살로 바꾸는 중요한 판정근거가 되었다).

일반적으로 심리부검을 실시할 때 어느 정도 미리 정해진 순서가 필요할 때도 있지만 Shneidman은 정해진 순번에 따라 진행하지는 않았다. 그러나 심리부검을 실시할 때 일단 염두에 두어야 할 항목을 다음과 같이 정리해 두었다. 단, 그저 여기에 따라서만 진행하는 것이 아니다. 사랑하는 사람의 죽음으로 완전히 기력이 쇠잔해 있는 사람에게 괴로운 질문을 하는 것은 아닌지 항상 유념하면서 심리부검을 실시하여야 한다. 남은 사람들(유족)의 고뇌를 서로 이해하고 그들의 심리 상황을 배려하면서 심리부검을 실시하지 않으면 의미가 없다. 심리부검에 포함될 몇 항목을 다음과 같이 정리한다.

① 고인을 확인하는 정보(이름, 나이, 주소, 혼인 상황, 종교, 직업 등)
② 죽음에 관한 상세한 정보(사망 원인, 방법)
③ 고인의 생활사에 관한 간단한 개요(형제자매, 결혼, 질병, 치료, 심리요법, 자살미수 경력)
④ 죽음에 관한 고인의 가족력(자살, 암, 기타 치사적 질병, 사망 연령 등)
⑤ 고인의 성격과 생활스타일
⑥ 스트레스, 감정적으로 혼란스러운 상황, 균형이 깨진 사건에 대한 고인의 전형적 반응패턴
⑦ 죽음에 이른 최근 1년 사이에 낭패를 본 사건, 압박, 긴장, 짐작한 골칫거리
⑧ 고인의 전반적 생활양식과 죽음에 영향에 미친 알코올이나 다른 약물의 영향
⑨ (의사와의 관계도 포함하여) 고인의 대인관계 특징
⑩ 죽음, 사고, 자살과 관련된 고인의 공상, 꿈, 사고, 예감, 공포
⑪ 사망 전의 행동 변화(습관, 취미, 식생활, 성생활과 같은 일상 행동)

⑫ 고인의 인생에 관한 정보(생활, 흥망성쇠, 성공, 계획)

⑬ 의도의 평가, 즉 본인의 죽음에 고인이 한 역할

⑭ 치사성 평가

⑮ 고인의 죽음에 대하여 면담한 사람들의 반응

⑯ 면담한 사람들의 의견, 눈에 띄는 특징 등

  심리부검의 면담을 실시하는 데 자유롭게 대답할 수 있는 형식(open-ended)으로 질문하는 것이 최선이다. 이렇게 하면 질문자가 어느 특정 사항에 관심이 있다는 사실도 들키지 않고 면담을 받는 사람이 관련된 점에 대해 상세하게 생각해 낼 수 있기 때문이다. 예를 들면 고인의 식생활에 변화가 있었는지(특히 식욕이 떨어졌는가)를 알고 싶다고 하자.「최근 식욕이 떨어졌습니까?」라고 직접적으로 물어보면 오히려 방위적 반응을 보일 수도 있다. 그것보다도 예를 들면「어떤 음식을 좋아하셨습니까?」하는 식으로 보다 일반적 질문을 한다. 물론 질문자가 관심이 있는 것은 고인이 어떤 음식을 좋아하였는지 하는 점은 아니다. 질문을 받은 사람은 고인이 좋아하던 음식에 대해 이야기를 한 후「제가 뭘 만들어 줘도 그 사람은 즐거워하지 않았어요」라고 최근 식생활에 변화가 있었던 사실을 말하는 것이 일반적이다. 그러면서 대인관계, 성생활, 여가 습관과 같은 다른 상황에서 나타난 변화도 이야기할 수 있다. 이런 변화는 자살 혹은 무의식적 죽음에 관련된 우울한 상태에서 자주 나타나는 진단적 가치가 있는 유형이다.

  수면제를 복용하고 사망하였는데, 자살인지 사고사인지 분명하지 않은 경우가 있다. 그러나「당신 남편은 수면제를 복용하고 있었습니까?」라고 질문하는 것은 실례이다. 좀 더 배려하며 의미 있는 답변을 들을 수 있는 질문 방법은「밤에 편안히 잘 수 있도록 가끔 뭔가 약을 먹은 적은 있습니까?」하는 식으로 물어보는 것이 좋을 것이다. 만약에 이 질문에 대한 답이「네」였다면 다음으로 약의 이름은 알고 있는지, 약의 모양과 색깔은 어떤 것이었는지 물어볼 수 있다. 고인이 실제로 수면제를 복용한 것이 확실해지면 잠들기 전에 가끔 술을 마시는 습관은 없었는지도 물어본다. 이런 사실이 분명해지면 다음으로 고인이 죽음 직전에 복용한 약과 알코올의 양을 확인할 수 있다. 일반적 방법으로 천천히 연속해서 질문하는 방법이 있는데 질문을 받은 사람은 한 가지 질문에 대답을 하게 되면 다음 질문을 허락하는 분위기가 조성된다.

Ⅲ. 심리부검의 의의(유족들의 마음 치유)

죽음의 유형을 밝히는 것을 염두에 두면서 질문은 최대한 상세하게(그리고 논리에 맞추어서)해야 한다. 그리고 언급할 필요도 없겠지만 여기에는 질문에 답하는 사람과 양호한 관계가 형성되어 있는가에 좌우된다.

심리부검에는 또 하나의 중요한 기능도 있다. 경험이 풍부하고 공감을 표하는 조사관은 남은 사람에게 실제 치료적 가치가 있는 것처럼 면담을 실시한다. 심리부검을 실시하는데 있어서 유족들 마음에 상처를 덧나게 해서는 안 된다. 오히려 마음의 상처를 치유하는 역할을 맡아야 한다.

병동에서 환자가 자살을 한 경우에는 심리부검의 기법을 이용하여 왜 자살이 일어났는지, 앞으로 이런 비극을 반복하지 않기 위해서 무엇을 배울 수 있는지를 관계자들 사이에서 검토할 수도 있다.

참고문헌

Abeles, M. & Schilder, P. : Psychogenic loss of personal identity. Archives of Neurology and Psychiatry, 34 : 587-604, 1935.

Abraham, K. : A short study of the development of the libido, viewed in the light of mental disorders. In Douglas, M. & Strachey, A. (Eds.), The secelcted papers of Karl Abraham. New York : Basic Books, 1924.

Achté K. A. & Karha, E. : Some psychodynamic aspects of the presuicidal syndrome with special reference to older persons. Crisis, 7 : 24-32, 1985.

Achté K. A., Lönnqvist, J. & Hillbom, E. : Suicide following war brain-injuries. Acta Psychiatr Scand Suppl, 225 : 7-94, 1971.

Adler, G. & Buie, D. H. : Aloneness and borderline psychopathology : The possible relevance of child developmental issues. Int J Psychoanal, 60 : 83-96, 1979.

Agren, H. : Symptom patterns in unipolar and bipolar depression correlating with monoamine metabolites in the cerebrospinal fluid, II : Suicide. Psychiatry Res, 3 : 225-236, 1980.

赤澤正人, 松本俊彦, 勝又陽太郎, 木谷雅彦, 廣川聖子, 高橋祥友, 平山正美, 畠山晶子, 竹島正 : アルコール関連問題を抱えた自殺既遂者の心理社会的特徴；心理学的剖検を用いた検討. 日本アルコール・薬物医学会雑誌, 45 (2) : 104-118, 2010.

天笠崇 : 過労自殺の実態と疫学研究をもとに. 産業ストレス研究, 10 : 257-264, 2003.

天笠崇 : 事例分析を通して過労自殺の要因と予防を考える. 医学評論, No.105 : 18-25, 2004.

天笠崇 : 救える死. 新日本出版社, 2011.

Amagasa, T., Nakayama, T., & Takahashi, Y. : Karojisatsu in Japan : Characteristics of 22 cases of work-related suicide. J Occup Health, 47 : 157-164, 2005.

American Psychiatric Association : Diagnostic and statistical manual of mental disorders, Fifth Edition. Washington, D. C. : American Psychiatric Press, 2013.

Arato, M., Banki, C. M., Nemeroff, C. B., et al. : Hypothalamic pituitary-adrenal axis and suicide. In Mann, J. J. & Stanley, M. (Eds.), Psychobioloby of suicidal behavior. New York : New York Academy of Sciences, 1986.

Åsberg, M., Thoren, P., Träskman, L., et al. : Serotonin depression : A biochemical subgroup within the affective disorders? Science, 191 : 478-480, 1976.

Åsberg, M. & Träskman, L. : Studies of CSF 5-HIAA in depression and suicidal behavior. Exp Med Biol, 133 : 739-752, 1981.

朝日新聞秋田支局・編 : 自殺の周辺；新聞記者の取材ノートから. 無明舎出版, 2001.

Banki, C. M, Arato, M., Kilts, C., et al. : Aminergic studies and cerebrospinal fluid cautions in suicide. In Mann, J. J. & Stanley, M. (Eds.), Psychobioloby of suicidal behavior. New York : New York Academy of Sciences, 1986.

Banki, C. M., Arato, M., Papp, Z., et al. : Biochemical markers in suicidal patients : Investigations with cerebrospinal fluid amine metabolites and neuroendocrine tests. J Affect Disord, 6 : 341-350, 1984.

Barraclough, B., Bunch, J., Nelson, B. & Sainsbury, P. : A hundred cases of suicide : Clinical aspects. Br J Psychiatry, 125 : 355-373, 1974.

Barraclough, B., Shepherd, D., & Jennings, C. : Do newspaper reports of coroners' inquests incite people to commit suicide? Br J Psychiatry, 131 : 528-532, 1977.

Batchelor, I. R. C. & Napier, M. B. : Attempted suicide in old age. BMJ, 28 : 1186-1190, 1953.

Beautrais, A., Hendin, H., Yip, P., Takahashi, Y., Chia, B. H., Schmidtke, A. & Pirkis, J. : Improving portrayal of suicide in the media in Asia. In Hendin, H., Phillips, M. R., Vijayakumar, L., Pirkis, J., Wang, H., Yip, P., Wasserman, D., Bertolote, J. M. & Fleischmann, A. (Eds.) : Suicide and suicide prevention in Asia. Geneva : World Health Organization. pp.39-50, 2008.

Beck, A. T. : Depression : Clinical, experimental, and theoretical aspects. New York : Harper & Row, 1967.

Beck, A. T. : Cognitive therapy and the emotional disorders. New York : International University Press, 1976. (大野裕訳：認知療法：精神療法の新しい発展. 岩崎学術出版社, 1990.)

Beck, A. T., Resnik, H. L. P. & Lettieri, D. J. (Eds.) : The prediction of suicide. New York : Charles Press, 1974.

Beck, A. T., Schuyler, D. & Herman, I. : Development of suicidal intent scales. In Beck, A. T., Resnik, H. L. P. & Lettieri, D. J. (Eds.), The prediction of suicide. pp.45-56, New York : Charles Press, 1974.

Beck, A. T. & Steer, R. A. : Manual for the Beck Depression Inventory. The Psychological Corporation : San Antonio, TX, 1993.

Beck, A. T., Steer, R. A., Kovacs, M. & Garrison, B. : Hopelessness and eventual suicide : A 10-year prospective study of patients hospitalized with suicidal ideation. Am J Psychiatry, 142 : 559-563, 1985.

Beck, A. T. & Weissman, A. : Alcoholism, hopelessness, and suicidal behavior. J Stud Alcohol, 37 : 66-77, 1967.

Beck, A. T., Weissman, A., Lester, D., et al. : Classification of suicidal behaviors : II. Dimensions of suicidal intent. Arch Gen Psychiatry, 33 : 835-837, 1974.

Berglund, M. : Suicide in male alcoholics with peptic ulcers. Alcoholism, 10 : 631-634, 1986.

Berrington, W. P., Liddel, D. W. & Foulds, G. A. : A re-evaluation of the fugue. J Ment Sci, 102 : 280-286, 1956.

Beskow, J. : Suicide and mental disorder in Swedish men. Acta Psychiatr Scand Suppl, 277 : 1-138, 1979.

Beskow, J., Gottfries, C. G., Roos, B. E., et al. : Determination of monoamine and monoamine metabolites in the human brain : Postmortem studies in a group of suicides and in a control group. Acta Psychiatr Scand, 53 : 7-20, 1976.

Bilbring, E. : The mechanism of depression. In Greenacre, P. (Eds.), Affective disorders. pp.13-48, New York : International University Press, 1953.

Bille-Brahe, U. : A pilot study of the level of integration in Norway and Denmark. Acta Psychiatr Scand, 76 : 45-62, 1987.

Black, D. W., Warrack, G. & Winokur, G. : The Iowa record-linkage study, 1 : Suicide and accidental deaths among psychiatric patients. Arch Gen Psychiatry, 42 : 71-75, 1985.

Blazer, D. & Williams, C. D. : Epidemiology of dysphoria and depression in an elderly population. Am J Psychiatry, 137 : 439-444, 1980.

Blumenthal, S. J. : Youth suicide : The physician's role in suicide prevention. JAMA, 264 : 3194-3196, 1990.

Blumenthal, S. J. & Kupfer, D. J. (Eds.) : Suicide over the life cycle : Risk factors, assessment, and treatment of suicidal patients. Washington, D. C. : American Psychiatric Press, 1990.

Bollen, K. A. & Phillips, D. P. : Suicidal motor vehicle fatalities in Detroit : A replication. Am J Sociol, 87 : 404-412, 1981a.

Bollen, K. A. & Phillips, D. P. : Imitative suicides : A national study of the effects of television news stories. Am Sociol Rev, 47 : 802-809, 1981b.

Bonanno, G. A. : The other side of sadness : What the new science of bereavement tells us about life after loss. New York : Basic Books, 2009. （高橋祥友 監訳，高橋晶，池嶋千秋，樫村正美，清水邦夫，山本泰輔，角田智也，山下吏良，菅原摩利子・訳：リジリエンス：悲嘆についての新たな視点．金剛出版，2013.）

Bourne, H. R., Bunney, W. E. Jr., Colburn, R. W., et al. : Noradrenaline, 5-hydroxytryptamine, and 5-hydroxyindoleacetic acid in the hindbrains of suicidal patients. Lancet, 2 : 805-808, 1968.

Breier, A. & Astrachan, B. M. : Characterization of schizophrenic patients who commit suicide. Am J Psychiatry, 141 : 206-209, 1984.

Brent, D. A. & Moriz, G. : Developmental pathways to adlescent suicide. In Cichetti, D. & Toth, S. (Eds.), Adolescents : Opportunities and challenges. Rochester : University of Rochester Press, 1996.

Brent, D. A., Poling, K. D. & Goldstein, T. R. : Treating depressed and suicidal adolescents : A clinician's guide. New York : Guilford, 2011. （高橋祥友・訳：思春期・青年期のうつ病治療と自殺予防．医学書院，2012.）

Brown, G. L., Ebert, M. H., Goyer, P. F., et al. : Aggression, suicide, and serotonin : Relationships to CSF amine metabolites. Am J Psychiatry, 139 : 741-746, 1982.

Brown, G. L., Goodwin, F. K., Ballenger, J. C., et al. : Aggression in humans correlates with cerebrospinal fluid amine metabolites. Psychiatry Res, 1 : 131-139, 1979.

Buchsbaum, M. S., Hairr, R. J. & Murphy, D. L. : Suicide attempts, platelet monoamine oxidase and the average evoked response. Acta Psychiatr Scan, 56 : 69-77, 1979.

Buglas, D. & Horton, J. : A scale for predicting subsequent suicidal behavior. Br J Psychiatry 124 : 573-578, 1974.

Bunny, W. E. Jr. & Fawcett, J. A. : Possibility of a biochemical test for suicidal potential. Arch Gen Psychiatry, 13 : 232-239, 1965.

California State Department of Education : Suicide prevention program for California public schools. Sacrament, 1987.

Carroll, B. J., Feinberg, M., Greden, J. F., et al. : A specific laboratory test for the diagnosis of melancholia : Standardization, validation and clinical utility. Arch Gen Psychiatry, 38 . 15-22, 1981.

Carroll, B. J., Greden, J. F. & Feinberg, M. : Suicide, neuroendocrine dysfunction and CSF 5-HIAA concentrations in depression. In Angrist, B. (Eds.), Recent advances in neuropsychopharmacology, Oxford : Pergamon Press, 1981.

Cavan, R. S. (Eds.) : Suicide. Chicago : University of Chicago Press, 1928.

Centers for Disease Control : CDC recommendations for a community plan for the prevention and containment of suicide clusters. MMWR, 37 : 1-12, 1988.

Centers for Disease Control and Prevention : Youth risk behavior surveillence. Morbidity and Mortality Weekly Report, 53 (SS-2), 1-96, 2004.

Chemtab, C. M., Hamada, R. S., Bauer, B. K., et al. : Pateints' suicide : Frequency and impact on psychiatrists. Am J Psychiatry, 116 : 255-261, 1988.

Chiles, J. A. & Strosahl, K. D. : Clinical manual for assessment and treatment of suicidal patients. Washington, DC:American Psychiatric Publishing, Inc., 2005. （高橋祥友・訳：自殺予防臨床マニュ

アル. 星和書店, 2008.)

Chiu, H. F. K., Takahashi, Y. & Suh, G. H. : Elderly suicide prevention in Asia. Int J Geriatr Psychiatry, 18 : 973-976, 2003.

Chynoweth, R., Tonge, J. I. & Armstrong, J. : Suicide in Brisbane : A retrospective psychosocial study. Aust N Z J Psychiatry, 14 : 37-45, 1980.

Cochran, E., Robins, E. & Grote, S. : Regional serotonin level in brain : A comparison of depressive suicide and alcoholic suicides with controls. Biol Psychiatry, 11 : 283-294, 1976.

Cohen, E., Motto, J. A. & Seiden, R. H. : An instrument for evaluating suicide potential : A preliminary study. Am J Psychiatry, 122 : 886-891, 1966.

Coleman, L. : Suicide clusters. Boston : Farber & Farber, 1987.

Conwell, Y. & Caine, E. D. : Suicide in the chronic elderly patient population. In Light, E. & Lebowitz, B. D. (Eds.), The elderly with chronic mental illness : Directions for research, pp. 13-52, Springer : New York, 1991.

Conwell, Y. & Duberstein, P. R. : 自殺の危険の高い高齢者の診断と治療について. 精神科診断学, 4 : 161-171, 1993.

Crow, T. J., Cross, A. J., Cooper, S. J., et al. : Neurotransmitter receptors and monoamine metabolites in the patiens with Alzheimer-type dementia and depression and suicide. Neuropharmacology, 23 : 1561-1569, 1984.

Crumley, F. E. : Adolescent suicide attempts and borderline personality disorder : Clinical features. South Med J, 74/5 : 546-549, 1981.

Cull, J. G. & Gill, W. S. : Suicide probability scale manual. Western Psychological Services, 1982.

Davidson, L. & Gould, M. S. : Contagion as a risk factor for youth suicide, In Alcohol, drug abuse and mental health administration : Report of the secretary's task force on youth suicide, Vol.2 : Risk facotrs for youth suicide (DHHS Publ No ADM-89-1622). Washinton, D. C. : U. S. Government Printing Office, 1989.

De Alarcón, R. : Hypochondriasis and depression in the aged. Gerontol Clin, 6 : 266-277, 1964.

Dean, R. A., Miskimins, W., DeCook, R., et al. : Prediction of suicide in a psychiatric hospital. J Clin Psychol. 23 : 296-301, 1967.

Delisle, J. R. : Death with honors : Suicide among gifted adolescents. Journal of Counseling and Development, 64 : 558-560, 1986.

傳田健三：子どものうつ病；見逃されてきた重大な疾患. 金剛出版, 2002.

De Vos, G. A. : Suicide in cross-cultural perspective. In Resnik, H. L. (Eds.), Suicidal behavior : Diagnosis and management. pp.235-245, Boston : Little Brown, 1962.

Dewhurst, K., Oliver, J. E. & McKnight, A. L. : Socio-psychiatric consequences of Huntington's disease. Br J Psychiatry, 116 : 255-258, 1970.

Diekstra, R. F. W. : Over suicide. Samson : Alphen aan den Rijn, 1981.

土居健郎：病識の問題. 精神経誌, 63 : 430-431, 1961.

Domino, J. & Takahashi, Y. : Attitudes towards suicide in Japanese and American medical students. Suicide Life Threat Behav, 21 : 345-359, 1991.

Dorpat, T. L., Anderson, W. F. & Ripley, H. S. : The relationship of physical illness. In Resnik, H. L. P. (Eds.) Suicidal behaviors : Diagnosis and management. Boston : Little Brown, 1968.

Dorpat, T. L. & Ripley, H. S. : A study of suicide in Seattle area. Compr Psychiatry, 1 : 349-359, 1960.

Drake, E. R, et al. : Suicide among schizophrenics : Who is at risk? J Nerv Ment Dis, 172 : 613-617, 1984.

Drake, E. R. & Ehrlich, J. : Suicide attempts associated with akathisia. Am J Psychiatry, 142 : 499-501, 1985.

Ducharme, S. H. & Freed, M. M. : The role of self-destruction in spinal cord injury mortality. Science Digest, 29-38, Winter 1980.

Dunne, E. J., McIntosh, J. L. & Dunne-Maxim, K. (Eds.) : Suicide and its aftermath : Understanding and counseling the survivors. New York : W. W. Norton, 1987.

Durkheim, E. : Le suicide : étude de sociologie. Paris : Presses Universitaires de France, 1897. (宮島喬訳：自殺論. 中公文庫, 1985.)

Eisenberg, L. : Adolescent suicide : On taking arms against a sea of troubles. Pediatrics, 65 : 315-320, 1980.

Ellis, S. J. & Walsh, S. : Soap may seriously damage your health. Lancet i (8482) : 686, 1986.

Ellis, T. E. & Newman, C. F. : Choosing to live : How to defeat suicide through cognitive therapy. Oakland : New Harbinger, 1996. (高橋祥友訳：自殺予防の認知療法. 日本評論社, 2005.)

Falloon, I., Watt, D., & Shepherd, M. : A comparative controlled trial of pimozide and fluphenazine decanoate in the continuation therapy of schizophrenia. Psychol Med, 8 : 59-70, 1978.

Farberow, N. L. & MacKinnon, D. R. : A suicide prediction schedule for neuropsychiatric hospital patients. J Nerv Ment Dis, 158 : 408-419, 1974.

Farberow, N. L. & Shneidman, E. S. : The cry for help. New York : McGrow-Hill, 1961.

Farberow, N. L., Shneidman, E. S. & Neuringer, C. : Case history and neuropsychiatric hospitalization factors in suicide. In Shneidman, E. S., et al. (Eds.), The psychology of suicide. pp.385-402, New York : Science House, 1970.

Feigenberg, L. & Shneidman, E. : Clinical thanatology and psychotherapy : Some reflections on caring for the dying person. OMEGA, 10 : 1-8, 1979.

Feighner, J. P., Robins, E., Guze, S. B., Woodruff, R. A., Winokur, G. & Munoz, R. : Diagnostic criteria for use in psychiatric research. Arch Gen Psychiatry, 26 : 57-63, 1972.

Fein, C. : No time to say goodbye. New York : Broadway Books, 1997. (飛田野裕子訳：さよならも言わずに逝ったあなたへ；自殺が遺族に残すもの. 扶桑社, 2000.)

Freeman, A., Pretzer, J., Fleming, B., & Simon, K. F. (Eds.) : Clinical applications of cognitive therapy. New York : Plenum, 1990. (高橋祥友訳：認知療法臨床ハンドブック. 金剛出版, 1993.)

Freud, S. : Zum psychischen Mechanismus der Vergeßlichkeit. Monatschrift für Psychiatrie und Neurologie, 4 : 436-443, 1898.

Freud, S. : The ego and the id. In Standard edition 19. pp.3-66, London : Hogarth Press, 1923.

Freud, S. : Inhibitions, symptoms, and anxiety. In Standard edition 20. pp.177-178, London : Hogarth Press, 1926.

Friedman, R. C., Aronoff, M. S., Clarkin, J. F., Corn, R. & Hurt, S. W. : History of suicideal behavior in depressed borderline inpatients. Am J Psychiatry, 140 : 1023-1026, 1983.

藤本正：ドキュメント「自殺過労死」裁判. ダイヤモンド社, 1996.

藤原俊通：組織で生かすカウンセリング：「つながり」で支える心理援助の技術. 金剛出版, 2013.

藤原俊通, 高橋祥友：自殺予防カウンセリング. 駿河台出版, 2005.

布施豊正：自殺と文化. 新潮選書, 1985.

Gangat, A. E., Naidoo, L. R. & Simpson, M. A. : Iatrogenesis and suicide in South African Indians. S Afr Med, 71 : 171-173, 1987.

Ganzeboom, H. B. G. & de Haan, D. : Gepubliceerde zelfmoorden en verhoging van sterfte door zelfmoord en ongelukken in Nederland 1972-1980. Mens en Maatschappij, 57 : 55-69, 1982.

Gardner, D. L. & Cowdry, R. W. : Suicidal and parasuicidal behavior in borderline personality disorder. Psychiatr Clin North Am, 8 : 389-403, 1985.

Gardner, E. A., Bahn, A. K. & Mack, M. : Suicide and psychiatric care in the aging. Arch Gen Psychiatry, 10 : 547-553, 1964.

Garvey, M. J. & Sponden, F. : Suicide attempts in antisocial personality disorder. Compr Psychaitry, 21 : 146-149, 1980.

Gispert, M., Wheeler, K. & Marsh, L. : Suicidal adolescents : Factors in evaluation. Adolescence, 20 : 753-762, 1985.

Gottfries, C. G., Knorring, L. V. & Oreland, L. : Platelet monoamine oxidase activity in mental disorders. Neuropsychopharmacology, 4 : 185-192, 1980.

Gottfries, C. G., Oreland, L., Wilberg, A., et al. : Lowered monoamine oxidase activity in brains from alcoholic suicides. J Neurochem, 25 : 667-673, 1975.

Gould, M. S. : Suicide clusters and media exposure. In Blumenthal, S. J. & Kupfer, D. J. (Eds.), Suicide over the life cycle. pp.517-532, Washington, D. C. : American Psychiatric Press, 1990.

Gould, M. S. & Shaffer, D. : The impact of suicide in television movies : Evidence of imitation. N Engl J Med, 325 : 690-694, 1986.

Gould, M. S., Shaffer, D. & Kleinman, M. : The impact of suicide in television movies : Replication and commentary. Suicide Life Threat Behav, 18 : 90-99, 1988.

Gould, M. S., Wallenstein, S. & Kleinman, M. : A study of time-space clustering of suicide. Final report. Atlanta : Centers for Disease Control, 1987.

Grant, I., Atkinson, J. H. & Hesselink, J. R. : Evidence for early central nervous system involvement in the acquired immunodeficiency syndrome (AIDS) and other human immunodeficiency virus (HIV) infections. Ann Intern Med, 107 : 828-836, 1987.

Grote, S. S., Moses, S. G., Robins, E., et al. : A study of selected catecholamine metabolizing enzymes : A comparison of depressive suicides and alcoholic suicides with controls. J Neurochem, 23 : 791-802, 1974.

Gudjonsson, G. H. & Haward, L. R. C. : Case report : Hysterical amnesia as an alternative to suicide. Med Sci Law, 22 : 68-72, 1982.

Gunderson, J. G. & Elliot, G. R. : The interface between borderline personality disorder and affective disorder. Am J Psychiatry, 142 : 277-288, 1985.

Gutheil, T. G. : Malpractice liability in suicide. Legal Aspects of Psychitatric Practice, 1 : 1-12, 1984.

Gutheil, T. G. & Appelbaum, P. S. : Clinical handbook of psychiatry and law. New York : McGrawHill, 1982.

Guze, S. B. : Criminality and psychiatric disorders. New York : Oxford University Press, 1976.

Guze, S. B. & Robins, E. : Suicide and primary affective disorders. Br J Psychiatry, 117 : 437-438, 1970.

林直樹 : パーソナリティ障害;いかに捉え, いかに対応するか. 新興医学出版社, 2005.

Harris, E. C., et al. : Suicide as an outcome for medical disorders. Medicine, 73 : 281-296, 1994.

Hawton, K., Fagg, J., Simkin, S., Bale, E. & Bond, A. : Trends in deliberate self-harm in Oxford. Br J Psychiatry, 171 : 556-560, 1997.

Hendin, H. : Suicide in America. New York, Norton, 1995. (高橋祥友・訳 : アメリカの自殺;予防のための心理社会的アプローチ. 明石書店, 2006.)

Hirshfeld, R. M. A. & Davidson, L. : Risk facotors for suicide. In Frances, A. J. & Hales, R. E.(Eds.), Review of psychiatry, Vol.7. pp.307-333, Washington, D. C. : American Psychiatric Press, 1988.

Holding, T. A. : The B. B. C. "Befrienders" series and its effects. Br J Psychiatry, 124 : 470-472, 1974.

Huntington, G. : On chorea. Medical & Surgical Reports, 26 : 317-321, 1872.

Inamdar, S., et al. : Violent and suicidal behavior in psychotic adolescents. Am J Psychiatry, 139 : 932-935, 1982.

稲村博：自殺学；その治療と予防のために．東京大学出版会，1977.

稲村博：心の絆療法．誠信書房，1980.

Isometsä, E. T. & Lönnqvist, J. K. : Suicide in mood disorders. In Botsis, J. A., Soldatos, C. R. & Stefanis, C. N. (Eds.), Suicide : Biopsychosocial approaches. pp.33-47, Amsterdam : Elsevier. 1997.

伊藤敬雄，伊藤理津子，木村真人，佐藤忠広，高橋祥友，山寺博史，遠藤俊吉：老年痴呆の自殺に関する臨床的研究；脳血管性痴呆とアルツハイマー型痴呆を比較して．老年精神医学雑誌，13 : 1307-1322, 2002.

児童生徒の自殺予防に関する調査研究協力者会議：平成22年度児童生徒の自殺予防に関する調査研究協力者会議審議のまとめ．文部科学省初等中等教育局児童生徒課．2011.

自死遺児編集委員会・あしなが育英会・編：自殺って言えなかった．サンマーク出版，2002.

Johnson, D. : Studies of depressive symptoms in schizophrenia. Br J Psychiatry, 139 : 89-102, 1981.

Kahana, E., Leibowitz, U. & Alter, M. : Cerebral multiple sclerosis. Neurology, 21 : 1179-1185, 1971.

加我牧子：心理学的剖検データベースを活用した自殺の原因分析に関する研究．平成21年度 こころの健康科学研究事業 総括・分担研究報告書，2010.

梶谷哲男：統合失調症の自殺：病識のある病者の自殺．精神医学，7 : 137-140, 1965.

神庭重信，黒木秀俊・編：現代うつ病の臨床：その多様な病態と自在な対処法．創元社，2009.

Khan, M., Hendin, H., Takahashi, Y., Beautrais, A., Thomyangkoon, P. & Pirkis, J. : Addressing the problems of survivors of suicide in Asia. In Hendin, H., Phillips, M. R., Vijayakumar, L., Pirkis, J., Wang, H., Yip, P., Wasserman, D., Bertolote, J. M., & Fleischmann, A. (Eds.) Suicide and suicide prevention in Asia. Geneva : World Health Organization. pp.89-96, 2008

Käsler-Heide, H. : Bitte hört, was ich nicht sage. München : Kösel, 2001.（高橋祥友監訳，加納教孝訳：我が子の自殺のサインを読みとる．インデックス出版，2005.）

加藤正明：自殺．異常心理学講座第1巻，みすず書房，1954.

勝又陽太郎，松本俊彦，高橋祥友，渡辺直樹，川上憲人，竹島正：自殺の背景要因に関する定性的研究；ライフチャートを用いた自殺に至るプロセスに関する予備的検討．日本社会精神医学会雑誌，16(3): 275-288, 2008.

Kaufman, C. A., Gillin, J. C., Hill, B., et al. : Muscarinic binding in suicides. Psychiatry Res, 12 : 47-55. 1984.

川人博：過労自殺．岩波書店，1998.

川人博，高橋祥友編著：サラリーマンの自殺：今，予防のためにできること．岩波書店，1999.

警察庁生活安全局生活安全企画課：平成24年中における自殺の概要資料．警察庁，2013.

警察庁交通局交通企画課：平成24年中の交通事故死者数について．警察庁，2013.

Kerkhof, A. : Attempted suicide : Patterns and trends. In Hawton, K. & van Heeringen, K. (Eds.), The international handbook of suicide and attempted suicide. pp.48-64, New York : Wiley, 2000.

Kerkhof, A., Visser, A. P., Diekstra, R. F. W. & Hirschhorn, P. M. : The prevention of suicide among older people in the Netherlands : Interventions in community mental health care. Crisis, 12 : 59-72, 1991.

Kessler, R. C., Downey, G., Stipp, H. & Milavski, R. : Network television news stories about suicide and short-term changes in total U. S. suicides. J Nerv Ment Dis, 177 : 551-555, 1989.

Kessler, R. C. & Stipp, H. : The impact of fictional television suicide stories on American fatalities. Am J Sociol, 90 : 151-167, 1984.

木戸又三：老人の心気症．老年精神医学，2 : 378-385, 1985.

Kielholz, P. : Diagnose und Therapie der Depressionen für den Praktiker, 3. Aufl. München :

Lehmanns, 1974.

金田一勇, 矢崎妙子：うつ病・うつ状態と自殺. 春原千秋編「精神科 MOOK No.16 自殺」pp.130-140, 金原出版, 1987.

清原健司, 木村駿, 岩下豊彦：全生活史にわたる心因性健忘の一症例に関する臨床心理学的考察. Philosophia, 36：94-125, 1959.

Klein, M.：Envy and gratitude and other works. New York：Delacorte Press, 1975.（小此木啓吾, 岩崎徹也・訳：羨望と感謝（メラニー・クライン著作集5）誠信書房, 1996.）

Knight, A. & Hirsch, S. L.："Revealed" depression and drug treatment for schizophrenia. Arch Gen Psychiatry, 38：806-811, 1981.

Knop, J. & Fischer, A.：Duodenal ulcer, suicide, psychopathology and alcoholism. Acta Psychiatr Scand, 63：346-355, 1981.

Kopping, A. P., Ganzeboom, H. B. G., & Swanborn, P. G.：Verhoging van suicide door navolging van kranteberichten. In：Paper presented at the Annual Meeting of European Association of Suicidology, Hamburg, 1990.

厚生労働省・編：職場における自殺の予防と対応. 中央労働災害防止協会, 2001.

厚生労働省・都道府県労働局・労働基準監督署：長時間労働者への医師による面接指導制度について. http://www.mhlw.go.jp/bunya/roudoukijun/anzeneisei12/pdf/08.pdf, 2010.

厚生労働省・都道府県労働局・労働基準監督署：精神障害の労災認定. http://www.mhlw.go.jp/bunya/roudoukijun/rousaihoken04/dl/120215-01.pdf, 2011.

厚生労働省大臣官房統計情報部人口動態・保健統計課：人口動態統計, 2012.

Kreitman, N.：Age and parasuicide（attempted suicide）. Psychol Med, 6：113-121, 1976.

Kreitman, N.：The clinical assessment and management of the suicidal patient. In Roy, A.（Ed.）, Suicide. pp.181-195, Baltimore：Williams & Wilkins, 1986.

Krieger, G.：Biochemical predictors of suicide. Diseases of the Nervous System, 31：478-482, 1970.

Kübler-Ross, E.：On death and dying. New York：Macmillan, 1969.（川口正吉訳：死ぬ瞬間；死にゆく人々との対話. 読売新聞社, 1971.）

黒澤尚：自殺未遂者；救命救急センターからの報告. 春原千秋・編「精神科 MOOK No.16 自殺」pp.72-82, 金原出版, 1988.

Landis, C. & Bolles, M. M.：Textbook of abnormal psychology. New York：Macmillan, 1950.

Langer, S. Z., Moret, C., Raisman, R., et al.：High-affinicity [^{3}H] imipramine binding in rat hypothalamus：Association with uptake of serotonin but not of norepinephrine. Science, 210：1133-1135, 1980.

Leenaars, A., Cantor, C., Connolly, J., EchoHawk, M., Gailiene, D., He, Z. X., Kokorina, N, Lester, D., Lopatin, A., Rodriguez, M., Schlebusch, L., Takahashi, Y., Vijayakumar, L. & Wenckstern, S.：Controlling the environment to prevent suicide：International perspectives. Can J Psychiatry, 45：639-644, 2000.

Leenaars, A.,Wenckstern, S., Appleby, M., Fiske, H., Grad, O., Kalafat, J., Smith, J. & Takahashi, Y.：Current issues in dealing with suicide prevention in schools：Perspectives from some countries. Journal of Educational and Psychological Consultation, 12：365-384, 2001.

Lettieri, D. J.：Research issues in developing prediction scales. In Neuringer, C.（Eds.）, Psychological assessment of suicide risk. pp.43-73, Charles C. Thomas, 1974.

Levy, B. & Hensen, E.：Failure of the urinary test for suicidal potential. Arch Gen Psychiatry, 20：415-418, 1969.

Lewinsohn, P. M., Rohde, P. & Seeley, J. R.：Adolescent suicidal ideation and attempts：Prevalence, risk factors, and clinical implications. Clinical Psychology Science and Practice, 3：25-46, 1996.

Lindberg, G., Rastam, L., Gullberg, B., et al. : Low serum cholesterol concentration and short-term mortality from infuries in men and women. BMJ, 305 : 277-279, 1992.

Linehan, M. M. : Cognitive-behavioral treatment of borderline personality disorder. New York : Guilford Press, 1993. (大野裕他・訳：境界性パーソナリティ障害の弁証法的行動療法. 誠信書房, 2007.)

Linehan, M. M. : Skills training manual for treating borderline personality disorder. New York : Guilford Press, 1993. (小野和哉他・訳：弁証法的行動療法実践マニュアル. 金剛出版, 2007.)

Linehan, M. M., Goodstein, J. L., Nielsen, S. L., et al. : Reasons for staying alive when you are thinking of killing yourself : The reason for living inventory. J Consult Clin Psychol, 51 : 276-286, 1983.

Linnnoila, M., Virkkunen, M., Sceinin, M., et al. : Low cerebrospinal fluid 5-hydroxyindoleacetic acid concentrations differentiates impulsive from nonimpulsive violent behavior. Life Sci, 33 : 2609-2614, 1983.

Litman, R. E. : When patients commit suicide. Journal of Psychotherapy, 19 : 570-576, 1965.

Littman, S. K. : Suicide epidemics and newspaper reporting. Suicide Life Threat Behav, 15 : 43-50, 1985.

Living Works : http://www.livingworks.net/page/safeTALK, 2012.

Lloyd, K. G., Farley, I. J., Deck, J. H. N, et al. : Serotonin and 5-hydroxyindoleacetic acid in discrete areas of the brainstem of suicide victims and control patients. Advances in Biochemical Psycho-pharmacology, Vol. II. New York : Raven Press, 1974.

Louhivuori, K. A. & Hakama, M. : Risk of suicide among cancer patients. Am J Epidemiol, 109 : 59-65, 1979.

Mahler, M., et al. : The psychological birth of the human infant. pp.1-9, New York : Basic Books, 1975.

Maltsberger, J. T. : Suicide risk : The formulation of clinical judgment. New York : New York University Press, 1986.(高橋祥友訳：自殺の精神分析；臨床的判断の精神力動的定式化. 星和書店, 1994.)

Maltsberger, J. T. & Buie, D. H. : Countertransference hate in the treatment of suicidal patients. Arch Gen Psychiatry, 30 : 625-663, 1974.

Mann, J. J. & Stanley, M. : Postmortem monoamine oxidase enzyme kinetics in the frontal cortex of suicide victims and controls. Acta Psychiatr Scand, 69 : 135-139, 1984.

Mann, J. J. Stanley, M., McBride, A. P., et al. : Increased serotonin and beta-adrenergic receptor binding in the frontal cortices of suicide victim. Arch Gen Psychiatry, 43 : 954-959, 1986.

Mann, J. J., Apter, A., Bertolote, J., Beautrais, A., Currier, D., Haas, A., Hegerl, U., Lonnqvist, J., Malone, K., Marusic, A., Mehlum, L., Patton, G., Phillips, M., Rutz, W., Rihmer, Z., Schmidtke, A., Shaffer, D., Silverman, M., Takahashi, Y., Varnik, A., Wasserman, D., Yip, P., & Hendin, H. : Suicide prevention strategies : A systematic review. JAMA. 294 (16) : 2064-2074, 2005.

Mann, J. J. & Currier, D. : Relationship of genes and early-life experience to the neurobiology of suicidal behaviour. In O' Connor, R. C., Platt, S. & Gordon, J. (Eds.) International handobook of suicide prevention : Resarch, policy and practice. Oxford : Wiley-Blackwell. pp.133-150, 2011.

Maris, R. W. : Pathways to suicide : A survey of self-destructive behaviors. Baltimore : Johns Hopkins University Press, 1981.

Marshall, Jr., Burnett, W., & Brasure, J. : On precipitating factors : Cancer as a cause of suicide. Suicide Life Threat Behav, 13 : 15-27, 1983.

Marzuk, P. M., Tierney, H., Tardiff, K., Gross, E. M., Morgan, E. B. & Hsu, M. A. : Increased risk of suicide in persons with AIDS. JAMA, 259 : 1333-1337, 1988.

松木邦裕, 西園昌久, 福井敏, 野田省治, 小田一夫 : 全生活史健忘の臨床と精神力学的考察. 精神医学, 23 : 1233-1240, 1981.

松浪克文 : 心理療法と自殺. 季刊精神療法, 13 : 106-117, 1987.

Mattews, W. S. & Barabas, G. : Suicide and epilepsy : A review of the literature. Psychosomatics, 22 : 515-524, 1981.

Mattsson, A., Seese, L. R. & Hawkins, J. W. : Suicidal behavior as a child psychiatric emergency. Arch Gen Psychiatry, 30 : 625-633, 1974.

Meltzer, H. Y. & Arora, R. C. : Platelet markers of suicidality. In Mann, J. J. & Stanley, M. (Eds.), Psychobiology of suicidal behavior. New York : New York Academy of Sciences, 1986.

Menninger, K. : Man against himself. New York : Harcourt Brace Jovanovich, 1938.(草野栄三良訳 : おのれに背くもの. 日本教文社, 1963.)

Meyerson, L. R., Wennogle, L. P., Abel, M. S., et al. : Human brain receptor alterations in suicide victims. Pharmacol Biochem Behav, 17 : 159-163, 1982.

三木治 : プライマリ・ケアにおけるうつ病の治療と実態. 心身医学, 42 : 585-591, 2002.

Miles, C. P. : Conditions predisposing to suicide : A review. J Nerv Ment Dis, 164 : 231-264, 1977.

Miller, A. L., Rathus, J. H. & Linehan, M. M. : Dialectical behavior therapy with suicidal adolescents. New York : Guilford, 2007. (高橋祥友・訳 : 弁証法的行動療法 : 思春期患者のための自殺予防マニュアル. 金剛出版, 2008.)

Miller, T. R. & Taylor, D. M. : Adolescent suicidality : Who will ideate, who will act? Suicide Life Threat Behavior, 35 : 425-435, 2005.

Mitchell, J. T. & Everly, G. S. Jr. : Critical incident stress debriefing : An operational manual for CISD, defusing and other group crisis intervention services. 3rd edition. Ellicott City : Chevron, 2001. (高橋祥友訳 : 緊急事態ストレス・PTSD 対応マニュアル ; 危機介入技法としてのディブリーフィング. 金剛出版, 2002.)

Montgomery, S. A. & Montgorery, D. : Pharmacological prevention of suicidal behavior. J Affect Disord, 4 : 291-298, 1982.

Motto, J. A. : Suicide and suggestibility : The role of the press. Am J Psychiatry, 124 : 252-256, 1967.

Motto, J. A., Heilbron, D. C. & Juster, R. P. : Development of a clinical instrument to estimate suicide risk. Am J Psychiatry, 142 : 680-686, 1985.

Muldoon, M. F., Manuck, S. B. & Matthews, K. A. : Lowering cholesterol concentration and mortality : A quantitative review of primary prevention trials. BMJ, 301 : 309-314, 1990.

Murphy, G. E. : The physician's role in suicide prevention. In Roy, A. (Eds.), Suicide. pp.171-195, Baltimore : Williams & Wilkins, 1986.

Murphy, G. E., Armstrong, J. W. Jr., Hermele, S. L., Fischer, J. R. & Clendenin, W. W. : Suicide and alcoholism : Interpersonal loss confirmed as a predictor. Arch Gen Psychiatry, 36 : 65-69, 1979.

Murphy, G. E. & Robins, E. : Social factors in suicide. JAMA, 199 : 303-308, 1967.

Nace, E. P., Saxon, J. J. & Shore, N. : A comparison of borderline and non-borderline alcoholic patients. Arch Gen Psychiatry, 40 : 54-56, 1983.

Nagy, M. : The child's theories concerning death. J Genet Psychol, 73 : 3-27, 1948.

日本医師会編 : 自殺予防マニュアル ; 一般医療機関におけるうつ状態・うつ病の早期発見とその対応. 明石書店, 2004.

日本医師会生命倫理懇談会 :「説明と同意」についての報告書. 日本医事新報(上)3430 : 109-112,(中) 3431 : 112-113, (下) 3432 : 118-119, 1990.

西村良二：思春期の全生活史健忘の一例. 季刊精神療法, 11：260-267, 1985.

西山詮：自殺と精神科外来：自殺の小社会学. 精神神経誌, 81：311-341, 1979.

大原健士郎：日本の自殺；孤独と不安の解明. 誠信書房, 1965.

大原健士郎：自殺論. 太陽出版, 1972.

大原健士郎：臨床場面における自殺. 臨床精神医学, 8：1255-1259, 1979.

大原健士郎, 本間修：アルコール中毒と自己破壊行動. 精神医学, 13：893-900, 1971.

大原健士郎, 鈴木康夫：自殺とアルコール依存症. 社会精神医学, 4：33-39, 1981.

太田昌孝：こどもの自殺. 春原千秋編：自殺. pp.83-96, 金原出版, 1987.

岡村親宜：過労死・過労自殺救済の理論と実務. 旬報社, 2002.

O'Neal, P., Robins, E. & Schimidt, E. H. : A psychiatric study of attempted suicide in persons over sixty years of age. Archives of Neurology and Psychiatry, 75 : 275-284, 1959.

Oreland, L., Wilberg, A., Åsberg, M., et al. : Platelet MAO activity and monoamine metabolites in cerebrospinal fluid in depressed and suicidal patients and in healthy controls. Psychiatry Res, 4 : 21-29, 1981.

Osgood, N. J. : Suicide in the elderly : A practitioner's guide to diagnosis and mental health intervention. Rockville : ASPEN, 1985.

Ostroff, R. B., Behrends, R. W., Lee, K. & Oliphant, J. : Adolescent suicides modeled after television movies. Am J Psychiatry, 142 : 989, 1987.

Ostroff, R., Giller, E., Bonese, K., et al. : Neuroendocrine risk factors of suicide. Am J Psychiatry, 139 : 1323-1325, 1982.

Osvath, P., Fekete, S. & Takahashi, Y. : Az Ongyilkossaggal Kapcsolatos Attitudok A Mediaban : Magyar-amerikai-japan osszehasonlito vizsgalat. Psychiatr Hung, 13 : 405-414, 1998.

Overstone, I. M. & Kreitman, N. : Two syndromes of suicide. Br J Psychiatry, 124 : 336-345, 1974.

Owens, F., Cross, A. J., Crow, T. J., et al. : Brain 5-HT$_2$ receptors and suicide. Lancet, 2 : 1256, 1983.

Palanappian, V., Ramachandran, V. & Somasundaram, O. : Suicidal ideation and biogenic amines in depression. Indian Journal of Psychiatry, 25 : 268-292, 1983.

Pallis, D. J., Barraclough, B. M., Levey, A. B. J., et al. : Estimating suicide risk among attempted suicides : I . The development of new clinical scales. Br J Psychiatry 141 : 37-44, 1982.

Pare, C. M. B., Yeung, D. P. H., Price, K., et al. : 5-hydroxytryptamine, noradrenaline, and dopamine in brainstem, hypothalamus, and caudate nuleus of controls of patients committing suicide by coalgas poisoning. Lancet, 1 : 131-135, 1969.

Patterson, W. M., Dohn, H. H., Bird, J., et al. : Evaluation of suicide patients : The SAD PERSONS Scale. Psychosomatics, 24 : 343-352, 1983.

Paul, S. M., Rehavi, M., Skolnick, P., et al. : High affinity binding of antidepressants to a biogenic amine transport site in human brain and platelet : Studies in depression. In Post, R. M. & Ballenger, J. C. (Eds.), Neurobiology and mood disorders, Baltimore : Williams & Wilkins, 1984

Pearson, J. L., Conwell, Y., Lindesay, Y., Takahashi, Y. & Caine, E. D. : Elderly suicide : A multi-national view. Aging & Mental Health, 1 : 107-111, 1997.

Peck, M. L., Farberow, N. & Litman, R. E. (Eds.), Youth suicide. New York : Springer, 1985.

Perry, E. K., Marshall, E. F., Blessed, G., et al. : Decreased imipramine binding in the brains of patients with depressive illness. Br J Psychiatry, 142 : 188-192, 1983.

Perry, J. C. : Depression in borderline personality disorder : Lifetime prevalence and longitudinal course of symptoms. Am J Psychiatry, 142 : 15-21, 1985.

Perry, J. C. : A preliminary report on defenses and conflicts associated with borderline personality disorder. J Am Psychoanal Assoc, 34 : 863-893, 1986.

Pfeffer, C. R. : The suicidal child. New York : Guilford, 1986.（高橋祥友訳：死に急ぐ子供たち；小児の自殺の臨床精神医学的研究. 中央洋書出版部, 1990.）

Pfeffer, C. R.（Eds.）: Suicide among youth : Perspective on risk and prevention. Washington, D. C. : American Psychiatric Press, 1989.

Phillips, D. P. : The influence of suggestion on suicide : Substantive and theoretical implication of the Werther effect. Am Sociol Rev, 39 : 340-354, 1974.

Phillips, D. P. : Motor vehicle fatalities increase just after publicized suicide stories. Science, 196 : 1464-1465, 1977.

Phillips, D. P. : The impact of fictional television stories on American adult fatalities : New evidence on the effect of the mass media on violence. Am J Sociol, 87 : 1340-1359, 1982.

Phillips, D. P. & Carstensen, L. L. : Clustering of teenage suicide after television news stories about suicide. N Engl J Med, 315 : 685-689, 1986.

Phillips, D. P. & Carstensen, L. L. : The effect of suicide stories on various demographic groups, 1968-1985. Suicide Life Threat Behav, 18 : 100-114, 1988.

Phillips, D. P., Lesyna, K. & Paight, D. J. : Suicide and the media. In Maris, R. W., Berman, A. L., Maltsberger, J. T. & Yufit, R. I.（Eds.）, Assessment and prediction of suicide. New York : Guilford, pp.499-519, 1992.

Phillips, D. P. & Paight, D. J. : The impact of television movies about suicide : A replicative study. N Engl J Med, 317 : 809-811, 1987.

Phillips, I. : Childhood depression : Interpersonal interactions and depressive phenomena. Am J Psychiatry, 136 : 511-515, 1979.

Pierce, D. W. : Suicidal intent in self-injury. Br J Psychiatry, 130 : 377-385, 1977.

Plutchik, R., van Praag, H. M., Conte, H. R., et al. : Correlates of suicide and violence risk : 1. The suicide risk measure. Compr Psychiatry, 30 : 296-302, 1989.

Pokorny, A. : Suicide rates in various psychiatric disorders. J Nerv Ment Dis, 139 : 499-506, 1964.

Pöldinger, W. : Die Abschützung der Suizidalität, Bern : Huber, 1968.

Raisman, R., Sechter, D., Briley, M. S., et al. : High affinity ^{3}H-imipramine binding in platelets from untreated and treated depressed patients compared to healthy volunteers. Psychopharmacology, 75 : 368-371, 1981.

Resnik, H. L. : Suicide. In Kaplan, H. I., Freedman, A. M. & Sadock, B. J.（Eds.）, Comprehensive textbook of psychiatry, 3rd edition. pp.2085-2098, Baltimore : Williams & Wilkins, 1980.

Rich, C. L., Young, D. & Fowler, R. C. : San Diego suicide study 1 : Young vs. old subjects. Arch Gen Psychiatry, 43 : 577-582, 1986.

Rich, C., Ricketts, J., Fowler, R. C. & Young, D. : Some differences between men and women who committed suicide. Am J Psychiatry, 145 : 718-722, 1988.

Richman, J. : Family therapy for suicidal people. New York : Springer, 1986.（高橋祥友訳：自殺と家族. 金剛出版, 1993.）

Robins, E. : The final months ; A study of the lives of 134 persons who committed suicide. New York : Oxford University Press, 1981.

Robins, E., Murphy, G. E., Wilkinson, R. H. Jr., Gassner, S. & Kayes, J. : Some clinical considerations in the prevention of suicide based on a study of 134 successful suicides. Am J Public Health, 49 : 888-899, 1959.

Robins, L. N. : Deviant children grow up. Baltimore : Williams & Wilkins, 1966.

労働省労働基準局補償課編：労災保険；脳・心臓疾患の認定と事例. 労働基準調査会, 1995.

Roose, S. P., Glassman, A. H., Walsh, B. T., Woodring, S. & Vital-Herne, J. : Depression, delusion, and suicide. Am J Psychiatry, 140 : 1159-1162, 1983.

Rorsman, B., Hagnell, O. & Lanke, J. : Violent death and mental disorders in the Lundby study : Accidents and suicides in a total population during a 25-year period. Neuropsychobiology, 8 : 233-240, 1982.

Roy, A. : Depression in the course of chronic undifferentiated schizophrenia. Arch Gen Psychiatry, 38 : 296-300, 1981.

Roy, A. : Suicide in chronic schizophrenia. Br J Psychiatry, 141 : 171-177, 1982.

Roy, A. : Suicide and psychiatric patients. Psychiatr Clin North Am, 8 : 227-241, 1985.

Roy, A. : Suicide in schizophrenia. In Roy, A. (Eds.), Suicide. Baltimore : Williams and Wilkins, 1986a.

Roy, A. : Depression, attempted suicide in patients with chronic schizophrenia. Psychiatr Clin North Am, 9 : 193-206, 1986b.

Sabbath, J. C. : The suicidal adolescent : The expendable child. Journal of the American Academy of Child Psychiatry, 8 : 272-289, 1969.

Sacks, M. H. : When patients kill themselves. In Tasman, A. & Frances, A. J. (Eds.), Review of psychiatry, Vol.8. pp.563-579, Washington, D. C. : American Psychiatric Press, 1989.

Sainsbury, P. (Eds.) : Suicide in London. New York : Basic Books, 1956.

斎藤学：アルコール依存者の自殺企図について．精神経誌，82：786-792, 1980.

斎藤学，河野裕明：アルコール症による724入院例の転帰の検討．アルコール研究，8：153-156, 1973.

斎藤学，西山正徳：アルコール依存者の社会復帰と自殺．臨床精神医学，8：1279-1288, 1979.

桜井俊介，小口徹，丸木清浩，保崎秀夫：心因健忘と思われる2症例．精神医学，13：599-602, 1971.

Sandler, J. : On the concept of the superego. Psychoanalitical Study of the Child, 15 : 128-162, 1960.

Schafer, R. : The loving and beloved superego in Freud's structural theory. Psychoanalitical Study of the Child, 15 : 163-188, 1960.

Schmidtke, A. & Häfner, H. : The Werther effect after television films : New evidence for an old hypothesis. Psychol Med, 18 : 665-676, 1984.

Schmidtke, B., Weinacker, A., Apter, A., Batt, A., Berman, A., Bille-Brahe, U., Botsis, A., De Leo, D., Doneux, A., Goldney, R., Grad, O., Haring, C., Hawton, K., Hjelmeland, H., Kelleher, M., Kerkhof, A., Leenaars, A., Lönnqvist, J., Michel, K., Ostamo, A., Salander-Renberg, E., Sayil, I., Takahashi, Y., Van Heeringen, C., Varnik, A. & Wasserman, D. : Suicide rates in the world : Update. Archives of Suicide Research, 5 : 81-89, 1999.

Schmidtke, A., Schaller, S., Takahashi, Y. & Gajewska, A. : Modelverhalten im Internet : Fördert das Internet Doppelsuizide und Suizidcluster? In Herberth, A., Niederkrotenthaler, T., & Till, B. (Eds.) Suizidalität in den Medien : Interdisziplinäre Betrachtungen. Hamburg : Lit Verlag. pp.275-285, 2008.

Schulte, W. : Zum Problem der Krankenheitsuneinsichtigkeit bei Psychosen, Nervenarzt, 29 : 501-505, 1959.

Schuyler, D. : A practical guide to cognitive therapy. New York : W. W. Norton, 1991.(高橋祥友訳：認知療法入門．金剛出版，1991.)

Seager, C. P. & Flood, R. A. : Suicide in Bristol. Br J Psychiatry, 111 : 919-932, 1965.

Sendbuehler, J. M., & Goldstein, S. : Attempted suicide among the aged. J Am Geriatr Soc, 25 : 245-248, 1977.

先崎章, 枝久保達夫, 先崎京子, 高橋祥友：飛び降りを意図した若年脳外傷者（びまん性軸索損傷者）から学んだ病像にあたった介入の重要性. 自殺予防と危機介入, 21 : 15-20, 2000.

先崎章, 先崎京子, 里宇明元, 市川忠, 高橋祥友：リハビリテーション病院における脳卒中者の自殺. 自殺予防と危機介入, 20 : 8-16, 1999.

Shaffer, D., Vieland, V., Garland, A., Rojas, M. & Underwood, M. : Adolescent suicide attempters : Response to suicide prevention programs. JAMA, 264 : 3151-3155, 1990.

Shafii, M., Carrigan, S. & Whittinghill, J. R. : Psychological autopsy of completed suicide in children and adolescents. Am J Psychiatry, 142 : 1061-1064, 1985.

Shaw, D. M., Camps, F. E. & Eccleston, E. G. : 5-hydroxytryptamine in the hind-brain of depressive suicides. Br J Psychiatry, 113 : 1407-1411, 1967.

Shea, S. C. : The practical art of suicide assessment : Guide for mental health professionals and substance abuse counselors. New York : John Wiley & Sons, 2002. （松本俊彦・監訳, 鈴木剛子, 近藤正臣, 富田拓郎・訳：自殺のリスクの理解と対応；「死にたい」気持ちにどう向き合うか. 金剛出版, 2012.）

Shneidman, E. S. : Suicide. In Kaplan, H. & Sadock, B. (Eds.), Comprehensive textbook of psychiatrty II. Baltimore : Williams & Wilkins, 1975.

Shneidman, E. S. : Definition of suicide. New York : John Wiley & Sons, 1985.

Shneidman, E. S. : Suicide as psychache : A clinical approach to self-destructive behavior. Northvale : Aronson, 1993. （高橋祥友・訳：シュナイドマンの自殺学. 金剛出版, 2005.）

Shneidman, E. S. : Autopsy of a suicidal mind. Oxford University Press, New York, 2004. （高橋祥友訳：アーサーはなぜ自殺したのか. 誠信書房, 2005.）

Shneidman, E. S. : A commonsense book of death : Reflections at ninety of a lifelong thanatologist. New York : Bowman & Littlefield, 2008. （高橋祥友・監訳, 清水邦夫, 澤村岳人, 山本泰輔, 菊地章人, 菅原摩利子・訳：生と死のコモンセンスブック：シュナイドマン 90 歳の回想. 金剛出版, 2009.）

Shneidman, E. S. & Farberow, N. L. : Sample investigations of equivocal deaths. In Farberow, N. L. & Shneidman, E. S. (Eds.), The cry for help. pp.118-128, New York : McGraw-Hill, 1961.

Simon, R. I. : Clinical psychiatry and the law. Washington, D. C. : American Psychiatric Press, 1987

Siris, S., van Kammen, P. & Docherty, J. : Use of antidepressant drugs in schizophrenia. Arch Gen Psychiatry, 35 : 1368-1377, 1978.

Smolin, A. & Guinan, J. : Healing after the suicide of a loved one. New York : Fireside, 1993. （高橋祥友・監修, 柳沢圭子・訳：自殺で遺された人たちのサポートガイド：苦しみを分かち合う癒やしの方法. 明石書店, 2007.）

Sonneck, G., Etzersdorfer, E. & Nagel-Kuess, S. : Imitative suicide on the Viennese subway. Soc Sci, 38 : 453-457, 1994.

Spalt, L. : Death thoughts in hysteria, antisocial personality and anxiety neurosis. Psychiat Quart, 48/3 : 441-444, 1974.

Stack, S. : Celebrities and suicide : A taxonomy and analysis, 1948-1983. Am Sociol Rev, 52 : 401-412, 1987.

Stanley, M. : Cholinergic receptor binding in the frontal cortex of suicide victims. Am J Psychiatry, 141 : 1432-1436, 1984.

Stanley, M. & Mann, J. J. : Increased sertonin-2 binding sites in frontal cortex of suicide victims. Lancet, 2 : 214-216, 1983.

Stanley, M., Virgilio, J. & Gershon, S. : Treated imipramine binding sites are decreased in the frontal cortex of suicides. Science, 216 : 1337-1339, 1982.

Stengel, E. : On the aetiology of the fugue states. J Ment Sci, 87 : 572-599, 1941.

Stengel, E. : Suicide and attempted suicide. London : Penguin, 1964.

Stewart, I. : Organic disease and suicide. Lancet, 1 : 1355, 1957.

洲脇寛：アルコール中毒者の予後に関する研究．精神経誌，77 : 89-106, 1975.

鈴木康夫：アルコール症者の予後に関する多面的研究．精神経誌，84 : 243-361, 1982.

Tabachnick, N., Litman, R. E., Osman, M., Jones, W. L., Cohn, J., Kasper, A. & Moffat, J. : Comparative psychiatric study of accidental and suicidal death. Arch Gen Psychiatry, 14 : 60-68, 1966.

高木隆郎．児童期躁うつ病．懸田克躬，大熊輝雄，島薗安雄，高橋良，保崎秀夫編：現代精神医学大系17B 児童精神医学Ⅱ．pp.39-51, 中山書店，1980.

高橋邦明，内藤明彦，森田昌宏ほか：新潟県東頸城郡松之山町における老人自殺予防活動；老年期うつ病を中心に．精神神経学雑誌，100 : 469-485, 1998.

Takahashi, Y. : Aokigahara-jukai ; Suicide and amnesia in Mt. Fuji's black forest. Suicide Life Threat Behav, 18 : 164-175, 1988.

Takahashi, Y. : Mass suicide by members of the Japanese Friend of the Truth Church. Suicide Life Threat Behav, 19 : 289-296, 1989a.

Takahashi, Y. : Suicidal Asian patients ; Recommendations for treatment. Suicide Life Threat Behav, 19 : 305-313, 1989b.

Takahashi, Y. : Informing a patient of malignant illness ; Commentary from a cross-cultural viewpoint. Death Studies, 14 : 83-91, 1990.

Takahashi, Y. : Depression and suicide. In Kariya, T., & Nakagawara, M. (Eds.), Affective disorders : Perspectives on basic research and clinical practice. pp.85-98, New York : Brunner/ Mazel, 1993a.

Takahashi, Y. : Suicide prevention in Japan. In Leenaars, A. (Ed.), Suicidology : Essays in honor of Edwin S. Shneidman. pp.324-334, Northvale : Jason Aronson, 1993b.

Takahashi, Y. : An integrated model for suicide prevention : Focusing on elderly suicide. Social Dimension (Journal of Singapore Association of Social Workers), 1 : 41-45, 1994.

Takahashi, Y. : Recent trends in suicidal behavior in Japan. Psychiatry and Clin Neurosci, 49 (suppl.1) : S105-109, 1995.

Takahashi, Y. : Recent trends and strategies for suicide prevention in Japan. In Ramsay, R. F. & Tanney, B. L. (Eds.), Global trends in suicide prevention : Toward the development of national strategies for suicide prevention. pp.253-272, Mumbai : Tata Institute of Social Sciences, 1996.

Takahashi, Y. : Culture and suicide : From a Japanese psychiatrist's perspective. Suicide Lifev Threat Behavior, 27 : 137-145, 1997a.

Takahashi, Y. : Psychological responses of psychiatrists to patient suicide. Crisis, 18 : 136-140, 1997b.

Takahashi, Y. : Suicide in Japan : What are the problems? In Kosky, R. J., Eshkevari, H. S., Goldney, R. D., & Hassan, R. (Eds.), Suicide prevention : The global context. pp.121-130, New York : Plenum, 1998.

Takahashi, Y. : Suicide au Japon et prevention du suicide de l'adolescent. La Revue Francaise de Psychiatrie et de Psychologie Medicale, 4 : 34-37, 2000.

Takahashi, Y. : Suicide in Japan. In Yip, P. S. (Eds.) Suicide in Asia : Causes and Prevention. pp.7-17, Hong Kong : Hong Kong University Press, 2008.

Takahashi, Y. & Berger, D. : Cultural dynamics and suicide in Japan. In Leenaars, A., & Lester, D. (Eds.), Suicide and the unconscious. pp.248-258, Northvale : Jason Aronson, 1996.

Takahashi, Y., Hirasawa, H. & Koyama, K. : Restriction of suicide methods : A Japanese perspective. Archives of Suicide Research, 4 : 101-107, 1998.

Takahashi, Y., Hirasawa, H., Koyama, K., Asakawa, O., Kido, M., Onose, H., Udagawa, M., Ishikawa, Y. & Uno, M. : Suicide and aging in Japan : An examination of treated elderly suicide attempters. Int Psychogeriatr, 7 : 239-251, 1995.

Takahashi, Y., Hirasawa H., Koyama, K., Senzaki, A. & Senzaki, K. : Suicide in Japan : Present state and future directions for prevention. Transcult Psychiatry, 35 : 271-289, 1998.

Takahashi, Y., Wasserman, D., Pirkis, J., Xiao, S., Huong, T. T., Chia, B. H. & Hendin, H. : Educating gatekeepers in Asia. In Hendin, H., Phillips, M. R., Vijayakumar, L., Pirkis, J., Wang, H., Yip, P., Wasserman, D., Bertolote, J. M. & Fleischmann, A. (Eds.) Suicide and Suicide Prevention in Asia. Geneva : World Health Organization. pp.51-62, 2008.

高橋祥友：青木ケ原樹海における自殺未遂について．山梨医大誌，1：23-28, 1986.

高橋祥友：自殺と医療過誤；アメリカの精神科医療に見たその防止策について．精神医学，31：1347-1353, 1989a.

高橋祥友：全生活史健忘の臨床的研究．精神神経学雑誌，91：260-293, 1989b.

高橋祥友：一般科で開催された自殺症例検討会についての一考察．総合病院精神医学，2：161-167, 1990a.

高橋祥友：カリフォルニア州の自殺予防教育について．こころの臨床ア・ラ・カルト，9：83-88, 1990b.

高橋祥友：自殺に関する生物学的研究の流れ．自殺予防と危機介入，14：31-44, 1990c.

高橋祥友：患者が自殺した際の精神科医の心理的な反応について．こころの臨床ア・ラ・カルト，9：81-85, 1990d.

高橋祥友：強い自殺衝動をもつ患者の対応．精神科治療学，7：113-120, 1992.

高橋祥友：高齢化社会と自殺．精神医学，35：385-389, 1993a.

高橋祥友：自殺とパラ自殺．精神科診断学，4：241-243, 1993b.

高橋祥友：精神科臨床における自殺と倫理・法律上の問題点．精神科診断学，4：195-202, 1993c.

高橋祥友：慢性疾患と群発自殺．総合病院精神医学，6：9-15, 1994a.

高橋祥友：老年期の自殺．心身医学，34：49-54, 1994b.

高橋祥友：老人の自殺予防．老年精神医学雑誌，6：178-183, 1995a.

高橋祥友：群発自殺の概念とその予防対策．精神科治療学，10：980-988, 1995b.

高橋祥友：高齢者の自殺．日本社会精神医学会雑誌，4：197-200, 1996a.

高橋祥友：自殺の危険性の評価．精神科治療学，11：1019-1026, 1996b.

高橋祥友：自殺の心理学．講談社，1997a.

高橋祥友：自殺手段の法的規制の効果について．精神科治療学，12：855-856, 1997b.

高橋祥友：子供の自殺とその対策．日本小児心身医学会雑誌，6：15-22, 1997c.

高橋祥友：遁走と全生活史健忘．精神医学レビュー No.22「解離性障害」pp.55-62, 1997d.

高橋祥友：群発自殺．中央公論新社，1998a.

高橋祥友：青少年の自殺．思春期青年期精神医学，8：21-31, 1998b.

高橋祥友：縊首，外傷，薬物による自殺企図．精神科治療学，13：327-330, 1998c.

高橋祥友：老年期の社会適応と自殺．老年精神医学雑誌，9：389-394, 1998d.

高橋祥友：群発自殺．臨床精神医学，27：610-611, 1998e.

高橋祥友：解離性障害の病態と治療．精神経誌，101：60-64, 1999a.

高橋祥友：高齢者の自殺．老年医学，37：990-994, 1999b.

高橋祥友：老年期うつ病．日本醫事新報，No. 3915（1999 年 5 月 8 日号），25-32, 1999c.

高橋祥友：中年期とこころの危機．日本放送出版協会，2000a.

高橋祥友：中高年の自殺を防ぐ本．法研，2000b.

高橋祥友：景気変動と自殺. 精神科診断学, 11：291-298, 2000c.

高橋祥友：気分障害と自殺. 臨床精神医学, 29：877-884, 2000d.

高橋祥友：老年期の自殺の最近の話題. 最新精神医学, 5：377-383, 2000e.

高橋祥友：中高年者の自殺. 日本社会精神医学会雑誌, 9：85-90, 2000f.

高橋祥友：うつ病と自殺. 日本医師会雑誌, 124：59-62, 2000g.

高橋祥友：自殺のサインを読みとる. 講談社, 2001a.

高橋祥友：生と死の振り子：生命倫理とは何か. 日本評論社, 2001b.

高橋祥友：高齢化社会での老年期うつ病. 精神医学, 43：607-612, 2001c.

高橋祥友：老年期うつ病の予防. 老年精神医学雑誌, 12：263-268, 2001d.

高橋祥友：患者の自殺に精神科医はどう対処すべきか. 精神科治療学, 16：563-568, 2001e.

高橋祥友：中高年者の自殺への対策. 日本醫事新報, No.4029：112-113, 2001f.

高橋祥友：過労自殺；法的・精神医学的視点からの一考察. 最新精神医学, 6：363-370, 2001g.

高橋祥友：自殺の予兆. 厚生労働省編：職場における自殺の予防と対応. pp.16-23, 中央労働災害防止協会, 2001h.

高橋祥友：自殺の疫学. 臨床神経科学, 20：544-546, 2002a.

高橋祥友：老年期うつ病と自殺. 老年医学, 40：477-479, 2002b.

高橋祥友：中高年自殺；その実態と予防のために. 筑摩書房, 2003a.

高橋祥友：自殺, そして遺された人々. 新興医学出版社, 2003b.

高橋祥友：高齢者にみる自殺の特徴と問題点. 老年精神医学雑誌, 14：430-435, 2003c.

高橋祥友：自殺未遂；「死にたい」と「生きたい」の心理学. 講談社, 2004a.

高橋祥友：自殺発生後の対応について. 産業ストレス研究, 11：167-173, 2004b.

高橋祥友：自殺予防に対する一提言；精神科医の視点から. 季刊社会保障研究, 40：4-16, 2004c.

高橋祥友：うつ病；自殺予防に焦点を当てて. 日本医師会雑誌, 131：s239-242, 2004d.

高橋祥友：うつ病の有病率と自殺率の男女比. 性差と医療, 2：421-424, 2005a.

高橋祥友：うつ病における自殺の発生率. 上島国利・編「EBM精神科疾患の治療2005-2006」中外医学社, 2005b.

高橋祥友：マスメディアと自殺. 防衛医科大学校雑誌, 29：75-83, 2005c.

高橋祥友：自殺予防. 岩波新書, 2006a.

高橋祥友：医療者が知っておきたい自殺のリスクマネジメント第2版. 医学書院, 2006b.

高橋祥友：老年期うつ；見逃されやすいお年寄りの心. 講談社, 2006c.

高橋祥友：うつ. 新水社, 2006d.

高橋祥友：自殺報道とマスメディア. 新聞研究, No.662：44-47, 2006e.

高橋祥友：インターネットと自殺. 精神科治療学, 21 (12)：1309-1314, 2006f.

高橋祥友：自殺の危険の高い患者に対する精神療法. 精神療法, 32 (5)：534-540, 2006g.

高橋祥友：高齢者のうつ病の治療：精神療法的アプローチ. 精神療法, 32 (2)：146-153, 2006h.

高橋祥友：国のレベルでの自殺予防対策. 精神療法, 32 (6)：727-735, 2006i.

高橋祥友：自殺予防と看護師の役割. 精神科看護, 33 (11)：44-49, 2006j.

高橋祥友：自傷の予後. こころの科学, No.127：84-89, 2006k.

高橋祥友：うつ病における自殺の発生率. 上島国利, 三村将, 中込和幸, 平島奈津子・編「EBM精神疾患の治療」. 中外医学社, pp.119-122, 2006l.

高橋祥友：自殺既遂後の対応. 臨床精神医学・増刊号「精神科医療のリスクマネジメント」, pp.294-300, 2006m.

高橋祥友：リストカット. 小児内科, 38 (1)：102-105, 2006n.

高橋祥友：自殺と医療過誤訴訟. 精神療法, 33 (2)：207-215, 2007a.

高橋祥友：自殺の危険の高い患者の心理. 精神療法, 33 (3)：338-345, 2007b.

高橋祥友：自殺の危険の高い患者の治療の原則．精神療法，33（4）：493-500, 2007c.

高橋祥友：自殺の危険の高い思春期患者に対する弁証法的行動療法．精神療法，33（5）：630-637, 2007d.

高橋祥友：補遺・自殺の危険の高い患者の治療に関する覚書．精神療法，33（6）：748-752, 2007e.

高橋祥友：子どもの自殺予防のための基礎知識．東京小児科医会報，26（2）：40-44, 2007f.

高橋祥友：産業医，産業保健スタッフが進める「自殺予防対策」．産業医学ジャーナル，30（6）：5-12, 2007g.

高橋祥友：患者の自殺と治療者の反応．精神療法，33（1）：80-88, 2007h.

高橋祥友：ポストベンション：自殺の後に遺された人へのケア．最新精神医学，12（5）：427-434, 2007i.

高橋祥友：バルト三国の自殺率．日本医事新報，No.4343, 7月21日号，pp.95-96, 2007j.

高橋祥友：プライマリケアにおける自殺予防の基礎知識．日本医事新報，No.4347, 8月18日号，pp.57-62, 2007k.

高橋祥友：家族論からとらえた子どもの自殺．月刊生徒指導，7月号，pp.6-10, 2007l.

高橋祥友：自殺企図．小児科，48（5）：763-768, 2007m.

高橋祥友：思春期の自殺の現状と対策．鍋田恭孝・編「思春期臨床の考え方・すすめ方」，pp.217-228, 2007n.

高橋祥友：自殺念慮・自殺企図．武田雅俊，鹿島晴雄・編「コア・ローテイション 精神科 改訂2版」，pp.175-181, 金芳堂，2007o.

高橋祥友：自殺防止と遺族ケアを考える．アディクションと家族，23（4）：331-337, 2007p.

高橋祥友：子どもの自殺の特徴．児童心理，No.857：457-463, 2007q.

高橋祥友：認知症とうつ・自殺．臨床神経学，25（2）：216-219, 2007r.

高橋祥友：いじめ自殺：報道のもたらす危険な側面とは何か．世界，1月号，pp.75-81, 2007s.

高橋祥友：悲劇の連鎖を起こさないために：いじめ自殺とマスメディア報道．論座，1月号，pp.92-97, 2007t.

高橋祥友・編著：改訂新版・青少年のための自殺予防マニュアル．金剛出版，2008a.

高橋祥友：警察庁と厚労省で自殺の数値に違いがあることについて．日本医事新報，No.4343, 11月15日号，pp.102-103, 2008b.

高橋祥友：自殺で子どもを喪った親に対するケア．精神科治療学，23（10）：1229-1236, 2008c.

高橋祥友：自殺予防と家族．日本家族心理学会・編「家族心理学と現代社会」，pp.116-128, 金子書房，2008d.

高橋祥友：群発自殺．柏瀬宏隆・編著「集団の精神病理」，pp.33-44, 新興医学出版社，2008e.

高橋祥友：うつ病（上）プライマリケアにおける様相は複雑．MMJ. 4（4）：338-339, 2008f.

高橋祥友：うつ病（中）．精神科以外での治療は限界を見きわめる．MMJ. 4（5）：424-425, 2008g.

高橋祥友：うつ病（下）自殺の危険の評価．MMJ. 4（6）：520-521, 2008h.

高橋祥友：医療者は患者の自殺から何を学ぶべきか．朝田隆，山口登，堀孝文・編「精神科診療トラブルシューティング」，pp.235-237, 中外医学社，2008i.

高橋祥友：自殺の危機にどう対応するか．中根晃，牛島定信，村瀬嘉代子・編「詳解 子どもと思春期の精神医学」，pp.127-133, 金剛出版，2008j.

高橋祥友：わが国の自殺の現状と課題．学術の動向．13（3）：8-14, 2008k.

高橋祥友：自殺予防．綜合臨床．57（3）：553-554, 2008l.

高橋祥友：自殺の現状．自殺未遂が起きたときの具体的対応．日本医師会・編「自殺予防マニュアル第2版：地域医療を担う医師へのうつ状態・うつ病の早期発見と対応の指針」，pp.7-18, 67-72. 明石書店，2008m.

高橋祥友：新訂 老年期うつ病．日本評論社，2009a.

高橋祥友・編著：セラピストのための自殺予防ガイド．金剛出版，2009b.

高橋祥友：うつ病と自殺．上島国利・編「新しい診断と治療の ABC 9 気分障害 改訂第 2 版」，pp.248-255, 最新医学社，2009c.

高橋祥友：自殺の危険の高い患者に対する精神療法的アプローチ．精神科治療学，Vol.24 増刊号「精神療法・心理社会療法ガイドライン」，pp.268-269, 2009d.

高橋祥友：家族への接し方．精神科治療学，Vol.24 増刊号「精神療法・心理社会療法ガイドライン」，pp.273-275, 2009e.

高橋祥友：自殺予防の基礎知識；精神科医の立場から．本橋豊・編「ライブ 総合自殺対策学講義」，pp.8-55, 秋田魁新報社，2009f.

高橋祥友：自殺．日本社会精神医学会・編「社会精神医学」，pp.227-237, 医学書院，2009g.

高橋祥友：自殺．精神医学講座担当者会議・編「気分障害治療ガイドライン第 2 版」，pp.201-209, 医学書院，2010a.

高橋祥友：マスコミと自殺予防．高久史麿，猿田亨男，北村惣一郎，福井次矢・監修「家庭医学大全科 六訂版」，pp.774, 法研，2010b.

高橋祥友：うつ病と自殺．産婦人科治療，101（4）：357-361, 2010c.

高橋祥友：自殺対策からみたうつ病とその取り組み．綜合臨床，59（5）：1215-1219, 2010d.

高橋祥友：自殺．小児科臨床「特集 小児科医が知っておくべき思春期の心」，73（1）：89-94, 2010e.

高橋祥友：自殺と衝動性．臨床精神薬理，13（6）：1099-1106, 2010f.

高橋祥友：自殺のポストベンション．産業精神保健，19（4）：285-289, 2011a.

高橋祥友：自殺遺族に対する治療マネジメント．精神科治療学，26（10）：314-318, 2011b.

高橋祥友：自殺とその予防．石丸昌彦・編「今日のメンタルヘルス」，pp.80-93, 放送大学教育振興会，2011c.

高橋祥友：自殺の問題．山内俊雄，小島卓也，倉知正佳，鹿島晴雄・編「専門医をめざす人の精神医学 第 3 版」，pp.591-597, 医学書院，2011d.

高橋祥友：自殺と幻覚妄想．堀口淳・編「脳こころのプライマリケア 6 幻覚と妄想」，pp.430-440, シナジー，2011e.

高橋祥友：精神疾患は自殺の原因となり得るか？ 日本産業精神保健学会・編「ここが知りたい職場のメンタルヘルスケア」，pp.5-8, 南光堂，2011f.

高橋祥友：自殺のリスク評価．笠井清登・編「精神科研修ノート」，pp.134-136, 診断と治療社，2011g.

高橋祥友：自殺のリスク評価．臨床精神医学，第 39 巻増刊号「精神科臨床評価検査法マニュアル [改訂版]」，pp.121-124, アークメディア，2011h.

高橋祥友：自殺．日本ストレス学会・編「ストレス科学事典」，pp.390-391, 実務教育出版，2011i

高橋祥友：ポストベンション；医療現場でのリスクマネジメント．萩原弘一・編「呼吸器研修ノート」，pp.177-181, 診断と治療社，2011j.

高橋祥友：うつ状態と自殺．萩原弘一・編「呼吸器研修ノート」，pp.182-187, 診断と治療社，2011k.

高橋祥友：「自殺総合対策大綱」の見直しおよびゲートキーパー制度は，自殺者 3 万人に歯止めをかけられるか．ヘルスケア総合政策研究所・編「医療白書 2012」，pp.218-226, 日本医療企画，2012a.

高橋祥友：わが国の自殺の実相と予防のための基礎知識；精神科医の立場から．生越照幸・編「自殺問題と法的支援；法律家による支援と連携のこれから」，pp.1-37, 日本評論社，2012b.

高橋祥友：自殺のリスク評価．医学のあゆみ，242（3）：239-242, 2012c.

高橋祥友：自殺のポストベンション．樋口輝彦，市川宏伸，神庭重信，朝田隆，中込和幸・編「今日の精神疾患治療指針」，pp.834-835, 医学書院，2012d.

高橋祥友：自死遺族のケア．精神療法，38（1）：64-69, 2012e.

高橋祥友：自殺予防の基礎知識；自殺のリスク評価に焦点を当てて．分子精神医学，12（1）：62-64, 2012f.

高橋祥友，福間詳編：自殺のポストベンション；遺された人への心のケア．医学書院，2004.

高橋祥友，清水邦夫，澤村岳人，菅原摩利子，福間詳，山下千代：最近のわが国の自殺の現状と予防対策．日本社会精神医学会雑誌，13：145-154, 2005.

高橋祥友，竹島正・編：自殺予防の実際．永井書店，2009.

高橋祥友，山本泰輔：自殺発生後の院内対応．日精協誌，29（3）：28-33, 2010.

田中孝雄：慢性アルコール中毒の長期予後の研究．慶応医学，57：733-748, 1980.

谷望：逆行性健忘症の一例．犯罪と医学，2：31-35, 1950.

Teutsch, S. M., Herman, W. H. & Dwyer, D. M. : Mortality among diabetic patients using continuous subcutaneous insulin-infusion pumps. N Eng J Med, 310 : 361-368, 1984.

Tolpin, M. : On the beginnings of a cohesive self : An application of the concept of transmuting internalization to the study of the transitional object and signal anxiety. Psychoanalitical Study of the Child, 26 : 316-354, 1971.

Träskman, L., Åsberg, M., Bertilsson, K., et al. : Monoamine metabolites in CSF and suicidal behavior. Arch Gen Psychiatry, 38 : 631-636, 1981.

Tsuang, M. T. : Suicide in schizophrenics, manic depressives and surgical controls : A comparison with general population suicide mortality. Arch Gen Psychiatry, 35 : 153-155, 1978.

Tsuang, M. T., Woolson, R. F. & Fleming, J. A. : Premature death in schizophrenia and affective disorders. Arch Gen Psychiatry, 37 : 979-983, 1980.

Tuckman, J. & Lavell, M. : Study of suicide in Philadelphia. Public Health Rep, 73 : 547-553, 1958.

Tuckman, J. & Youngman, W. F. : Assessment of suicide risk in attempted suicides. In Resnik, H. L. P. (Ed.), Suicidal behaviors : Diagnosis and management. pp.190-197, New York : Little Brown, 1968.

上畑鉄之丞：過労死の研究．日本プランニングセンター，1993.

上野正彦，庄司宗介，浅川昌洋，大瀬正江，木暮達，峯川宏一，向井敏二，長澤節代，松崎源一，鷺野正身：老人の自殺．日大医誌，40：1109-1119, 1981.

United Nations : Prevention of suicide ; Guidelines for the formulation and implementation of national strategies. New York : United Nations, 1996.

van Praag, H. M. : Depression, suicide and the metabolism of serotonin in the brain. J Affect Disord, 4 : 275-290, 1982.

van Praag, H. M. : CSF 5-HIAA and suicide in nondepressed schizophrenics. Lancet, 2 : 977-978, 1983.

Virkkunen, M. : Self-mutilation in antisocial personality disorder. Acta Psychiatr Scand, 54 : 347-352, 1976.

Ward, N. G. & Schuckit, M. A. : Factors associated with suicidal behavior in polydrug abusers. J Clin Psychiatry, 41 : 379-385, 1980.

Washer, G. F., Schroter, G. P. & Starzl, T. E. : Causes of death after kidney transplantation. JAMA, 250 : 49-54, 1983.

Wasow, M. : The skipping stone ; Ripple effects of mental illness on the family. Second edition. Palo Alto : Science & Behavior Books, Inc., 2000.（高橋祥友・監修，柳沢圭子・訳：統合失調症と家族；当事者を支える家族のニーズと援助法．金剛出版，2010.）

Wasserman, I. : Imitation and suicide : A reexamination of the Werther effect. Am Sociol Rev, 49 : 427-436, 1987.

Weinberg, G. : The heart of psychotherapy : A journey into the mind and office of the therapist at work. New York : St. Martin' s Griffin, 1996. (高橋祥友監訳：セラピストの仕事；心理面接の技術. 金剛出版, 2001.)

Weiner, K. M. (Eds.) : Therapeutic and legal issues for therapists who have survived a client suicide ; Breaking the silence. New York : Haworth, 2005. (高橋祥友・訳：患者の自殺：セラピストはどう向きあうべきか. 金剛出版, 2010.)

Weisman, A. : On dying and denying : A psychiatric study of termilanlity. New York : Behavioral Publications, 1972. (高橋祥友, 宇田川雅彦, 小野瀬博・訳：死と否認. 中央洋書出版部, 1992.)

Weinstock, L. M., Strong, D., Uebelacker, L. A. & Miller, I. W. : Differential itemfunctioning of DSM-IV depressive symptoms in individuals with a history of mania versus without : An item response theory analysis. Bipolar Disorder, 11 : 289-297, 2009.

Wilcox, N. E. & Stauffer, E. S. : Follow-up of 423 consecutive patients admitted to the Spinal Cord Center, Rancho Los Amigos Hospital. Paraplegia, 10 : 115-122, 1972.

Wilkinson, G. & Bacon, N. : A clinical and epidemiologic survey of parasuicide and suicide in Edinburg schizophrenics. Psychol Med, 14 : 899-912, 1984.

Winnicott, D. W. : The capacity to be alone. In The maturational process and the facilitaing environment. pp.29-36, New York : International Univeristy Press, 1965.

Woodruff, R. A., Guze, S. B. & Clayton, P. J. : The medical and psychiatric implications of antisocial personality. Dis Nerv Syst, 32 : 712-714, 1971.

World Health Organization : World Health Report 2001 : Mental Health : New Understanding, New Hope. Geneva : WHO, 2001.

World Health Organization : Preventing suicide ; A resource for resource for media professionals. WHO/MNH/MBD/00.2, 2008.

World Health Organization : Suicide rates per 100, 000 by country, year and sex. http://www.who.int/mental_health/prevention/suicide_rates/en/, 2012.

山田治, 木村駿：全生活史健忘の臨床的研究. 精神経誌, 66 : 800-817, 1964.

山本泰輔, 高橋祥友：自殺のリスク評価. 臨床精神医学, 増刊号：104-110, 2005.

山根隆：アルコール中毒の長期予後に関する研究. 慈恵医誌, 93 : 458-474, 1978.

Yarden, P. E. : Observations on suicide in chronic schizophrenics. Compr Psychiatry, 15 : 325-333, 1974.

矢崎妙子, 日向野春総, 島薗安雄：記憶喪失（健忘）. 日本医師会雑誌, 70 : 110-115, 1973.

Zung, W. W. K. & Moore, J. : Suicide potential in a normal adult population. Psychosomatics, 17 : 37-41, 1976.

색인

한국어

역자 후기

경제협력개발기구(OECD)가 발표한 '건강통계 2015'에서 2013년 기준 인구 10만 명당 한국의 자살 사망률은 29.1명으로 회원국 평균 12.0명의 두 배를 넘었다. 한국전쟁 이후 세계 경제발전사에서 한국이 톱을 차지할 정도로 엄청나게 빠른 속도로 경제성장을 이룩하였다는 것을 국민들 모두 실감하고 있지만, 이 이면에는 이런 엄중한 통계도 도사리고 있다는 사실도 외면해서는 안 된다. 좀 더 얘기를 진행해 보면 한국이 자살률 세계 3위라는 불명예, 2015년도 세계행복지수에서 조사 대상 143개국 중 118위, OECD국민 행복지수에서 36개국 중 27위의 최하위 권에 맴돌고 있다. 우리들이 가진 부가 행복으로 연결되지 않고 불행을 낳는 아이러니를 받아들여야 하는 다소 당황스럽게 하는 현실에 살고 있다. 부유함이 행복은 아니라는 명제는 세계적으로 불안과 스트레스 등 각종 정신적인 질병이 늘고 있는 현상이 이를 대변해 주고 있으며, 세계보건기구(WHO)는 2020년 선진국에서는 우울증이 가장 중대한 건강문제가 될 것으로 예측하고 있다. 군중 속의 고독을 느끼는 현대인이 많다는 증거이다. 보건복지부가 2011년 실시한 전국정신질환실태조사에 따르면 우울증을 평생 1번 이상 겪는 사람이 6.7%로 나왔는데, 이에 대해서도 관심을 기울여야 한다. 아울러 조현병같은 정신질환자의 치료에서도 병원에 가두는 방식이 아니라 선진국형의 재활, 직업교육 등 열린 공간에서 이뤄져야 한다는 목소리도 나오고 있다. 실제 조현병은 지리, 문화적 차이에 관계없이 인구의 1% 정도에서 나타난다는 전제라면 2014년 10만4000명의 진료기록을 토대로 했을 때, 턱없이 부족한 숨은 환자들을 찾아내야 한다고 한다. 우울증과 조현병의 극단적인 선택이 자살로 이어진다.

2003년과 2012년 생명보험통계를 비교한 결과에 의하면 이 10년간 자살로 인한 사망원인 순위가 여성은 26위에서 4위로, 남성은 11위에서 4위로 증가하였다. 한국이 최장수국가에 속하지만, 노인 자살률은 10만 명당 81.9명(2012년)으로 세계 최고이다. 인간의 태어 난 삶을 자연의 섭리에 따르지 않고, 제 스스로 끝을 낸다는 것은 본인에게도, 그 뒤 남은 가족들에게도 크나큰 상처를 안겨주고 있다. 이와 같은 환경에서 자살이라는 피할 수 없는 문제를 어떻게 하면 줄여나갈 것인가 하는 어젠더가 줄을 잇고 있다. 자살예방행동포럼, 한국자살예방협회, 중앙자살예방센터, 자살예방캠페인본부 등에서 자살예방에 힘쓴다는 것도 자주 보게 되고, 생명보험사회공헌재단에서는 자살이 청소년 사망 원인 1위이므로 자살고위험군에 속하는 청소년들을 대상으로 예방프로그램을 더 많이 진행한다는 소식도 들려오고 있다. 미국에서는 중고교 필수과목으로 도입하고 있는 '보건교육'에서 청소년 자살의 원인, 문제점, 예방법을 비중 있게 다룬다고 한다. 정신 건강과 관련된 지식이나 태도 수준인 건강정보이해능력(health literacy)을 향상시키기 위한 노력이라 한다. 2013년 인구 10만 명당 연령 표준화 사망률에서 13.2명의 위암, 25.1명의 자살이라는 산술근거는 건강정보리터러시 수준에서 큰 격차가 존재한다고 전문가는 말하고 있다. 위암을 예방하기 위해서는 관련된 검사나 생활습관에 대한 이해를 하거나 하려고 하는데 반하여, 위암으로 죽는 비율보다 훨씬 더 높은 자살에 대해서는 외면하거나 무지로 일관하는 태도를 비판하는 데이터이다. 이제 우리들은 '자살학'이라는 단어도 낯설지 않게 되고, 2015년 중앙심리부검센터가 발족되면서 '심리부검'이라는 단어도 생소하지 않게 되고 있다.

이런 시대 조류에 맞춰 일찍이 자살학에 관심을 가지고 연구해온 일본의 저명한 학자, 다카하시 요시토모 교수에 의하여 1992년, 자살에 대한 알파에서 오메가까지 다루는 책이 나오게 된다. 본서는 2013년에 전면 개편한 3판이 나올 정도로 이 분야에서는 자타가 공인하는 자살학의 최고 권위를 자랑하고 있다. 저자는 1958년에 심리부검이라는 개념을 명확히 한 미국의 자살학 태두인 에드윈 슈나이드먼의 제자이기도 한데, 이제 갓 60세를 넘기면서 그동안의 수많은 임상경험과 지적편람을 온 몸으로 쏟아내고 있다. 특히 본인이 끌고 가고자 하는 방향성을 잃지 않으면서 인용의 적확성을 견지하는 그의 글쓰기는 뭇 학자들의 본보기로 삼을 만하다. 서예로 비교하면 일필휘지하는 그의 모습에 감탄이 저절로 나온다. 일본인 특유의 한 주제를 붙들면 좌고우면하지 않고 끝까지 놓치지 않는 모습을 역력하게 볼 수 있다. 이런 명저를 일본의학서 30여권을 한국어로 번역하였다는 이력만으로 나에게 번역을 맡겨주신 군자출판사 장주연 사장의 신뢰에 감사드린다.

한편 내 개인적 임상에서 2015년 봄날에는 특이한 두 케이스를 동시에 만나게 되었다. 이들 두 사람은 우연하게도 40대 초반의 남성으로, 똑같이 번개탄을 피우고서 자살을 시도하였다. 그 후유증으로 발성저하로 대화가 불가능하였고, 소변조차 가리기 힘든 상태로 치료를 하게 되었는데, 4개월 후에 한사람은 예전 직장으로 복귀하게 되고, 다른 한 사람은 공인중개사 시험을 준비하게끔 정상으로 회복되었다. 70대 얌전하였던 여성이 한 참을 두고 오지 않더니, 2년 뒤 어느 날 그 며느리가 와서 자살하였다는 얘기를 전해주었던 기억도 난다. 이렇듯 내과에서도 우울증에 대한 심도 깊은 이해가 필요하다는 생각을 실감하고 있다. 일본에서는 신경정신과에 대한 오해 탓으로 내과 플러스 정신과의 혼합 형태로 심료내과가 운영되기도 한다. 그만큼 내과파트에서도 우울증에 대한 보다 깊은 이해가 필요 할 것으로 생각되면서 이 책은 향후 모든 의료진들의 필독서로 자리매김하였으면 한다. 번역을 하면서 요즘 젊은 의사들의 가독성을 높이기 위해서 일본 한자는 풀어쓰기를 시도하였으며, 만년체 문장은 쉼표를 적절히 활용하였다. 전문서적인 만큼 원어의 본 의미를 훼손하지 않고 충실하게 옮기고자 하면서도 독자들이 읽기 쉽도록 하고자 하는 두 가지 가치를 지키고자 노력하였다.

번역 초고를 일독하면서 오류와 더불어 가독성을 체크하여 준 곽승혁 선생(한방내과 전문의), 사용례가 까다로운 일본어에 자문해준 김현진 교수(일본문학 박사, 나고야 대학 강사)에게 감사의 말을 드린다.